U0196936

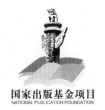

国家出版基金项目
NATIONAL PUBLICATION FOUNDATION

"十三五"国家重点出版物出版规划项目

高血压规范化防治
——从指南到实践

Standardized Prevention and Treatment of Hypertension
——From Guideline to Practice

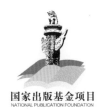

国家出版基金项目
NATIONAL PUBLICATION FOUNDATION

"十三五"国家重点出版物出版规划项目

高血压规范化防治
——从指南到实践

Standardized Prevention and Treatment of Hypertension
——From Guideline to Practice

丛书主编　霍　勇

主　　编　雷　寒

北京大学医学出版社

GAOXUEYA GUIFANHUA FANGZHI——CONG ZHINAN DAO SHIJIAN

图书在版编目（CIP）数据

高血压规范化防治：从指南到实践/雷寒主编. —
北京：北京大学医学出版社，2017.6
ISBN 978-7-5659-1616-8

Ⅰ. ①高… Ⅱ. ①雷… Ⅲ. ①高血压－规范化—防治
Ⅳ. ①R544.1-65

中国版本图书馆 CIP 数据核字（2017）第 114476 号

高血压规范化防治——从指南到实践

主　　编：雷　寒
出版发行：北京大学医学出版社
地　　址：（100191）北京市海淀区学院路 38 号　北京大学医学部院内
电　　话：发行部 010-82802230；图书邮购 010-82802495
网　　址：http://www.pumpress.com.cn
E - mail：booksale@bjmu.edu.cn
印　　刷：北京佳信达欣艺术印刷有限公司
经　　销：新华书店
责任编辑：高　瑾　武翔靓　　责任校对：金彤文　　责任印制：李　啸
开　　本：889mm×1194mm　1/16　　印张：15.5　　字数：427 千字
版　　次：2017 年 6 月第 1 版　2017 年 6 月第 1 次印刷
书　　号：ISBN 978-7-5659-1616-8
定　　价：108.00 元

雷寒简介

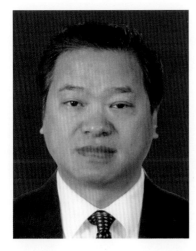

　　雷寒，男，心血管内科主任医师，教授，博士生导师，重庆医科大学校长，心导管室主任，留美学者。国务院特殊津贴获得者，卫生部（现国家卫生和计划生育委员会）突出贡献专家，"全国五一劳动奖章"获得者，重庆市心血管病学学术技术带头人。1982年毕业于重庆医科大学医学系本科，1987年获心血管内科学硕士学位。1992—1997年先后多次在美国斯隆凯特林癌症中心和美国哈佛大学医学院附属麻省总医院留学。从事心血管内科学医疗、教学、科研工作三十四年，临床经验丰富，医疗技术精湛，具有诊治各种疑难重症能力。创建了重庆医科大学附属第一医院心导管室，主持开展了多种心血管疾病的介入诊疗新技术，指导科室成为卫生部首批冠心病和心律失常介入培训基地和质控中心、国家临床重点专科、重庆市心血管内科医疗质量控制中心、重庆市冠心病介入诊疗技术质量控制中心、美国心脏病学会（ACC）的教育培训基地、美国心脏协会（AHA）专业示范中心、国家药物临床试验机构（心血管专业）、重庆市胸痛中心。

　　目前的学术兼职有：第六届教育部科学技术委员会生物与医学学部委员；2013—2017年教育部高等学校临床医学专业教学指导委员会副主任委员；中国医学教育慕课联盟副理事长；中国医师协会心血管内科医师分会第三届委员会副会长；中华医学会第23届理事会理事；中华医学会心血管病学分会第九届、第十届委员会常务委员和高血压学组组长（2012.12至今）；中国医师协会心血管分会高血压学组组长；全国心血管疾病介入诊疗技术培训项目第二届专家委员会（临床培训专家委员会）主任委员（2017.1—2022.1）；中国康复医学会心血管病专业委员会第四届委员会副主任委员；教育部高等学校临床医学教学指导委员会委员；高等教育出版社"来华留学生高等医学教育规划教材专家指导委员会委员"；重庆市医学会副会长；重庆市高等教育学会第三届理事会副会长；重庆市医师协会心血管分会主任委员；重庆市医学会医学信息学专业委员会第五届委员会主任委员；全国高等学校医学数字教材建设指导委员会副主任委员等。

　　先后主持和完成的科研项目有：国家科技部"973计划前期研究专项"；国家自然科学基金重点项目；国家科技支撑项目子课题；国家自然科学基金面上项目；国家教育部博士点专项基金；教育部"高等学校骨干教师资助计划"项目；重庆市科委重大攻关项目；重庆市科委自然科学基金、重庆市教委资助项目等。在国内外核心刊物上先后发表论文100余篇，其中SCI文章37篇。主编、副主编、参编专著33部。培养研究生62名，其中博士研究生32名，硕士研究生30名（包括留学生5名）。

编者名单

(按姓名汉语拼音排序)

安冬琪	南方医科大学附属南方医院	刘　靖	北京大学人民医院
蔡　军	北京阜外医院	卢新政	南京医科大学第一附属医院
常　静	重庆医科大学第一附属医院	牟建军	西安交通大学医学院第一附属医院
陈来江	上海交通大学医学院附属瑞金医院	容顺康	重庆医科大学第二附属医院
陈鲁原	广东省人民医院	商黔惠	遵义医学院
冯颖青	广东省人民医院	孙亚丽	南京医科大学第一附属医院
高平进	上海交通大学医学院附属瑞金医院	陶　军	中山大学附属第一医院
郭瑞雪	重庆医科大学第一附属医院	王恺噩	北京阜外医院
郭子宏	昆明医科大学第二附属医院	王梦卉	新疆维吾尔自治区人民医院
韩剑虹	昆明医科大学第二附属医院	夏　珂	中南大学湘雅医院
何　江	中山大学附属第一医院	许顶立	南方医科大学附属南方医院
和渝斌	北京军区总医院	徐　冉	上海交通大学医学院附属瑞金医院
黄　晶	重庆医科大学第二附属医院	杨天伦	中南大学湘雅医院
黄雨晴	广东省人民医院	余冰波	中山大学附属第一医院
蒋雄京	北京阜外医院	张　晨	重庆医科大学第一附属医院
姜一农	大连医科大学附属第一医院	钟久昌	上海交通大学医学院附属瑞金医院
雷　寒	重庆医科大学	周亚峰	苏州大学附属第一医院
李凤娟	中南大学湘雅医院	朱鼎良	上海交通大学医学院附属瑞金医院
李海明	北京军区总医院	祝之明	第三军医大学大坪医院
李南方	新疆维吾尔自治区人民医院		

学术秘书　卢新政　常　静

序

　　根据我国卫生行政部门和疾病控制中心于2014年8月发布的我国心血管病患病率和病死率的流行病学调查结果，我国心血管病病死率占全人口总死亡率的47%左右。据这个统计，大概每10秒左右就有一个患者因为心血管病死亡，形势相当严峻，故需要进一步加强这方面的防治工作。中华医学会心血管病学分会牵头制定了心血管病的各种指南与专家共识，包括高血压、心力衰竭、冠心病介入等等。在国外，像美国几乎每年都有新的指南经实践后在原有基础上修订、补充而发布，即根据每年发病的情况、临床的进展不断地更新指南，据此指导具体的临床医疗活动。因此，近年来，美国心血管病的病死率已经有所下降。在这方面，我国仍需要加强。

　　目前，我国的传统医疗模式仍重治轻防，大量的财力、物力和时间投入到已经得病患者的救治和疾病终末期治疗，所出版的图书也大多针对某一治疗技术或方法的应用与进展。为改变这一现状，需要临床工作者重视预防，有浓厚的预防意识，推动政府的预防措施实行。我国目前缺乏成体系的高水平的心血管防治一体的相关书籍，临床医生迫切需要预防-治疗-康复的连贯知识体系和技能培训。国家出版基金项目、"十三五"国家重点出版物出版规划项目"心血管疾病规范化防治——从指南到实践"丛书的出版，将提高我国心血管病医生的整体防治意识与技能，并解决因个体经验及技术水平不同，治疗方面尚存在的随意性、缺乏规范化指导的现状；对临床医生的决策提供一个来自指南的比较规范化的意见，在指南、专家共识与具体临床防治实践之间架起一座桥梁，从而提高指南的利用效力。这对于当前我国心血管疾病防治事业的发展，对于改善我国广大群众心血管疾病的高发病率、高死亡率的现状，都具有非常重要的意义。

　　本丛书的作者团队由我国心血管疾病防治领域的顶级专家组成，具有先进的防治理念与丰富的临床实践经验，在我国心血管疾病防治事业的发展中做出了卓越的贡献。本丛书在编写时将进一步对他们多年来的防治经验进行总结、升华，并传播至读者，将会成为推动我国心血管专业医生全面提高防治技能的一笔宝贵财富。

2016 年 6 月

前　　言

　　《高血压规范化防治——从指南到实践》是"十三五"国家重点出版物出版规划项目。近年来，伴随着高血压领域基础与临床研究的不断深入，大量的循证医学证据不断涌现，使国内外高血压指南修订内容及相关解读如雨后春笋层出不穷。本书从专业角度既条理清晰、深入浅出，又高屋建瓴、言简意赅地对临床上高血压防治相关的热点、难点问题，给予客观、准确的描述与解析，对高血压防治相关的临床工作有重要指导意义。

　　本书邀请国内众多心血管专业知名专家撰写，各位专家有着扎实的临床理论基础、丰富的临床实践经验和严谨的治学精神。以国家卫生疾病相关政策所提倡的疾病防治理念为指导思想，编写专家详细梳理了近年高血压指南的更新内容，重点解读了其中难点，总结和评价了高血压相关的新研究、新进展，体现出从理论到实践的核心设计理念，着眼于解决高血压规范化防治中的实际问题。

　　本书分享了高血压防治相关的新理论和新思想，是心血管专业领域各位专家智慧与汗水的结晶，希望读者翻开《高血压规范化防治——从指南到实践》一书的时候能感受到如与他们面对面交流一般的真诚和喜悦。本书的编写得到相关领域的众多专家、学者及相关领导的高度重视及大力支持，全体编者为本书投入了大量时间和精力，在此我们给予衷心的感谢！尽管如此，由于编写时间紧迫，疏漏及谬误在所难免，恳请各位读者给予批评与指正。

雷　寒

2017 年 5 月 23 日

目　录

第一章　高血压研究概述

国外对于高血压的研究已有百年历史，而我国高血压研究只是近 60 年才陆续开展，尤其是近 30 年，我国在高血压流行病学、发病机制及临床治疗等领域取得了宝贵的经验和成果。

一、高血压的流行病学研究

高血压已经成为严重危及人类健康的重大疾病，而高血压患者人群庞大。全球高血压患者大约有 10 亿，在英国 35～64 岁的人群中估计高血压患者占 42%。我国分别于 1958 年、1979 年、1991 年及 2002 年进行过 4 次全国性的高血压调查。结果显示，我国成人高血压患病率分别为 5.1%、7.7%、13.6% 和 18.8%，表明我国人群高血压患病率呈增长趋势[1]。2002 年调查显示，我国的高血压人群达 1.6 亿，2009 年我国高血压患者多达 2 亿多人，患病率较 1999 年增加 30%[2]。2011 年中国疾病预防控制中心的调查发现高血压的发病率已高达 33%，据此推算高血压的发病人数已达 3.3 亿。因此，面对如此庞大的高血压人群，如何做好高血压的防控工作是对政府和每一位医务工作者的严峻挑战。

在过去的数十年中，我国流行病学、基础医学和临床医学专家做了大量的工作，先后进行的高血压普查使我们已掌握了我国高血压人群的基本患病情况，并制定了高血压的分期标准，同时在高血压发病机制的研究、临床诊断及人群防治工作等方面给予了指导性的意见。然而，我国高血压普遍存在"三高""三低""三不"现象。"三高"即患病率高、致残率高、增长趋势高，"三低"即知晓率低、治疗率低、控制率低，"三不"即患者普遍不规律用药、不监测血压、不重视非

药物治疗。1991 年我国公众的高血压知晓率、治疗率和控制率分别为 27%、12% 和 3%，即使到了 2002 年也只有 30%、25% 和 6%，明显低于美国。而 2010 年我国高血压患者总体的知晓率、治疗率和控制率仍较低，且分别低于 50%、40% 和 10%[2]。

心脑血管疾病已经成为威胁我国居民健康的首要疾病，我国人群心脑血管疾病的患病率处于持续上升的阶段。根据《中国心血管病报告 2011》[3]显示，全国约有 2.3 亿人罹患心血管疾病，即每 5 个成年人中就有 1 人患心血管疾病。其中，高血压患者至少 2.0 亿人，脑卒中患者至少 700 万人，心肌梗死患者 200 万人，心力衰竭（心衰）患者 420 万人，肺源性心脏病患者 200 万人，风湿性心脏病患者 250 万人，先天性心脏病患者 200 万人。在死因构成中，心脑血管疾病占 35%～40%，已成为目前我国第一位致死原因（见图 1-1）。1970 年以前，高血压患者心血管病危害不明显，而如今，高血压已成为我国居民心脑血管疾病的首要危险因素。近年在高血压领域已将重点集中在大型研究进展、指南更新亮点、诊疗新策略和高血压管理等方面，以及对高血压与糖尿病、高血压与肾脏病、卒中与高血压等跨

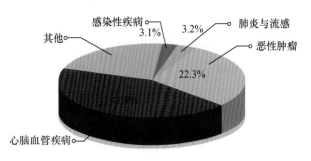

图 1-1　我国死亡原因比例分布（来源于：Jiang He, et al. N Engl J Med，2005，353：1124-1134）

学科话题进行广泛探讨，并从基础研究、临床实践到社区管理，全方位总结、回顾高血压防治及相关疾病的管理策略。

随着经济的快速发展，城市化速度加快，人口老龄化加重，心脑血管疾病对我国居民健康所构成的威胁以及所带来的经济负担将进一步加重。据调查，我国60%～70%的脑卒中和40%～50%的心肌梗死与血压升高有关。每年新发脑卒中200万人，新发心肌梗死50万人，导致其中1/2～2/3的患者不同程度地丧失劳动能力。在中国，高血压是导致冠状动脉粥样硬化性心脏病（冠心病，CHD）的重要因素，23.7%的急性冠心病归因于高血压，而2004年城市居民冠心病死亡占所有心脏病死亡的48%（见图1-2）。全国每年死于心血管疾病约350万人，其中一半以上与高血压有关，因而控制高血压是预防心脑血管病的切入点。美国预防、检测、评估与治疗高血压全国联合委员会第七次报告（JNC7报告）中指出，收缩压每降低2～5 mmHg，脑卒中的发生降低35%～40%、死亡降低6%～14%、心肌梗死的发生下降20%～25%、死亡降低4%～9%，心衰的发生下降＞50%，总死亡率下降3%～7%。

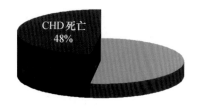

图1-2　2004年城市居民心脏病死亡中冠心病所占比率
（来源于：《中国心血管病报告2005》）

二、高血压发病机制研究

高血压的发病因素与机制十分复杂，对原发性高血压、继发性高血压及包括妊娠期高血压、高血压危象等特殊类型高血压疾病在内的疾病的发病机制的研究至今仍是高血压领域研究的热点。对在高血压发病过程中，血管平滑肌细胞 Ca^{2+} 转运、利用、代谢及其调控等参与的血管平滑肌收缩机制进行系统深入的研究发现，血压的升高与外周小动脉（阻力动脉）平滑肌张力持续增高密

切相关，并且受到遗传因素的影响。多年来各国医学工作者已在高血压的基础研究领域，特别是在分子生物学领域取得突破性的进展。而我国的医学工作者也在各领域正逐步达到与国际接轨、同步发展，甚至力争在部分领域取得领先之势。我国高血压临床研究在流行病学和基础研究的基础上，从国情出发，结合国际先进经验，经过几十年的不懈努力，在抗高血压的临床研究方面取得了重要成果。我国的首个全国高血压抽样调查由中国医学科学院阜外医院吴英恺院士在20世纪70年代末组织并开展，首次估计出当时我国约有5000万以上的高血压患者。截止于2010年的调查显示我国高血压患病人群约2亿左右，即约10人中就有2人患有高血压[2]。而且，流行病学研究显示我国不同地域、种族、民族具有不同的高血压流行特点。其中，遗传因素、居住环境、气候及个体的精神心理因素都可以成为影响血压的因素。

长期以来的研究发现，高血压发病与生活方式、膳食习惯具有密切关系。体重超重、体重增加幅度大、经常饮酒、盐摄入量增加、吸烟等都是高血压发生及恶化的重要影响因素。因此，高血压的防治主要以预防为主。国内外多个多中心流行病学合作研究已于20世纪80年代证明了膳食钠在血压升高中所起到的关键作用[4]，而钾、钙、动物蛋白质和其中的某些氨基酸则作为保护因素对抗血压的升高。为阐明膳食因素和血压的关系，我国参与了国际多中心、大规模的 INTERSALT 和 INTERMAP 研究，并做出了重大贡献[5-6]。由研究可知，戒烟、限制饮酒、减重、坚持有氧运动等改善生活方式的措施能在一定程度上起到控制血压的作用，甚至减少高血压患者冠心病、脑卒中等并发症的发生率。

血压和相关疾病的发病危险：高血压作为常见的慢性疾病，往往伴随患者终身。大量临床研究显示血压升高是冠心病和脑卒中发病的最重要的危险因素，高血压也是糖尿病、血清总胆固醇升高和吸烟等冠心病和脑卒中几大危险因素中人群归因危险度最高的因素。高血压患者与血压正常者相比，前者的冠心病和脑卒中发病率更高[7-8]。严格控制血压对于降低冠心病及脑卒中的发病率及改善患者预后具有积极作用[9-10]。前瞻性研究表明血压水平对于冠心病和脑卒中发病的危险呈线性增加，并无所谓阈值。当收缩压（SBP）在 120～139 mmHg 或舒张压（DBP）在 80～89 mmHg 时，脑卒中发病的危险已显著增加，提示高血压临床前期或临界高血压时靶器官损害就已经存在。因此，防治高血压必须采取全人群和高危人群相结合的策略，而不仅仅是针对确诊高血压的患者。

三、高血压的诊断方法及诊断标准的确立与变更之路

有若干测量血压的方法，其意义不同。高血压的诊断主要是通过测量血压，血压值满足高血压的诊断标准即可诊断。患者在诊所、家中或采用动态血压监测（ambulatory blood pressure monitoring, ABPM）所得的血压值不尽相同，但目前对高血压的诊断主要以诊室血压为主。ABPM 及家庭式自测血压（home blood pressure monitoring, HBPM）的兴起为高血压管理开辟了新的维度，也确立了全新的"立体化"血压管理模式。ABPM 可用于评估监测日间、夜间、清晨血压以及昼夜节律和血压短时变异，而一天中清晨及夜间都是心脑血管事件的高危时段。近年来晨峰高血压、夜间高血压也逐渐成为高血压临床研究的热点[11]。此外，ABPM 对诊断阵发性高血压、鉴别白大衣效应及预测心血管事件死亡率及病死率均具有重要意义，并可作为评价服用降压药物后疗效的参照[12]。2011 年加拿大指南也将 HBPM 作为轻中度高血压监测评估的手段之一[13]。确立高血压诊断之后还需要对高血压患者进行常规的危险因素筛查、危险分层，包括一些重要的评估靶器官损害的检查方法，如血常规、尿常规、肾功能、血管彩超、心脏彩超、头颅计算机断层扫描（CT）/磁共振成像（MRI）等。双肾及肾血流超声、肾上腺 CT、皮质醇节律、血浆肾素、醛固酮及醛固酮与肾素之比、血浆和尿液儿茶酚胺及其代谢产物测定、间碘苄胍试验、螺旋 CT 三维重建联合肾血管造影（CTA）等则是筛查继发性高血压的常规检查方法。当然，诊断过程中需要密切结合患者的临床表现，而不是盲目地进行不必要的检查。

高血压的诊断标准及降压目标的确立：数十年来，随着对高血压病的深入研究，临床工作者们对高血压的诊断标准进行了数次变更。1996 年世界卫生组织（WHO）在有关高血压控制的报告中首次推荐根据血压水平、危险因素、靶器官损害及合并症综合评估患者整体心血管风险，并据此决定患者的治疗时机和治疗方案。根据年龄、性别、吸烟、糖尿病、血胆固醇、靶器官损害、心血管疾病或肾脏病史等病史资料和血压水平将患者分为低度危险、中度危险、高度危险或极度危险四组，以便于临床医师决定是否启动降压药物治疗、实施治疗措施的强度和治疗其他存在的危险因素，也为合并冠心病、肾脏疾病、脑卒中、糖尿病等疾病的患者制定了具体的降压目标值，使高血压病患者得到最大的临床获益。美国 JNC7 在血压分类中引进了一个新概念"高血压前期"，指 SBP 120～139 mmHg，或 DBP 80～89 mmHg，强调了其血管危害性及早期干预的重要性[14]。在 JNC7 与 2003 欧洲高血压指南中提出：高血压治疗的主要目的是最大限度降低远期心血管疾病死亡率和病残率，并推荐降压治疗目标设定为：最大限度获得血压值的下降，至少对大部分高血压患者应降至 140/90 mmHg 以下，若能耐受，应降至更低水平；对糖尿病患者应降至 130/80 mmHg 以下；老年人可适当放宽降压目标。但在 2014 年公布的 JNC8 中，则以大量随机、对照试验（randomized controlled trial, RCT）为依据，建议在年龄≥60 岁的一般人群中，可放宽降压目标值至 SBP＜150 mmHg 和 DBP＜90 mmHg（推荐级别为 A 级），同时启动降压治疗的时机也放宽至 SBP≥150 mmHg 或 DBP≥90 mmHg。而对于其他合并肾脏疾病、糖尿病的高血压患者的降压目标，也因为没有具备明显统计学意义的证据表明更低的降压目标能有效地改善患者预后而放宽至 SBP＜140 mmHg 和 DBP＜90 mmHg[15]。对于高血压患者，达到预定的降压目标固然重要，但因为

高血压是一个由多重心血管代谢危险因素所致，并可引起多种心肾血管及代谢损害的临床综合征，近年国内外推出的各种高血压指南也不断纳入新的代谢危险因素作为高血压危险分层的评估指标，而临床上也高度关注高血压及其靶器官损害与代谢危险因素的关系，使得高血压的治疗观念不至于仅仅停留在将血压值的降低作为唯一的治疗目标，更强调血压控制与代谢危险因素的综合处理。

四、高血压的治疗研究进展

1. 高血压启动药物治疗的时机

临床上我们常常见到收缩压及舒张压同时升高的患者，也可见到单纯性收缩压升高或单纯性舒张压升高。"收缩压增高更危险"的概念长期被忽视，20 世纪 70 年代以前，我国的教科书也是以舒张压升高作为高血压的主要诊断依据，1977 年美国的 JNC1 亦如此。人们对收缩压增高的重要性的认识不足，直到 2003 年 JNC7、ESH/ESC 和 2004 年中国高血压指南才强调了收缩压比舒张压更危险的观念[14,16-17]。大量的流行病学和临床研究证明，收缩压与卒中、左心室肥厚、心力衰竭的相关性比舒张压更强。对于 50 岁以上的高血压患者，收缩压是比舒张压更重要的危险因素[14]，因此专家们建议降压仍以收缩压为主，但临床研究显示收缩压的控制似乎较舒张压更为困难。

启动高血压药物治疗的时机在国际上存在分歧，并不是完全以高血压的诊断标准（SBP≥140 mmHg 或 DBP≥90 mmHg）为准，尤其是合并糖尿病、肾脏疾病、卒中等高危或很高危患者在 SBP≥140 mmHg 或 DBP≥90 mmHg 时，其心脑血管事件风险已明显增高。但根据 JNC8，仍推荐对于年龄≥60 岁患者降压目标可放宽至 SBP≥150 mmHg 或 DBP≥90 mmHg[15]。对于轻中度高血压患者 JNC7 指南并没有推荐发现高血压就启动药物降压治疗，而是根据患者危险分层对患者推荐早期通过运动、饮食等改善生活方式的途径控制血压或是直接启动药物治疗。而近年来的研究及指南中更倾向于改善生活方式的前提下早期启动药物降压治疗，对减少患者靶器官损害及预

后具有重要意义。

2. 降压药物选择

初始药物如何选择，是否联合药物治疗或阶梯治疗是近年临床研究的重点。尽管血管紧张素转化酶抑制药（angiotension-converting enzyme inhibitor，ACEI）、血管紧张素 II 受体拮抗剂（angiotensin II receptor blocker，ARB）、钙通道阻滞药（calcium channel blocker，CCB）、利尿药及 β 受体阻滞药都已被证实有确切的降压或减少高血压并发症的作用[18-20]，但一开始 JNC1～JNC3 指南主要以利尿药为起始治疗的基础药物，到 JNC4～JNC5，随着循证医学的兴起及发展，其他四种药物的地位才逐步提高。尤其是 β 受体阻滞药，与利尿药一起被强烈推荐作为一线降压药物。此外，从 JNC1 到 JNC5，更多的是强调阶梯治疗，即从一种药物开始进行降压治疗，若在一段时间（一般 1～3 个月）内血压不能达标，则可通过增加药物剂量达到降压目标。到了 JNC6～JNC7 时期，由于新药物的研发及推广，临床研究证据的逐渐增多，开始强调根据指征选择降压药物，即根据患者个体情况，如年龄、靶器官损害、合并症等进行针对性的降压及危险因素的治疗[21]。随着对高血压药物研究的深入，CCB 类及 ACEI 类降压药物的地位逐渐超越利尿药和 β 受体阻滞药，并开始强调联合药物降压的重要性[14]。JNC7 指南在稳固利尿药降压地位的同时，开始提出初始联合治疗。《2003 欧洲高血压指南》也提出，根据不同的降压药物降压机制的不同，在不同的高血压亚组人群中可发挥不同的作用，因此降压药物的选择更多的是在保证降压效果的同时，遵循个体化原则，即结合患者以前的用药史、耐受性、药物费用、药物之间相互作用、伴随的危险因素和合并症等进行最佳治疗方案的选择。目前在初始治疗药物的选择上，除了 JNC8 对 β 受体阻滞药的地位的下调外，其余四种一线降压药物仍作为初始治疗的平行选择。然而遗憾的是，JNC8 指南并没有对患者进行危险分层，因此缺乏针对不同危险分层的患者进行单药治疗或者联合治疗的具体推荐，其在指导高血压治疗的权威性也随之受到质疑。

β受体阻滞药在争议中退出一线，以之为鉴，可思考国际指南对高血压管理的具体指导意义。多年以来，在大量前瞻性药物研究及回顾性研究的基础上，已经肯定了将ACEI、ARB、β受体阻滞药、CCB和噻嗪类利尿药作为高血压治疗一线用药的方案。一直到JNC7及《2013欧洲高血压指南》都仍然进行上述推荐。但等待10年之久的JNC8指南却将β受体阻滞药排除在一线用药之外，此项建议并没有得到国际上众多专家的一致认可[22-23]。其原因在于JNC8指南并未涉及应用β受体阻滞药的最优势人群——高血压合并冠心病和心衰患者，而仅基于一项RCT研究，并且仅纳入1个特殊的患者群（高血压伴左心室肥厚）的研究结果，因此并不足以作为下调β受体阻滞药在高血压治疗中的地位的依据。目前推荐将β受体阻滞药用于高血压合并既往心肌梗死（心梗）、心绞痛、心衰、心房颤动（房颤）等患者的治疗。同期的美国高血压学会（ASH）/国际高血压学会（ISH）《美国社区高血压管理临床实践》指南则对β受体阻滞药在高血压患者中的应用给予了重要定位。需特别指出的是，我国高血压患者发病和人群特点与西方存在明显不同，高血压是我国人群脑卒中及冠心病发病及死亡的主要危险因素，因此β受体阻滞药在高血压人群中的应用占据重要地位。我国的高血压治疗必须从国情出发，结合我国现有的高血压指南认真开展临床工作，而不必盲目跟随国外发布的各种高血压指南或仅以国外权威指南作为指导高血压治疗的最高准则。

3. 高血压治疗的新方法、新技术

目前高血压的治疗主要是药物治疗配合生活方式的改善。尽管给予了最佳的联合用药方案及具备良好的依从性，但仍然有部分难治性高血压患者的血压不能得到有效控制。因此，有效的新型降压药物及治疗新技术正逐渐成为治疗高血压的重要转折点。目前现有的及正在开发的新型降压药物主要以下几种：双重血管肽酶抑制剂、醛固酮合成酶抑制剂、肾素及肾素原抑制剂及血管紧张素转化酶-2增强剂、血管紧张素Ⅱ疫苗。因肾素-血管紧张素-醛固酮系统（renin-angiotensin-aldosterone system，RAAS）在高血压发病及维持环节中所扮演的重要角色，目前RAAS的调控已成为抗高血压治疗最重要的基石。而上述新型药物则正是以RAAS为靶点分别对该系统的各个环节进行阻断，从而减少血管紧张素、肾素、醛固酮的分泌及作用，以此达到降低血压的目的[24-25]。此外，抗高血压疫苗也是主要针对RAAS，其目的是简化降压过程、提高患者依从性及治疗达标率，但其长期的安全性及降压效果仍是研究者们需要努力克服及重视的问题[26]。目前上述药物对控制血压的临床价值值得期待，需更多的临床研究对其适用人群、具体剂量以及不良反应等方面进行深入探讨。

对于难治性高血压患者，尽管药物仍然作为最主要的降压手段，但单纯的药物治疗已经不能得到满意的血压控制效果，随着研究的深入，研究者们已经将"触角"伸向更为直接的、对部分高血压患者或许更为有效的新技术。目前研究较多的器械及手术减压技术主要包括：持续气道正压通气治疗、脑干神经血管减压术、颈动脉窦压力感受器刺激、肾脏去神经术[27]。其中，肾脏去神经术不仅降压幅度较大，在远期降压目标上也具有良好的发展前景，有望成为难治性高血压最主要的治疗方法。

五、总结与展望

我国高血压患者数量庞大，且我国仍为发展中国家，医疗服务水平及临床研究水平虽然有所提高，但与欧美发达国家仍有差距。目前国民高血压的控制及并发症的管理现状仍然堪忧，且受到多种因素，包括患者经济水平、依从性、药物敏感性及地区医疗水平的影响而未能达到理想的治疗效果。每年因为高血压相关并发症或合并高血压的心脑血管疾病死亡的患者已超过癌症居首位，约占全体死亡人数的50%左右。我国目前正积极开展基础及临床研究，以国内指南为主，结合国外先进经验，对高血压患者进行个体化的治疗及综合管理。然而，人口老龄化及饮食习惯等现实因素仍使我国人群高血压患病率逐年递增。国民的身体健康需要包括医务工作者、患者自身在内的相关人士的不懈努力才能实现。2004 年中国医师协会高血压专业委员会的正式成立，旨在促进我国高血压医疗、科研和预防工作的开展，也充分体现了充分体现了我国政府对人民健康的关心，对科学工作者的关怀。更值得期待的是，越来越多的抗高血压药物及技术的不断涌现为抗高血压的道路注入了新鲜而有力的血液，但其临床价值还有待更多的大样本、多中心及前瞻性研究证实。我们期待着更多伟大研究的开展及突破，为人类健康事业贡献应有的力量。

（雷寒　郭瑞雪）

参考文献

［1］刘力生，陈孟勤，曾贵云，等，高血压研究四十年. 中国医学科学院学报，2002，24（4）：401-407.

［2］中国高血压防治指南修订委员会. 中国高血压防治指南 2010. 中华高血压杂志，2011，19（8）：701-743.

［3］王雯，朱曼璐，王拥军，等，中国心血管病报告 2011 概要. 中国循环杂志，2012，27（6）：409-411.

［4］Zhou BF，Wu XG，Tao SC，et al. Dietary pattern in 10 groups and the relationship with blood pressure. Chin Med J，1989，102：257-261.

［5］INTERSALT Cooperative Research Group. INTERSALT：an internationship with blood pressure. Chin Med J，1989，102：257-261.

［6］Molitor J，Brown IJ，Chan Q，et al. Blood pressure differences associated with Optimal Macronutrient Intake Trial for Heart Health（OMNIHEART）-like diet compared with a typical American Diet，2014，64（6）：1198-204.

［7］O'Donnell MJ，Xavier D，Liu L，et al. Risk factor for ischaemic and intracebral haemorrhagic stroke in 22 countries（INTERSTROKE study）：a case-control study. Lancet，2010，376（9735）：112-123.

［8］Nissen SE，Tuzcu EM，Libby P，et al. Effect of antihypertensive agent on cardiovascular events in patients with coronary disease and normal blood pressure：The CAMELOT study：A randomized controlled trial. JAMA，2004，292（18）：2217-2225.

［9］Davis SM，Donnan GA. Clinical practice. Secondary prevention after ischemic stroke or transient ischemic attack. N Engl J Med，2012，366（20）：1914-1922.

［10］Rosendorff C，Black HR. Evidence for a lower target blood pressure for people with heart disease. Curr Opin Cardiol，2009，24（4）：318-324.

［11］Li Y，Wang JG. Isolated nocturnal hypertension：a disease masked in the dark. Hypertension，2013，61（2）：278-283.

［12］Parati G，Stergiou G，O'Brien E，et al. European Society of Hypertension working group on blood pressure monitoring. European Society of Hypertension practice guidelines for ambulatory blood pressure monitoring. J Hum Hypertens，2014，32（7）：1359-1366.

［13］Rabi DM，Daskalopoulou SS，Padwal RS，et al. The 2011 Canadian hypertension education program recommendations for the management of hypertension：blood pressure measurement，diagnosis，assessment of risk，and therapy. Canadian Journal of Cardiology，2011，27（4）：415-433.

［14］The Seventh Report of the Joint National Committee on Prevention，Detection，Evaluation，and Treatment of High Blood Pressure：the JNC 7 report. JAMA，2003，21（289）：2560-2572.

［15］James PA，Oparil S，Carter BL，et al. 2014 Evidence-Based Guideline for the Management of High Blood Pressure in Adults：Report From the Panel Members Appointed to the Eighth Joint National Committee（JNC 8）. JAMA，2013，284-427.

［16］European Society of Hypertension European Society of Cardiology Guidelines Committee 2003 European Society of Hypertension European Society of Cardiology guidelines for the management of arterial hypertension. J Hypertens，2003，21：1011-1053.

［17］中国高血压防治指南修订委员会. 2004 年中国高血压防治指南，中华心血管病杂志，2004，32（12）：1060-1064.

［18］胡大一，吴彦. β受体阻滞剂治疗高血压过时了吗？——评英国高血压指南. 中华内科杂志，2006，45（12）：971-973.

［19］Nissen SE，Tuzcu EM，Libby P. Effect of antihypertensive agents on cardiovascular events in patients with coronary disease and normal blood pressure：the CAMELOT study：a randomized controlled trial. JAMA，2004，292（18）：2217-2225.

［20］Weir MR. Beta-blockers in the treatment of hypertension：are there clinically relevant differences?. Postgrad Med，2009，121：90-98.

[21] Marshall EC，Malinovsky VE. Hypertension and the eye：applications of the Sixth Report of the Joint National Committee on Prevention，Detection，Evaluation，and Treatment of High Blood Pressure. J Am Optom Assoc，1998，69（5）：281-291.

[22] Aronow WS. Current role of beta-blocker in the treatment of hypertension. Expert Opin Pharmacother，2010，11（16）：2599-2607.

[23] Ge PS，Runyon BA. The changing role of beta-blocker therapy in patients with cirrhosis. J Hepatol，2014，60（3）：643-653.

[24] Laurent S，Schlaich M，Esler M. New drugs，procedures，and devices for hypertension. Lancet，2012，380：591-600.

[25] Chen X，Qiu ZH，Yang SJ，et al. Effectiveness and safety of a therapeutic vaccine against AT1 receptor in hypertensive animals. Hypertension，2013，61：408-416.

[26] Tissot AC，Maurer P，Nussberger J，et al. Effect of immunization against angiote-nsin with CYT006-AngQb on ambulatory blood pressure：a double blind，randomi-sed，placebo controlled phase a study. Lancet，2008，371：821-827.

[27] Esler MD，Krum H，Schlaich M，et al. Symplicity HTN-2 Investigators. Renal sympathetic denervation for treatment of drug-resistant hypertension：one-year results from the Symplicity HTN-2 randomized，controlled trial. Circulation，2012，126：2976-2982.

第二章　高血压的危险分层在诊疗和预后评估中的指导意义

一、前言

2009 年 11 月，美国高血压学会（ASH）高血压协作组（HWG）更新了高血压的定义及分类，提出高血压病是一种"由多种病因相互作用所致的复杂的进行性心血管综合征"[1]。该更新是对高血压本质认识的升华，提出血压数值仅是高血压病的一个生物学标志，而高血压的预后不仅取决于血压数值，更为相关的是心脏、血管的结构与功能改变，以及肾、脑组织的损伤程度等，这些病变甚至可以发生在血压升高之前。因此，高血压除了根据血压值分为 1 级、2 级、3 级，还应结合危险因素、靶器官损害及并发症，将高血压分为低危、中危、高危。特别注意的是，HWG 还重新引入了高血压分期的概念，即以病理生理变化为导向的分期。人们认识到综合考虑高血压的分级、分期及分层，将对高血压的诊治及预后带来重要影响。本文将重点阐述高血压危险分层在诊治及预后评估中的意义。

二、高血压分级、分期与分层[2]

我国及大部分国家的指南对高血压采用分级描述，即根据血压水平将高血压分为 1 级、2 级、3 级。1 级高血压（轻度高血压），收缩压 140～159 mmHg 和（或）舒张压 90～99 mmHg；2 级高血压（中度高血压），收缩压 160～179 mmHg 和（或）舒张压 100～109 mmHg；3 级高血压（重度高血压），收缩压≥180 mmHg 和（或）舒张压≥110 mmHg；若收缩压≥140 mmHg，舒张压<

90 mmHg 则称为单纯收缩期高血压。分级是高血压管理的基础，应该先准确测量血压，提倡诊室外血压测量，包括动态血压和家庭血压监测在内的诊室外血压测量应作为高血压诊断的重要手段，提高白大衣高血压及隐匿性高血压筛查率。分级管理的意义是准确诊断、评估高血压，使用普遍有效的五大类降压药物，提高降压治疗达标率。但仅根据血压的绝对水平进行轻、中、重度分类似乎不够全面。

根据高血压病理生理变化进行疾病分期，即根据靶器官受损程度将高血压分为早期、中期、晚期。早期（Ⅰ期高血压）：没有血管或靶器官损害；中期（Ⅱ期高血压）：已有血管或靶器官损害，但尚处于功能代偿期；晚期（Ⅲ期高血压）：已发生心脑血管并发症。分期管理最重要的价值在于根据血管及心、脑、肾靶器官损害情况选择有效的降压治疗方案，不但有效控制血压，而且有效保护靶器官。

分层是根据危险因素、靶器官损伤及临床疾病，并且综合血压水平，将高血压分为低危、中危、高危。危险因素包括：男性>55 岁；女性>65 岁；吸烟；血胆固醇>5.72 mmol/L；糖尿病；早发心血管疾病家族史（发病年龄为男性<55 岁，女性<65 岁）。靶器官损害有：心电图或超声证实左心室肥厚；肾小球滤过率降低 [eGFR<60 ml/(min·1.73m^2)]、微量白蛋白尿和（或）血肌酐轻度升高；超声或 X 线证实颈动脉内膜中层厚度（IMT）>0.9 mm 或有动脉粥样斑块形成；视网膜病变；外周血管病变；可选择使用脉搏波传导速度（PWV）>12 m/s 及踝臂指数（ABI）<0.9。临床疾病包括肾病、糖尿病及心

脑血管并发症。低危是指没有危险因素，血压在1级水平，如果血压在2级水平就是中危，血压到了3级水平，即便没有危险因素也属于高危。中危是指已有1～2个危险因素，血压水平可以在1级或2级，如果血压水平在3级就进入高危。高危是指3个以上危险因素或者已有并发症。之前还有极高危之分，目前大部分指南已将极高危合并入高危，以便于管理。分层管理的意义在于强调干预高血压的同时，必须考虑患者的多重危险因素。

三、高血压危险分层与心血管风险评估

多重危险因素评估是当今高血压防治的重要策略。自1998年Wilson等根据Framingham心脏研究结果开发了预测冠心病发病风险的评估工具以来，世界卫生组织及国际高血压协会（WHO/ISH）、欧洲高血压协会/欧洲心脏病协会的高血压指南[3]以及《中国高血压防治指南》相继推荐了危险分层的概念及估算方法，即根据主要危险因素的数量及其高低对患者进行危险分层并以此决定治疗策略。这些方法都是建立在Framingham心脏研究基础上的简易评估方法。近年来，各国指南都提出采用危险分层量化估计预后，这无疑对高血压分层管理起了积极的促进作用。

将无症状靶器官损害列入危险分层是加强高血压管理、防治心脑血管事件的积极措施。特别是对无症状的高血压患者更应当进行早期评估，除了常规生化指标评估血脂、血糖、肾功能外，还应进行尿微量白蛋白，eGFR，眼底病变，心脏超声，颈动脉内膜中层厚度等检查，以便早期发现心、肾、脑及血管病变。值得注意的是，近几年的指南更新特别强调了血管损伤对预后评估的重要性[4]。我们近年来在上海青浦城乡结合部建立了研究基地，主要研究血压、血管及相关心血管表型的前瞻性变化，探讨人群疾病及死亡的影响因素，寻找早期预防及控制的方法及防控策略。我们报道了这一地区自然人群臂踝脉搏波传导速度在中国人群中的死亡预测价值，发现其预测价值在高血压人群中更加显著。我们还开拓性地探讨了四肢血压的死亡预测价值，发现在老年人群中传统血压水平的预测死亡风险价值降低，而双臂间或双踝间血压差值在传统血压水平及踝臂指数的基础上能独立预测死亡风险，建议将四肢血压纳入到心血管预防评估体系。可见充分认识血压与血管之间的病理生理变化，利用简单无创的评价方式检测血管损伤的程度是提高无症状靶器官损伤的有力措施[5]。

然而，目前人们对高血压无症状靶器官损害的认识不足。2015年美国高血压学会（ASH）年会上公布一项单中心高血压专科中心就诊数据，目的是评估高血压患者对高血压靶器官损害的知晓情况。研究纳入2012年11月至2014年1月连续于该中心就诊的1320名中-重度高血压患者，对患者血肌酐浓度、尿微量白蛋白、左心室肥厚（LVH）及颈动脉内膜中层厚度（IMT）或斑块情况进行评估；对所有患者进行问卷调查，了解他们是否知晓上述靶器官损害变量的变化情况。结果显示：27%的高血压患者存在血肌酐升高（>1.2 mg/dl），但仅14%患者知晓其存在肾功能损害；13%的高血压患者存在微量白蛋白尿[>30 mg/(g・Cr)]，但仅4%患者知晓；39%的高血压患者存在左心室肥厚，但知晓率仅为14%；45%高血压患者存在颈动脉肥厚及粥样斑块，但仅14%患者知晓。研究表明即便在专科就诊的中-重度高血压患者中，无症状靶器官损害的知晓率仍然偏低。很多患者虽然进行了相关检查，但未被充分告知相关测量值的正常范围，以及是否存在靶器官损伤及损伤程度，这对于加强高血压管理及积极防治是十分不利的。

四、目前高血压危险分层存在的问题

总体来说，目前心血管分层存在的主要问题有以下几点：①各医疗机构用于评估心血管风险的检测项目相差较大，特别是用于无症状靶器官损伤评估的设备如超声心动图、颈动脉中内膜厚度，脉搏波传导速度及踝臂指数等指标评估所用

设备在一些大医院都不能配备齐全，在基层单位更不理想。②不少医生仍然习惯根据血压分级考虑疾病的严重性，对分层与心血管风险评估的认识不足。③即便进行了高血压分层，也没有与管理挂钩。

危险分层的结果直接受纳入的危险因素影响，例如检测指标越多，发现的危险因素越多，对危险程度分层级别的提高越有作用。我们曾经以心血管病的危险因素为切入点，探讨了两种不同心血管病风险评估方法对社区高血压患者危险水平分层的影响[6]。研究共纳入1464例高血压患者，分别采用2005年《中国高血压防治指南》量化估计预后方法和2007年WHO/ISH《心血管疾病预防指南》适合中国人群的10年心血管事件风险预测图方法，以心血管危险因素为依据进行低危、中危、高危和很高危分层评估。按照2005年《中国高血压防治指南》方法，1464例高血压患者分布在低、中、高、很高危组的比例分别为2.3%、31.9%、52.9%和12.9%；中、高和很高危组患者比例之和为97.7%。而按照2007年WHO/ISH《心血管疾病预防指南》方法，低危组患者比例为81.6%，中、高和很高危组患者比例之和为18.4%。两种方法对社区高血压患者低、中、高和很高危分层比例的比较，差异有统计学意义（$P<0.01$）。两种危险分层方法结果比较，2005年《中国高血压防治指南》预测心血管病风险级别高于WHO/ISH指南方法（$P<0.01$）。造成这一差异的主要原因显然是纳入分析的危险因素指标不同[6]。

作为发展中国家，我国不同地区的经济发展水平和医疗卫生资源还不平衡，即使在较发达地区的社区卫生服务中心也并非都具备早期靶器官损伤检测的心脏超声、颈动脉超声等仪器设备。因此，通过简单且花费低的心血管危险因素评估来预测个体心血管病风险目前是可行的。但若进行检测并用于评估的危险因素不多，对分层可能产生直接影响。比如设备简陋的单位，仅凭问卷及简单检查项目，就有可能低估了危险分层，以致一些本应纳入高危的人群失去加强管理的机会。

五、展望

总之，高血压的分级、分期与分层是以高血压病理生理学变化为基础，以整体心血管风险评估为导向，加强高血压全面管理的积极措施。但高血压毕竟是一涉及多因素、多环境、多基因的复杂性状疾病，目前的细化分层虽然剖析了高血压的实质内涵，具有临床指导及防治意义，但并不能从根本上解决高血压病因学分型问题。将来的目标是在此基础上，更深刻地从血压-血管-器官的病理生理学变化认识高血压本质，根据高血压个体的复杂病因学进行分类分型，以实现最终的个体化治疗。

（高平进）

参考文献

[1] Giles TD，Materson BJ，Cohn JN，et al. Definition and classification of hypertension：an update. J Clin Hypertens，2009，11（11）：611-614.

[2] 《中国高血压防治指南》修订委员会. 中国高血压防治指南：2010年修订版（第三版）. 北京：人民卫生出版社，2012.

[3] ESH/ESC Task Force for the Management of Arterial Hypertension. 2013 Practice guidelines for the management of arterial hypertension of the European Society of Hypertension (ESH) and the European Society of Cardiology (ESC)：ESH/ESC Task Force for the Management of Arterial Hypertension. J Hypertens，2013，31（10）：1925-1938.

[4] Sheng CS，Li Y，Li LH，et al. Brachial-ankle pulse wave velocity as a predictor of mortality in ederly Chinese. Hypertension，2014，64（5）：1124-1130.

[5] Sheng CS，Liu M，Zou J，et al. Four-limb Blood Pressure as Predictors of Mortality in Elderly Chinese. Hypertension，2013，61（6）：1155-1160.

[6] 陈绍行，钱岳晟，张瑾，等. 2种心血管病风险预测方法对社区高血压患者的危险分层评估. 中华高血压杂志，2011，19（4）：336-341.

第三章　高血压管理中的个体化治疗

高血压患者是一个庞大的人群，在临床实践中，尽管医生可以按照高血压指南进行规范化诊断和治疗，但每位患者均具有自身的年龄、种族、病程时间、合并症等不同特点，在治疗过程中对治疗的反应和出现的副作用等都不尽相同。高血压治疗的目标是使患者获得最大的治疗效益，提高依从性，预防和减少心血管事件发生，尽量减少药物的副作用，改善患者生活质量，必要时要考虑患者经济负担，提高效价比。因此，针对每位患者，均应结合实际情况，进行个体化治疗。高血压的个体化治疗既要求在治疗前对每位患者进行充分的评估，制定相应的降压目标与降压方案，也体现在随访期间对出现的药物反应和其他临床情况做相应处理。下面将就临床上常见各类情况，从个体化治疗方面进行概述。

第一节　年龄与个体化治疗

不同年龄高血压患者，因其血压升高的病理生理学机制存在差别，临床的合并症不同，生活环境和体力状况都有很大区别。因此，在进行降压治疗时，应考虑年龄相关的个体化问题。

一、青少年高血压

青少年高血压患者首诊时应重视继发性高血压的筛查，包括肾性高血压（肾小球肾炎最常见）、肾血管性高血压（先天性肌纤维发育不良）、内分泌性高血压（原发性醛固酮增多症最常见）等。治疗上，应重视病因的治疗。如不能去除病因或为原发性高血压时，应强调改善生活方式的基础治疗。对青少年的单纯收缩期高血压的治疗获益，因尚缺乏充分证据，可以选择非药物治疗进行随诊观察[1]；症状明显的患者，也可给予药物治疗。重视患者的特殊要求，如β受体阻滞药在男性患者可引起性功能障碍，如必须应用时，应向患者进行充分的说明，给予专业的指导。

二、老年高血压

老年高血压具有收缩压升高明显、血压波动大、昼夜节律异常高发、"晨峰"现象明显、易发生直立（体位）性低血压和餐后低血压等特点[2-5]。其病理生理学机制在于大血管顺应性下降、小动脉阻力明显增加及重要器官血流灌注下降等。治疗时应兼顾病程、血压水平、靶器官损害程度、伴随疾病情况对降压药物的反应等。老年高血压降压目标值较宽泛，<150/90 mmHg，如能耐受，可进一步降低。降压过程应注意循序渐进，同时，应兼顾 24 小时血压水平；因老年人常同时应用治疗其他疾病的药物，应注意药物间的相互作用，强调综合治疗。另外，在老年人中，亦应注意继发性高血压的筛查，但疾病谱与年轻人不同，应注意动脉粥样硬化性肾动脉狭窄、原发性醛固酮增多症等存在的可能，在血压突然难以控制、药物治疗不理想的患者中使用降压药物时尤应注意。

对高龄老年患者，患者平时的生活状态亦应在治疗中予以考虑。日常生活能够自理、身体一般状况较好的患者，血压可降至 150/90 mmHg 以下[6-7]；对常年卧床、体质虚弱的高龄患者，血压目标值可灵活设立，以不加重患者目前临床疾病（如，心力衰竭等）为宜。

第二节　伴有靶器官损害的高血压

高血压可合并多种靶器官损害，如慢性肾病、脑卒中、心力衰竭、冠心病、周围血管疾病等。高血压患者在合并各种靶器官损伤时，其降压目标值和策略应进行相应调整。例如，慢性肾病时，当血清肌酐 <3 mg/dl 时，应积极应用 ACEI 或 ARB，且应根据患者年龄和基线肾小球滤过率，选择适当剂量，并逐渐加量至靶剂量或最大耐受量，并应积极监测血肌酐的变化及血钾水平。而脑卒中又分为出血性卒中与缺血性卒中，出血性卒中要求降压的时间和程度都较缺血性卒中更积极，而缺血性卒中在急性期不主张积极降压，除非患者有溶栓指征或血压 ≥180/100 mmHg 以上[8]。而在慢性期，虽然指南建议将血压降至 140/90 mmHg 以下，但要结合患者症状及颅内血管状况，以不加重脑缺血症状为宜。如果患者合并双侧颈动脉严重狭窄，那么血压降至 160/90 mmHg 以下即可。冠心病的治疗以 β 受体阻滞药为基础，但是，患者是否有过心肌梗死史、是否接受了血管重建治疗、目前心绞痛的发作情况如何、基础心率多少等也应在考虑之中。合并慢性心力衰竭患者，治疗的"金三角"是 β 受体阻滞药＋ACEI 或 ARB＋醛固酮受体拮抗剂[9]，同时要结合心率、血压、患者临床症状，积极达到靶剂量。因此，高血压伴有靶器官损害时，应具体结合患者的实际情况，根据指南进行药物选择。

第三节　性别与个体化治疗

成年女性在早期收缩压低于男性，而 60 岁以后则明显高于男性，且以收缩压升高为主，50 岁以上女性高血压的发病速度明显增加。总体来说，女性和男性对于降压药物的反应没有太大的差别，但噻嗪类利尿药可以降低女性患者骨质流失和臀部骨折等危险的发生[10-12]。另外，女性患者限盐使血压下降的程度较男性更明显。在围更年期高血压患者，利尿药可能是较好的选择。降压效果较差时，育龄期妇女要注意是否同时使用口服避孕药。甲基多巴（Methyldopa）、拉贝洛尔（Labetalol）、肼屈嗪（Hydralazine）及硝苯地平（Nifedipine）等药物在妊娠高血压患者应用较安全，而 ACEI、ARB 及直接肾素抑制剂为禁用[13]。

此外，有关继发性高血压的筛查，在男性患者，应注意睡眠呼吸暂停综合征、肥胖等的筛查。而在女性患者，应注意减肥药物、避孕药物、自身免疫性疾病（如系统性红斑狼疮、多发性大动脉炎）等的筛查。

总之，高血压的治疗中个体化治疗是一重要策略。实行个体化治疗可提高患者依从性，更好达标和预防心脑血管事件。个体化治疗不仅体现在降压目标值和药物方案的不同选择，还应体现在治疗和随访过程中对临床出现的一些特殊情况的对应处理。个体化治疗需要医生更加细致地了解患者病史和病情变化，体现在对患者教育和互动中，对医患双方都提出更高的要求。

（姜一农）

参考文献

[1] Yoon SS, Gu Q, Nwankwo T, et al. Trends in blood pressure among adults with hypertension: United

States，2003 to 2012. Hypertension，2015，65：54-61.

[2] Lee DH，Ihm SH，Youn HJ，et al. Age is an Independent Risk Factor for the Early Morning Blood Pressure Surge in Patients Never-Treated for Hypertension. Korean Circ J，2009，39：322-327.

[3] 王华荣，王淼，李小彬，等. 老年男性构型高血压晨峰现象与踝肱指数和尿微量白蛋白/肌酐的关系. 临床和实验医学杂志，2014：1938-1942.

[4] Fisher AA，Davis MW，Srikusalanukul W，et al. Postprandial hypotension predicts all-cause mortality in older，low-level care residents. J Am Geriatr Soc，2005，53：1313-1320.

[5] 邹晓，司全金，王海军，等. 高龄老年餐后低血压的临床特点及防治策略的研究. 中华老年心脑血管病杂志，2013：251-254.

[6] Gong L，Zhang W，Zhu Y，et al. Shanghai trial of nifedipine in the elderly（STONE）. J Hypertens，1996，14：1237-1245.

[7] Liu L，Wang JG，Gong L，et al. Comparison of active treatment and placebo in older Chinese patients with isolated systolic hypertension. Systolic Hypertension in China（Syst-China）Collaborative Group. J Hypertens，1998，16：1823-1829.

[8] Shimamoto K，Ando K，Fujita T，et al. The Japanese Society of Hypertension Guidelines for the Management of Hypertension（JSH 2014）. Hypertens Res，2014，37：253-390.

[9] 中华医学会心血管病学分会，中华心血管病杂志编辑委员会. 中国心力衰竭诊断和治疗指南 2014，中华心血管病杂志，2014. 42：98-122.

[10] Jones G，Nguyen T，Sambrook PN，et al. Thiazide diuretics and fractures：can meta-analysis help？J Bone Miner Res，1995，10：106-111.

[11] Samelson EJ，Christiansen BA，Demissie S，et al. Reliability of vertebral fracture assessment using multidetector CT lateral scout views：the Framingham Osteoporosis Study. Osteoporos Int，2011，22：1123-1131.

[12] Dufour AB，Roberts B，Broe KE，et al. The factor-of-risk biomechanical approach predicts hip fracture in men and women：the Framingham Study. Osteoporos Int，2012，23：513-520.

[13] 中国高血压防治指南修订委员会. 中国高血压防治指南 2010. 中华心血管病杂志，2011，39：579-616.

第四章　高血压前期的血管结构与功能检测

高血压是最常见的慢性病，也是心血管疾病（cardiovascular disease，CVD）最主要的危险因素，其冠心病、心力衰竭、脑卒中及慢性肾疾病（chronic kidney disease，CKD）等主要并发症，不但致残率、致死率高，而且严重消耗医疗和社会资源，给家庭和社会都造成沉重负担。随着社会和经济发展，高血压发病率逐年增加，已成为21世纪我国的重要公共卫生问题[1]。国内外的大量临床研究均证实，高血压是可以预防和控制的慢性病。通过对高血压的预防和控制，可明显减少CVD及CKD等并发症，有效降低疾病负担[2]。然而，我国高血压总体知晓率、治疗率和控制率仍很低。因此，必须强调高血压一级预防的重要性。

2003年美国JNC7明确提出"高血压前期"（prehypertension）这个新概念。将收缩压120～139 mmHg（1 mmHg＝0.1333 kPa）和（或）舒张压80～89 mmHg确定为"高血压前期"，即从正常血压到确诊高血压的过渡阶段[3]。后经反复论证，我国高血压联盟也于2005年修订指南时重新规定了"正常高值"的血压标准，即等同于JNC提出的"高血压前期"。高血压与心脑血管事件链的发生危险呈连续相关，心脑血管病的危险不仅仅发生在高血压，也发生在正常血压和高血压前期[4]。美国Framingham心脏研究中，高血压前期患者的心肌梗死风险增加3.5倍，冠心病风险增加1.7倍[5]。我国35～64岁人群中正常高值血压者占32.1%，与高血压的比例为1.2：1.0，以正常血压为对照，正常高值血压增加脑卒中发病危险56%，增加冠心病发病危险44%，增加总的心血管病发病危险52%[6]。最近对我国未曾进行降压治疗的中年人群5265人进行6年随访，与

血压正常者相比，正常高值者有4倍概率进展为高血压[7]。JNC7建议这一血压区间的对象改善生活方式，减轻体重、增加运动，并采用降血压膳食、减盐、限制饮酒、戒烟以预防心血管疾病（CVD）的发生。"高血压前期"概念的提出，高血压的控制点提前，不仅体现了一级预防与二级预防的融合，也为全面实施人群心血管疾病控制策略提供了一个崭新的理念。

一、高血压前期血管损害检测的意义

Bogalusa研究对1379名青年人（20～44岁，平均36岁，43%男性，70%白种人）进行调查，高血压前期（27%）较正常血压（60%）已存在明显的左心室质量指数、左心室内径增大和颈动脉内中膜的增厚，提示对于未纳入高血压行列的高危人群，需要足够重视其可能存在的心血管病风险[8]。Manios等与之相似的研究结果亦证实高血压前期已潜藏着显著的亚临床粥样硬化与心室重塑[9]。因此，加强对高血压前期人群心血管系统亚临床病变的筛查，早期辨别高危人群并坚持采取积极有效的治疗措施，可能对减少心脑血管病的发生发展具有重要的意义。

无论是心绞痛、心肌梗死还是脑卒中，都是人体血管病变发展至终末期的表现，而高血压所致的血管病变的发展是一个漫长的过程。从最初的动脉内皮功能障碍、动脉僵硬度的增加，到动脉壁出现肉眼可见的脂质条纹，在体内炎性因子的复杂作用下脂质条纹逐渐发展为动脉粥样斑块，最后粥样斑块造成血管狭窄甚至斑块破裂导致血管腔完全闭塞，引起上述急性心脑血管事件，大约需要十几年至数十年的时间，这就为我们能够

早期发现亚临床血管病变提供了机会。

尽管血压可以预测心脑血管并发症，但是仅观察血压无法准确评估治疗过程中心血管病变的进展情况。因此，在观察血压等危险因素变化的同时，人们也开始直接观察血管结构和功能的变化。众所周知，血管内皮损伤是心血管疾病发生的始动环节，表现为内皮细胞结构和功能改变，血管顺应性减退，弹性降低，到后期可以导致心、脑、肾等重要器官损害[10]。检测血管内皮功能，比单纯血压评估更能反映心血管病的风险水平。因此，在高血压前期的防治过程中，不能只关注基本的血压参数，更要重视与之相关的血管风险，早期发现、早期干预血管内皮损害，从而最大限度地降低心血管疾病风险。

二、高血压前期血管结构及功能检测的方法

常用的内皮功能检测方法大致分为两大类：

第一类，有创方法：主要是通过动脉灌注药物，具体有冠脉灌注及股动脉灌注。缺点是费用昂贵，操作复杂，需要专业人员及设备，临床难以推广，不适于早期检测。

第二类，无创方法：可分为功能性检测和生物化学检测。功能性检测包括流量介导的血管舒张功能检测、弹性功能检测、脉搏波传播速度（PWV）、增强指数（AI）等，最常用的是流量介导的血管舒张功能检测。然而，因为使用超声方法，需要专业人员评估，临床应用不是很方便。此法与有创方法相比，相关性较好且经济、无创。

（一）冠状动脉造影

冠状动脉造影是通过冠状动脉内注射不同浓度的乙酰胆碱、血清素、P物质等，比较注射前后血管直径、流量的变化。其机制：正常血管内皮对乙酰胆碱的反应是血管舒张，因其刺激正常血管内皮细胞分泌NO，当内皮功能障碍时，乙酰胆碱不能促使NO分泌增加，乙酰胆碱本身的缩血管作用使局部血管收缩。在乙酰胆碱刺激下血管呈收缩状态是血管内皮功能减退的最早期表现。

该技术曾被视为冠状动脉内皮功能检测的"金标准"，但此为有创操作，不宜重复检测，故不适合对疾病早期阶段的研究[11]。

（二）血管内超声检查（IVUS）

IVUS是近年发展起来的一项新技术，采用超声同心导管相结合的方法，将高频超声探头置于心导管顶端进入冠状动脉内，可清楚地观察管腔的形态学改变，精确测量用药前后管腔横截面积的变化，是目前诊断冠心病新的"金标准"。近年临床实践表明，IVUS评价冠状动脉血管内皮功能准确可靠，但所借助的导管不能重复使用，且设备昂贵，操作技术性强，还是有创性检查，因而其临床应用受到限制[12]。

（三）血管结构评估

目前，评价血管结构的方法，主要包括：①使用超声成像、CT、磁共振成像等影像学手段检测某个动脉的管壁内中膜厚度和粥样斑块形成情况；②通过测量上臂与踝部血压，计算踝臂指数，即Ankle-Brachial Index（ABI），评估下肢动脉血管的开放情况。

1. 颈动脉内中膜厚度与斑块

动脉内中膜厚度（IMT）是指动脉管腔-内膜界面与中膜-外膜界面之间的距离（即动脉壁内膜与中膜厚度之和），采用B型超声检查进行测量。超声作为无创性有效检测手段，在血管病变的定性及定位诊断方面具有独特的价值，尤其是在重复检测观察动脉内中膜厚度、斑块变化方面。颈动脉为动脉硬化的好发部位，其硬化病变的出现往往早于冠状动脉及脑血管，且颈动脉走行明确，位置表浅，易于显示，便于检查。

动脉IMT的测定需由固定人员操作，采用高频B型超声探头（7.5～10 MHz）。以颈总动脉为例，一般取颈总动脉分叉处近端远侧壁1～1.5 cm处，测量IMT，若该处存在斑块，则取病变近端1～1.5 cm处进行测量，同时观察有无斑块、管腔狭窄或闭塞。根据2007年欧洲高血压治疗指南，颈总动脉IMT（CIMI）＞0.9 mm确定为内中膜增厚。动脉硬化斑块的判定标准：血管纵行扫描

及横断面扫描时，均可见该位置存在突入管腔的回声结构，或突入管腔的血流异常缺损，或局部 IMT≥1.3 mm[13]。

近期的一项 meta 分析显示，CIMT 每增加 0.1 mm，冠心病的发病风险增加 15%，脑卒中的发病风险增加 17%。颈动脉内中膜增厚及粥样硬化斑块可早期反映动脉粥样硬化病变的发生、程度和范围，并能独立预测心脑血管病事件，因此推荐在尚无心血管病变症状的高血压前期患者中作为早期评估大血管病变的无创检查手段[14]。

2. 冠状动脉计算机断层扫描血管成像

以多层螺旋 CT 为代表的冠状动脉计算机断层扫描血管成像（CTA），作为一种无创、重复性好、效价比高的影像学诊断技术，已经广泛应用于临床，以协助冠心病的诊断，是目前发展最快的评估冠状动脉病变的无创影像技术。

研究结果显示，冠状动脉 CTA 的最大优势在于具有较高的阴性预测值，可使部分患者免于进行有创性的冠状动脉造影。但是当冠状动脉严重钙化时影响狭窄的判断，阳性预测值低。推荐使用 Agatston 钙化积分来评估冠状动脉血管壁的钙化情况。另外，凡是冠状动脉管腔狭窄程度超过 50% 则认为存在有意义狭窄。

双源螺旋 CT 通过增加第二 X 射线源和探测器的新技术，实现了低的曝光剂量和高质量的图像，但因其一定量的放射线辐射、碘造影剂可能引起的潜在过敏反应及相对昂贵的价格，仍不宜过多重复检查。推荐在心电图运动试验等其他无创性检查提示可能存在潜在的心肌缺血和大动脉粥样硬化的高血压前期患者中使用。

3. 踝臂指数（ABI）

ABI 是指胫后动脉或足背动脉的收缩压与肱动脉收缩压的比值。ABI 主要用于评价动脉阻塞和管腔狭窄程度，是临床上早期诊断下肢阻塞性疾病的常用手段。当将 ABI 阈值定义在 0.9 时，同血管造影相比，ABI 诊断下肢动脉疾病的敏感性为 95%，特异性接近 100%。ABI＜0.9 为异常。ABI 值在 0.41～0.90 时表明血流轻到中度减少，ABI 值≤0.40 时，血流严重减少。ABI 值明显减低表明患者发生静息痛、缺血性溃疡或坏疽

的风险显著增加。与 1.0＜ABI≤1.4 相比，0.4＜ABI≤0.90 的心血管事件死亡率要增加 1.585 倍，ABI≤0.40 的患者则增加 4.443 倍[15]。ABI 有助于预测肢体存活、伤口愈合和心血管事件等。

检测 ABI 较为准确、方便的方法是四肢袖带法。患者仰卧休息 1 分钟后，用袖带四肢同步测量双上肢肱动脉（以其高值作为肱动脉收缩压），再测量双侧胫后动脉和足背动脉（取其高值作为此侧踝部收缩压），以测定的踝部收缩压除以肱动脉收缩压，得出双侧 ABI。该方法具有检测速度快、无创伤、准确灵敏、操作便捷、不受操作者影响、检测费用低廉等特点。

4. 趾臂指数（TBI）

部分病程较长的患者，因为血管中层的钙化，下肢动脉僵硬，ABI 值异常升高（＞1.3），或测得的下肢收缩压异常升高。此时应通过测定趾收缩压和趾臂指数（TBI）进行下肢动脉疾病的诊断。TBI 是评价下肢动脉到脚趾末梢动脉的血流状态的敏感指标，TBI＝脚趾的收缩压/上臂的收缩压。测量时需要恒温，在大脚趾或第二脚趾的近端放置一个小咬合袖带，用一种体积描计检测装置测定趾动脉搏动的变化。TBI＜0.7 即可诊断下肢动脉疾病。因为趾动脉通常不涉及近端弹性动脉的钙质沉着，因此，对病程较长的患者，当 ABI 检测值异常升高时，测量 TBI 是一种敏感的诊断方法[16]。

（四）血管功能评估

1. 超声测量肱动脉血流介导的血管扩张功能（flow-mediated dilation，FMD）

Celermajer 等于 1992 年首次描述了应用高分辨率超声观测血管内皮功能的方法，即通过测量肱动脉血流介导的 FMD 来评价内皮功能。其原理为阻断患者被测动脉血管的近端或远端血流 5 分钟，放气后由于阻力血管舒张，引起血流迅速增加（反应性充血），从而刺激血管内皮依赖性舒张，如果内皮功能受损，反应性充血刺激内皮细胞释放的 NO 则减少，血管舒张减弱。测量血管内径的变化百分率间接地评估血管内皮功能，其正常值为 10%～20%。此方法有良好的精确度及

可重复性，为早期监测内皮功能提供了可能[17]。

Jambrik 等应用动脉 FMD 法研究证实，冠状动脉内皮功能与肱动脉内皮功能存在明显的相关性，肱动脉舒张异常对冠状动脉内皮障碍的阳性预测敏感度达 90%，故 FMD 评价可以取代冠状动脉内有创检测外周血管的内皮功能。该法可用作评估各种心血管事件发生的可能性，其操作简单易行、价格便宜，在临床上应用较广泛[18]。

当血管内皮功能低下时，其扩张功能变差，可预警潜在心血管疾病的危险，从而为早期诊断和防治高血压大血管病变提供了有效手段。

2. 动脉弹性检测

动脉弹性又称顺应性，主要反映动脉舒张功能的状态，它取决于动脉腔径的大小和血管壁僵硬度。动脉弹性下降是高血压患者血管的特征性改变，而内皮功能受损导致动脉壁结构和舒缩功能的变化是引起动脉弹性下降的主要原因。因此，动脉弹性可作为反映高血压前期内皮功能的重要指标。

3. 脉搏波传播速度（PWV）

2003 年美国高血压预防、检测、评估与治疗联合委员会第 7 次报告（JNC7）指出，动脉僵硬度是正常血压者进展为高血压患者的独立预测因素。PWV 是检测动脉硬化程度的主要指标之一，反映了某一区域的动脉僵硬度，其改变是动脉结构与功能异常的总体反映；PWV 越快，表明动脉硬化程度越重，顺应性就越差。

PWV 是心脏泵出血时形成动脉搏动波沿动脉血管壁由近心向远心端的传导速度，是通过测量脉搏波的传导时间和两个记录部位的距离求得的，为两个记录波点位的距离（L）与脉搏波传导时间（T）的比值（L/T）。计算公式为：PWV（mm/s）＝L/T。PWV 运用"当动脉硬化时由心脏输出的血液产生的波动（脉搏波）的传导速度会加快"这一原理，测量两次心跳之间的波动（脉搏波）传导速度，判断血管的弹性程度。动脉血管弹性越大，脉搏波传播速度越小。

超声多普勒测量颈动脉-股动脉脉搏波传导速度（carotid-femoral artery PWV，cfPWV），是反映大动脉弹性功能的经典方法，目前国际上也应用全自动动脉检测仪通过测量肱动脉和胫后动脉之间的肱踝脉搏波传导速度（brachical-ankle artery PWV，baPWV）反映动脉弹性，其具有检测速度快、无创伤、准确灵敏、操作便捷、不受操作者影响、重复性好等特点。

健康成年人一般 cfPWV＜900 mm/s，baPWV＜1400 mm/s。PWV 是主要反映动脉僵硬度、弹性和顺应性的指标，其数值越大，动脉的扩张性越差，僵硬度越高，弹性就越差。研究证实 PWV 是预测心血管病死亡和全因死亡的超越传统危险因素的独立预测因子。

4. CAVI

CAVI 是基于僵硬参数 β 及 Bramwell-Hill 公式推导出的一项新的评价动脉僵硬度的指标，可以排除短期内血压变化的影响，从而保证了结果的准确性和重复性。其主要与降主动脉的僵硬度和顺应性有关，反映主动脉、股动脉和踝动脉等大动脉的整体僵硬度和顺应性，数值越大，表示动脉僵硬度越高、血管硬化程度越重。

（五）生物学标志物

反映血管内皮功能状态的标志物众多，如：肿瘤坏死因子（TNF-α 等）、白介素（IL-1、IL-6、IL-8、IL-10 等）、黏附分子（AMS）、血管内皮细胞生长因子（VEGF）等。现就研究较多、较有代表性的标志物简述如下。

1. 血友病因子（vWF）

血浆中血管性血友病因子（vWF）是血管内皮损伤的特殊标志物之一，是一种存在于血浆、内皮细胞和血小板表面 α 颗粒的糖蛋白。血管内皮细胞是循环中 vWF 的唯一来源。内皮细胞受损时 vWF 释放增多，可用酶联免疫吸附试验（EusA）测定其浓度以了解内皮功能状态，是目前公认的有价值的内皮损伤标志物。

2. 血浆内皮素（ET）

血浆 ET 作为一种内源性血管活性肽，强力收缩血管，内皮受损后释放明显增加[19]。

3. 血浆 sEPCR

C 反应蛋白（CRP）升高是体内炎症反应的表现，是冠心病的独立危险因子，伴有 CRP 升高的患者血管内皮依赖性舒张功能受损，但 CRP 不具有特异性。可溶性血管内皮细胞蛋白 C 受体（sEPCR）属于蛋白 C 系统的新成员，免疫组化显示其主要定位于大血管内皮细胞，血浆 sEPCR 浓度的变化可作为大血管疾病进展和评价干预治疗有效性的标志物。

4. 血栓调节蛋白

可溶性细胞间黏附分子（sICAM-1）、可溶性血栓调节蛋白（sTM）与 E-选择素（Es）等血栓调节蛋白是一种存在于静脉、动脉和毛细血管内皮细胞表面的质膜蛋白。TM 具有清除凝血酶、活化抗凝因子蛋白 C（PC）及促进纤维蛋白溶解等多种功能，在调控血栓形成和溶解过程中起重要作用。而当血管内皮细胞受损时 TM 便从细胞膜中脱落释放到血中使血浆 TM 水平升高。TM 被认为是内皮损伤的金指标，可作为预测冠心病患病的一种独立的危险因子[19]。sICAM-1 属于免疫球蛋白超家族中的一员，正常情况下在细胞表面呈低表达，可介导内皮细胞和白细胞的损伤。其升高促进了白细胞的黏附，加重了白细胞介导的炎症损伤。激活的白细胞黏附到血管内皮能够通过一系列机制促进内皮细胞损伤、血管功能障碍，使 sICAM-1 的表达进一步增加，进而又吸引大量的白细胞。故 sICAM-1 是反映血管内皮细胞受损和激活状态的良好指标。Es 是选择素家族的一员，作为炎症过程中最初出现诱导性黏附分子，与 sICAM-1 及血管细胞黏附分子-1 等共同参与白细胞的黏附、聚集、渗出。Es 主要局限于血管内皮细胞，可作为血管内皮损伤的分子标志[20]。

（六）内皮微颗粒（EMPs）与内皮祖细胞

1. 内皮微颗粒

1990 年 Hamilton 等人在体外应用补体复合物刺激人脐静脉内皮细胞诱导内皮来源的亚微米级微颗粒生成释放，从而首次提出内皮微颗粒（endothelial microparticles，EMPs）的概念，它来源于被激活和凋亡后损伤的内皮细胞，直径 $0.1 \sim 4\,\mu m$，由脂质双分子层和内容物组成，包含蛋白、核酸等物质。这种微粒携带有大量的内皮细胞表面蛋白和生物信息，通过表面受体或配体与其他细胞相结合从而引起靶细胞的生物学或者表观遗传学改变，释放后通过旁分泌或自分泌作用引起血管功能的紊乱。之后证实在多种存在内皮激活或高凝状态的疾病中如高血压、糖尿病、冠心病等 EMPs 水平升高。近年来，研究认为 EMPs 不仅是内皮损伤的标记物之一，也作为直接介质诱导并加重内皮损伤，表现为损害内皮依赖的血管舒张功能，降低毛细血管新生能力、促进凝血等，使人体陷入内皮损伤—EMPs 生成释放—内皮损伤加重的恶性循环[21]。

EMP 主要通过 3 种方式损伤血管内皮细胞功能：①抑制一氧化氮的生物利用度：一方面，EMP 通过降低内皮细胞一氧化氮合酶的活性，使具有舒血管作用的一氧化氮合成减少；另一方面，EMP 通过激活烟酰胺腺嘌呤二核苷酸磷酸盐氧化酶使具有损害作用活性氧产物合成增多，加速一氧化氮的降解。②促进炎症反应的发生：EMP 与内皮细胞的相互作用可上调靶细胞的细胞间黏附分子 ICAM mRNA 和可溶性 ICAM 分子的表达从而促进炎症反应，而这种促炎效应受刺激 EMP 产生的 C 反应蛋白、肿瘤坏死因子 α 等炎症因子的影响。③促进凝血级联反应：EMP 表达磷脂酰丝氨酸和组织因子两大促凝物质，磷脂酰丝氨酸表面有 IXa、VIII、Va、IIa 等多个凝血因子结合位点。组织因子是体内外源性凝血途径的启动因子，磷脂酰丝氨酸和组织因子共同参与促凝血反应并形成凝血瀑布导致动脉血栓形成。

研究发现外周血中 EMPs 水平与许多严重心血管病的诊断和预后相关。近年研究也发现在原发性高血压的患者中，外周循环的 EMP 数量水平明显高于健康人；相对于其他内皮细胞标志物来说，EMPs 是内皮细胞损伤的最直接的产物，这也确立了 EMPs 作为内皮损伤标志的地位；研究者还发现大量的 EMPs 释放会导致持续性的血管损伤，这些都说明 EMPs 与血管损伤密切相关，可能是造成高血压的原因之一。

2. 内皮祖细胞

1997 年 Asahara 首次提出了血管内皮损伤修复的新机制：在人外周循环中存在一种骨髓源性血管内皮细胞的前体细胞内皮祖细胞（endothelial progenitor cells，EPCs），EPCs 能迁移并黏附于损伤血管内壁并定向分化为成熟内皮细胞，实现血管再内皮化，是一种有效的生理性修复血管内皮损伤的整体调控手段。在血管内皮损伤后，EPC 能归巢至损伤血管内皮局部，加快损伤血管再内皮化，抑制病理性新生内膜形成，在血管内皮损伤修复中起着重要作用。

在多种血管疾病危险因素存在和动脉粥样硬化血管疾病发生时，循环 EPCs 存在数量和功能下降。而增加循环 EPCs 的数量和改善其功能，能加快损伤血管再内皮化，防止血管平滑肌细胞增生和移行，抑制病理性新生内膜形成和血管重构，在血管损伤修复和延缓动脉粥样硬化等方面具有重要意义。高血压状态下，EPC 的数量和功能受到明显的损害，而受损程度与高血压血管损伤的严重性呈正相关，提示人体内源性修复功能的下降可能参与了高血压病的发生。研究发现，高血压时 EPC 端粒酶的缩短有可能是 EPC 数量下调的原因之一，但其机制仍待进一步研究。因此，EPC 的数量和功能下降可能是高血压患者内皮损伤的重要细胞生物学标志物[22]。

在血管整体功能改变之前已经存在内皮结构和功能的生物学改变——EMPs 水平升高以及 EPCs 数量和功能的下降，这种生物学改变能反映更早期的内皮层损伤。以往的血管损伤评价指标如传统的动脉粥样硬化危险因素分层以及上面提到的早期血管功能结构检测方法，都侧重于反映动脉粥样硬化进展的某一阶段、某一程度，是动脉粥样硬化进展的结果，是对动脉粥样硬化进展程度的反映。而对内皮损伤这一动脉粥样硬化的起源和始动环节缺乏及时的检测及研究。

EMPs 和 EPCs 作为一对反映血管内皮损伤/修复的标记物，二者数量和功能的改变可以早期反映内皮损伤修复失衡，较全面描述血管内皮工作状态，是研究高血压前期血管损伤的新指标[23]。

三、结语

合并动脉硬化的高危人群在高血压前期，其

早期轻微的心血管病变往往易被临床忽视，造成诊治延误，最终发展成为不可逆转的终末事件。因不同的检测方法可以从不同角度共同反映病变的程度与范围，因此，在密切监测血压变化的同时，利用动脉血管结构与功能检测技术了解这些患者的血管特征，检测血管壁的硬度及弹性改变，进行有效的危险分层，使我们能够早期发现高血压前期患者的大血管病变及其风险，进行及时、有效的临床干预治疗，早期控制心血管危险因素，以预防严重致死性心脑血管疾病的发生。

（余冰波　何江　陶军）

参考文献

[1] 陈伟伟，高润霖，刘力生，等.《中国心血管病报告 2015》概要. 中国循环杂志. 2016，31（6）：521-528.

[2] Messerli FH，Fischer U，Rimoldi SF，et al. Hypertension control and cardiovascular disease. Lancet (London，England). 2017，389（10065）：153.

[3] Chaturvedi S. The Seventh Report of the Joint National Committee on Prevention，Detection，Evaluation，and Treatment of High Blood Pressure（JNC 7）：is it really practical? Natl Med J India. 2004，17（4）：227.

[4] 中国高血压防治指南. 中国卒中杂志. 2006，8：575-582.

[5] Vasan RS，Larson MG，Leip EP，et al. Assessment of frequency of progression to hypertension in non-hypertensive participants in the Framingham Heart Study：a cohort study. Lancet (London，England). 2001，358（9294）：1682-1686.

[6] 王薇，赵冬，孙佳艺，等. 中国正常高值血压人群的心血管病发病危险. 中华高血压杂志. 2007，15（12）：984-987.

[7] 胡继宏，赵连成，周北凡，等. 我国 35～59 岁人群血压的自然转归. 中华高血压杂志. 2009，1：19-23.

[8] Zhang H，Zhang T，Li S，et al. Long-term Excessive Body Weight and Adult Left Ventricular Hypertrophy Are Linked Through Later Life Body Size and Blood Pressure：The Bogalusa Heart Study. Circulation research. 2017，120（10）：1614.

[9] Manios E，Tsivgoulis G，Koroboki E，et al. Impact of prehypertension on common carotid artery intima-media thickness and left ventricular mass. Stroke.

2009，40（4）：1515-1518.

［10］Daiber A，Steven S，Weber A，et al. Targeting vascular （endothelial） dysfunction. Br J Pharmacol. 2016.

［11］Asselbergs FW，Monnink SH，Jessurun GA，et al. Assessing the prognostic value of coronary endothelial function in patients referred for a first coronary angiogram. Am J Cardiol. 2004，94（8）：1063-1067.

［12］Bangalore S，Bhatt DL. Coronary intravascular ultrasound. Circulation. 2013，127（25）：e868-874.

［13］Mancia G，De Backer G，Dominiczak A，et al. 2007 Guidelines for the Management of Arterial Hypertension：The Task Force for the Management of Arterial Hypertension of the European Society of Hypertension （ESH） and of the European Society of Cardiology （ESC）. Eur Heart J. 2007，28（12）：1462-1536.

［14］Celermajer DS，Sorensen KE，Gooch VM，et al. Non-invasive detection of endothelial dysfunction in children and adults at risk of atherosclerosis. Lancet. 1992，340（8828）：1111-1115.

［15］Jambrik Z，Venneri L，Varga A，et al. Peripheral vascular endothelial function testing for the diagnosis of coronary artery disease. Am Heart J，2004，148（4）：684-689.

［16］Hamilton KK，Hattori R，Esmon CT，et al. Complement proteins C5b-9 induce vesiculation of the endothelial plasma membrane and expose catalytic surface for assembly of the prothrombinase enzyme complex. J Biol Chem，1990，265（7）：3809-3814.

［17］Wang JM，Wang Y，Huang JY，et al. C-reactive protein-inducedendothelial microparticle generation in HUVE s is related to BH4-dependent NO formation. J Vasc Res，2007，44（3）：241-248.

［18］Horstman LL，Jy W，Jimenez JJ，et al. Endothelial microparticles as markers of endothelial dysfunction. Front Biosci. 2004，9（5-1）：1118-1135.

［19］Berckmans R J，Nieu w land R，Boing AN，et al. Cell-derived microparticles circulate in healthy humans and support low grade thrombin generation. Thromb Haemost，2001，85（4）：639-646.

［20］Preston R A，Jy W，Jimenez JJ，et al. Effects of severe hypertension on endothelial and platelet microparticles. Hypertension，2003，41（2）：211-217.

［21］Asahara T，Murohara T，Sullivan A，et al. Isolation of putative progenitor endothelial cells for angiogenesis. Science，1997，275（5302）：964-967.

［22］Rehman J，Li J，Orschell CM，et al. Peripheral blood "endothelial progenitor cells" are derived from monocyte/macrophages and secrete angiogenic growth factors . Circulation，2003，107（8）：1164-1169.

［23］Delva P，Degan M，Vallerio P，et al. Endothelial-progenitor cells in patients with essential hypertension. J Hypertens，2007，25（1）：127-132.

第五章 亚临床靶器官损害的评估在高血压防治中的意义

高血压是一种由多个复杂和相关因素导致的、逐渐进展的心血管综合征，是一种病情不断进展的疾病。随着患病时间的延长、血压的持续升高，受血压影响较大的靶器官如心脏、肾、脑、眼，以及血管等也会随着发生相应的病理变化，并且这种变化有时还可能出现在血压持续升高以前，成为这一综合征的早期标志[1]。因此，对高血压的评估和防治不能仅仅单纯依据血压数值，同时也要关注患者靶器官损害的情况[2]。

高血压亚临床靶器官损害（subclinical organ damage）是指高血压导致的心、脑、肾及外周血管的损害，但尚未出现临床症状的早期阶段。从高血压的危险因素到疾病的发生、发展，再到心血管事件发生的过程中，亚临床靶器官损害是非常重要的中间环节[3]。临床靶器官损害是高血压患者心血管事件的独立预测因素，是心血管总体风险评估的重要指标。早期识别高血压亚临床靶器官损害并及时治疗可减少心血管事件的发生和死亡（图 5-1）[4-6]。

2007 版 ESH/ESC 高血压管理指南强调"亚临床靶器官损害"是影响预后的主要因素之一[5]。2013 版 ESH/ESC 指南将"亚临床靶器官损害"改为"无症状器官损害"（asymptomatic organ damage），更新内容有无症状器官（心脏、血管、肾、眼和脑）损害的预后意义，强调了亚临床靶器官损害的 4 种标志物〔微量白蛋白尿、脉搏波传导速度（PWV）增加、左心室肥厚（LVH）、颈动脉斑块形成〕，其中的任何一个都可预测独立于 SCORE 分层的心管死亡[6-7]。早期识别高血压的亚临床靶器官损害，对于评估患者心血管风险以及早期制定科学有效的治疗方案具有重要意义。

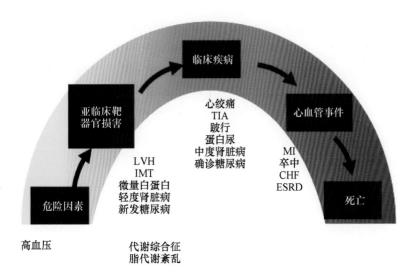

图 5-1 亚临床靶器官损害在心血管事件链中的意义[4-6] LVH，左心室肥厚；IMT，颈动脉内膜中层厚度；MI，心肌梗死；TIA，短暂性脑缺血发作；CHF，慢性心力衰竭；ESRD，终末期肾病

一、心脏

长期慢性高血压可引起心脏病变，称为高血压性心脏病，主要表现为左心室肥厚。由于血压持续升高，外周血管阻力增加，心脏后负荷加重，左心室因压力性负荷增加而发生代偿性肥大。由于左心室代偿能力较强，所以在相当长的时间内，心脏不断肥大以进行代偿，心脏重量增加可达 400 g 以上，左心室壁增厚，可达 1.5～2.0 cm；乳头肌和肉柱增粗变圆，但心腔可不扩张，甚至缩小，称为向心性肥大。此时心肌细胞增粗、变长，肥大的心肌因供血不足而收缩力降低，发生失代偿，逐渐出现心脏扩张，称为离心性肥大。

血压持续升高，作为一种机械性刺激，引起左心室压力负荷持续增加，心肌作功也必然持续增加，心肌为适应长期作功更多的需要，逐渐发生肥大。肥大的心肌更易出现缺血性损伤，导致充血性心力衰竭、心肌梗死或心律失常。此外，各种神经激素活性增强以及血液黏滞度增加也是造成左心室肥厚的重要原因。

高血压所致左心室肥厚程度与血压水平和持续的时间呈正相关。血压越高，持续时间越长，左心室肥厚出现得越早也越严重。有文献报道高血压左心室肥厚发生率可高达 20%～70%，左心室肥厚的发生率与收缩压水平密切相关[8-9]。

早期由于左心室向心性肥大能代偿其功能，使心排血量维持在正常水平，常常不引起明显的临床症状，此时高血压性心脏病的诊断主要是根据胸部 X 线、心电图、超声心动图等检查手段查出左心室肥大。晚期，左心室离心性肥大，心功能失代偿，可出现左心衰竭的表现。合并冠状动脉粥样硬化者，更易有心肌缺血的表现如心绞痛等。高血压性心脏病者出现心力衰竭提示预后不良，如不能得到及时有效的治疗，存活 5 年以上者仅 50%。因此，早期发现高血压性心脏病左心室肥厚，积极干预疾病进展，制定科学有效的治疗方案，对于改善高血压患者预后有着重要意义[10-11]。

（一）心电图

高血压患者应常规进行 12 导联心电图检查。通过 Sokolow-Lyon 指数（$SV_1+RV_5>3.5$ mV），改良的 Sokolow-Lyon 指数（S 波最大值＋R 波最大值＞3.5 mV），RavL＞1.1 mV，或 Cornell QRS 电压与时间的乘积（＞224 mV·ms）检测出左心室肥厚，是心血管事件的独立预测因子[12]。对于 55 岁以上的患者，心电图检查更加有意义。此外，心电图也可用于检测心室超负荷或左心室劳损，这表示发生心脏缺血、传导异常、左心房扩大以及心律失常等风险显著增加。此外，在怀疑有心律失常或可能发生心脏缺血的患者中，可进行 24 小时动态心电监测。高血压患者常伴随发生心房颤动（房颤），房颤是心血管事件并发症（特别是卒中）的常见原因。早期检出房颤并根据患者病情进行适当的抗凝治疗有助于预防卒中的发生。

（二）超声心动图

超声心动图在诊断左心室肥厚方面较心电图更为准确且敏感，可以更加精确地协助心血管风险分层，拟定治疗方案[13]。

通过超声心动图测量高血压患者的左心室指标包括：室间隔厚度、左心室后壁厚度、左心室舒张末期内径等，根据左心室容积（LVM）判断左心室肥厚时，相对心室壁厚度或心室壁厚度与心腔半径比值（2×左心室后壁厚度/左心室舒张末期内径）可区分左心室向心性肥厚或离心性肥厚。目前根据美国超声心动图学会公式计算 LVM[14]。向心性 LVH（相对室壁厚度＞0.42 伴 LVM 增加），偏心性 LVH（相对室壁厚度≤0.42 伴 LVM 增加）和向心性重构（相对室壁厚度＞0.42 伴 LVM 正常）都能够预测心血管疾病发生率增加，其中向心性 LVH 是风险增加程度最高的预测因素[15]。

高血压引起左心室舒张充盈的改变，又称为左心室舒张功能障碍，与左心室向心性结构改变有关，可诱发心力衰竭，常常表现为左心室射血分数（EF）正常，即 EF 保留的心力衰竭。虽然经多普勒测量二尖瓣流速可以对左心室充盈异常具体分析，可预测随之发生的心力衰竭及全因死亡率，但该指标仍不足以完成对高血压的临床及预后分层[16]。临床上应结合二尖瓣环的组织多普勒（TDI）检测[17-18]。舒张功能减退使左心室充盈压力升高二尖瓣跨瓣血流速度（E）随之升高，而二尖瓣环舒张早期速度（E'）不受影响，因此 E/E'与左心室充盈压力及肺毛细血管楔压（pcwp）高度相关，能反映早期舒张功能减退。E/E'≥15 时，pcwp≥20 mmHg；E/E'<8，pcwp 正常。E/E'≥13 与心脏风险增加有关。左心房大小最好用指数容积（indexed volume）或左心房容积指数（left atrial volume index，LAVI）评估。LAVI≥34 ml/m² 是死亡、心力衰竭、心房颤动和缺血性卒中的独立预测因素。

　　高血压心脏病的超声心动图（美国超声心动图学会和欧洲超声心动图协会推荐）主要参数的正常范围和临界值总结见表 5-1。大多数评估高血压 LVH 的指标是 LVM 除以 BSA，这样可以在很大程度上消除身材大小和肥胖对 LVM 的影响。LVH 临界值为 95 g/m²（女性）或 115 g/m²（男性），超过该阈值则可评估为左心室肥厚。需要注意的是，在高血压心脏病 EF 值正常的情况下，评估左心室收缩功能并不能增加 LVM 预后信息[6]。

　　此外，根据身高计算的 LVM 指数（即身高异速生长指数）1.7 或 2.7 可以考虑在超重和肥胖患者中应用，以便衡量 LVM 与身材大小之比，以免对 LVH 诊断不足。最近研究显示，根据身高指数 1.7（g/m²）进行异质生长测定的方法更优，且应采用男女不同的临界值。用身高指数 2.7 测定 LVM 会高估体型小患者的 LVH，低估身材高大患者的 LVH。

表 5-1　评估高血压患者 LV 重塑和舒张功能时采用的参数临界值[6]。基于 Lang[14] 等和 Nagueh[18] 等的研究

参数	如果异常
LV 质量指数（g/m²）	>95（女性） >115（男性）
相对室壁厚度（RWT）	>0.42
舒张功能：	
室间隔 E'速度（cm/s）	<8
外侧 E'速度（cm/s）	<10
LA 容量指数（ml/m²）	≥34
LV 充盈压：	
E/E'（平均）比值	≥13

E，二尖瓣跨瓣血流速度
E'，二尖瓣环舒张早期速度

　　在临床实践当中，对于总体心血管风险中危的高血压患者，超声心动图可检出 ECG 未检出的 LVH，改善危险评估；在 ECG 证实有 LVH 的高血压患者中，超声心动图检查可以更准确地量化左心室肥厚的情况。对有心脏症状的高血压患者，超声心动图有助于诊断基础疾病。由于超声心动图对大多数高血压患者具有重要的诊断价值，所以推荐所有高血压患者在最初评估时进行超声心动图检查。

（三）心脏磁共振成像

　　当对患者无法进行超声心动图检查时，可考虑进行心脏磁共振成像（magnetic resonance imaging，MRI）检查以评估左心室大小及体积。

（四）其他

　　合并 LVH 的高血压患者在诊断心肌缺血时需要特殊的检查方法。由于高血压降低了运动心电图和心肌灌注扫描的特异性，当运动试验 ECG 阳性或无法解读/模棱两可时，负荷诱发心肌缺血的影像检查（如心脏负荷 MRI 检查、心肌灌注显像、负荷超声心动图等）是一种可靠的识别心肌缺血的方法。负荷诱发的室壁运动异常对用血管造影技术评价的冠状动脉狭窄具有高度特异性，而在 LVH 和（或）冠状动脉微血管疾病的患者中经常可以见到血管造影检查冠状动脉是正常的而心肌灌注存在异常。最近已经有建议联合应用局部室壁运动的超声心动图成像和经胸多普勒超声检查左前降支冠脉血流储备用于鉴别阻塞性 CHD（冠状动脉储备下降合并诱导型室壁运动异常）和单纯冠状动脉微循环损伤（冠状动脉储备下降但无室壁运动异常）。已经证实冠脉血流储备≤1.91 在高血压患者中有独立预后价值。另外，胸部 X 线检查也是一种有用的诊断方法（了解心脏轮廓、大动脉或肺循环情况）[19]。

二、血管

　　心脏和血管是高血压病理生理作用的主要靶器官。高血压病早期阶段的基本变化是全身细小

动脉的间歇性痉挛，为血管功能性变化，并可伴有高级中枢神经系统功能失调等，但血管无器质性病变或形态学改变。细小动脉是指中膜仅有 1～2 层平滑肌的细动脉和血管口径在 1 mm 以下的小动脉。此时患者可无明显临床表现，仅有波动性血压升高，或伴头昏和头痛。

如果血压得不到理想控制，长期反复细小动脉痉挛和血压升高，受累的血管将逐渐发生器质性病变：细动脉硬化是高血压病最主要的病变特征[20]。由于管壁持续痉挛及血压持续升高，细小动脉血管壁本身的营养供给发生障碍，内皮细胞间隙开大，血浆蛋白渗入内皮以下甚至更深层的中膜。同时，内皮细胞及平滑肌细胞分泌到细胞外的基质增多，继而平滑肌细胞因缺氧等发生变性、萎缩及凋亡，动脉壁逐渐被纤维蛋白和细胞外基质所替代。小动脉内膜胶原纤维和弹性纤维组织增生，中膜平滑肌细胞不同程度的增生和肥大，最终细动脉及小动脉管壁增厚变硬，管腔狭窄甚至闭塞。

神经体液因素参与动脉硬化形成的恶性循环。小动脉痉挛性收缩导致肾动脉缺血，肾小球旁器分泌肾素增多，RAAS 系统活性增强，进一步加重小动脉痉挛。

弹力型大动脉常发生动脉粥样硬化。高血压时血流对血管壁的机械性压力和冲击作用较强，引起内皮损伤或功能障碍，使内膜对脂质的通透性增加；肾素、儿茶酚胺和血管紧张素等也可改变动脉壁代谢，这些因素导致血管内皮损伤，从而造成脂蛋白渗入内膜增多，中膜平滑肌细胞迁入内膜等变化；内皮细胞的损伤或功能障碍还可使血小板和单核细胞黏附增加，以上多种因素共同作用促进了动脉粥样硬化发生发展[21]。

动脉硬化是一个漫长的进行性的过程，如果能在早期发现血管病变，积极干预病变进展，可以防患于未然。美国心脏协会（AHA）在指南中强调，无症状动脉粥样硬化者是未来发生心血管事件的高危人群，应做好一级预防，并建议使用无创、简便、可诊室应用的筛查方法[22]。近年来，血管病变的检测技术迅速发展，比较成熟的技术包括颈动脉内膜中层厚度（IMT）、踝臂指数（ABI）、脉搏波传导速度（PWV）、血流量介导的肱动脉扩张等。2013 版欧洲高血压管理指南推荐监测 IMT、PWV 及 ABI 等作为监测高血压血管病变的标志。

（一）颈动脉

颈动脉是动脉粥样硬化的好发部位，其病变的出现与主动脉粥样硬化同时进行，往往早于冠状动脉。颈动脉斑块广泛且位置表浅，易于观察，代表性强，能够在一定程度上反映全身动脉粥样硬化的情况。因此，观察颈动脉成为了解全身动脉粥样硬化程度的"窗口"。颈动脉超声检查直观、快速、价廉、无创，能早期检出动脉粥样硬化的有无、严重程度，斑块的大小和部位[23]。

颈动脉粥样硬化（carotid atherosclerosis，CAS）病变最常见于颈内动脉起始部，颈动脉超声检查测定 IMT 和（或）动脉斑块，可预测卒中和心肌梗死的发生，其独立于传统心血管危险因素[16]。IMT 在颈动脉分支水平可反映动脉粥样硬化，在颈总动脉水平主要反映血管肥厚情况，但无论是在颈动脉分支水平还是在颈总动脉水平，IMT 结果都是有意义的[24]。不过，该检查尚无统一的国际标准。2007 版欧洲高血压管理指南将颈动脉 IMT≥0.9 mm 作为阈值。心血管健康研究以 IMT≥1.06 mm 作为老年患者的心血管高危阈值，欧洲拉西地平治疗动脉粥样硬化研究（European Lacidipine Study on Atherosclerosis，ELSA）以 IMT≥1.16 作为中年患者的心血管高危阈值。2013 版欧洲高血压管理指南认为，如果 IMT≥1.5 mm 或局部厚度增加 0.5 mm 或颈动脉周围 IMT 值增加 50%，都可认为是斑块形成。颈动脉超声检查作为在心血管风险中危的无临床症状患者的附加筛查项目，对于高血压亚临床靶器官损害有重要的意义[25]。

（二）脉搏波传播速度（pulse wave velocity，PWV）

脉搏波传播速度是指脉搏波由动脉的一特定位置沿管壁传播至另一特定位置的速率。这是一个用来反映动脉弹性及可扩张性的非侵入性指标，

PWV 值越高表明血管壁越硬。

大动脉僵硬及反射波现象已被认为是单纯收缩期高血压（isolated systolic hypertension，ISH）和老龄化脉压增加的最重要的病理生理因素，颈-股动脉 PWV 是评价主动脉僵硬度的"金标准"。2007 版 ESH/ESC 指南建议将 PWV＞12 m/s 的阈值作为中年高血压患者主动脉功能明显改变的保守估计值。考虑到压力波走行的实际距离较直接颈股动脉解剖距离缩短 20%（0.8×12 m/s 或 10 m/s），2013 版 ESH/ESC 指南将阈值调整为 10 m/s。主动脉僵硬对高血压患者致死或非致死性心血管事件具有独立的预测价值。超越传统危险因素（包括 SCORE 以及 Framingham 危险评分）的 PWV 的附加价值已经在大量研究中得以量化。大部分中危患者在经过颈-股动脉 PWV 测量后能够被重新分类心血管危险等级。

（三）踝臂指数（ankle-brachial index，ABI）

踝臂指数又称踝肱指数或 Winsor 指数（Winsor index），是踝动脉收缩压与肱动脉收缩压的比值。ABI 基于外周动脉狭窄达到临界水平并导致狭窄远端灌注压的降低程度大致与病变的严重程度成正比的原理，是诊断外周动脉病变（peripheral arterial disease，PAD）的有效、无创的手段。ABI 异常是心、脑血管事件和死亡率高的强有力的预测因子[26]。

踝臂指数可通过自动化设备或连续多普勒超声和血压计测量。ABI 低（＜0.9）提示 PAD。一般情况下，晚期动脉粥样硬化对心血管事件具有预测价值，其所预测的 10 年心血管死亡率和主要冠状动脉事件发生率与 Framingham 分类中的总发生率相比，前者为后者的 2 倍。即使是无症状 PAD（通过低 ABI 检测），也与男性 10 年内近 20% 的心血管疾病和致死事件的发生率相关。对于高度怀疑 PAD 的人群，ABI 对检出 PAD 更有效[27]。

ABI 作为一种无创性检查手段以其独特的优势将越来越多地用于心脑血管疾病的诊断和预测，以早期检出亚临床血管病变者，结合多种无创检查方法综合分析、早期诊断，对心脑血管疾病的防治具有重要意义。

（四）其他方法

小动脉壁-腔比值增高可通过臀部皮下组织活检得到检测，该方法可证实糖尿病和高血压的早期改变，而且对于心血管发病率和死亡率具有预测价值，但由于是侵入性检查而并不适合广泛使用。

冠状动脉钙化增加，经高分辨心脏计算机断层扫描技术定量分析，也已被前瞻性研究验证是心血管疾病的一种预测因子，而且在对无症状成人进行心血管疾病重新分层，区别中危组或高危组十分有效，但该方法受到仪器设备的限制且成本较高。

内皮功能紊乱可预测多种心血管疾病患者的转归，尽管在高血压方面的数据还相当稀缺，但内皮细胞功能失调作为高血压亚临床靶器官损害的早期标志也受到广泛关注。现有用来研究内皮对多种刺激物反应的技术多为侵入性，而内皮细胞活性标志物（一氧化氮及其代谢产物，内皮素等）的有关研究有可能在将来提供一种检测内皮功能的简单方法。

三、肾

长期持续高血压使肾小球内囊压力增高，肾小球纤维化、萎缩，肾动脉硬化，导致肾实质缺血和肾单位不断减少。慢性肾衰竭是长期高血压的严重后果之一，尤其在合并糖尿病时。恶性高血压时，入球小动脉及小叶间动脉发生增殖性内膜炎及纤维素样坏死，可在短期内出现肾衰竭。

诊断高血压所致肾损害是以发现肾功能不全和（或）尿白蛋白排泄增加为主要依据[28]。目前，临床上常常根据估计的肾小球滤过率（estimated glomerular filtration rate，eGFR）对慢性肾疾病（CKD）进行分类，eGFR 可以通过简化的肾疾病膳食改良（modification of diet in renal disease，MDRD）公式或 Cockcroft-Gault 公式，或慢性肾疾病流行病学合作（Chronic Kidney Disease Epidemiology Collaboration，CKD-EPI）公式来计算[29]，这些公式计算时需要年龄、性别、种族以及血清肌酐水平等信息。其中 MDRD 公式及 Cockcroft-Gault 公式较为常用：

MDRD 公式：eGFR = 186.3 × (Scr)$^{-1.154}$ × (年龄)$^{-0.203}$ （女性×0.742）。eGFR [ml/(min · 1.73 m²)]，年龄（岁），体重（kg），血清 Cr （mg/dl）

Cockcroft-Gault 公式：Ccr (ml/min)=｛[140－年龄（岁）]×体重（kg)/血肌酐（mg/dl)｝×72（女性×0.85），GFR=0.84×Ccr×1.73/BSA

上述公式均有助于检测轻度肾损害。当 eGFR 低于 60 ml/(min · 1.73 m²) 时，可将慢性肾疾病分为 3 个不同阶段：CKD 3 期 eGFR 为 30～60 ml/(min · 1.73 m²)，4 期 eGFR 为 15～30 ml/(min · 1.73 m²)，5 期 eGFR ＜ 15 ml/(min · 1.73 m²)。计算 eGFR 有助于检出血肌酐仍处于正常范围的轻度肾功能损害。此外，可依据血清胱抑素 C (cystatin C) 的增加对肾功能减退和心血管风险增加进行推断。当开始或强化降压治疗，特别是应用肾素-血管紧张素系统阻滞药时，有时可能出现血清肌酐的轻度升高（最多增加至 20%），但这不应视为进展性肾功能恶化的征象。未进行治疗的高血压患者（特别是先兆子痫）中常可见到高尿酸血症，其与肾血流量减少以及肾硬化有关[30]。

血清肌酐浓度升高或 eGFR 下降提示肾功能减退，（白）蛋白尿或蛋白排泄率增加意味着肾小球滤过屏障功能紊乱。微量蛋白尿定义的阈值是与肌酐比值为 30 mg/g 以上。微量（白）蛋白尿可在 1 型及 2 型糖尿病患者中预测糖尿病肾病的进展情况，明显的蛋白尿通常表明存在明确的肾实质性疾病。无论高血压有无合并糖尿病，微量蛋白尿即使在阈值以下，也可以预测心血管事件。有研究表明，尿白蛋白/肌酐比值＞3.9 mg/g（男性）和＞7.5 mg/g（女性）与心血管及非心血管死亡率存在很大相关性。无论是普通人群还是糖尿病患者，如果同时存在尿蛋白排泄增加和 eGFR 下降，提示其心血管事件和肾脏事件发生危险的可能性大于任一单独指标异常。

高血压患者中出现的亚临床或临床肾功能损害，可表现为上述异常中的任何一种。高血压亚临床肾功能损害有可能成为未来心血管事件和死亡极为有效的预测因子。2013 版欧洲指南推荐所有高血压患者均应评估 eGFR，并进行微量白蛋白尿的检查。

四、眼

高血压视网膜病变是高血压常见的靶器官损害之一。高血压早期视网膜小动脉发生痉挛，随着病程进展出现硬化，视网膜中央动脉因硬化而出现变细、迂曲、反光增强、动脉交叉压迫症，晚期视网膜渗出、出血和视盘水肿，视力可受到不同程度的影响。高血压视网膜病变可以反映高血压病程及动脉硬化程度，它能够独立于传统的危险因素预测心血管事件的发生。

（一）眼底镜检查

采用眼底镜检查视网膜病变有助于了解高血压的严重程度，目前采用的眼底分级法是基于 1939 年 Keith，Wagener 和 Barker 根据高血压患者视网膜改变的严重程度制定的 4 级分类标准。Ⅰ级：局灶性或普遍性视网膜小动脉变窄，轻微收缩，小动脉管径均匀；Ⅱ级：视网膜动脉局部狭窄，管径不规则，有动静脉压迹；Ⅲ级：视网膜动脉明显局部收缩，并有视网膜出血、微动脉瘤、硬性渗出及棉絮斑；Ⅳ级：Ⅲ级视网膜病变的基础上，合并有视盘水肿和（或）黄斑水肿，有的患者心脑肾等器官有较严重损害。其中Ⅰ级、Ⅱ级为早期高血压视网膜病变，Ⅲ级、Ⅳ级提示严重高血压视网膜病变。

（二）其他方法

早期的高血压视网膜病变（Ⅰ级、Ⅱ级）患者一般无自觉症状，有研究发现高血压早期视网膜动静脉变细，视网膜血管管径与卒中的发生存在一定相关性（较粗的视网膜小静脉管径与卒中有关，而视网膜小动脉的管径与卒中无关）。但目前通过高血压视网膜病变识别发生其他高血压靶器官损害的风险尚无统一标准数据。高血压视网膜病变还可通过视网膜数字化照相术进行检查，且该方法比眼底镜检查更加敏感、精确，但需要由眼科医生读片分析，限制了其在临床上的广泛应用。通过评价视网膜动脉壁腔比值的新技术可直接测量高血压疾病的早期和晚期的血管重构，目前这些新技术正在研究当中。

五、脑

高血压时由于脑的细小动脉痉挛和硬化，脑部可出现一系列病理变化，主要有脑水肿、脑软化和脑出血三种。高血压导致的脑部病变在临床上主要表现为脑卒中——微动脉瘤破裂所致脑出血；脑动脉粥样硬化时斑块破裂并发脑血栓形成；以及小动脉闭塞性病变引起的腔隙性脑梗死。

脑的细小动脉硬化和痉挛，使供血区脑组织因缺血而发生坏死，坏死组织溶解液化，形成质地疏松的筛网状病灶。通常为多发而较小的梗死灶，故称微梗死（microinfarct）或脑腔隙性梗死（cerebral lacunar infarct），一般不引起严重后果。最终坏死组织被吸收，由胶原瘢痕修复[31]。

高血压所致的亚临床脑损害可由颅脑 MRI 检查出，最常见脑损害的 MRI 影像是脑白质高信号，几乎所有老年高血压患者中均可看到不同程度的 MRI 脑白质高信号，多为无症状性脑梗死。绝大部分为腔隙性脑梗死，梗死灶小而深，发生率 10% ～ 30% 不等。另外一种常见的脑损害类型是微出血，占所有患者的 5% 左右。MRI 脑白质高信号和无症状性梗死与卒中风险增加、认知能力下降、痴呆相关。在无明显心血管疾病的高血压患者中，MRI 显示无症状脑血管损害的发生率为 44%，甚至较心脏（21%）及肾（26%）的亚临床损害发生率还要高，且在缺乏其他器官损害征象时也经常发生。考虑到 MRI 的实用性和费用问题，此种检查在老年高血压患者的评估中不适宜广泛应用，但所有高血压合并神经功能障碍，特别是记忆力下降的患者，均应积极搜寻有无脑白质高信号和无症状性梗死的证据。除了颅脑 MRI 检查外，由于老年人认知功能障碍也是高血压亚临床脑损害表现之一，因此可采用适当的认知评估测验对老年高血压患者进行认知功能的临床评估。

靶器官损害标志物的预测价值、可获得性等定性比较总结于表 5-2。

表 5-2　靶器官损害标志物的预测价值、可获得性、再现性以及成本效益[6]

标志物	心血管预测价值	可获得性	再现性	成本效益
心电图	+++	++++	++++	++++
超声心动图联合多普勒	++++	+++	+++	+++
估计的肾小球滤过率	+++	++++	++++	++++
微量蛋白尿	+++	++++	++	++++
颈动脉内膜中层厚度和斑块	+++	+++	+++	+++
动脉僵硬（脉搏波速度）	+++	++	+++	+++
踝臂指数	+++	+++	+++	+++
眼底镜检查	+++	++++	++	+++
其他测量				
冠状动脉钙化评分	++	+	+++	+
血管内皮功能障碍	++	+	+	+
腔隙性梗死或白质病变	++	+	+++	+
心脏磁共振成像	++	+	+++	++

注：评分由＋到＋＋＋＋

综上所述，高血压的亚临床靶器官损害在临床上较常见，是心血管事件的独立预测因子，识别亚临床靶器官损害可以将部分高血压患者的危险分层重新划分。尽早发现并积极治疗可使高血压的亚临床靶器官损害部分逆转，减少心血管事件的发生和死亡[32]。因此，需重视高血压亚临床靶器官损害的评估（常用亚临床靶器官损害标志物的预测价值、可获得性、再现性以及成本效益见表5-2），早期阻断心血管事件链，积极开展中国人高血压血管病变的亚临床损害标志的研究，重视高血压血管功能和结构异常的评估。利用亚临床靶器官损害标志早期预测和预防心血管事件，做到防患于未然，对于高血压疾病的防治有着极其重要的意义。

（许顶立　安冬琪）

参考文献

[1] Giles TD，Materson BJ，Cohn JN，et al. Definition and classification of hypertension：an update. J Clin Hypertens (Greenwich)，2009，11：611-614.

[2] Sehestedt T，Jeppesen J，Hansen TW，et al. Risk prediction is improved by adding markers of subclinical organ damage to score. Eur Heart J，2010，31：883-891.

[3] Sehestedt T，Olsen MH. Subclinical organ damage and cardiovascular risk prediction. Blood Press，2010，19：132-139.

[4] Zanchetti A. Evidence-based medicine in hypertension：what type of evidence? J Hypertens，2005，23：1113-1120.

[5] Mancia G，De Backer G，Dominiczak A，et al. 2007 guidelines for the management of arterial hypertension：the task force for the management of arterial hypertension of the european society of hypertension (esh) and of the european society of cardiology (esc). Eur Heart J，2006，28：1462-1536.

[6] Mancia G，Fagard R，Narkiewicz K，et al. 2013 esh/esc guidelines for the management of arterial hypertension：the task force for the management of arterial hypertension of the european society of hypertension (esh) and of the european society of cardiology (esc). Eur Heart J，2013，34：2159-2219.

[7] Sehestedt T，Jeppesen J，Hansen TW，et al. Thresholds for pulse wave velocity，urine albumin creatinine ratio and left ventricular mass index using score，framingham and esh/esc risk charts. J Hypertens，2012，30：1928-1936.

[8] Mahn JJ，Dubey E，Brody A，et al. Test characteristics of electrocardiography for detection of left ventricular hypertrophy in asymptomatic emergency department patients with hypertension. Acad Emerg Med，2014，21：996-1002.

[9] Brzozowska-Czarnek A，Bryll A. The assessment of left ventricular hypertrophy in patients with the primary hypertension with the use of cardiac magnetic resonance. Przegl Lek，2013，70：255-261.

[10] Olsen MH，Wachtell K，Ibsen H，et al. Changes in subclinical organ damage vs. in Framingham risk score for assessing cardiovascular risk reduction during continued antihypertensive treatment：a life substudy. J Hypertens，2011，29：997-1004.

[11] Lawes CM，Vander HS，Law MR，et al. Blood pressure and the global burden of disease 2000. Part ii：estimates of attributable burden. J Hypertens，2006，24：423-430.

[12] Levy D，Salomon M，D'Agostino RB，et al. Prognostic implications of baseline electrocardiographic features and their serial changes in subjects with left ventricular hypertrophy. Circulation，1994，90：1786-1793.

[13] Cuspidi C，Ambrosioni E，Mancia G，et al. Role of echocardiography and carotid ultrasonography in stratifying risk in patients with essential hypertension：the assessment of prognostic risk observational survey. J Hypertens，2002，20：1307-1314.

[14] Lang RM，Bierig M，Devereux RB，et al. Recommendations for chamber quantification. Eur J Echocardiogr，2006，7：79-108.

[15] 沈安娜，黄榕，王鹏，等. 原发性高血压患者心肌能量消耗水平与左心室重构及收缩功能的相关性. 中华高血压杂志，2010：285-289.

[16] Cuspidi C，Ambrosioni E，Mancia G，et al：Role of echocardiography and carotid ultrasonography in stratifying risk in patients with essential hypertension：the assessment of prognostic risk observational survey. J Hypertens，2002，20：1307-1314.

[17] Redfield MM, Jacobsen SJ, Burnett JJ, et al. Burden of systolic and diastolic ventricular dysfunction in the community: appreciating the scope of the heart failure epidemic. JAMA, 2003, 289: 194-202.

[18] Nagueh SF, Appleton CP, Gillebert TC, et al. Recommendations for the evaluation of left ventricular diastolic function by echocardiography. Eur J Echocardiogr, 2009, 10: 165-193.

[19] Mancia G. Comparing methods for assessing cardiovascular risk. J Hypertens, 2009, 27: 2342-2343.

[20] Kobayashi M, Uesugi S. The role of hypertension as a risk factor of atherosclerosis. Rinsho Byori, 1995, 43: 104-110.

[21] Nilsson PM, Boutouyrie P, Laurent S. Vascular aging: a tale of eva and adam in cardiovascular risk assessment and prevention. Hypertension, 2009, 54: 3-10.

[22] Go AS, Bauman MA, Coleman KS, et al. An effective approach to high blood pressure control: a science advisory from the american heart association, the american college of cardiology, and the centers for disease control and prevention. Hypertension, 2014, 63: 878-885.

[23] James PA, Oparil S, Carter BL, et al. 2014 evidence-based guideline for the management of high blood pressure in adults. JAMA, 2014, 311: 507.

[24] O'Leary DH, Polak JF, Kronmal RA, et al. Carotid-artery intima and media thickness as a risk factor for myocardial infarction and stroke in older adults. Cardiovascular health study collaborative research group. N Engl J Med, 1999, 340: 14-22.

[25] Nambi V, Chambless L, Folsom AR, et al. Carotid intima-media thickness and presence or absence of plaque improves prediction of coronary heart disease risk: the aric (atherosclerosis risk in communities) study. J Am Coll Cardiol, 2010, 55: 1600-1607.

[26] Feringa HH, Bax JJ, van Waning VH, et al. The long-term prognostic value of the resting and postexercise ankle-brachial index. Arch Intern Med, 2006, 166: 529-535.

[27] Fowkes FG, Murray GD, Butcher I, et al. Ankle brachial index combined with framingham risk score to predict cardiovascular events and mortality: a meta-analysis. JAMA, 2008, 300: 197-208.

[28] Crews DC, Plantinga LC, Miller ER, et al. Prevalence of chronic kidney disease in persons with undiagnosed or prehypertension in the united states. Hypertension, 2010, 55: 1102-1109.

[29] Matsushita K, Mahmoodi BK, Woodward M, et al. Comparison of risk prediction using the ckd-epi equation and the mdrd study equation for estimated glomerular filtration rate. JAMA, 2012, 307: 1941-1951.

[30] Volpe M, Battistoni A, Tocci G, et al. Cardiovascular risk assessment beyond systemic coronary risk estimation: a role for organ damage markers. J Hypertens, 2012, 30: 1056-1064.

[31] Seshadri S, Beiser A, Kelly-Hayes M, et al. The lifetime risk of stroke: estimates from the framingham study. Stroke, 2006, 37: 345-350.

[32] 刘力生. 中国高血压防治指南 2010. 中华高血压杂志, 2011, 701-743.

第六章 神经体液因素与高血压的发病、发展及防治

高血压（hypertension）是最常见的心血管疾病之一，患病率高，且可以引起严重的心、脑、肾、眼底等器官组织并发症，是脑卒中、冠心病的重要危险因素。高血压的发病机制复杂多样，除遗传及环境因素外，神经体液因素是其发生的重要机制之一，包括中枢神经系统、肾上腺素能神经、肾素-血管紧张素-醛固酮系统（RAAS）、血管舒张肽激肽前列腺素系统、血管内皮松弛因子收缩因子系统等，了解神经体液因素与高血压的关系，就可以从这一方面给予针对性治疗，将对高血压防治有着重要的作用[1]。下面就与高血压的发病过程有关的中枢神经系统即下丘脑-垂体-肾上腺（hypothalamic-pituitary-adrenal，HPA）轴功能异常和体液因素进行阐述，为高血压的防治提供指导。

一、体液因素与高血压

1. 肾素-血管紧张素-醛固酮系统（RAAS）[2-9]

肾素、血管紧张素、醛固酮是一类广泛存在于血液和局部组织的生物活性物质，在血管内皮及平滑肌、心肌、肺、肾、脑和性腺等组织表达，以自分泌和旁分泌的方式发挥作用，也可通过血液循环作用于其他器官。RAAS是体内重要的血压调控系统，直接参与血管收缩、代谢及交感神经的调节，在调节体内水、电解质和酸碱平衡，维持环境稳态中起到重要作用，其中血管紧张素Ⅱ（AngⅡ）是RAAS中最重要的生物活性物质，除可引起心肌和血管平滑肌收缩改变血流动力学外，更重要的是它也是一种促生长因子，能刺激心肌组织的细胞生长及血管平滑肌细胞分裂增殖。

有研究也发现RAAS系统的代谢物Ang，其生理活性与AngⅡ相反，可对抗AngⅡ的缩血管及增殖作用，具有舒张血管、降低血压、利尿、利钠、抑制心肌细胞肥大、抑制血管平滑肌细胞和心脏成纤维细胞增殖等作用。最近，Donoghue等在心、肾等器官发现一新的与人类血管紧张素转化酶（ACE）相关的羧肽酶，命名为ACE2。ACE2可水解AngⅠ和AngⅡ生成Ang，这样不但降低了AngⅠ和AngⅡ的缩血管效应，而且提高了血中Ang浓度而起到了舒张血管作用，加之ACE2不具有降解缓激肽的效应，从而引起血压下降。

长期以来，人们认为RAAS是一个循环激素系统，在维持血压和体液平衡中起关键作用。越来越多的证据表明，局部RAAS在心血管活动调节中有着更为重要的作用。醛固酮来源有两条途径，其一是由肾上腺皮质球状带合成分泌，受经典的循环RAAS影响；其二是心血管局部组织独立存在的RAAS，它不受全身RAAS的影响。醛固酮在人体水盐代谢平衡调节和高血压的发生中发挥重要作用。血管组织可产生醛固酮，并有盐皮质激素受体存在，在血压高时血管组织中醛固酮及其受体表达增加，通过其受体促进钠从细胞外向细胞内转移，小动脉平滑肌细胞内钠含量增加，血管阻力增大，对加压物质的反应增高。此外，醛固酮可致内皮功能障碍，NO活性降低，促使血管平滑肌收缩，导致高血压发生。最后，血管局部合成的醛固酮可导致血管平滑肌细胞（VSMC）增殖，并促进胶原、骨胶原基因表达增强，细胞外基质增多，从而引起血管重构，参与高血压发生[10]。

2．儿茶酚胺类

儿茶酚胺类体液因子主要包括肾上腺素、去甲肾上腺素及多巴胺，是由肾上腺髓质或交感神经节细胞或嗜铬细胞合成并释放的一类具有相似化学结构物质的总称。它们具有不同功能。支配心脏的神经递质可直接作用于心肌组织，儿茶酚胺分泌后，必须与心血管或其他器官组织细胞上的肾上腺素能受体结合才能发挥作用，儿茶酚胺的作用取决于各组织细胞受体分布的类型。儿茶酚胺的生物学作用明确，本文不再赘述。

高血压患者血中儿茶酚胺及其代谢产物水平增高，交感神经激活是部分高血压产生的始动因素。其机制为：①血中儿茶酚胺升高，与心脏受体结合后，可引起心率增快，心肌收缩力增强，心排血量增多；②儿茶酚胺与外周血管平滑肌上的受体结合，引起阻力血管平滑肌收缩，使总外周阻力增加；③儿茶酚胺使血管平滑肌长期处于高张力状态，导致血管平滑肌细胞（VSMC）增生与肥大，使管壁变厚，管腔变小，外周阻力进一步增加；④交感神经活动增强，儿茶酚胺水平升高，使肾动脉痉挛，血压的增高可以造成肾动脉肥厚，管腔变小，使肾血流减少，需更高的血压才能维持肾血流；⑤交感神经活性的增强使血压增高，对肾素的释放抑制作用减弱，肾素分泌增多，RAAS激活，释放 Ang II 收缩血管，醛固酮分泌增加引起水钠潴留；⑥儿茶酚胺增加使血小板黏附聚集，血液黏滞度增加，血流阻力增大[11]。

3．利钠利尿肽家族[12-23]

（1）心钠肽　心钠肽（ANP）是最早发现心脏分泌的激素，哺乳动物 ANP 主要是在心房壁肌细胞内合成、储存和分泌，心室内 ANP 含量很少。在正常情况下，人心室细胞不分泌 ANP 颗粒。ANP 具有广泛的心血管作用，与心血管疾病发生发展密切相关。有关原发性高血压时血浆 ANP 含量变化，文献报道不一。自发性高血压大鼠（SHR）血浆 ANP 水平明显增高，心房和心室内 ANP 的 mRNA 表达也明显增高，随着血压增高其基因表达也相应增加。同样临床高血压患者血浆 ANP 水平也明显增高，与血压呈正相关，随年龄

的增加，ANP 水平也随之增高。有报道轻度高血压时 ANP 并不升高，只有重度高血压伴心肌肥厚、心功能不全、肾功能不全时血浆 ANP 才明显升高，高血压伴左心室肥大者血浆 ANP 含量明显高于无左心室肥大者，血浆 ANP 含量与左心室重量指数显著相关，提示高血压病患者血浆 ANP 含量可作为判断左心室肥大的参考指标。但也有学者报道，高血压患者血浆 ANP 含量明显低于正常人，并且与肾素呈负相关，推测高血压患者 ANP 对肾素、Ang II 拮抗作用减弱，可能是原发性高血压重要的病理生理机制之一。

ANP 在代谢相关性高血压中的作用，尤其在代谢综合征中的作用尚不明确。有报道 2 型糖尿病合并高血压患者血浆 ANP 浓度较原发性高血压明显增高，但其利钠、扩血管效应减弱，提示糖尿病患者易患高血压的病理基础可能与 ANP 调节血管阻力的失代偿有关。而肥胖相关性高血压与水钠潴留、交感神经活性增高和 RAAS 激活有关。肥胖患者血浆 ANP 水平明显低于正常人和超重者，脂肪组织 ANP 受体表达明显增高，即清除血浆 ANP 的能力增加，这可能与增加肾重吸收钠水而参与肥胖相关高血压的发生有关，ANP 水平还与肥胖伴心力衰竭的程度有关。

（2）脑钠肽　脑钠肽（BNP）是利钠利尿肽家族的另一员，在 1988 年由日本学者 Sudoh 等从猪脑中首先发现，因此被称为 BNP，但随后的研究发现 BNP 主要由心脏的心室分泌而并非大脑分泌，以心房中测定的浓度最高。BNP 在结构上与 ANP 具有较高的同源性，在功能上有相近之处，与其受体结合后，刺激鸟苷酸环化酶而抑制 RAAS 的缩血管作用，促进钠水排出，具有较强的舒张血管的作用。

关于高血压病患者 BNP 是否升高的相关报道尚不一致，大多报道有升高，认为这可能与是否存在左心室肥厚有关。从未治疗也未发生心力衰竭的老年高血压患者合并向心性左心室肥厚时，BNP 和 ANP 均升高，但无左心室肥厚或左心室偏心性重构者，BNP 和 ANP 均不升高。Luchner 等研究发现左心室体积增大及收缩功能不全者血浆 BNP 水平显著升高。多因素分析显示，BNP 与

左心室肥厚有关。对1级、2级、3级高血压患者血浆BNP水平进行相关分析后发现，BNP水平与高血压的严重程度密切相关；进一步试验表明，高血压时血浆BNP水平较ANP增加得更为明显，可能由于BNP由心室分泌，而且在循环中的清除率比ANP要慢，因此作用持续时间较长。

（3）血管钠肽　血管钠肽（CNP）是利钠利尿肽家族的第三个成员，可通过多种途径发挥广泛的心血管效应，并以自分泌和旁分泌方式参与心血管重构和功能调节。在病理情况下，CNP不仅以旁分泌的形式发挥作用，也可大量释放入血，因此CNP在心血管疾病中具有一定的病理生理意义。

一系列研究表明，血浆CNP水平在正常血压和高血压的动物或人类之间没有明显差别。因CNP主要存在于中枢神经系统和与VSMC相邻的内皮细胞，可能主要通过旁分泌的方式调节血管张力影响血管舒缩。但在SHR中，CNP对有内皮和无内皮的主动脉环的舒张作用显著减弱，而ANP作用反而有所增强，提示可能存在B型受体下调和其信号转导机制改变。有学者应用CNP治疗高血压和血管损伤后再狭窄有很好的效果，但因其在血中降解迅速而体内作用时间短暂，影响其临床应用前景。应用脂质体包裹CNP后可舒张血管，降低平均动脉压和抑制内皮素（ET）刺激的平滑肌细胞增殖，较单用CNP作用明显增强，表明脂质体包裹CNP可增强和延长CNP的作用，具有潜在的临床应用价值。

4．一氧化氮（NO）[24]

NO是一种小分子物质，也是重要的细胞内信使，具有多种生理作用。NO是强力的内源性血管舒张因子。NO通过增加VSMC内的环磷酸鸟苷（cGMP），舒张血管平滑肌并抑制其增殖，维持血管张力和血流量的相对稳定，并具有抗血小板聚集和抗血栓形成的作用。研究证实，内皮型一氧化氮合成酶（eNOS）和诱生型一氧化氮合成酶（NOS）存在于内皮细胞，并可释放NO。血管内皮细胞释放的NO在心血管疾病中具有重要的病理生理作用。

有研究发现，高血压患者存在内皮依赖性的血管舒张功能减弱，使外周血管阻力增加，血压升高。当给高血压患者桡动脉注射NO底物竞争抑制剂左旋单甲基精氨酸（L-NMMA）时发现局部血流减少，表明高血压患者NO生成减少，可能是胆碱能受体功能障碍或NO基础合成障碍所致，而不是底物减少。对SHR研究发现，乙酰胆碱舒张血管的作用显著减弱，血浆左旋精氨酸浓度、NOS基因表达水平明显低于正常对照，而且NOS基因具有多态性变化的特点，这可能与高血压有关。正常大鼠应用NOS抑制剂可建立新的高血压模型，主要是由于抑制血管内皮NO的产生所致。目前，尚不清楚内皮功能不全是原发的还是继发的。据报道轻微动脉粥样硬化的血管对乙酰胆碱反应低下，提示内皮功能紊乱可能为原发改变。目前认为，这种异常可能与左旋精氨酸代谢障碍、NO弥散受阻、NO失活加速、NOS表达过低、NOS基因异常及过氧化物的产生增多有关。

5．内皮素（ET）[25]

ET是目前发现的最强缩血管物质之一，以ET-1作用最强。内皮损伤时ET-1释放增加，作用于VSMC上ET A型受体致平滑肌收缩，而作用于内皮细胞上的ET B型受体则通过诱发NO和PGI-2的释放引起血管舒张，这两种功能协调作用，对于维持血管基础张力和正常功能状态至关重要。ET-1 1-31是新近发现的成员，由糜蛋白酶水解ET-1后形成，也可通过ET转化酶催化ET-1 1-21而成。ET-1 1-31具有中枢调节血压的作用，小剂量具有升压作用，大剂量则有降低血压的作用，其作用可被ET A型受体拮抗剂所阻断。

ET在高血压中的病理生理作用已经证实，在高血压的发生过程中，ET-1具有强烈的收缩血管、促进平滑肌细胞增殖和细胞外基质合成增加等重要作用，但高血压患者血清ET含量可增高、正常或减低，可能与ET-1分布广泛，主要在局部发挥作用，仅少量释放进入血液循环有关。在高血压合并严重并发症时，血浆ET-1水平升高显著，ET-1水平可作为判断高血压并发症的指标之一。而在SHR中血浆ET-1水平可异常升高，血管组织内ET-1含量明显增加，ET-1 mRNA表达也明显增强，当有动脉粥样病变时 ET 表达同样明显增高。静脉注射非选择性 ET 受体拮抗剂 bosentan 可使肾性高血压的狗左心室内压和平均动脉压明显降低。ET-1 受体拮抗剂可用来治疗高血压，进一步证实 ET 在高血压中的作用。

6. 降钙素基因相关肽（CGRP）

CGRP 广泛分布于中枢和外周神经系统，遍布心脏的所有区域，尤其分布在沿心肌纤维和冠状动脉走行的部位及乳头肌、窦房结和房室结的神经纤维中，其含量在心房较心室大约多 4 倍，近心外膜多于心内膜。在血管系统中，动脉壁与静脉壁上均存在 CGRP，且含量高于心脏。CGRP 在心血管系统的受体分布非常广泛，心房、心室及血管均有 CGRP 受体，其中以右心房密度最高，其次是左心房、右心室和左心室。在冠状动脉中，小冠状动脉的受体密度高于外膜大冠状动脉。CGRP 具有强大的的血管扩张作用，其参与许多心血管功能的调节，在高血压、冠心病、心力衰竭、心律失常的发生及防治方面有重要的意义。

CGRP 是目前已知最强的舒血管物质，它由神经末梢分泌，其神经纤维广泛分布于血管周围，对血管舒缩功能起着重要的调节作用，可能与高血压的发生密切相关。有报道原发性高血压患者及 SHR 大鼠血浆 CGRP 水平明显下降，给予外源性 CGRP 后血压降低，呈剂量依赖关系，表明血浆 CGRP 下降参与高血压的发生。

7. 肾上腺髓质素

肾上腺髓质素是新近识别的一种调节肽，具有扩张血管、降血压、利钠、利尿和对抗肾素-血管紧张素系统等多种生理作用，与心血管疾病的关系十分密切。

Kohno 等测定未经治疗的原发性高血压的患者、临界高血压患者和健康者血浆肾上腺髓质素水平，结果显示，原发性高血压患者血浆肾上腺髓质素水平明显高于临界高血压患者和健康人，同时，相对于临界高血压组和健康人，原发性高血压组患者伴有血浆肌酐增高或肾小球滤过率降低。用钙通道阻滞药对原发性高血压患者进行 4 周有效的治疗后，尽管血压被控制但肾上腺髓质素水平没有明显变化，而伴有肾功能障碍的高血压患者血浆肾上腺髓质素浓度明显增高，提示高血压患者血浆肾上腺髓质素水平与肾功能密切相关，而与血压、左心室射血分数无相关性。实验研究显示，肾上腺髓质素具有强的降压作用，注射肾上腺髓质素后可引起 SHR 大鼠和 WKY 大鼠的平均动脉压迅速短暂下降，且呈剂量依赖关系。

8. 瘦素[26-34]

瘦素（Leptin）是肥胖（ob）基因编码的多肽激素，主要由白色脂肪细胞（WAT）合成分泌。血清瘦素水平呈现昼夜节律性，午夜至凌晨最高，中午至下午最低，女性比男性高 2～3 倍。瘦素受体主要在下丘脑调节摄食行为的核团表达，包括弓状核、室旁核等。瘦素具有广泛的生物学效应，包括抑制食欲，减少能量摄取，增加能量消耗，抑制脂肪合成，降低体脂含量，从而调节脂肪代谢；在禁食条件下影响水盐代谢，致使饮水增加、尿液稀释、肾排钾减少；可增加人体抵抗力；促进血管上皮细胞生长；影响心肌细胞代谢和功能；瘦素还促进哺乳动物青春期发育，与生殖系统功能相关。瘦素不仅与肥胖密切相关，也与胰岛素抵抗、高血压、2 型糖尿病和冠心病等有一定关系。

目前，与肥胖相关的高血压的发病机制并未明确，可能继发于胰岛素抵抗或高胰岛素血症。动物实验和临床试验发现，血瘦素水平与血压呈正相关，缺乏瘦素的肥胖小鼠动脉压显著下降；长期使用瘦素的大鼠血压较对照组明显升高；尽管过量表达瘦素的转基因小鼠葡萄糖代谢率增强、胰岛素敏感性增高，但其血压却明显升高，且可被 α 及 β 受体阻滞药逆转；原发性高血压患者血瘦素水平比血压偏高者高，而血压偏高者又比血压正常者高。在人类，原发性高血压患者血瘦素水平与心率呈正相关。

瘦素能使交感神经的兴奋性增高，平均动脉压升高，这可能是瘦素与血压和心率相关的原因。同时，血瘦素水平与肾素活性及醛固酮水平呈正相关，提示瘦素可能激活 RAAS 系统，这也可能是瘦素与血压相关的另一原因。因此，瘦素对血压影响的机制可能与下述因素有关：①单纯慢性高瘦素血症即可使血压上升；②高瘦素血症还可继发于肥胖、胰岛素抵抗，或两者的联合作用；③血瘦素水平增高，瘦素与其受体结合增加，使酪氨酸残基磷酸化，进而增强二磷酸腺苷（ADP）诱导的血小板聚集，并引起外周血管收缩，增加外周阻力；④瘦素主要是通过下丘脑促黑皮素系统增强交感神经系统的活性而升高血压，但也不排除周围机制的参与，因为血管内皮细胞及肾上腺髓质均有瘦素受体的表达；⑤由于瘦素抵抗或受体后缺陷导致内皮 NO 合成减少，交感神经活性增加，血管收缩；⑥瘦素可抑制下丘脑 NPY 的合成和释放，后者可直接或间接激活其他缩血管因子。但也有研究显示血瘦素水平与血压关系不明显。此外，瘦素能促进肾水钠排泄，增加内皮 NO 释放而发挥舒血管作用，提示瘦素对高血压的发生具有保护作用。因此，瘦素对血压的调控具有多重意义。

在高血压发生的复杂机制中，体液因素在其中发挥重要作用，表现为循环内/组织内一些激素或活性介质水平显著增高。在临床防治中可检测一些激素的基因多态性或监测体内的含量，但往往一些循环激素或活性介质的水平与血压水平无明显的相关性，可能与组织内表达水平增高有关。目前已有针对体液因素的一些制剂如现在应用较多的 ACEI、ARB 和肾素抑制剂，也有一些临床和实验研究证实现有的降压药物可改善内皮功能如 RAAS 抑制剂、长效钙通道阻滞药等，但一些针对体液因素如 ET-1、瘦素的制剂尚待临床应用，相信通过深入的研究，可开发出更多的针对异常体液因素的制剂，进一步提高血压的控制率。

9. 细胞膜离子转运异常

血管平滑肌细胞有许多特异性的离子通道、载体和酶，组成细胞膜；离子转运系统，维持细胞内外钠[35]、钾、钙离子的动态平衡。遗传性或获得性细胞膜离子转运异常，包括钠泵活性降低、钠-钾离子协同转运缺陷，细胞膜通透性增强，钙泵活性降低，可导致细胞内钠、钙离子浓度升高，膜电位降低，激活平滑加细胞兴奋-收缩耦联，使血管收缩反应性增强及平滑肌细胞增生与肥大，血管阻力增高，进而引起血压升高。

二、HPA 轴与高血压[33]

研究表明，HPA 轴异常不但是高血压发生的重要因素，而且也是胰岛素抵抗和腹型肥胖的发病机制中的重要一环，后两者也是引起高血压的重要因素。长期应激使 HPA 轴调节倾向于耗竭，表现为病理情况下，皮质醇分泌不再增加，同时还抑制其他内分泌轴，出现性腺激素和生长激素的降低，并激活中枢交感神经，导致血压升高。从神经内分泌角度分析，高血压的发病机制可能是在遗传易感性的基础上，一些环境因素例如社会活动受挫及其随后的情绪改变，以及滥用中枢兴奋剂频繁刺激下丘脑使其功能增强，通过 HPA 轴使皮质醇分泌增多，同时因 HPA 轴的反馈抑制能力减弱，使得皮质醇进一步增多，交感中枢和 HPA 轴中枢的信号紊乱，功能失调，导致血压升高[36-38]。

1. 中枢神经系统致高血压的机制

交感神经中枢和 HPA 轴的中枢均位于下丘脑，位置相邻。当下丘脑激活时，两个中枢可能同时出现活性改变。研究发现肥胖患者 HPA 轴活性增加的同时交感神经活性也明显增强，而在 HPA 轴功能激活的情况下，也会出现交感神经系统激活的表现，提示可能两个中枢共同参与了肥胖相关的代谢改变和血流动力学异常，也可能交感的激活是人体为了维持自身稳态而产生的一种保护效应或补偿机制。

交感神经活性的增强触发了一系列病理过程：①高血压：肾交感神经活性增强通过刺激肾素释放和促进肾小管对钠的重吸收而导致血压升高，这可能是肥胖患者发生高血压的重要机制。而对于正常体重者来说，神经再摄取去甲肾上腺素使得突触间隙神经递质持续存在而使神经信号放大，可能是导致血压升高的重要原因；②糖脂代谢紊乱：脂质动员高度依赖交感神经末梢释放的儿茶酚胺，其产物游离脂肪酸干扰外周脂质和碳水化合物的代谢，诱发肌肉的胰岛素抵抗，并为肝产生脂蛋白提供了底物，从而引起或加重了 HPA 轴异常人群的代谢紊乱；③胰岛素抵抗：交感神经活性增强使骨骼肌血管收缩，血流量下降，骨骼肌的葡萄糖利用障碍，发生胰岛素抵抗。另外，交感神经递质儿茶酚胺是胰岛素的拮抗剂，可刺激胰高血糖素分泌，抑制葡萄糖摄取，并引起脂肪分解加速，FFA 增加，提供更多肝糖异生的甘油底物。儿茶酚胺还可降低胰岛素受体亲和力或减弱受体酪氨酸激酶活性，引起胰岛素受体或受体后缺陷，导致胰岛素抵抗，不仅引起糖脂代谢异常，而且导致高血压的发生[39]。IR 可能通过以下机制导致或加重高血压：①增加肾小管对钠的重吸收；②兴奋交感神经，增加心排血量和收缩血管；③影响离子跨膜转运，使细胞内 Na^+、Ca^{2+} 浓度升高，提高小动脉血管平滑肌对血管加压物质的反应；④直接或间接通过类胰岛素样生长因子刺激动脉壁平滑肌细胞增生或肥大，致动脉管腔狭窄；⑤影响 RAAS 系统及激肽缓激肽系统调节血压；⑥内皮细胞依赖的血管扩张功能减退。此外，胰岛素尚可促进内皮细胞产生和分泌内皮素[40]。

2. 神经抑制药在高血压防治中的应用

在高血压发生的复杂机制中，一旦明确中枢神经系统在其中发挥主要作用时，应针对性地采取措施，尤其是难治性高血压多涉及中枢神经系统的异常，因此对其治疗时应考虑与中枢神经抑制剂联合应用。目前的神经抑制剂包括：①交感神经抑制剂。胍乙啶主要干扰交感神经末梢 NE 的释放，也耗竭 NE 的储存，此外尚有倍他尼定（betanidine）、异喹胍（debrisoquine）等。②中枢性交感神经抑制药。甲基多巴类：甲基多巴（methyldopa）进入中枢后转化成 α_2 甲基去甲肾上腺素，再作用于 α_2 受体而起作用；咪唑啉受体激动剂：在脑干特定区域，发现除传统的 α_2 肾上腺素受体外，尚有亲咪唑啉受体的存在，并参与了降压过程，雷美尼定（rilmenidine）和莫索尼定（moxonidine）是此类药物中的主要药物，与传统的 α_2 受体激动剂可乐定（clonidine）相比，它们对脑咪唑啉受体有更高的亲和力，由于这种对咪唑啉受体的高度选择性和对 α_2 受体的弱亲和力，它们的不良反应发生率较低。③胍类：胍法辛为中枢 α_2 受体激动剂，降压作用较可乐定弱。

三、总结

神经体液因素与高血压的发生并非单独起作用的，而是相互关联、相互作用，在不同环节和通过不同的机制影响心血管的结构和功能，并可通过代谢因素作用于心血管系统，这些因素共同促进高血压的发生发展。了解高血压发病的中枢调控机制，并对其进行针对性治疗，有重要临床价值，在临床实践中需要考虑神经体液因素异常的作用，某些降压、调脂、降糖和减肥的药物对神经体液因素有一定作用，对高血压及其相关代谢异常和心血管损害的防治具有重要作用。

（和渝斌　李海明）

参考文献

[1] Tang CS, Pu D. Emphasize the role of bioactive small molecules in the homeostasis regulation of cardiovascular system. Zhongguo Yi Xue Ke Xue Yuan Xue Bao, 2005, 27: 440-442.

[2] Gironacci MM, Valera MS, Yujnovsky I, et al. Angiotensin-（1~7）inhibitory mechanism of norepinephrine release in hypertensive rats. Hypertension, 2004, 44: 783-787.

[3] Serneri GG, Boddi M, Cecioni I, et al. Cardiac angiotensin II formation in the clinical course of heart failure and its relationship with left ventricular function. Circ Res, 2001, 88: 961-968.

[4] Crackower MA, Sarao R, Oudit GY, et al. Angiotensin-converting enzyme 2 is an essential regulator of heart function. Nature, 2002, 417: 822-828.

[5] Kucharewicz I, Pawlak R, Matys T, et al. Angiotensin-（1~7）: an active member of the rennin angiotensin system. J Physiol Pharmacol, 2002, 53: 533-540.

[6] Zhu ZM, Zhong J, Yang YJ, et al. Angiotensin-（1~7）inhibits angiotensin II-induced signal transduction. J Cardiovasc Pharmacol, 2002, 40: 693-700.

[7] Goulter AB, Goddard MJ, Allen JC, et al. ACE2 gene expression is up-regulated in the human failing heart. BMC Medicine, 2004, 2: 19-23.

[8] Pitt B, Reichek N, Willenbrock R, et al. Effects of

eplerenone enalapril, and eplerenone/enalapril in patients with essential hypertension and left ventricular hypertrophy: the 4E-left ventricular hypertrophy study. Circulation, 2003, 108: 1831-1838.

[9] Dzau VJ. Tissue angiotensin and pathobiology of vascular disease a unifying hypothesis. Hypertension, 2001, 37: 1047-1052.

[10] Pitt B. Aldosterone blockade in patients with acute myocardial infarction. Circulation, 2003, 107: 2525-2527.

[11] Zhang J, Qi YF, Geng B, et al. Effect of relaxin on myocardial ischemia injury induced by isoproterenol. Peptides, 2005, 26: 1632-1639.

[12] James SK, Lindahl B, Siegbahn A, et al. N-terminal probrain natriuretic peptide and other risk markers for the separate prediction of mortality and subsequent myocardial infarction in patients with unstable coronary artery disease: a Global Utilization of Strategies To Open occluded arteries (GUSTO) -IV substudy. Circulation, 2003, 108: 275-281.

[13] Wang TJ, Larson, Levy D, et al. Impact of obesity on plasma natriuretic peptide levels. Circulation, 2004, 109: 594-600.

[14] Casco V, Veinot JP, Kuroski de Bold ML, et al. Natriuretic peptide system gene expression human coronary arteries. J Histo-chem Cytochem, 2002, 50: 799-809.

[15] Tamura N, Ogawa Y, Chusho H, et al. Cardiac fibrosis in mice lacking brain natriuretic peptide. Proc Natl Acad Sci USA, 2000, 97: 4239-4244.

[16] Geert Tjeerdsma, Rudolf A de Boer, Frans Boomsma, et al. Rapid bedside measurement of natriuretic peptide in patients with chronic heart failure. International Journal of Cardiology, 2002, 86: 143-149.

[17] Mc Cullough PA, Nowak RM, McCord J, et al. B-type natriuretic peptide and clinical judgment in emergency diagnosis of heart failure: analysis from Breathing Not Properly (BNP) Multinational Study. Circulation, 2002, 106: 416-422.

[18] Ismard R, Pousset F, Trochu J, et al. Prognostic value of niuro-hormonal activation and cardiopulmonary exercise testing in patients with chronic heart failure. Am J Cardiol, 2000, 86: 417-421.

[19] Harrison A, Morrison L K, Krishnaswsmy P, et al. B-type natriuretic peptide predicts future cardiac events in patients presenting to the emergency depatyment with dyspnea. Ann Emerg Med, 2002, 39: 131-138.

[20] de Lemos JA, Morrow DA, Bentley JH, et al. The prognostic value of B-type natriuretic peptide in patients with acute coronary syndromes. N Engl J Med, 2001, 345: 1014-1021.

[21] Casco VH, Veinot JP, Kuroski DE, et al. Natriuretic peptide system gene expression in human coronary arteries. Histochem Cytochem, 2002, 50: 799-809.

[22] Morishige K, Shimokawa H, Yamawaki T, et al. Local adenovirus mediated transfer of C type natriuretic peptide suppresses vascular remodeling in porcine coronary arteries in vivo. J Am Coll Cardiol, 2000, 35: 1040-1047.

[23] Yasuda S, Kanna M, Sakuragi S, et al. Local delibery of single low-dose of C-type natriuretic peptide, an endogenous vascular modulator, inhibits neointimal hyperplasia in a balloon-injured rabbit iliac artery model. J Cardiovasc Pharmacol, 2002, 39: 784-788.

[24] Maria de, Os angeles Costa, Laura V, et al. Atrial natriuretic peptide modifies arterial blood pressure through nitric oxide pathway in rats. Hypertension, 2000, 35: 1119-1123.

[25] Lu Y, Wang WZ, Liao Z, et al. Blood pressure responses of endothelin 1 1-31 within the rostral ventrolateral medulla through conversion to endothelin 1 1-21. J Cardiovasc Pharmacol, 2005, 46: 823-829.

[26] Vecchione C, Aretini A, Maffei A, et al. Cooperation between insulin and leptin in the modulation of vascular tone. Hypertension, 2003, 42 (2): 166-170.

[27] Papadia F, Marinari GM, Camerini G, et al. Leptin and insulin action in severely obese women. Obes Surg, 2003, 13 (2): 241-244.

[28] Matsubara M, Chiba H, Maruoka S, et al. Elevated serum leptin concentrations in women with hyperuricemia. J Atheroscler Thromb, 2002, 9 (1): 28-34.

[29] Wallace AM, McMahon AD, Packard CJ, et al. Plasma leptin and the risk of cardiovascular disease in the west of Scotland coronary prevention study (WOSCOPS). Circulation, 2001, 104 (25): 3052-

3506.

［30］Moreno LA，Pineda I，Rodriguez G，et al. Leptin and metabolic syndrome in obese and non-obese children. Horm Metab Res，2002，34（7）：394-399.

［31］Chaldakov GN，Fiore M，Stankulov IS，et al. NGF，BDNF，leptin，and mast cells in human coronary atherosclerosis and metabolic syndrome. Arch Physiol Biochem，2001，109（4）：357-360.

［32］Adami GF，Civalleri D，Cella F，et al. Relationships of serum leptin to clinical and anthropometric findings in obese patients. Obes Surg，2002，12（5）：623-667.

［33］Hodge AM，Boyko EJ，de-Courten M，et al. Leptin and other components of the Metabolic Syndrome in Mauritius—a factor analysis. Int J Obes Relat Metab Disord，2001，25（1）：126-131.

［34］Misra A，Arora N，Mondal S，et al. Relation between plasma leptin and anthropometric and metabolic covariates in lean and obese diabetic and hyperlipidaemic Asian Northern Indian subjects. Diabetes Nutr Metab，2001，14（1）：18-26.

［35］Kopf D，Muhlen I，Kroning G，et al. Insulin sensitivity and sodium excretion in normotensive offspring and hypertensive patients. Metabolism，2001，50：929-935.

［36］Bjorntorp P，Rosmond RV. Hypothalamic origin of the metabolic syndrome X. Annals New York Academy of Sciences，1999，18（892）：297-307.

［37］Vicennati V，Pasquali R. Abnormalities of the hypothalamic-pituitary-adrenal axis in nondepressed women with abdominal obesity and relations with insulin resistance：evidence for a central and a peripheral alteration. J Clin Endocrinol Metab，2000，85（11）：4093-4098.

［38］Ljung T，Holm G，Friberg P，et al. The activity of the hypothalamic-pituitary-adrenal axis and the sympathetic nervous system in relation to waist/hip circumference ratio in men. Obesity Research，2000，8（7）：487-495.

［39］Kearney M，Chowienczyk PJ，Brett SE，et al. Acute haemodynamic effects of lipolysis-induced increases of free fatty acids in healthy men. Clin Sci（Colch），2002，102：495-500.

［40］Engei S，Sharma AM. The renin-angiotensin system and natriuretic peptides in obesity-associated hypertension. J Mol Med，2001，79：21-29.

第七章　盐敏感性高血压的临床特点与防治

原发性高血压是由遗传与环境因素长期相互作用所致的疾病。盐是高血压重要的易患因素之一，而种族和个体间对盐负荷或限盐却呈现不同的血压反应，即存在盐敏感性（salt sensitivity）问题。盐敏感性是连接盐与高血压的遗传基础，不同盐敏感性是原发性高血压的一种中间遗传表型。盐敏感性已被美国高血压学会（ASH）2005年高血压指南新确立为高血压早期损害标志。

一、盐敏感性的定义

20世纪70年代末，Luft和Kawasaki[1-2]分别采用急性和慢性盐负荷试验对正常受试者进行干预后提出血压盐敏感性的概念，它是指相对高盐摄入所呈现的一种血压升高反应，是原发性高血压的一种中间遗传表型。盐负荷后血压升高明显者称为盐敏感者（salt sensitivity，SS），血压升高不明显甚或下降者称为盐不敏感者或盐抵抗者（salt resistance，SR），与盐敏感者相关联的高血压称为盐敏感性高血压（salt sensitive hypertension）[3-4]。

盐敏感性表现为盐依赖性血压调控，即盐敏感者与盐不敏感者相比，血压反应在钠盐增加或减少时更明显。盐敏感者反映了人体细胞膜对Na^+转运的能力及血管反应性的某种缺陷。盐敏感性具有明显的个体差异和遗传倾向，但在一部分人群，如糖尿病患者、高龄人群、肥胖者、嗜铬细胞瘤及肾血管性高血压患者中，其盐敏感性可能是获得性的。

二、盐敏感性高血压的病理生理特点

研究发现，盐敏感者表现为以下涉及血压调控的内分泌和代谢等方面异常[5]：

第一，盐敏感者肾的压力-利尿钠曲线与盐不敏感者相比，其斜率呈下降趋势，近曲小管重吸收钠增加，肾排钠延迟。

第二，研究发现盐敏感者存在不同程度的胰岛素抵抗现象，这将会引起交感神经系统过度激活以及肾重吸收钠增加[6]。

第三，盐敏感者交感神经系统活性增强，血压的应激反应性增强，血浆去甲肾上腺素的水平明显增高，且在进行冷加压试验时可发现，其前臂血管阻力明显增高[7-8]；本实验室对高血压及血压正常个体进行冷加压及精神激发试验，观察其血压反应以及心率反应，表明盐敏感者对冷加压及精神激发试验的升压反应明显增强[9]。

第四，细胞膜钠离子转运异常[10]。本实验室对血压偏高及血压正常的青少年随访研究发现，红细胞膜钠-锂反转运速率增快者其血压随年龄增长升高更明显[11]。

第五，盐敏感性高血压患者红细胞中钠浓度与血压正相关[12]。本实验室在使用急性和慢性盐负荷方法鉴别盐敏感者的研究中发现，在正常盐摄入下，无论血压是否正常，盐敏感者体内红细胞中钠含量均显著高于盐不敏感者，在盐负荷后这一反应更加明显[13]。

第六，盐敏感者体内存在氧化应激水平增强，炎症激活[14]。

第七，内皮功能受损。盐敏感者的肱动脉扩张性和血流变化率均显著低于盐不敏感者，存在血管内皮功能障碍；盐敏感者脉搏波传导速度（PWV）增快，血管舒张反应及血压依赖性血管舒张反应减低，内源性一氧化氮合酶（NOS）抑制剂合成增加[15]。

三、盐敏感性高血压的临床特点

盐敏感性高血压患者除高血压的一般临床表现外，还具有以下临床特点[15]：

（1）血压对盐的反应性更强　血压盐敏感者对于高盐摄入或急、慢性盐负荷呈现明显的升压反应，而给予低盐饮食、限制盐的摄入量或使用利尿剂则可使血压显著降低。

（2）血压变异性大　盐敏感性高血压患者的血压倾向于非杓型变化特征。短时血压变异性分析显示，无论收缩压还是舒张压，盐敏感者血压变异性均大于盐不敏感者。24 小时动态血压监测显示，盐敏感者血压的昼夜差值缩小、夜间谷变浅；心律变异性夜间高频成分降低、低/高频成分比值增大。进一步分析显示，盐敏感者的这种血压变异与心脏质量指数及尿微量白蛋白增加相关，尤其在盐负荷后进一步加重。与此同时，研究发现限盐干预或使用利尿药则可以减弱高盐所致的血压变异。

（3）血压对应激反应性增强　盐敏感者于精神激发试验和冷加压试验后血压的增幅值明显高于盐不敏感者，且持续时间较长。

（4）靶器官损害出现早　目前认为，高盐摄入可独立于血压，直接造成血管和心肌重塑，导致心、脑、肾血管损伤。高盐饮食、盐敏感性是造成我国人群脑卒中发病率高的重要因素。研究发现盐敏感者无论是高血压还是血压正常者，尿微白蛋白排泄量、左心室重量均相对增加。有人甚至把尿微蛋白量增加作为原发性高血压患者盐敏感性和肾脏血流动力学异常的一项预测指标。

（5）血管内皮功能受损　我们用超声检测血流介导的肱动脉扩张性（FMD）反映内皮依赖性血管舒张功能。结果显示盐敏感者的肱动脉扩张性和血流变化率均显著低于盐不敏感者，提示存在血管内皮功能障碍。研究还发现，盐敏感者 PWV 增快。

（6）胰岛素抵抗表现　研究发现，盐敏感者有胰岛素抵抗表现，特别在盐负荷情况下盐敏感者的血浆胰岛素水平平均较盐不敏感者明显升高，胰岛素敏感性指数降低。代谢综合征患者盐敏感性检出率显著增高，而限盐可以改善盐敏感高血压患者的胰岛素抵抗。

四、盐敏感性高血压的诊断

到目前，有关人群盐敏感性确定方法的报道较多，尚无统一、规范的测量方法和判断标准，应用最多的是急性盐负荷试验（Weinberger 法）和慢性盐负荷试验（Weir 法）。

1. 急性盐负荷试验（Weinberger 法）[3]

急性盐负荷法于 1997 年由 Luft 等首先报道，之后 Weinberger 等在此基础上进行了改进，故称为 Weinberger 法，具体方法如下：

第一天（盐水负荷期）：

随意饮食下，晨起 8 am 测量血压 3 次，收集尿液，髓质开始静脉滴注生理盐水 2000 ml（滴速 500 ml/h）；12 am 盐水滴完时，再次测量血压 3 次，并收集 8 am 至 12 am 全部尿液，作为盐水负荷期排钠量及尿量计算之用，血压取平均动脉压（MABP）。

第二天（消减钠量期）：

全天低钠饮食（含钠量 10 mmol），于 10 am、2 pm、6 pm 分别口服呋塞米（速尿）40 mg，收集期间尿液，测量 10 am 及 6 pm 血压各 3 次，计算平均动脉压（MABP）。

急性盐负荷试验时盐敏感者的判定标准：盐负荷末 MABP 较试验前升高≥5 mmHg，或消减钠量期末 MABP 下降≥10 mmHg 称为盐敏感者（SS）；若盐负荷和（或）消减钠量期末 MABP 升高和（或）降低＜5 mmHg，称为盐不敏感者（SR）；若消减钠量期末 MABP 下降＜10 mmHg 但＞5 mmHg，则称为不确定型盐敏感者（indeterminate salt sensitivity）或中间型。

2. 慢性盐负荷试验（Weir 法）[4]

慢性盐负荷干预方法差异较大，目前最为广大学者接受的是 Weir 法，该试验分四期：导入期（placebo run-in）、高盐期（high salt diet）、洗脱期（wash out）及低盐期（low salt diet）。受试者在完成低盐→洗脱→高盐后，再按照高盐→洗脱→低盐进行一次试验。导入期、洗脱期及低盐期口服安慰剂胶囊，高盐期每天口服含 160 mmol Na+ 的胶囊（该 Na+ 量为饮食含 Na+ 量之外需额外增加的量）。具体如下：

导入期：4 周，受试者停用降压药物，随意饮食；

高盐期：2 周，受试者每日饮食中含 Na^+ 200 mmol；

洗脱期：1 周，随意饮食；

低盐期：2 周，受试者每日饮食中含 Na^+ 40 mmol。

慢性盐负荷试验的判断标准：受试者 MABP 从高盐→低盐，或低盐→高盐时增加或下降 $\geqslant$ 3 mmHg 即判定为盐敏感者；MABP 改变不足此标准则判定为盐不敏感者。

五、盐负荷试验的临床应用

尽管各家采用的盐负荷量、判定标准及试验时间不尽相同，但盐敏感者的检出率却差异不大。不同方法之间在确定盐敏感性方面存在较好的一致性，且重复性良好。正常血压人群中盐敏感者所占比例在 15%～46%，多数报告为 15% 左右；高血压患者中则占 29%～60%，多数报告为 50% 左右，但仍存在种族差异。在我国北方地区调查结果显示，原发性高血压患者盐敏感者占 58%，高血压家族史阳性青少年中约 40% 为盐敏感者。我们对陕西"儿童高血压队列"中盐敏感儿童的 18 年随访结果显示，盐敏感组 18 年后收缩压、舒张压水平及高血压患病率均显著大于盐不敏感组，提示盐敏感性是我国人群高血压发病的易患因素之一。

慢性盐负荷干预时间较长，受试者依从性较差，且需停用治疗药物，故有实验室对一组健康志愿者及原发性高血压患者进行了急、慢性盐负荷试验的对比观察，结果显示两者负荷率为 100%，即较为方便的急性盐负荷试验可替代慢性盐负荷试验，这为临床研究盐敏感性高血压判定方法提供了改良方案。

六、盐敏感性高血压的防治

1. 限盐

长期，甚至终身限盐是防治盐敏感高血压最重要和最有效的措施，尤其在我国人群食盐摄入量普遍偏高饮食文化背景下。生命早期是盐-血压关系建立的关键时期，盐摄入情况对将来的摄盐嗜好和血压发展轨迹起着至关重要的决定作用。因此，限盐应从少年儿童开始。家庭食品烹饪、食品加工环节是限盐的关键环节。首先，应尽力减少烹饪时的用盐量以及含钠高的佐料；其次，应尽可能多食用新鲜蔬菜，减少咸肉、咸鱼、咸菜等传统的腌制品的食用；再有，应少食市场上含盐量高的加工食品、使用低钠盐等。

除限盐外，还应大力提倡增加钾的摄入，提高膳食钾/钠比值。增加钾的摄入可以促进钠的排泄，阻止盐介导的血压升高，对盐敏感性高血压有重要意义。补钾最现实的方法是通过日常生活中多食用含天然钾丰富的水果、蔬菜和其他食物来增加钾的摄入量。此外，近来我们探索出的在国人日常饮食中适量添加钾盐或推荐使用钾钠复合盐也是一种可行的方法，值得推广。

2. 盐敏感性高血压药物治疗选择

①利尿药、钙通道阻滞药：钙通道阻滞药有助于对抗盐介导的细胞内离子改变和升压反应；增加肾血流量和肾小球滤过率，降低肾血管阻力，产生排钠、利尿作用。因此，钙通道阻滞药对盐敏感性高血压具有良好降压效果，特别适用于卒中风险高的我国高血压人群。利尿药的利钠机制特别适宜于高盐摄入、盐敏感高血压的控制。②RAAS 抑制药：高盐摄入可增加组织中 RAAS 的激活，血管紧张素 Ⅱ 水平升高，介导血管壁炎症和氧化应激，促进内皮功能障碍，加重血压升高并导致靶器官损害。此外，我国人群日常钾的摄入量较低，长期单独使用利尿药更易导致低钾血症。因此，盐敏感性高血压最合理有效的治疗是利尿药或钙通道阻滞药与 RAAS 阻滞药的联合。这一联合不仅增强降压疗效、有效保护靶器官，还可抵消或减轻各自的不良反应。

（牟建军）

参考文献

[1] Luft F，Grim C，Willis L，et al. Natriuretic response

to saline infusion in normotensive and hypertensive man. The role of renin suppression in exaggerated natriuresis. Circulation, 1977, 55: 779-784.

[2] Kawasaki T, Delea CS, Bartter FC, et al. The effect of high-sodium and low-sodium intakes on bloodpressure and other related variables in human subjects with idiopathic hypertension. The American Journal of Medicine, 1978, 64 (2): 193-198.

[3] Weinberger MH. Salt Sensitivity of Blood Pressure in Humans. Hypertension, 1996, 27: 481-490.

[4] Weir MR, Dengel DR, Behrens MT, et al. Salt-induced increases in systolic blood pressure affect renal hemodynamics and proteinuria. Hypertension, 1995, 25: 1339-1344.

[5] 刘治全. 血压的盐敏感性与盐敏感性高血压. 高血压杂志, 2005, 13 (3): 131-132.

[6] Fuenmayor N, Moreira E, Cubeddu LX. Salt sensitivity is associated with insulin resistance in essential hypertension. Am J Hypertens, 1998, 11 (4): 397-402.

[7] Fuenmayor N, Moreira E, Cubeddu LX. Salt sensitivity is associated with insulin resistance in essential hypertension. American Journal of Hypertension, 1998, 11 (4): 397-402.

[8] Chen J, Gu D, Jaquish C, et al. Association between blood pressure responses to the cold pressor test and dietary sodium intervention in a Chinese population.

Arch Intern Med, 2008, 168 (16): 1740-1746.

[9] 孙超峰, 刘治全, 王哲训. 盐敏感性高血压病患者的胰岛素抗性与应激血压反应特点. 高血压杂志, 1996, 4 (3): 194-196.

[10] Lluch M, Sierra Adl, Poch E, et al. Erythrocyte sodium transport, intraplatelet pH, and calcium concentration in salt-sensitive hypertension. Hypertension, 1996, 27: 919-925.

[11] Mu J, Liu Z, Yang D, et al. Baseline Na-Li countertransport and risk of hypertension in children: a 10-year prospective study in Hanzhong children. Journal of Human Hypertension, 2004, 18: 885-890.

[12] Touyz RM, Milne FJ, Reinach SG. Intracellular Mg^{2+}, Ca^{2+}, Na^+ and K^+ in platelets and erythrocytes of essential hypertension patients: relation to blood pressure. Clinical and Experimental Hypertension, 1992, 14 (6): 1189-1209.

[13] 陈红娟, 刘治全, 刘杰, 等. 红细胞经含钠液孵育后细胞内钠含量增幅作为盐敏感性的标志. 中国循环杂志, 2001, 16 (5): 342-344.

[14] Larrousse M, Bragulat E, Segarra M, et al. Increased levels of atherosclerosis markers in salt-sensitive hypertension. Am J Hypertens, 2006, 19 (1): 87-93.

[15] Liu F, Mu J, Liu Z, et al. Endothelial dysfunction in normotensive salt-sensitive subjects. Journal of Human Hypertension, 2011, 26: 247-252.

第八章　中青年高血压的临床特点与防治

一、背景

高血压是冠心病、脑卒中等动脉硬化性心血管疾病（atherosclerotic cardiovascular diseases，ASCVD）最为常见、重要且可以逆转的危险因素，也是临床常见的慢性非传染性疾病之一。高血压带来严重的疾病负担，全国每年治疗高血压产生的直接医疗费用达 366 亿元。根据 2010 年全球疾病负担研究（中国部分）的数据分析计算显示[1]，2010 年在我国由高血压造成的死亡人数高达 204.3 万人（其中男性 115.4 万人，女性 88.9 万人），占全部死亡人数的 24.6%；高血压导致的伤残调整生命年（disability-adjusted life year，DALY）高达 3794 万人年，占总 DALY 的 12.0%，占心血管病总 DALY 的 63.5%。从全球范围来看，高血压造成的死亡达 528 万人，占全球总死亡的 17.8%；高血压导致的 DALY 为 1.7 亿人年，占全球总 DALY 的 7.0%。与全球水平相比，中国人群归因于高血压的死亡和 DALY 比例均较高。在我国，相对于增龄、肥胖、胆固醇升高等其他传统的危险因素，血压升高带来的冠心病、脑卒中等 ASCVD 的发生风险增加更为显著[2]。

近年来，随着社会经济的快速发展和生活方式的变迁，高血压患病人数不断增长，并呈现出年轻化趋势。中国慢性病监测 2010 年的调查数据显示[3]，33.5% 的成年人患有高血压，估算中国现有高血压患者近 3 亿，中青年患者占全部患者的 3/4 以上（77.4%），而且发病率的增长较老年人群更加迅猛。值得注意的是，血压处于正常高值水平（120～139/80～89 mmHg）的人群占比不断增长，多见于中青年，是我国高血压患病率持续升高和患病人数激增的"后备军"。

中青年高血压多呈"隐匿性"，早期常无明显症状，多于体检或偶然测量时发现。部分患者忙于工作，疏于健康管理，对高血压的危害认识不足，认为无症状就无需治疗。即便是接受药物治疗的患者，由于过度担心药物不良反应，也往往难以长期坚持。导致在中青年人群中高血压知晓率、治疗率、控制率低下。

既往人们多关注老年人群高血压及心血管风险管理。近期国内、国际高血压指南对于老年高血压均有专门阐述，并制定了多部老年高血压管理的专家共识[4-9]。相对而言，对于中青年高血压的管理缺乏统一认识、关注不足。

不同于老年高血压患者，中青年高血压患者尽管短期（<5 年）心血管绝对风险较低，但由于预期寿命长，长期（>10 年）及终身风险较高。加强中青年人群高血压的有效控制和系统管理，将有助于避免和减少脑卒中、心肌梗死等 ASCVD 的发生、发展，减少疾病负担，是实现"健康中国 2030 规划纲要"战略目标的重要手段之一。

二、流行病学

高血压患病率近年来一直呈现上升趋势。中华人民共和国建国后分别进行过 4 次全国范围的高血压调查[10]，数据显示 1958—1959、1979—1980、1991 和 2002 年我国≥15 岁人群高血压患病率分别为 5.1%、7.7%、13.6% 和 17.6%。根据《中国心血管病报告》（2015），2012 年中国居民营养与健康调查显示中国 18 岁以上居民高血压患病率为 25.2%[11]，依据 2010 年第六次全国人口普查数据测算高血压患病人数为 2.7 亿。2010 年中国成人高血压患病情况调查研究显示[3]，在总体高血压患者中，年龄＜64 岁患者的比例为 77.4％。中青年患者是我国高血压患者的主要构成。

与此同时，血压处于正常高值水平的人数仍在不断上升。相对于血压水平正常者，血压处于正常高值水平者日后发生高血压的风险显著增加，是高血压人群的重要来源。1991—2009 年间中国居民营养与健康调查（CHNS）在九省分别于1991 年、1993 年、1997 年、2000 年、2004 年、2006 年和 2009 年对 18 岁及以上成年人进行了 7次横断面调查，结果显示[12]，血压正常高值的总体比例从 1991 年的 29.4％增加到 2009 年的38.7％，呈明显上升趋势。其中 18～39 岁年龄段比例由 26.8％增长至 37.8％；40～59 岁年龄段比例由 33.6％增长至 42.8％；而同期 60 岁以上年龄段比例由 30％增长至 33.5％。相对于老年人群，正常高值血压在中青年人群占比大，增长更为迅猛。

CHNS 收集了 1991—2009 年人群高血压知晓、治疗和控制情况的变化趋势[12]，整体来看，高血压的知晓率、治疗率、控制率（"三率"）呈上升趋势，但依旧处于较低水平。2002 年 CHNS数据显示[13]，中青年高血压患者的治疗率和控制率均较低，总体上差于老年高血压患者。年龄≥60 岁的老年患者中，高血压的"三率"分别为37.6％、32.2％和 7.6％；年龄 45～59 岁的中年患者"三率"比例下降，分别为 31.0％、25.0％和6.2％；而在 18～44 岁的青年患者中，"三率"比例进一步下降，分别为 13.6％、9.1％和 2.7％。2009—2010 年国内 13 省市 5 万余名 18 岁以上成人高血压"三率"调查报告显示[14]，无论男性还是女性，中青年高血压患者"三率"水平均低于老年高血压患者。其中 60 岁及以上高血压患者"三率"在男性（女性）分别为 52.1％（62.0％）、44.2％（54.5％）和 11.7％（14.8％）；45～59 岁的中年患者相应分别为 37.9％（51.3％）、29.8％（43.2％）和 8.0％（9.9％）；18～44 岁青年患者相应分别为 20.8％（38.0％）、12.0％（27.3％）和 4.3％（9.1％）。由此可见，当前我国中青年高血压患者"三率"水平低下尤为严重，亟待改善和提高。

三、中青年高血压的病理生理特征

与老年高血压以动脉硬化、动脉僵硬度及容量负荷增加为主的病理生理特征不同，中青年高血压患者外周阻力增加，但大动脉弹性多无明显异常，多有显著的交感神经系统（sympathetic never system，SNS）与肾素-血管紧张素系统（renin-angiotensin system，RAS）激活[15]。

SNS 激活是高血压发生、发展的重要机制。在高血压的早期阶段更为显著，中青年对肾上腺素敏感性更高，因而在血压升高的同时常表现为心率增快。Goldstein 等[16]针对 78 项研究的汇总分析发现，40 岁以下的高血压患者相对于同年龄层正常血压人群，有交感神经过度激活证据的占64％；而年龄≥40 岁的高血压患者相对于正常血压者交感过度激活的比例仅为 23％，提示青年患者中交感神经过度激活更加常见。

RAS 激活是高血压发生、发展的另一重要机制。在合并肥胖、代谢综合征的高血压患者中更为显著[17]。国内一项研究[18]纳入原发性高血压患者 158 例，根据年龄分为≤50 岁、＞50～60 岁和＞60 岁 3 组，结果发现血浆肾素活性、血管紧张素Ⅱ水平随着年龄增长而逐渐下降。可能的机制在于随着年龄的增长，人体代谢水平逐渐减低，肾小球球旁细胞合成和分泌功能减弱，肾素分泌量减少、活性下降，导致下游的血管紧张素Ⅱ生成减少。该研究结果提示，中青年与老年原发性高血压患者 RAS 水平不同，患者越年轻，RAS水平越高。RAS 激活可能是中青年原发性高血压发病的重要机制。

中青年高血压 SNS 及 RAS 激活，应用抑制SNS 的药物如 β 受体阻滞药及 RAS 抑制药如血管紧张素转化酶抑制药（ACEI）或血管紧张素受体拮抗剂（ARB）有助于中青年高血压的控制。

四、中青年高血压的临床特征

1. 症状不明显

除部分中青年因头晕、头痛或其他症状就诊

发现高血压外，多数中青年高血压患者并无明显症状。近年来随着健康体检的逐步开展，中青年高血压的检出率有所提高。

2. 轻度高血压居多

美国居民健康与营养调查 2011—2013 年间的数据显示[19]，轻度（1 级）高血压在 18～39 岁年龄段高血压人群中所占比例达 79%，在 40～59 岁年龄段占 76%，而在 60 岁及以上年龄段占 72%，可见中青年高血压仍以轻度高血压为主。

3. 以舒张压升高为主

临床可见中青年高血压多以舒张压升高为主，收缩压升高不显著或正常（"单纯舒张期高血压"，IDH）[15]。可能的机制在于中青年高血压患者动脉弹性尚好，舒张期动脉弹性储器作用相对正常，总的外周阻力增加，因而舒张压升高；而大动脉僵硬度不重，因而收缩压不高。Franklin 等随访了 5968 例 18 岁以上的人群发现[20]，在患有高血压病且未接受任何治疗的患者中，IDH 组比单纯收缩期高血压（ISH）及收缩期/舒张期高血压（SDH）组发生代谢综合征的概率更大，较理想血压组增加 8 倍。多重危险因素干预试验（MRFIT）22 年的随访研究显示[21]，即使收缩压不高（<120 mmHg），但是伴随着舒张压的升高，心血管死亡风险也会大大增加。

4. 合并超重/肥胖及代谢异常比例高

不健康的生活方式相关疾病，如超重/肥胖、血脂异常、糖代谢紊乱、高尿酸血症等发生率高。西班牙一项涉及 6815 人的调查研究显示[22]，55 岁以下的中青年高血压患者中 80.4% 合并血脂异常，45.8% 存在腹型肥胖，超过 70% 合并 2 个以上危险因素，近半数存在代谢综合征，导致心血管风险聚集。

5. 家庭自测血压比例低

因工作、社交等原因，中青年高血压患者在家庭中实施血压监测的比例偏低。来自北京社区的一项调查显示[23]，60 岁以下的中青年高血压患者每周自测血压的比例为 38.8%，而 60 岁及以上的老年高血压患者每周自测比例为 46.1%。中青年血压监测不足，甚至是血压控制率偏低的影响因素。

6. 治疗依从性差、血压控制率低

中青年高血压患者由于工作繁忙、生活压力大、担心降压药物带来不良影响等，降压治疗不积极，常自行减药、停药，导致治疗依从性差、控制率低下，甚至不及老年高血压患者。上述北京社区高血压患者的调查显示[23]，年长人群高血压控制率高于青年人，年龄增长是高血压控制率提高的预测因素。

五、诊断与评估

尽管中青年高血压多为原发性，但确立诊断前仍需除外继发性高血压。继发性高血压约占高血压的 10%，常见原因包括肾实质疾病、肾动脉狭窄、原发性醛固酮增多症、皮质醇增多症及阻塞性睡眠呼吸暂停综合征等。除此之外，药物如甘草、激素及避孕药物诱发的高血压近年来并不少见，在女性患者尤其需注意鉴别。

血压的正确测量和心血管风险评估是启动治疗的重要依据[4]。在中青年高血压患者临床诊治中，不能仅进行血压测量而忽略或遗漏心血管危险因素及亚临床器官损害的评估，这一点需加以强调。

（一）血压评估

准确的血压测量是诊断中青年高血压的前提和基础。除了传统的诊室血压测量外，近年来众多国内、国际高血压指南均推荐积极开展动态血压监测（ambulatory blood pressure monitoring，ABPM）或家庭血压监测（home blood pressure monitoring，HBPM）等"诊室外"血压测量[4-5]。在近期发布的英国高血压 NICE 指南[24]、加拿大高血压教育计划（CHEP）[25]中均推荐采用 ABPM（24 小时平均血压≥130/80 mmHg）诊断高血压；而日本 2014 年高血压指南[26]则建议采用 HBPM（≥135/85 mmHg）诊断高血压。

当前国内 ABPM 多在城市的二、三级医院配置，尚不普及；HBPM 近年来在城市居民及高血压患者中配置率有所提高，但使用率及认知程度不高[23,27]。基于国内经济水平及家庭血压测量设备的配置现状，诊室血压测量依然是当前高血压诊断的"金标准"。但仅采用诊室血压测量无法对"白大衣高血压"及"隐蔽性高血压"做出准确判定，而这两种情况在中青年高血压患者中并不少见。因而对于初诊患者，如诊室血压升高，建议有条件者进行动态血压监测（ABPM）或家庭血压监测（HBPM）进一步确定高血压诊断。积极开展 HBPM，通过自测了解血压动态变化，有助于从患者及医生层面消除治疗惰性、及时调整治疗方案及治疗强度、改善血压控制水平[28]。这一点对于中青年高血压患者而言尤为重要。

（二）风险评估

中青年高血压患者多为轻度（1 级）高血压。相对于老年人群，高血压病程短、在发病初期合并的亚临床器官损害及并发症少，心血管风险多处于低、中危水平。然而近年来中青年高血压患者伴发肥胖、糖脂代谢紊乱的比例逐渐增加，中青年高血压人群的心血管风险有所上升。前述西班牙中青年高血压的调查研究显示[22]，超过 2/3 的患者为心血管高危和极高危人群（其中高危患者比例为 47.3%，极高危患者比例为 21.4%）。因而需要积极进行风险评估，依据血压水平和总体心血管危险制定相应的治疗策略。

尽管中青年高血压患者短期（5 年）不高，但长期如 10 年或终身风险并不低。Samuelsson 对高血压门诊就诊的 686 名 47～54 岁的中年高血压患者进行了长达 10 年随访，结果显示该组高血压患者 10 年死亡率达 11.1%，非致死性心血管事件如冠心病发生率 12.2%，脑卒中发生率为 4.1%[29]。美国一项研究[30]对 61 585 例 55 岁以上既往无心血管病的中年个体进行长达 14 年的随访，结果发现，55 岁中年后血压升高进展为高血压者，继发心血管病终身风险高达 42%～69%，而血压维持或降至正常者，心血管病终身风险仅为 22%～41%。芝加哥的一项研究[31]对 4681 名年龄在 18～30 的青年进行长达 25 年的随访，研究发现基线血压正常且随访期间保持正常者，CT 评价的血管钙化积分高于 100 的仅为 4%；基线血压升高但随访期间维持在正常高值水平者，血管钙化积分超过 100 的占 17%；而基线血压轻度升高，

随访期间进一步升高者，随访期间的血管钙化积分高于 100 的达 25%，这组人群在随后几年发生心肌梗死的风险大大增加。

上述研究表明，中青年高血压管理中，需重视长期及终身风险评估。目前国内依据 China-PAR 项目开发的 ASCVD 风险评估模型[32]预测值与实际观察到的 10 年及长期心血管风险相关性好，可以在中青年高血压及心血管风险管理中加以推广应用。

中青年高血压患者初诊时需行常规尿检、血脂、血糖、电解质、肝肾功能及心电图检查；亚临床器官损害的评估，具体内容可参照《中国高血压防治指南 2010》[4]。

六、中青年高血压的降压治疗

尽管中青年高血压降压获益的随机对照临床试验（RCT）证据不如老年人相关研究充分，但瑞典一项涉及百万男性青年（平均年龄 18.4 岁）的大样本队列研究（平均随访 24 年）仍发现血压，尤其是舒张压与中青年人群心血管死亡及全因死亡密切相关，近 20% 的死亡可归因于舒张压的升高[33]。因而对于中青年高血压患者，仍需酌情予以降压治疗，尤其是合并心血管危险因素的患者。

中青年高血压降压治疗原则上与一般高血压一致，即及早干预，非药物（生活方式干预）和药物治疗并举，通过血压平稳达标并综合管理肥胖、血脂异常、血糖升高等其他可逆转的心血管危险因素，最大限度地降低心脑血管并发症的发生和死亡风险。鉴于既往完成的降压临床试验纳入的多为老年高血压患者，中青年高血压管理尚缺少有针对性的临床试验来指导，但基于病理生理机制和临床特征，中青年高血压在生活方式干预强度和药物选择等方面应与老年高血压有所区别。

（一）中青年高血压的降压目标

尽管最佳的血压目标水平尚有争议，但国内外多数高血压指南基于有限证据及共识建议老年高血

压患者血压控制在 150/90 mmHg 之下，非老年（中青年）高血压患者血压应降至 140/90 mmHg 之下[4-6]。近期"收缩期血压干预试验"（SPRINT）[34]发现将 50 岁以上心血管风险处于高危水平的高血压患者收缩压降至 120 mmHg 左右相对于 140 mmHg 以下获益更多，提示血压目标水平仍有下调空间[35]。但该试验最终入选受试者平均年龄 68 岁，近 30% 为 75 岁以上高龄人群，支持中青年高血压更低目标水平获益的证据并不充分。

因而，当前对于无合并症的一般中青年高血压患者，建议依据《中国高血压防治指南》[4]将血压降至 140/90 mmHg 以下；有合并症的中青年高血压（如糖尿病等），应参考相应的疾病指南个体化制定降压目标水平。不同于老年人群，中青年高血压患者通常病程不长、肝肾功能相对正常、药物足剂量治疗耐受性好，可相对较快实现血压达标，可在数周内将血压降至目标水平。

（二）非药物治疗

非药物治疗主要指生活方式干预（又称为"治疗性生活方式改变"，TLC），即去除不利于身体和心理健康的行为和习惯，有效降低血压、增进降压药物的疗效，从而降低心血管风险。

生活方式改变主要包括以下内容：①减少钠盐摄入（包括减少含盐调味品以及加工食品中盐摄入等，每日食盐总量不超过 6 g）；②控制体重（体重指数 BMI<24 kg/m²；腰围男性<90 cm，女性<85 cm）；③不吸烟（戒烟并远离二手烟）；④限制饮酒（每日酒精摄入量男性<25 g，女性<15 g）；⑤体育锻炼（每天 30 分钟以上体力活动，每周 3 次以上有氧运动，如步行、慢跑、骑车、游泳等）；⑥减轻精神压力（保持心态平衡，寻求专业心理辅导）等。

非药物治疗对于中青年高血压患者尤为重要。一方面，在中青年阶段及早干预和改变不良生活方式有利于遏制高血压以及心血管疾病的发生发展；另一方面，中青年可接受较长时间、较高强度的体力锻炼，对于减重、改善心肺功能甚至精神状态具有更好的疗效。与药物治疗不同，改变生活方式无副作用。低盐、低脂、戒烟、运动等

健康的生活方式具有更低的费用-效益比，比药物治疗更符合治疗经济学，是在群体水平防治高血压及心血管疾病的重要策略[36]。这一策略也得到近期国际心血管病预防指南的推荐[37]。

（三）药物治疗

中青年高血压患者如血压仅轻度升高（160/100 mmHg 以下，1 级高血压），可在生活方式干预数周后，如血压仍未达标再启动药物降压治疗；如血压超过 160/100 mmHg（2 级或以上高血压）或高危患者应尽早启动药物降压治疗。

药物降压治疗应遵从《中国高血压防治指南》[4]提出的优先应用长效制剂、个体化等基本原则。中青年高血压患者服药依从性差、易漏服，尽量选择给药 1 次/日、降压作用持续 24 小时及以上的长效药物有助于减少偶尔漏服带来的血压波动。指南推荐的 5 大类降压药物，包括利尿药、β 受体阻滞药、钙通道阻滞药（CCB）、ACEI 及 ARB 原则上均可作为中青年高血压初始的药物治疗选择。然而应当指出的是，尽管缺乏 5 大类降压药物大样本、"头对头"降压疗效与心血管获益的临床试验证据，但有限的随机对照研究仍发现上述 5 大类降压药物对于中青年高血压降压治疗的有效性存在一定的差异，ACEI 与 β 受体阻滞药优于噻嗪类利尿药及 CCB[38-40]。此外，在临床实践中也发现利尿药、CCB 对于舒张压的控制，尤其是单纯舒张期高血压（IDH）效果不佳。因而有必要基于中青年高血压的病生理机制选择适宜的降压药物，以期实现对中青年高血压的有效控制。Laragh 曾提出基于血浆肾素活性将高血压患者分为"高肾素型"（R type，多见于中青年）或"低肾素型"（又称为"高容量型"，V type，多见于老年）[41]。英国高血压学会（BHS）早先曾根据不同年龄高血压的病理生理提出了初始降压药物选择的"AB/CD"法则，即初始降压应在肾素抑制剂（ACEI/ARB 或 β 受体阻滞药）和容量抑制剂（CCB 或利尿药）两类药物中择其一，前者适用于 55 岁以下中青年高血压，而后者适用于 55 岁以上的高血压患者[42-43]。这一原则在后续更新的英国及其他国家或地区的高血压指南中得以保

留并予以推荐[24,44]。

交感神经系统（SNS）激活是中青年血压升高的重要机制[15-16]，β受体阻滞药直接抑制交感活性，可有效降低中青年高血压。需指出的是，既往以阿替洛尔为代表的β受体阻滞药与其他类型降压药物"头对头"比较的临床试验及汇总分析显示，β受体阻滞药对脑卒中的预防作用不及CCB及ARB，新发糖尿病亦有所增加，因而在英国、美国的一些循证指南中，β受体阻滞药不再作为一线的降压药物[24,44]。然而上述结论不宜简单外推至阿替洛尔以外的其他β受体阻滞药，尤其是当前应用广泛的高选择性β₁受体阻滞药。近期中国和欧洲高血压指南对此有客观评价，β受体阻滞药仍被视为常用降压药物[4-5]。因而β受体阻滞药仍可作为中青年高血压的起始降压药物，尤其适用于存在显著交感激活证据（如心率增快）的患者。

RAS激活是中青年血压升高的另一重要机制，也是有别于老年高血压的重要病理生理特征[15,18]。以ACEI为代表的RAS抑制药在降压对照研究中对中青年的血压控制优于噻嗪类利尿药及CCB[38-40]；汇总分析发现，当消除临床试验中降压药物间血压差异后，无论ACEI还是ARB，对于主要心血管终点预后的影响与其他类型降压药物无显著差别[45]；另外一项纳入20项高血压临床试验的汇总分析显示，RAS抑制药相对于安慰剂或对照药物可以进一步降低全因死亡及心血管死亡，其中全因死亡的显著下降主要来自ACEI的效应[46]。因此，RAS抑制药可优先用作中青年高血压的起始降压药物。英国高血压指南[24]推荐年龄<55岁高血压患者起始采用ACEI（不能耐受ACEI时使用ARB）降压。美国社区高血压指南[44]推荐无并发症、年龄<60岁的1级高血压患者（非黑人）起始采用ACEI或ARB降压。研究发现，当存在肥胖、血脂异常、吸烟等危险因素时，RAS激活更加显著[47-49]。RAS抑制药对于此类患者尤为适用[17,50]。

尽管中青年高血压患者多为1级高血压[51]，但该人群血压控制并不理想。法国MONALISA研究发现[52]，中青年人群血压控制达标率（<140/

90 mmHg）在35～44岁人群为31.4%，在45～54岁仅为24.1%。近期涉及我国10省市的一项大样本调查发现，中青年高血压患者（35～59岁）降压治疗达标率仅约1/3[53]。因此合理的联合用药是必要的，特别是对单药控制不佳，或合并多项心血管危险因素的高危患者。若无禁忌，联合用药应以RAS抑制药为基础，联合二氢吡啶类CCB或利尿药；也可以β受体阻滞药为基础，联合二氢吡啶类CCB或利尿药。但需注意的是，β受体阻滞药和利尿药联合应慎用于合并代谢综合征或糖尿病的患者。对于IDH合并心率增快者，也可以RAS抑制药与β受体阻滞药联用。上述联合方案的固定复方制剂有助于增加治疗依从性，可优先考虑。不建议ACEI与ARB联用（推荐流程参见图8-1）。

需指出的是，上述推荐限于无合并症/并发症的普通中青年高血压患者，对于伴发糖尿病、慢性肾病、冠心病、心力衰竭等临床情况，应依据相关指南选择适宜的降压药物。

七、随访

为评估降压治疗效果，了解药物不良反应以及新出现的并发症情况，需对患者进行随访并及时调整用药方案。随访间隔应根据患者的心血管危险分层和血压水平，由医生视具体情况而定。通常情况下，1级高血压或低危患者可1～3个月随诊1次，2～3级高血压或高危患者可2～4周随访一次，血压控制稳定后可适当延长随访间隔。随访期间调整药物方案、评估其他心血管危险因素控制及亚临床器官损害的逆转或变化情况十分重要，具体内容可参考《中国高血压防治指南2010》[4]相关章节。

随着智能设备的普及，一些可记录并共享血压数据的智能血压测量设备相继问世。中青年人群对智能设备的接受度高，使用通常无障碍，通过数据共享反馈给主治医生，便于及时做出用药调整，从而减少医患沟通的时间成本；还可为研究人员提供海量、真实世界的监测数据，为探索适合中青年人群的精准降压方案提供参考。虽然智能化

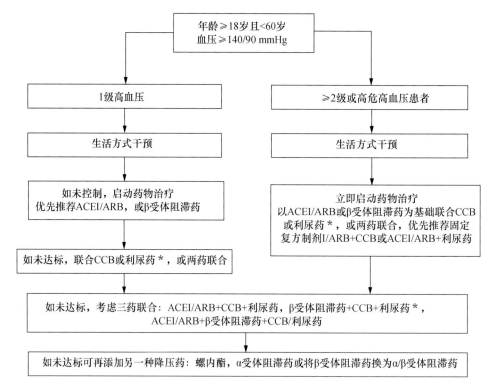

图8-1　中青年高血压治疗流程（＊：β受体阻滞药联合利尿药慎用于合并代谢综合征、糖尿病患者）

血压管理有诸多优势，但智能或远程血压测量设备的准确性、有效性尚待大型临床研究证实[54]。

八、中青年高血压伴发危险因素管理

中青年高血压常伴有多种心血管危险因素聚集。国外一项中青年高血压患者调查发现，80.4％合并血脂异常；45.2％吸烟；45.8％合并肥胖；13.6％合并糖尿病；44.4％合并代谢综合征[22]。我国一项纳入＞5000例高血压（70％为中青年高血压）的调查发现，18.3％有吸烟史，61.5％合并血脂异常，56.0％合并肥胖[55]。合并上述危险因素时，RAS显著甚至成倍激活[47-49]，进一步升高血压；危险因素与高血压协同，显著增加心血管疾病风险。因此中青年高血压患者综合治疗其他心血管危险因素应作为血压管理的重要组成部分。

1. 戒烟

我国人群吸烟率约为1/3，其中中青年男性（20～59岁）吸烟率高达50％～70％，中青年女性吸烟率虽然较低（1％～6％），但近一半女性遭受被动吸烟的危害[56]。吸烟可导致血管内皮损伤，促进动脉硬化，是心血管疾病的主要危险因素。戒烟的益处已被多项研究证实，而且任何年龄戒烟均能获益[4]。因此，应强烈建议并督促中青年高血压患者戒烟，必要时采用药物辅助戒烟或寻求专业人员指导、帮助。

2. 超重/肥胖

我国居民超重和肥胖患病率分别为17.6％和5.6％，而中青年超重和肥胖患病率均超过上述平均水平，即：18～44岁人群超重和肥胖患病率分别为22.6％和6.4％；45～59岁超重和肥胖患病率分别为29.0％和10.2％[57]。人体内过多脂肪堆积可引起胰岛素抵抗和高血压，以腹部脂肪堆积为特征的中心性肥胖还会进一步增加心血管及代谢疾病的风险。我国成人体重指数（BMI）在24～27.9 kg/m² 可诊断为超重，BMI≥28 kg/m² 为肥胖；腰围（男/女）≥90/85 cm提示存在中心性肥胖；以上情况均需要控制体重[4]。近期公布的《美国临床内分泌学家协会（AACE）/美国内分泌学会（ACE）肥胖治疗综合临床实践指南》推荐所有高血压患者均应评估是否存在超重和肥胖；

如合并超重或肥胖，应通过生活方式改善（限制能量摄入和规律运动）将体重减低自身体重5％～15％或以上；高血压合并肥胖或超重时，应首选ACEI或ARB降压治疗[50]。

3. 血脂异常

近期流行病学调查显示，我国中青年血脂异常的知晓率、治疗率以及控制率均处于较低水平；18～44岁人群知晓率、治疗率和控制率分别为6％、3.55％和1.64％，44～59岁人群为16.75％、10.73％和5.49％；均低于老年人群[58]。血脂异常是中青年高血压最常见的合并症之一，主要分为高胆固醇血症、高三酰甘油（甘油三酯）血症、混合型高脂血症（胆固醇和甘油三酯均升高）和低高密度脂蛋白胆固醇（HDL-C）血症四种类型。其中低密度脂蛋白胆固醇（LDL-C）升高是导致动脉硬化性心血管疾病（ASCVD）的发生、发展的关键因素，目前国内外血脂异常相关指南均以LDL-C作为血脂异常干预的主要靶点。因此本共识只讨论高血压合并LDL-C异常的管理，其他类型血脂异常的诊治可参照新近发布的《中国成人血脂异常防治指南》[59]。

高血压合并血脂异常者ASCVD风险进一步增加。单纯降压治疗，患者仍存在较高的残余风险。在高血压患者中积极开展血脂管理是降低ASCVD风险的重要措施[60-61]。调脂治疗应根据心血管危险程度不同而具体确定调脂目标值（见表8-1）。对于ASCVD 10年发病危险为中危且年龄<55岁的中青年，建议评估终身（余生）风险。如具有以下任意2项及以上危险因素者：①收缩压≥160 mmHg或舒张压≥100 mmHg；②非HDL-C≥5.2 mmol/L；③HDL-C<1.0 mmol/L；④体重指数≥28 kg/m^2；⑤吸烟，ASCVD终身风险为高危，建议对危险因素进行早期干预[59]。血脂异常的主要干预手段为生活方式改善结合药物治疗，后者主要使用他汀类药物。我国指南建议，中、高心血管危险的高血压患者均应启动他汀治疗。近期的临床试验显示，处于心血管中等危险的高血压人群，降压联合他汀降脂心血管风险下降更多，获益较单纯降压更大[61-62]。他汀使用剂量应个体化，先保证LDL-C达标，并兼顾非HDL-C达标。血脂需要定期监测，对于饮食与非药物治疗者，推荐每3～6个月复查一次血脂；服用调脂药物者，推荐首次于6周内复查血脂评价疗效，同时监测转氨酶和肌酸激酶水平。此外，调脂治疗，无论是生活方式干预还是药物治疗必须长期坚持，才能获得良好的临床益处。

4. 糖尿病与代谢综合征

我国中青年（20～<60岁）糖尿病患病率在1.2％～15.5％，虽然低于老年人群（60～70岁，18.1％～22％）[63]，但总体基数大，特别是合并高血压时，心血管疾病风险进一步增加。中青年高血压合并糖尿病时，如能耐受，可以适度考虑

表8-1　高血压、LDL-C水平及治疗目标值［参照《中国成人血脂异常防治指南》（2016年修订版）］

高血压及危险因素	LDL-C水平（mmol/L）	ASCVD发病危险	LDL-C目标值（mmol/L）
高血压	1.8≤LDL-C<4.9	低危	<3.4
高血压＋1项危险因素	1.8≤LDL-C<2.6	低危	<3.4
高血压＋1项危险因素	2.6≤LDL-C<4.9	中危	<3.4
高血压＋2项危险因素	1.8≤LDL-C<2.6	中危	<3.4
高血压＋2项危险因素	2.6≤LDL-C<4.9	高危	<2.6
高血压＋3项危险因素	1.8≤LDL-C<4.9	高危	<2.6
高血压	LDL-C≥4.9	高危	<2.6
高血压＋糖尿病（40岁以上）	2.6≤LDL-C<4.9	高危	<2.6
高血压＋ASCVD	—	极高危	<1.8

注：其他危险因素包括年龄（男≥45，女≥55岁），吸烟，高密度脂蛋白胆固醇<1.04 mmol/L，BMI≥28 kg/m^2，早发缺血性心血管病家族史

较为严格的血糖目标（HbA1c≤6.5%，降糖治疗详见糖尿病相关指南）及血压目标（<130/80 mmHg）。更低的血压目标水平能否带来进一步获益仍有争议[35]。"控制糖尿病患者心血管风险行动"（ACCORD）试验中，尽管将收缩压降至<120 mmHg减少了卒中的发生，但主要复合终点事件（心肌梗死、卒中及心血管死亡）并未下降，不良事件风险增加。需指出的是，该试验受试者多数为老年人（平均年龄为62.2±6.9岁）。近期发布的美国糖尿病学会（ADA）糖尿病诊疗标准[64]和2010版中国高血压指南[4]均推荐相对年轻的糖尿病患者，以及伴有微量白蛋白尿或高血压伴有1项以上心血管危险因素者，如能耐受，血压可降至<130/80 mmHg。中青年高血压合并糖尿病者，药物治疗应首先考虑ACEI或ARB，需联合用药时可加用利尿药、CCB或β受体阻滞药。需要注意的是，利尿药和β受体阻滞药应避免大剂量使用及联用，合并高尿酸血症时应慎用利尿药，反复低血糖发作应慎用β受体阻滞药。此外，当糖尿病患者合并蛋白尿时，即使血压未超过140/90 mmHg也应考虑使用ACEI或ARB治疗。

代谢综合征是以肥胖、糖代谢异常、高血压、血脂异常等多种危险因素聚集为特征的临床症候群，主要的病理生理基础是胰岛素抵抗。我国中青年代谢综合征的患病率为12.1%，男性高于女性，北方地区高于南方，同时有肥胖、高血压和血脂异常3个因素的占60.4%[65]。中华医学会糖尿病学分会推荐的代谢综合征诊断标准[66]中，该病诊断需具备如下3项或以上危险因素：①超重/肥胖：BMI≥25.0 kg/m²；②血糖异常：空腹血糖≥6.1 mmol/L，口服葡萄糖耐量试验（OGTT）2 h后血糖≥7.8 mmol/L，或确诊糖尿病并治疗；③血压升高：血压≥140/90 mmHg，或确诊高血压并治疗；④血脂异常：甘油三酯>1.70 mmol/L和（或）HDL<0.9 mmol/L（男），HDL<1.0 mmol/L（女）。代谢综合征需积极干预、综合防治。降压药物优选ACEI或ARB，也可使用二氢吡啶类CCB和保钾利尿药，慎用β受体阻滞药和噻嗪类利尿药。

九、总结与建议

综上所述，中青年高血压人群数量大、患病率增速明显高于老年人群，由于预期寿命长、终身心血管风险高，是未来我国心血管疾病防治需重点关注的对象。积极开展中青年高血压及相关危险因素的管理对于降低我国心血管疾病负担具有战略意义。根据中青年高血压病生理特征及降压临床试验证据，对中青年高血压管理推荐如下：

- 鼓励开展家庭血压监测，筛查并明确高血压诊断。
- 确诊的中青年高血压患者应筛查血糖、血脂、BMI等心血管危险因素，并进行总体心血管风险评估。
- 中青年高血压患者一般应将血压降至140/90 mmHg以下。如合并糖尿病，可考虑降至130/80 mmHg以下；合并慢性肾病或心血管疾病的患者，应遵循相应指南进行个体化的血压管理。
- 中青年高血压患者不同于老年，可相对快速降压，应在数周内使血压达标。
- 倡导健康的生活方式，强调积极的生活方式干预是中青年高血压管理的重要手段。
- 对于无合并症的中青年高血压患者，5大类降压药物均可作为初始治疗选择。鉴于中青年高血压患者多有SNS或RAS激活，β受体阻滞药、RAS抑制药（ACEI或ARB）在此类患者中降压（尤其是降低舒张压）疗效确切，可以优先采用。β受体阻滞药尤其适用于伴心率增快、合并冠心病、心力衰竭的患者。对于合并肥胖，糖、脂代谢紊乱者，以及慢性肾病（CKD）三期以上患者，优先推荐ACEI或ARB。合并冠心病、心力衰竭也推荐应用ACEI或ARB（与β受体阻滞药不分先后）。
- 对单药控制不佳，或合并多项心血管危险因素的高危患者，可以采用联合治疗。优先推荐ACEI或ARB联合二氢吡啶类CCB或利尿药；也可以采用β受体阻滞药联合

CCB 或利尿药（合并糖、脂代谢紊乱者不建议采用）；或 ACEI 或 ARB 联合 β 受体阻滞药。不建议 ACEI 与 ARB 联用。

● 中青年高血压如合并其他心血管危险因素，应积极干预，综合防治。

（刘靖）

参考文献

［1］刘明波，李镒冲，刘世炜，等. 2010 年中国人群高血压疾病负担. 中华流行病学杂志，2014，35（6）：680-683.

［2］国家"十五"攻关"冠心病与脑卒中综合危险度评估及干预方案的研究"课题组. 国人缺血性心血管病发病危险的评估方法及简易评估工具的开发研究. 中华心血管病杂志，2003，31（12）：893-901.

［3］李镒冲，王丽敏，姜勇，等. 2010 年中国成年人高血压患病情况. 中华预防医学杂志，2012，46（5）：409-413.

［4］中国高血压防治指南修订委员会. 中国高血压防治指南 2010. 中华高血压杂志，2011，19（8）：701-818.

［5］Mancia G，Fagard R，Narkiewicz K，et al. 2013 ESH/ESC guidelines for the management of arterial hypertension：the Task Force for the management of arterial hypertension of the European Society of Hypertension（ESH）and of the European Society of Cardiology（ESC）. J Hypertens，2013，31（10）：1281-1357.

［6］James PA，Oparil S，Carter BL，et al. 2014 evidence-based guideline for the management of high blood pressure in adults：report from the panel members appointed to the Eighth Joint National Committee（JNC 8）. JAMA，2014，311（5）：507-520.

［7］Aronow WS，Fleg JL，Pepine CJ，et al. ACCF/AHA 2011 Expert consensus document on hypertension in the elderly. J Am Coll Cardiol，2011，57（20）：2037-2114.

［8］中华医学会心血管病分会，中国老年学学会心脑血管病专业委员会. 老年高血压诊断与治疗的中国专家共识（2011）. 中国医学前沿杂志（电子版），2012，4（2）：31-39.

［9］中国老年医学学会高血压分会. 高龄老年人血压管理中国专家共识. 中华高血压杂志，2015，23（12）：1127-1134.

［10］国家心血管病中心. 中国心血管病报告 2015. 北京：大百科全书出版社，2015.

［11］国新办 DBOL. 《2015 中国居民营养与慢性病状况报告》正式发布（2015-07-01）［2015-11-28］. Http://www. labagd. com/Item14257. aspx.

［12］Xi B，Liang Y，Reilly K，et al. Trends in prevalence，awareness，treatment and control of hypertension among Chinese adults 1991-2009. Int J Cardio，2012，158（2）：326-329.

［13］李立明，饶克勤，孔灵芝，等. 中国居民 2002 年营养与健康状况调查. 中华流行病学杂志，2005，26（7）：478-484.

［14］Wang J，Zhang L，Wang F，et al. Prevalence，awareness，treatment，and control of hypertension in China：results from a national survey. Am J Hypertens，2014，27（11）：1335-1361.

［15］王继光. 中青年高血压的临床特征及治疗. 中国社区医师，2013，29（4）：23-23.

［16］Goldstein D. Plasma catecholamines and Essential Hypertension：an analytical review. Hypertension，1983，5（1）：86-99.

［17］Jordana J，Yumukb V，Schlaich M，et al. Joint statement of the European Association for the Study of Obesity and the European Society of Hypertension：obesity and difficult to treat arterial hypertension. J Hypertens，2012，30（6）：1047-1055.

［18］符春晖，严华，陆永光，等. 原发性高血压病患者肾素-血管紧张素-醛固酮系统活性的影响因素. 中华实用诊断与治疗杂志，2011，25（7）：633-635.

［19］Yoon S，Gu Q，Nwankwo T，et al. Trends in blood pressure among adults with hypertension：United States，2003 to 2012. Hypertension，2015，65（1）：54-61.

［20］Franklin S，Barboza M，Pio JR，et al. Blood pressure categories，hypertensive sub-types and the metabolic syndrome. Hypertension，2006，24（10）：2009-2016.

［21］Domanski M，Mitchell G，Pfeffer M，et al. Pulse pressure and cardiovascular disease related mortality：follow-up study of the multiple risk factor intervention trial. JAMA，2002，287（20）：2677-2683.

［22］Martell-Claros N，Galgo-Nafria A；OPENJOVEN study group. Cardiovascular risk profile of young hypertensive patients: the OPENJOVEN study. Eur J Prev Cardiol, 2012, 19 (3): 534-540.

［23］杨晓辉, 姚崇华. 北京市社区就诊高血压患者家庭血压自测情况及对血压控制的影响. 中华高血压杂志, 2010, 18 (8): 739-743.

［24］Krause T, Lovibond K, Caulfield M, et al. Management of hypertension: summary of NICE guidance. BMJ, 2011, 343: d4891.

［25］Daskalopoulou S, Rabi D, Zarnke K, et al. The 2015 Canadian Hypertension Education Program recommendations for blood pressure measurement, diagnosis, assessment of risk, prevention, and treatment of hypertension. Can J Cardiol, 2015, 31 (5): 549-568.

［26］Shimamoto K, Ando K, Fujita T, et al. The Japanese Society of Hypertension guidelines for the management of hypertension (JSH 2014). Hypertens Res, 2014, 37 (4): 253-392.

［27］刘靖, 孙宁玲, 唐新华, 等. 城市高血压患者对家庭血压监测的认知与行为模式调查. 中华高血压杂志, 2016, 24 (5): 423-427.

［28］刘靖, 孙宁玲. 城市门诊医生对家庭血压监测的认知与行为模式调查. 中华高血压杂志, 2016, 24 (11): 1042-1046.

［29］Samuelsson O. Hypertension in middle-aged men: Management, morbidity and prognostic factors during long-term hypertensive care. Acta Med Scand, 1985, 702 (Suppl): 1-79.

［30］Allen N, Berry J, Ning H, et al. Impact of blood pressure and blood pressure change during middle age on the remaining lifetime risk for cardiovascular disease: the cardiovascular lifetime risk pooling project. Circulation, 2012, 125 (1): 37-44.

［31］Allen N, Siddique J, Wilkins J, et al. Blood pressure trajectories in early adulthood and subclinical atherosclerosis in middle age. JAMA, 2014, 311 (5): 490-497.

［32］Yang X, Li J, Hu D, et al. Predicting the ten-year risk of atherosclerotic cardiovascular disease in Chinese population: the China-PAR Project. Circulation, 2016, 134 (19): 1430-1440.

［33］Sundstrom J, Neovius M, Tynelius P, et al. Association of blood pressure in late adolescence with subsequent mortality: cohort study of Sweden male conscripts. BMJ, 2011, 342: d643.437.

［34］The SPRINT Research Group. A randomized trial of intensive versus standard blood-pressure control. N Engl J Med, 2015, 373 (22): 2103-2116.

［35］刘靖. 降压目标之争: SPRINT 是终结者吗? 中华心血管病杂志, 2016, 44 (3): 191-193.

［36］刘靖. 高血压治疗: 基于血压水平, 还是基于风险? 中华高血压杂志, 2017, 25 (2): 104-105.

［37］Piepoli M, Hoes A, Agewall S, et al. 2016 European Guidelines on cardiovascular disease prevention in clinical practice. Eur Heart J, 2016, 37 (29): 2315-2381.

［38］Materson B, Reda D, Cushman W, et al. Single-Drug Therapy for Hypertension in Men— A Comparison of Six Antihypertensive Agents with Placebo. N Engl J Med, 1993, 328 (13): 914-921.

［39］Dickson J, Hingorani A, Ashby M, et al. Optimisation of antihypertensive treatment by crossover rotation of four major classes. Lancet, 1999, 353 (9169): 2008-2013.

［40］Deary A, Schumann A, Murfet H, et al. Double-blind, placebo-controlled crossover comparison of five classes of antihypertensive drugs. J Hypertens, 2002, 20 (4): 771-777.

［41］Laragh J, Sealey J. The plasma renin test reveals the contribution of body sodium-volume content (V) and renin-angiotensin (R) vasoconstriction to long-term blood pressure. Am J Hypertens, 2011, 24 (11): 1164-1180.

［42］Brown M, Cruickshank J, Dominiczak A, et al. Executive Committee, British Hypertension Society. Better blood pressure control: how to combine drugs. J Hum Hypertens, 2003, 17 (2): 81-86.

［43］Williams B, Poulter N, Brown MJ, et al. British Hypertension Society guidelines for hypertension management 2004 (BHS-IV): summary. BMJ, 2004, 328 (7440): 634-640.

［44］Weber M, Schiffrin E, White B, et al. Clinical practice guidelines for the management of hypertension in the community. J Clin Hypertens, 2014, 16 (1): 14-26.

［45］Thomopoulos C, Parati G, Zanchetti A. Effects of blood pressure-lowering on outcome incidence in hypertension: head-to-head comparisons of various classes of antihypertensive drugs-overview and meta-analyses. J Hypertens，2015，33（7）：1321-1341.

[46] van Vark LC，Bertrand M，Akkerhuis KM，et al. Angiotensin-converting enzyme inhibitors reduce mortality in hypertension：a meta-analysis of randomized clinical trials of renin-angiotensin-aldosterone system inhibitors involving 158，998 patients. Eur Heart J，2012，33（16）：2088-2097.

[47] Engeli S，Böhnke J，Gorzelniak K，et al. Weight loss and the renin-angiotensin-aldosterone system. Hypertension，2005，45（3）：356-362.

[48] Long H，Wang L，Su H，et al. Increased circulatory RAS activity can be inhibited by statins in patients with hypercholesterolemia. J Renin Angiotensin Aldosterone Syst，2015，16（1）：126-130.

[49] Delgado G，Siekmeier R，Krämer B，et al. The renin-angiotensin-aldosterone system in smokers and non-smokers of the Ludwigshafen Risk and Cardiovascular Health（LURIC）Study. Adv Exp Med Biol，2016，935：75-82.

[50] Garvey W，Mechanick J，Brett E，et al. American Association of Clinical Endocrinologists and American College of Endocrinology comprehensive clinical practice guidelines for medical care of patients with obesity. Endocr Pract，2016，22（Suppl. 3）：1-203.

[51] Laucevicius A，Rinkūniene E，Petrulioniene Z，et al. Prevalence of high-risk profile in middle-aged subjects with arterial hypertension：A nationwide survey. Blood Press，2014，23（5）：281-287.

[52] Wagner A，Sadoun，A，Dallongeville J，et al. High blood pressure prevalence and control in a middle-aged French population and their associated factors：the MONA LISA study. J Hypertens，2011，29（1）：43-50.

[53] Lewington S，Lacey B，Clarke R，et al. The burden of hypertension and associated risk for cardiovascular mortality in China. JAMA Intern Med，2016，176（4）：524-532.

[54] Goldberg E，Levy P. New Approaches to Evaluating and Monitoring Blood Pressure. Curr Hypertens Rep，2016，18（6）：49. doi：10. 1007/s11906-016-0650-9.

[55] 王薇，赵冬，刘军，等. 门诊高血压患者合并临床疾病及降压药物治疗的现状. 中华高血压杂志，2013，21（9）：838-842.

[56] 杨功焕，马杰民，刘娜，等. 中国人群 2002 年吸烟和被动吸烟的现状调查. 中华流行病学杂志，2005，26（2）：77-83.

[57] 武阳丰，马冠生，胡永华，等. 中国居民的超重和肥胖流行现状. 中华预防医学杂志，2005，39（5）：316-320.

[58] 李剑虹，王丽敏，米生权，等. 2010 年我国成年人血脂异常知晓率和治疗率及控制率调查. 中华预防医学杂志，2012，46（8）：687-691.

[59] 中国成人血脂异常防治指南修订联合委员会. 中国成人血脂异常防治指南（2016 年修订版）. 中华心血管病杂志，2016，44（10）：833-853.

[60] 刘靖. 高血压患者的血脂管理：箭在弦上，不得不发. 中华高血压杂志，2015，23（11）：1006-1007.

[61] 刘靖. 再论高血压患者的血脂管理——拨云见日，希望重现：对心脏结局预防评估 3 试验的思考（一）. 中华高血压杂志，2016，24（7）：616-618.

[62] Yusuf S，Lonn E，Pais P，et al. Blood-pressure and cholesterol lowering therapy in persons without cardiovascular disease. New Engl J Med，2016，374（21）：2032-2043.

[63] Yang W，Lu J，Weng J，et al. Prevalence of diabetes among men and women in China. N Engl J Med，2010，362（12）：1090-1101.

[64] American Diabetes Association. Standards of medical care in diabetes-2016. Diabetes Care，2016，39（Suppl. 1）：1-112.

[65] 王增武，王馨，李贤，等. 中国 35～59 岁人群代谢综合征患病率及其变化. 中华流行病学杂志，2009，30（6）：596-600.

[66] 中华医学会糖尿病学分代谢综合征研究协作组. 中华医学会糖尿病学分会关于代谢综合征的建议. 中华糖尿病杂志，2004（3），12：156-161.

第九章　发作性高血压的临床特点与防治

发作性高血压 (paroxysmal hypertension) 是指突发性血压升高，伴随一系列临床症状，如头晕、头痛、胸痛、出汗、恶心、心悸、乏力、呼吸困难，甚至濒死感。以往认为，发作性高血压是嗜铬细胞瘤的典型症状，通常由嗜铬细胞瘤所致。近年报道，仅 2% 发作性高血压患者有嗜铬细胞瘤[1]。嗜铬细胞瘤相对少见，而"伪嗜铬细胞瘤"较多。发作性高血压的诊断、评估及治疗方法仍未明了。本文对发作性高血压的诊治进展作一综述。

一、流行病学 [2-3]

发作性高血压原因很多，常和嗜铬细胞瘤联系在一起，国外有报道嗜铬细胞瘤估算的发病率为 2~8 人/100 万人年，最终确诊的不到 2%[1]，且只有 9%~10% 患者出现非典型临床症状。而在我国，接受治疗的高血压患者 0.1%~1% 伴有嗜铬细胞瘤。发作性高血压与伪嗜铬细胞瘤之间的关系尚缺乏相关流行病学研究。

二、发病机制

1. 伪嗜铬细胞瘤与交感神经系统

伪嗜铬细胞瘤发作时血压突然升高，通常受交感神经系统调控，导致血压调控瞬时变化，血容量或血管紧张素系统参与调节相对少见。伪嗜铬细胞瘤患者会释放大量血管反应性儿茶酚胺，并使肾上腺释放，增强对交感神经反应[4]。发作性高血压患者在血压升高时，交感神经系统过度激活、兴奋性增高[5]。

2. 心理应激

业已证明，情绪改变能影响血压波动，长期

压抑情感突然爆发时，血压可突然升高。经历严重心理创伤者在无良好心理指导下常规生活，本人并未意识到自己的精神痛苦，更不会主动向医生讲述以前的创伤史。心理医生也认识到，内科医生没有常规询问患者是否有严重创伤或受虐史，仅关注于患者当前情绪的困扰和压力。

伪嗜铬细胞瘤的发生发展与忽视心理因素有关，并通过血流动力学改变而实现血压升高周期性发作，易被医生及患者本人忽视。多数患者在幼年有严重精神创伤史，包括身体受损及语言受辱[6]。

3. 情感抑郁

与伪嗜铬细胞瘤相关的情感模式包括两种：第一种模式约占 2/3，患者经历严重创伤，产生一定程度的心理压抑，多数患者自称对过去已经释怀，并无长期影响[7]；心理压抑可视为一种心理防御，通过这种方法对待严重心理创伤，也有明显效果。第二种情感模式约占 1/3，该模式不易被察觉，患者长期承受非情绪化的处理生活压力[8]。这些人群，无论生活环境怎样变化，都没经历情绪低落，均能使生活平衡。这种模式的患者情感比较单一，并且大部分人是因为小时候某些情况导致的。

三、临床表现

发作性高血压的临床表现特征如下：①女性多见，常无征兆和诱因情况下突发性血压升高；发作频率从每天 1 次到每月 1 次，持续时间从十分钟到几天不等[7]；发作时收缩压可 >200 mmHg，舒张压 >110 mmHg[8]。②血压的升高总是会伴随一些临床症状，这些症状与嗜铬细胞瘤发作相似，包括胸痛、眩晕、头痛、出汗、恶心、心悸、呼吸困难、乏力，甚至很多患者有濒死感。很少有患者因发作性高血压院治疗，部分患者在出现相关功能障碍后住院治疗[7]。

四、诊断评估

（一）诊断

通常认为，伪嗜铬细胞瘤是一种排除性诊断，本身的特点有助于诊断。发作性高血压的临床诊断有以下几点：①发作间期不服用降压药物，测量血压在正常范围之内，亦无特殊临床表现或不适；发作时身体会出现严重不适，甚至会使患者有濒死感，就会出现上面提到的一系列的典型症状，且测量血压可至 240/140 mmHg。②实验室检查可帮助鉴别诊断嗜铬细胞瘤。嗜铬细胞瘤与伪嗜铬细胞瘤有很多的相似之处，血液或尿液中的儿茶酚胺或儿茶酚胺代谢物可鉴别。但是压力或其他药物摄入也会使血液中儿茶酚胺增高[9]，需排除此原因。③几乎所有严重发作性高血压患者既往均遭受过非同寻常的虐待或者创伤，且大都存在心理方面的问题；甚至有些人患有睡眠呼吸暂停综合征[10]，或者只有不良的生活习惯而无其他器质性疾病。这些特点为伪嗜铬细胞瘤的诊断提供了线索。

（二）鉴别诊断

1. 嗜铬细胞瘤

嗜铬细胞瘤是首先需要排除的疾病。如果血尿儿茶酚胺是异常的，则有进一步进行影像学检查的必要；但如果发作时血和尿儿茶酚胺检测正常，影像学检查则没有必要。

许多伪嗜铬细胞瘤患者血中儿茶酚胺可轻度升高，但嗜铬细胞瘤患者儿茶酚胺升高很明显，但并不是说出现高水平儿茶酚胺就认为一定是嗜铬细胞瘤或者可以确诊嗜铬细胞瘤。如果血浆中的去甲肾上腺素在 1000～2000 pg/ml，且可乐定抑制试验使去甲肾上腺素下降至正常范围，说明不存在嗜铬细胞瘤。

文献报道，血浆中 3-甲氧肾上腺素与去甲肾上腺素在诊断嗜铬细胞瘤时有较高的灵敏性与特异性，因为它们在血浆中半衰期比较长[11]。但临床实验表明，发作性高血压患者血浆中 3-甲氧肾上腺素与去甲肾上腺素可普遍轻度升高，与交感神经系统兴奋有关，但不能作为嗜铬细胞瘤的诊断线索。

2. 恐慌症

恐慌症与伪嗜铬细胞瘤发作时都会出现一些痛苦的症状（如头晕、呼吸困难、无力与出汗）。恐慌症的发作是由情绪所导致，情绪波动在前，血压改变在后；发作性高血压则是由于血压升高导致强烈身体不适，进而引起情绪波动。恐慌症发作时，血压通常是缓慢升高（一般升高 20 mmHg 或更低）；伪嗜铬细胞瘤是不伴恐慌的血压自发性升高（一般升高 40～100 mmHg 或更高[7]）。

3. 不稳定性高血压

此疾病最常见特点是血压不稳定。除非符合前面所述特点，一般不能诊断为伪嗜铬细胞瘤。尽管一些患者发作时有血压升高或紧张性头痛，但在一部分患者中是无症状的。血压升高与焦虑、过度通气有关。

4. 创伤后应激障碍

创伤后应激障碍首先与既往的外伤有明显关系，其次和血浆去甲肾上腺素升高有关；与伪嗜铬细胞瘤不同的是其血压升高不明显，且患者能清楚地意识到创伤所带来的影响。

五、治疗

阵发性高血压的治疗一直是一个难题，利尿药、血管紧张素转化酶抑制药、肾上腺素能受体阻滞药均无太明显的效果。虽然没有进行对照性治疗实验，但是其治疗还是很有必要的。基于目前对伪嗜铬细胞瘤的理解，一些治疗方法的有效性通过临床实践证实，单独或者是联合治疗可以控制发作，使患者能正常生活。

1. 非药物治疗

前面已经知道，伪嗜铬细胞瘤与交感神经的兴奋性有关。当血压发作性升高时，交感神经被激活，兴奋性增高。据此，有实验证明，发作性高血压可通过交感神经消融术来达到治疗的效果，且其副作用很小，复发率较其他治疗方法低[5]。另有研究表明，音乐治疗对发作性高血压有一定疗效[12]。

2. 抗高血压药物治疗

较为突然的严重血压升高可增加患者心脑血管事件的风险，但这样的危险事件发生率相对较低。极度的血压升高可以静脉用药降血压，比如普萘洛尔或者硝普钠；不太严重的高血压，可口服药物，如可乐定；因为肝的初步代谢，药物的生物利用度无法预测，所以口服拉贝洛尔是有风险的。伴有焦虑的患者一般性发作时，可单独或联合应用抗高血压药物如可乐定。

不论 α 受体阻滞药或者 β 受体阻滞药都不能降低交感神经调节系统对血压的反应[13]。然而 α 受体阻滞药与 β 受体阻滞药联合应用也许提供了一个良好的治疗方法。临床试验表明此方法能降低血压升高的峰值。拉贝洛尔与卡维地洛联合是 α 受体阻滞药与 β 受体阻滞药联合的例子，虽然存在不可预知的生物利用度问题，但是貌似是可取的。严重的高血压发作时可以根据心率来指导治疗方法及剂量，如果心率过快，β 受体阻滞药可加量，如果心率不快，可考虑增加 α 受体阻滞药的剂量。且在发作间期血压正常时，可不需服用降压药物。

3. 心理干预

心理干预包括心理治疗药物及心理学。苯二氮䓬类药物在一些患者中能很快地阻断发作，如阿普唑仑[14-15]，可以代替或者联合可乐定等抗高血压药物。抗抑郁药物及抗焦虑药物用于治疗伪嗜铬细胞瘤基于它与恐慌症的相似之处。抗抑郁药在使用治疗恐慌症推荐剂量时用于预防阵发性高血压，对大多数患者是有效果的[8]。如果 2 周内达到有效血药浓度其治疗效果是很明显的，但是问题在于抗抑郁药有相当多的副作用。

精神心理药物在一定程度上能够有效地预防高血压复发，但是很多患者不能长期坚持，因为他们认为服用抗抑郁药物说明自己有精神方面的问题。极其严重的阵发性高血患者或者有功能受损患者也许可以从抗抑郁治疗开始。有些高血压发作是由于抗抑郁药物的停用[16]。

发作性高血压与情感抑郁相关，所以治疗亦可以运用心理学干预，并在治疗方法中逐渐受到重视。一方面，当患者认识到血压升高与抑制的情感因素相关时，通过自我心理暗示，症状可很快减轻甚至消失；另一方面，可通过正规的心理治疗以达到效果，但值得注意的是，心理治疗应是患者自愿，否则会适得其反，甚至加重病情。

4. 行为干预

建立良好的医患关系，使患者更信任医生，进而可倾诉情感上的不快、心中的特殊想法，甚或是某些隐私；而作为医务人员应该成为很好的倾听者，并为患者保守隐私。这有利于发现亚临床心理障碍患者，及时采取相关措施，并向患者传递一些关于病情肯定的暗示，如：通过治疗，此疾病完全有可能痊愈，或者并不会带来其他相关致死性疾病，让患者有战胜疾病的信心。

5. 治疗困难

几种治疗方法在实效上均遇到不同的困难。降压药的治疗困难是包括 ACEI、ARB 及利尿药在内降压药物效果不明显，在发作间期正常水平血压会限制降压药物的作用。此外，降压药物并不能防止复发。

抗抑郁药物的问题存在于一些患者比较拒绝使用此类药物，在一些方面，有些抗抑郁药物的安全血药浓度范围比较窄，不适合使用。很多患者不论自己症状有多么严重都拒绝使用此类药物，因为在他们看来用了此类药物就说明存在心理精神问题；一些患者同意使用是因为他们有严重的症状并且除此之外没有更好的治疗方法。

另外，还有心理干预与行为干预所存在的问题。因为伪嗜铬细胞瘤的临床表现在身体而不是心理，并且其发作没有明显诱因，所以医生和患者并不会想到存在一些情感基础；由于现在的医患关系相对紧张，很少有患者愿意主动将自己想法告知医生。

六、结语

尽管嗜铬细胞瘤引起关注，但阵发性高血压

患者 98% 没有合并此肿瘤。大多数伪嗜铬细胞瘤的疾病起源和治疗没有受到太多的关注。这种模糊的病因可能与抑郁情感相关联，这一点没有被患者，甚至是心理及临床医生和研究者所发现。在一些患者中，充分理解疾病原因和可以确保在发作间期减少灾难性事件的发生，减少甚至停止药物治疗。

（孙亚丽　卢新政）

参考文献

[1] Pacak K, Linehan WM, Eisenhofer G, et al. Recent advances in genetics, diagnosis, localization, and treatment of pheochromocytoma. Ann Intern Med, 2001, 134 (4): 315-329.

[2] Kudva YC, Sawka AM, Young WF. Clinical review 164: The laboratory diagnosis of adrenal pheochromocytoma: the Mayo Clinic experience. J Clin Endocrinol Metab, 2003, 88 (10): 4533-4539.

[3] Chen R, Wei L, Hu Z, et al. Depression in Older People in Rural China. Arch Intern Med, 2005, 165: 2019-2025.

[4] Le HM, Kaak E, Boncccin E, et al. Pseudopheochromocytoma Associated with Domestic Assault. Case Rep Cardiol, 2016, 6580215.

[5] Esler MD, Krum H, Schlaich M, et al. Renal sympathetic denervation for treatment of drug-resistant hypertension: one-year results from the Symplicity HTN-2 randomized, controlled trial. Circulation, 2012, 126 (25): 2976-2982.

[6] Suh J, Quinn C, Rehwinkel A. Lateralizing sensorimotor deficits in a case of pseudopheochromocytoma. Yale Journal of Biology and Medicine, 2014, 87: 569-573.

[7] Samuel J, Mann M. Severe Paroxysmal Hypertension (Pseudopheochromocytoma). Current Hypertension Reports, 2008, 10: 12-18.

[8] Mann SJ. Severe paroxysmal hypertension (pseudopheochromocytoma): understanding the cause and treatment. Arch Intern Med, 1999, 159 (7): 670-674.

[9] Garcha AS, Cohen DL. Catecholamine excess: pseudopheochromocytoma and beyond. Adv Chronic Kidney Dis, 2015, 22 (3): 218-223.

[10] Cheezum MK, Lettieri CJ. Obstructive Sleep Apnea Presenting as Pseudopheochromocytoma. Journal of Clinical Sleep Medicine, 2010, 6: 190-191.

[11] Grossman A, Pacak K, Sawka A, et al. Biochemical diagnosis and localization of pheochromocytoma: can we reach a consensus? Ann N Y Acad Sci, 2006, 1073: 332-347.

[12] Kühlmann AY, Etnel JR, Roos-Hesselink JW, et al. Systematic review and meta-analysis of music interventions in hypertension treatment: a quest for answers. BMC Cardiovasc Disord, 2016, 16: 69.

[13] Mann S. Neurogenic essential hypertension revisited: the case for increased clinical and research attention. American Journal of Hypertension, 2003, 16 (10): 881-888.

[14] Ince V, Aydiv C, Otan E, et al. Comparison of alprazolam versus captopril in high blood pressure: a randomized controlled trial. Blood Press, 2011, 20 (4): 239-243.

[15] Linden W, Moseley JV. The efficacy of behavioral treatments for hypertension. Appl Psychophysiol Biofeedback, 2006, 31 (1): 51-63.

[16] Páll A, Becs G, Evdei A, et al. Pseudopheochromocytoma induced by anxiolytic withdrawal European Journal of Medical Research. Eur J Med Res, 2014, 19: 1-7.

第十章 继发性高血压的临床筛查流程与防治

继发性高血压（又称症状性高血压）是指由一定的疾病或病因引起的血压增高[1]，既往认为约占中国近 3 亿高血压人群的 10%，但临床工作中漏诊、误诊较多，故实际发病率高于既往教科书中所写的患病率。继发性高血压患者多病情较重，相当一部分表现为顽固性高血压，靶器官损害严重，心脑血管不良事件明显高于原发性高血压，预后较差。但一旦确诊，治疗会更有针对性，部分患者可通过专门的药物或介入、手术治疗，明显改善甚至治愈高血压。因此，我们在面对庞大的高血压人群时，先应开阔高血压的诊疗思路，重视那些与继发性高血压有密切关系的线索，充分利用医疗技术设备以及检验方法，尽量避免继发性高血压的漏诊。现将几种常见继发性高血压的临床特征、诊断思路与治疗措施描述如下。

第一节 肾性高血压

一、肾实质性高血压

肾实质性高血压（renal parenchymal hypertension）是最常见的一种继发性高血压，是由于原发或继发的肾小球、肾小管和肾间质疾病使有效肾单位减少，从而引起高血压。其致病原因复杂，几乎所有的肾实质疾病都可以引起高血压，多为慢性进展，与肾原发病相互促进，相互影响。具体包括急、慢性肾小球肾炎，多囊肾，慢性肾小管-间质病变（慢性肾盂肾炎、梗阻性肾病），代谢性疾病肾损害（痛风性肾病、糖尿病肾病），系统性或结缔组织疾病肾损害（狼疮性肾炎、硬皮病），也较少见于遗传性肾疾病（Liddle 综合征）、肾肿瘤（肾素瘤）等[2]。

1. 发病率

肾疾病饮食调整（modification of diet in renal disease，MDRD）研究的资料表明，肾实质性高血压的发生与肾小球滤过率（estimated glo-merular filtration rate，eGFR）相关，eGFR 在 60 ml/(min·1.73 m²)～90 ml/(min·1.73 m²) 时，高血压的发生率为 65%～75%。来自 2011 年美国肾病数据系统的年度报告也表明，随着 eGFR 逐渐下降，高血压的发生率随之上升。当 eGFR＞60 ml/(min·1.73 m²) 时，高血压患病率为 26%，eGFR＜60 ml/(min·1.73 m²) 的慢性肾疾病（chronic kidney disease，CKD）患者高血压患病率高达 64%～68%，其心血管疾病患病率是 eGFR＞60 ml/(min·1.73 m²) 组的 5 倍以上；在老年（年龄＞65 岁）CKD 患者和终末期肾病患者中高血压的患病率更是显著升高。终末期肾病患者高血压发生率可高达 84.2%。另外，在男性、体重指数高、黑人和高龄人群中肾实质性高血压的发生率也增高[3]。

2. 发病机制

肾实质疾病引起高血压，目前认为是多个因素共同作用的结果。①水、钠平衡失调。肾实质的弥漫性损伤造成有效肾单位减少，肾小球滤过率（eGFR）下降，肾对钠的滤过减少，导致体内总可交换钠增加，伴随钠潴留可出现水潴留，细胞外液容量扩张。②升压与降压血管活性物质平衡失调。主要包括肾素-血管紧张素Ⅱ-醛固酮系统（RAS）活化，交感神经兴奋及降压因子如肾上腺素、激肽、心房肽（ANP）、前列腺素（PGs）等的平衡作用减弱。所有这些作用最终导致有效循环血容量的增加和外周血管阻力增加，引起血压升高。

3. 临床表现

肾实质性高血压除存在高血压的各种临床表现外，还具有某些特殊表现，其临床特点如下：①一般情况较差，多呈贫血貌；②眼底病变重，更易发生心血管并发症；③进展为急进性或恶性高血压的可能性为原发性高血压的2倍；④尿常规检查多有异常发现，如蛋白尿等，生化检查可有血肌酐升高等肾功能不全的表现；⑤预后比原发性高血压差。

4. 诊断过程

肾实质性疾病史，体格检查示贫血貌、肾区肿块等，辅助检查如眼底检查，血、尿常规，血电解质（钠、钾、氯），肌酐，尿酸，血糖，血脂。24 h尿蛋白定量或尿白蛋白/肌酐比值、12 h尿沉渣检查，如发现蛋白尿、血尿及尿白细胞增加，则进一步进行中段尿细菌培养、尿蛋白电泳、尿相差显微镜检查，明确尿蛋白、红细胞来源及排除感染。肾B超，肾CT/MRI，有条件的医院可行肾穿刺及病理学检查。

患者有慢性肾病的病史，血压达到高血压的诊断标准，并能够排除原发性高血压和其他类型的继发性高血压者可诊断为肾实质性高血压。但临床上有时难以将肾实质性高血压与原发性高血压伴肾损害区别开来。通常，如若是先出现尿检异常，而后再出现高血压者，要考虑原发性肾疾病伴发高血压之可能，而先出现高血压，之后再出现尿检异常，则以原发性高血压引起肾损害的可能性较大。

5. 治疗

①早期及时。②一般治疗为基础：饮食以低盐（钠摄入<2 g/d）、优质蛋白（鱼、鸡蛋、牛奶等）为主，对于大量蛋白尿及肾功能不全者，摄入限制在0.3 g/(kg·d)~0.6 g/(kg·d)，能有效延缓患者GFR或肌酐清除率的下降[4]。③降压靶目标值：于20世纪90年代初、中期美国国立卫生研究院（NIH）领导完成的MDRD（The Modification of Diet in Renal Disease Study）多中心、大样本、为期2年的前瞻性研究结果提示，如果尿蛋白<1 g/d，血压控制在130/80 mmHg以下是安全和可以耐受；如果尿蛋白>1 g/d，血压应控制在125/75 mmHg以下。其中，对于糖尿病肾病降压比降糖更能减少心血管病死率，故国际肾脏病协会高血压糖尿病肾病专业组推荐的靶目标值是：对早期糖尿病，血压应控制在130/85 mmHg以下；对临床显性糖尿病，血压应控制在125/75 mmHg以下；慢性肾功能不全或尿毒症，血压应控制在130/85 mmHg以下；对透析患者，血压应控制在135/90 mmHg以下[5]。④降压药物：兼顾肾保护作用，首选血管紧张素转化酶抑制药（ACEI）或血管紧张素受体阻滞药（ARB），可降低肾小球毛细血管内压，改善基底膜通透性，减少蛋白尿，从而延缓肾功能恶化。但长效钙通道阻滞药、利尿药、β受体阻滞药均是可选择的联合用药配伍。综合国内外研究成果及大量临床实践，将肾实质性高血压降压方案归纳如图10-1所示。

二、肾血管性高血压

肾血管性高血压（renal vascular hypertension，RVH）为各种病因引起的一侧或双侧肾动脉主干及其主要分支狭窄到一定的程度导致肾实质部分或广泛缺血所致高血压，多为急进型高血压（舒张压>130 mmHg，有眼底改变），经介入或手术治疗后血压可恢复正常或改善。

1. 病因及发病率

肾血管性高血压的病因较多，Kaplan于1998年综合各学者报道的病因，归纳为26种。但常见的主要有肾动脉粥样硬化斑块、多发性大动脉炎、先天性纤维肌性发育不良。我国RVH的首要病因也是动脉粥样硬化，但比例小于70%，次要病

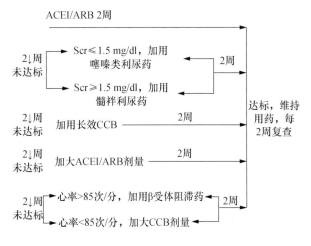

图 10-1　肾实质性高血压降压方案

ACEI，血管紧张素转化酶抑制药；ARB，血管紧张素受体阻滞药；CCB，钙通道阻滞药［图摘自王海燕. 肾实质性高血压的合理治疗. 中国医刊，2002，37（3）：2-4.］

因为大动脉炎，约占 20%，而纤维肌性结构不良约占 5%。近年来随着我国动脉粥样硬化发生率的升高，RVH 的患病率相应升高[6]。

2. 发病机制

肾动脉狭窄将导致短暂的肾素-血管紧张素系统（RAS）激活，氧化应激、交感神经及内皮功能紊乱等升压系统随病程进展被激活，肾动脉持续阻塞将导致炎症与促纤维化径路激活，造成肾不可逆损伤。

3. 临床表现

RVH 以急进性高血压及进行性肾衰竭为其特征性临床表现。

（1）病史特点　①无原发性高血压病家族史；②病程短，一般不超过 2 年，或病史较长，突然发生急进-恶性高血压；③大动脉炎及肾动脉纤维肌性结构不良（FMD）均好发于女性，动脉粥样硬化则多见于 50 岁以上的男性；④一般降压药物疗效不佳。

（2）体格检查　①高血压。收缩压＞200 mmHg 及（或）舒张压＞120 mmHg 者约占 60%，以舒张压增高明显，肾动脉狭窄越严重，舒张压越高，但也有少数患者血压的仅轻度增高。②上腹部血管杂音。约 40% 动脉粥样硬化，80% 大动脉炎及

25% 纤维肌性结构不良患者可闻及血管杂音，半数以上的腹部血管杂音仅 Ⅰ～Ⅱ 级，可向左或右侧传导，杂音多位于脐上 3～7 cm 处及两侧，有时在脊肋角处可闻及高音调的收缩-舒张期或连续性血管杂音。杂音响度与肾动脉狭窄的程度不呈平行关系，未闻及血管杂音也不能除外肾动脉狭窄。③上下肢收缩压差。正常人经动脉内直接测压时，上肢与下肢血压相等。当采用固定宽度袖带（成人为 12 cm）血压计测压时，下肢动脉收缩压水平较上肢高 20 mm～40 mmHg，这是因为收缩压与肢体粗细呈正比，与袖带宽度呈反比所致。若下肢收缩压较上肢增高小于 20 mmHg，则反映主动脉或锁骨下动脉有狭窄存在。

（3）辅助检查　包括肾素活性测定、超声等。

1）肾素活性（PRA）的测定

肾血管性高血压患者显示出其平均血浆肾素水平明显高于原发性高血压者。对于单纯肾动脉狭窄患者，左、右侧肾静脉血 PRA 又有不同。分侧肾静脉 PRA 测定，可以证实患侧肾肾素产生增多，对肾血管性高血压的诊断及估计介入或手术效果有价值。有文献报道，左、右侧 PRA 明显不同的患者中 95% 手术治疗可使高血压治愈或改善，仅 5% 的病例失败。但本法属有创性检查，且影响 PRA 的因素较多，故目前临床应用较少。对肾动脉闭塞伴肾萎缩者，判断是否有肾切除的指征时，测定肾静脉 PRA 具有指导意义。

2）超声检查

此为肾动脉狭窄患者的首选的筛查工具，可观察到腹主动脉与双侧肾动脉近端的狭窄程度与肾形态。肾动脉狭窄侧肾体积常渐进性缩小，单侧狭窄或两侧狭窄程度不一致时，两肾缩小常不对称（两肾长径相差 1.5 cm 以上）。在血流动力学上肾动脉狭窄处形成高速湍流，在狭窄部位的两侧形成明显压力梯度，使峰值速度增快而速率减慢，时间延长。因而通过彩色多普勒超声可以显示肾动脉主干收缩期峰值流速增快及狭窄后的血流紊乱。诊断肾动脉狭窄的标准，若峰值流速（PSV）＞180 cm/s，反映肾动脉狭窄大于 60%；PSV 大于 220 cm/s，则提示狭窄大于 75%。阻力指数（RI）正常为 58～64；肾动脉速度/腹主

动脉速度比值（RAR）正常小于 3.5。上述三项指标需综合分析，但以 PSV 的诊断价值最大。需注意的是，肾动脉狭窄的程度与多普勒血流频谱参数间有时并不成比例，且肾血管狭窄 60% 以上才会出现血流动力学改变，此外，加上受超声仪穿透力、流速测量误差、肥胖、肠道气体等因素的影响，超声检查在 RVH 诊断中应用价值有限。

3）放射性同位素扫描

卡托普利肾闪烁显像（captopril renal seintigraphy，CRS）是诊断肾血管性高血压及判定介入或手术疗效的一种有价值的非创伤性检查方法。当肾动脉发生狭窄时，由于肾缺血引起肾素系统活性增强，血管紧张素 II 增高，通过肾自身调节机制，使出球小动脉收缩，肾小球滤过压增高，代偿性来维持肾小球滤过率。当口服血管紧张素转化酶抑制药卡托普利后可以阻断肾出球小动脉的代偿性收缩作用，此时再进行肾动态显像，患侧肾会表现血流灌注下降。服用卡托普利 25 mg 前及服后 60 min，以显像剂行肾 γ 照相，如符合肾体积缩小、20 min 清除率下降 >10%、峰值比下降 >10%、峰时延长 >2 min、肾血流灌注时间延长 5 项标准中的 3 项则为阳性，否则为阴性。

4）磁共振血管造影（MRA）

本法属无创性肾动脉狭窄筛选方法，静脉注入造影剂后能清晰观察到主肾动脉狭窄的部位与程度，其敏感性为 80%～100%，特异性 93%～99%。但本法对肾动脉分支以下观察不清，造成对远端或肾副动脉常易漏诊。又因信号的丢失易高估肾动脉的狭窄程度，对狭窄病变程度显示较实际为重，或出现假阳性。

5）计算机断层扫描血管造影（CTA）

CTA 是一个可靠的检查手段，其敏感性和特异性均达 95%。对肾动脉钙化及狭窄的定位和定量超过任何一种检查方法包括肾动脉造影。但因其需要的造影剂量较大，常为 130～150 ml，造影时要求注射时间达 20～30 s，而肾动脉狭窄患者常有潜在肾衰竭存在，致造影剂肾病的风险较大。临床仅对 MRA 禁忌、肾功能正常者采用此法。

6）肾动脉血管造影

目前被认为是诊断肾动脉狭窄的金标准，可观察肾动脉狭窄的部位、范围、程度，还可在检查的同时进行介入治疗，但其仅能显示肾动脉管腔内结构，对血管管壁结构、钙化显示较差，并且属于创伤性检查，存在一定的风险且费用高，不利于肾血管病变的筛选。仅适用于非侵入性检查不能明确诊断而临床又高度怀疑肾动脉狭窄的患者。数字减影血管造影（DSA）能消除与血管影像无关的其他影像（如骨骼、软组织阴影），使血管像显影更清晰。

4. 诊断

根据患者病史，临床表现特征，实验室及影像学检查，从肾动脉狭窄的程度和肾功能意义综合判定，方能明确诊断。①肾动脉狭窄程度：目前关于肾动脉狭窄进展到什么程度才会引起高血压，无统一诊断标准，一般公认肾动脉狭窄小于 50% 没有功能意义。狭窄 50%～60%，由于狭窄区血流速度加快的代偿，肾血流量无明显改变，一般不会引起肾血管性高血压。若肾动脉狭窄大于或等于 70%，肾血流量降低，肾缺血，才能发生肾血管性高血压。②肾功能意义：当肾动脉狭窄引起肾缺血及肾素-血管紧张素系统活性增高时，才会发生肾血管性高血压。肾动脉狭窄是否有功能意义，对介入或手术治疗的效果及预后估计具有较大的诊断价值。

5. 治疗

（1）药物治疗 适用于介入治疗、外科手术有绝对禁忌证或拒绝接受上述治疗的患者。一般降压药物对 RVH 疗效并不明显，ACEI 及 ARB 有效，但易引起肾小球滤过率下降，血肌酐急剧上升，甚至引起急性肾衰竭，特别是双侧肾动脉狭窄或独肾的患者。故对只有单侧肾动脉狭窄而对侧肾功能正常者，可从低剂量开始，逐渐加量，并密切观察尿量、血清肌酐及尿素氮水平变化，如服药后血清肌酐较基线值上升 >30%，需要停药[7]。

其他治疗 RVH 的药物有钙通道阻滞药（CCB）、β 受体阻滞药、α 受体阻滞药及血管扩张药等。对于 RVH 的药物治疗，单一用药效果较差，应联合用药使血压保持在正常范围的低限水平。

（2）介入治疗 目前各地广为开展，已成为临床上首选的治疗方法，主要术式包括肾动脉球囊扩张术（PTRA）、肾动脉球囊扩张伴支架置入术。目前对粥样硬化性肾动脉狭窄及大动脉炎患者具有介入指征者，采用支架置入治疗。而先天性纤维肌性发育不良对 PTRA 疗效好，再狭窄率仅 5%～10%，故一般不需置入支架。能否行血管介入治疗主要决定于患者临床症状及其能被改善的程度，其成功标准为术后狭窄＜30%，血流压差＜20 mmHg。

（3）外科治疗 外科手术方式包括血管重建术、自体肾移植术及肾切除术（患肾萎缩小于健肾 1/2 以上，或功能严重丧失，而对侧肾大小正常，功能良好，可切除患肾）三种，各有优缺点，根据患者肾动脉狭窄及肾功能情况，采用相应的方法手术治疗。对双侧肾动脉狭窄或阻塞者，可采用介入与手术相结合的方法加以治疗。尽管实施肾动脉外科手术治疗可使无法经血管内介入治疗的患者获益，但外科手术创伤大、术后并发症多及病死率高，目前主要用于不适合经皮血管内介入治疗者。

第二节　内分泌性高血压

一、原发性醛固酮增多症

原发性醛固酮增多症（原醛症，primary aldosteronism，PA）是因肾上腺皮质肿瘤或增生，分泌过多醛固酮所致的继发性高血压。过多的醛固酮导致心血管损害、肾素抑制、钠潴留和钾排出增多，故临床上表现以高血压、低血钾或正常血钾、低血浆肾素及高血浆醛固酮水平为主要特征。

1. 患病率

其发病年龄高峰为 30～50 岁，女性多于男性。目前国际上普遍认为 PA 的患病率平均在 10% 左右，而在顽固性高血压人群中高达 20%。其病因构成：双侧肾上腺增生（BAH）约占 70%，肾上腺瘤（APA）约占 30%。其他少见的有醛固酮腺癌和家族性高醛固酮血症[8]。

2. 临床表现

典型病例为顽固性血压升高伴低血钾，呈"两高两低"（高血压、高醛固酮、低血钾、低肾素）表现。低钾血症常发生在高血压之后。①低血钾可有肌无力、发作性软瘫、周期性瘫痪（麻痹），以及心律失常，心电图示 H 波或 ST-T 改变；②低血钾使肾浓缩功能受损而有口渴、多尿、

夜尿增多，病情严重者可有肾功能损害；③低血钾可使细胞外液碱中毒并使游离钙减少，而出现手足抽搐、肢端麻木，并抑制胰岛素分泌出现葡萄糖耐量减低甚至糖尿病；但近期研究发现早期原醛症患者血钾常正常，甚至部分原醛症患者血压重度升高而不伴低血钾。考虑血钾受饮食中的钾含量、远端肾小管和集合管对醛同酮敏感度等多种因素影响。故低血钾对于 PA 患者的诊断并非必要条件。

3. 诊断

原醛症的诊断分为三步：一是筛查试验，二是确诊试验，三是分型定位诊断。即在高危人群中采用血清学方法进行初步筛查，其中以血浆醛固酮/肾素活性（PRA）应用最为广泛，对筛查结果大于截断值者再进行高钠试验、氟氢可的松抑制试验及卡托普利试验等进一步确诊。确诊为 PA 者采用影像学检查结合肾上腺静脉激素测定等进行定型定位诊断[9]。

（1）筛查试验 出现以下情况需进行原醛症筛查：①高血压和低血钾；②顽固性高血压；③肾上腺偶发瘤和高血压；④高血压发病年龄低（＜20岁）；⑤严重高血压（收缩压＞160 mmHg 或舒张压＞100 mmHg）；⑥常规剂量排钾性利尿药引发的严重低血钾。目前血浆醛固酮/肾素活性（ARR）

已经成为世界公认的 PA 筛查方法[10]。ARR 筛查试验测定要求：①清晨起床立位 2 h 后（试验前应坐位 5～15 min）采血测醛固酮和肾素，尽可能 2 次或多次采血检测以增加阳性率。②保证患者安全的条件下，充分考虑到患者正在使用的降压药物可能对肾素-血管紧张素系统的影响，故一般降压药物需停用 2 周以上，螺内酯（安体舒通）需停用 4 周以上。如果患者不适宜停药，则换用对肾素-血管紧张素系统影响较小的药物，如非二氢吡啶类钙通道阻滞药、α_1 受体阻滞药等。③因严重低血钾可抑制醛固酮水平，故应纠正低钾血症。目前对 ARR 切点报道并不一致，多位于 20～40（ng·dl）/(ng·ml·h)，随着 ARR 切点的提高，诊断原醛症的敏感性下降，特异性升高。如果患者两次 ARR 比值均大于预定切点，则考虑患者为疑似 PA，应进一步行 PA 确诊试验。

（2）确诊试验　目前在临床上常用的确诊试验有口服钠盐负荷试验（oral saline load）、静脉盐水负荷试验（saline infusion test，SIT）、氟氢可的松抑制试验（fludrocortisone suppression test，FST）、口服卡托普利试验（oral captopril test）。基本原理是充分抑制肾素-血管紧张素系统，正常人醛固酮的分泌可受抑制，原醛症患者醛固酮的分泌不受抑制。氟氢可的松抑制试验被认为最准确、最符合生理表现，但耗时长、费用高，使其在一般人群中的广泛应用受到限制。口服钠盐、静脉盐水负荷试验简单易行，是临床常用的确诊试验。前三种方法未控制的重度高血压、肾功能不全、心功能不全、心律失常和严重低血钾的患者不应纳入试验。4 种实验方法具体介绍如下：

1）口服钠盐负荷试验。高盐饮食 3 d（钠摄入量＞200 mmol/d），即氯化钠 6 g/d，从第 3 天早晨起，患者留取 24 h 尿液至第 4 天早晨，以测定 24 h 尿醛固酮、尿钠和尿肌酐。临床意义：如果尿醛固酮超过 12 μg/24 h（Mayo Clinic 的标准），或者 14 μg/24 h（Cleveland Clinic 的标准），则可以确诊 PA。

2）静脉盐水负荷试验。首先空腹留取肾素、醛固酮、血电解质，之后静脉滴注 0.9%氯化钠溶液 500 ml，4 h 后再次留取上述标本。临床意义：如醛固酮大于 10 ng/dl，则多可明确有 PA；小于 5 ng/dl，则 PA 可能性小，介于两者之间，则需权衡。

3）氟氢可的松抑制试验。方法：每 6 h 口服氟氢可的松 0.1 mg 或每 12 h 口服 0.2 mg，同时连续 4 d，口服氯化钠＞200 mmol/d。第 4 天测定。临床意义：若直立体位的醛固酮水平未被抑制到 5 ng/dl 以下，可确诊。

4）口服卡托普利试验。患者在坐位或立位保持 1 h 后，服用 25～50 mg 卡托普利。在服用前（零点），服用后 1 h、2 h 分别测定血浆醛固酮、皮质醇浓度和肾素活性，期间患者保持坐位。临床意义：服药后血浆醛固酮浓度的抑制程度如果不超过 30%，则试验结果为阳性。

（3）分型定位诊断　肾上腺醛固酮瘤（aldosterone-producing adenoma，APA）、特发性醛固酮增多症（IHA）、糖皮质激素可抑制性醛固酮增多症（glucocorticoid-remediable aldosteronism，GRA），主要类型为 APA 和 IHA。各种类型治疗方法不同，故完善分型十分重要。目前常用的分型诊断方法有：卧立位醛固酮实验、肾上腺影像学（如肾上腺 CT）、双侧肾上腺静脉采血（AVS）。

1）卧立位醛固酮试验：主要鉴别 APA 和 IHA。原理：两种疾病患者体内调节醛固酮的机制不同，前者主要与血浆 ACTH 的昼夜节律相关，而后者主要与其对血管紧张素的敏感性增强相关。方法：平衡饮食条件下 7 日，卧床一夜后，第 8 日上午 8:00 平卧位取血，继而立位 2～4 h 重复取血测血醛固酮。PA 患者卧位醛固酮均升高，APA 立位醛固酮不增高或反下降，IHA 立位较卧位升高明显。

2）地塞米松抑制试验：用于诊断 GRA。在 GRA 患者中，因醛固酮增多可被小剂量糖皮质激素持久抑制。故患者每日口服地塞米松总量 2 mg，3 周后复查，如果血钾，血、尿醛固酮，血压皆恢复正常，则为 GRA。

3）肾上腺影像学：肾上腺 CT 为首选的无创性定位方法，推荐所有原发性醛固酮增多症患者均行肾上腺 CT 检查，采用连续薄层（2～3 mm）及造影剂增强扫描，使 PA 诊断阳性率明显提高。MRI 分辨率方面差于 CT 检查，对较小腺瘤的诊断阳性率低于 CT 检查，一般不作为首选。

4）双侧肾上腺静脉插采血（AVS）：双侧肾上腺静脉取血测醛固酮、皮质醇。左侧醛固酮/皮质醇：右侧醛固酮/皮质醇大于 10，确定为单侧分泌；大于 2，确定为优势分泌；小于 1.5，确定为均衡分泌；1.5～2，不均衡分泌，需定期随访。AVS 是 PA 分型、定位的"金标准"，但为侵入性检查，技术要求高，操作难度大，仅适用于疑难病例的诊断。

4. 治疗

（1）手术及介入消融　腺瘤和增生均可手术。目前主要应用腹腔镜进行单侧肾上腺切除术，也可应用经皮选择性肾上腺动脉化学（无水乙醇）消融。对于 APA 患者，一侧肾上腺切除术是最优的手术方式，然而其对高血压的治愈率并不是我们所想象的 100%，大部分患者术后仍需要降压治疗，不过术后其高血压均能得到改善。APA 患者术后持续高血压与以下因素相关：高血压家族史；术前需使用 2 种以上的抗高血压药物控制血压；老年患者；血清肌酐水平升高；高血压时间等，其中大多合并有原发性高血压。

围术期的管理：患者术前应当常规口服螺内酯，降低血压，使血钾正常，恢复对侧被抑制的肾上腺球状带的反应性，一般术前给予螺内酯 4～6 周。术后短期予以补充激素并监测血压水平。部分肾上腺结节性增生性高血压患者术后血压虽有明显下降，但不能立即恢复正常，需要小剂量服用降压药直至血压平稳至正常。

（2）药物治疗　对于无手术指征或不愿手术者，或术后血压未完全降至正常的 PA 患者则采用药物治疗。盐皮质激素受体拮抗剂是治疗 PA 的首选药物，它在有效降压的同时，还有独立于降压的靶器官保护作用。①目前常用的螺内酯：该药最常见的副作用是男性乳房发育，女性月经紊乱等。因此长期服药应使用小剂量，每天 25～50 mg。②依普利酮是盐皮质激素受体的选择性拮抗剂。其拮抗盐皮质激素受体的功效是螺内酯作

用的 60%。但其副作用小，因此可以用于替代治疗不能耐受螺内酯的 PA 患者。该药目前尚未在国内上市。③原醛症是容量依赖性高血压，一般对利尿药降压反应最佳。因此在安体舒通治疗基础上，首选加用少量噻嗪类利尿药常可取得良好的降压效果。其次可选择 CCB、其他 α、β 受体阻滞药合用。由于糖皮质激素可抑制性醛固酮增多症患者，可以使用小剂量的糖皮质激素治疗。

二、嗜铬细胞瘤

嗜铬细胞瘤（phaeochromocytoma，PHEO）是一种起源于嗜铬细胞的过度分泌儿茶酚胺，引起持续性或阵发性高血压和多个器官功能及代谢紊乱的肿瘤。根据嗜铬细胞的来源，分两大类：起源于肾上腺髓质的称为肾上腺嗜铬细胞瘤（pheochromocytoma，PCC）；而发生于肾上腺外嗜铬组织的，称为副神经节瘤（paraganglioma，PGL），常见的位置有主动脉旁、骨盆、胸部甚至心脏。而非嗜铬组织（肝、骨骼、肺、肾、淋巴结等）出现肿瘤转移灶则为恶性嗜铬细胞瘤。

1. 患病率

临床上较少见，其患病率在门诊高血压患者中占 0.1%～0.6%，对阵发性高血压患者常需考虑鉴别此病，其是顽固性高血压和继发性高血压的重要病因。嗜铬细胞瘤 90% 以上为良性肿瘤，80%～85% 嗜铬细胞瘤起源于肾上腺髓质，其中 90% 左右为单侧单个病变。起源肾上腺以外的副神经节瘤，占 15%～20%，有较高的恶性率（13%～26%）。

2. 临床表现

嗜铬细胞瘤能自主分泌儿茶酚胺（catecholamine，CA），包括肾上腺素、去甲肾上腺素以及多巴胺。肾上腺素和去甲肾上腺素能作用于肾上腺素能受体，如 α 和 β 受体，影响相应的组织器官。由于肿瘤持续或脉冲式地释放儿茶酚胺激素，其作用于肾上腺素能受体后可表现为持续性或阵发性高血压，并 20%～40% 的患者伴典型

的嗜铬细胞瘤三联征，即阵发性"头痛、心悸、多汗"；当肿瘤释放的大量儿茶酚胺入血导致剧烈的临床症候群，如高血压危象、低血压休克及严重心律失常等时称为嗜铬细胞瘤危象；也有约13%的患者因外周肾上腺素能受体下调仅存在高儿茶酚胺血症，无典型临床症状。

由于嗜铬细胞瘤不同位置、形状、大小及数目均无定数，分泌的激素的成分、分泌量、间歇性分泌的时间间隔长短、分泌的模式等都可不同，因此临床表现往往错综复杂，具有多样性、易变性和突发性，给临床诊断带来很大困难。

3. 诊断

（1）定性诊断　嗜铬细胞瘤的功能诊断主要依赖于检测血尿中的儿茶酚胺含量，以及其代谢物的含量，包括血尿中的甲氧基肾上腺素（metanephrines，MN）、血尿中的间甲肾上腺素（metanephrines，M），血尿中的3-甲氧酪胺〔肾上腺素（N）、去甲肾上腺素（NE）和多巴胺（DA）〕、血中的嗜铬粒蛋白A（chromogranin A，CGA）、尿中的香草基苦杏仁酸（vanillylmandelie acid，VMA）。因为嗜铬细胞瘤分泌的激素、分泌时间、分泌量等毫无规律，所以客观上决定了任何检测方法均不可能达到100%准确。目前较普遍认可的是血或尿中分次M/MN值，结果高于参考区间上限4倍时诊断PEHO准确性才接近100%。否则就应该联合尿分次MN和血CGA检查来提高特异性。血浆M、MN检测结果阴性基本可排除嗜铬细胞瘤，但只分泌DA的PHEO患者（如头颈部的PGL）血中M/MN是正常的，只能通过检测3-甲氧酪胺才能诊断。

酚妥拉明试验是一种简单的辅助诊断的方法，当怀疑嗜铬细胞瘤并且患者血压持续升高＞170/110 mmHg时做本试验可有助于诊断。试验方法：快速静推酚妥拉明5 mg＋生理盐水1～2 ml，每分钟测1～2次血压，共测15～20 min。临床意义：2 min后血压下降＞35/25 mmHg，且持续5 min以上为酚妥拉明试验阳性。正常人收缩压下降不大于30 mmHg。应注意试验前必须停用镇静药及降压药至少48 h，并备好肾上腺素以免发生低血压反应。

（2）定位诊断　目前常用的包括传统解剖影像学检查（B超、CT、MRI）和功能影像学检查（PET）。传统影像学检查中，超声检查对体积较大的嗜铬细胞瘤有意义。CT及MRI显像检查对诊断嗜铬细胞瘤有更高价值，可发现肾上腺或腹主动脉旁交感神经节的肿瘤，但对肾上腺外嗜铬细胞瘤诊断的敏感性较低。目前新的影像学诊断技术将解剖显像和功能显像结合，如间碘苄胍（metaiodobenzytguanidine，MIBG）为肾上腺素能神经元阻滞药，可通过钠离子和能量依赖性胺摄取机制被嗜铬细胞摄取而使肿瘤显像，从而直接判断是否存在嗜铬细胞。这是临床嗜铬细胞瘤功能显像的首选检查。因放射性核素标记的生长抑素类似物奥曲肽等与肿瘤表面的生长抑素受体（SSTR）特异性结合具有更高敏感性，当MIBG显像阴性时可用于肿瘤显像以进行补充。另外，F-脱氧葡萄糖-PET（F-FDG-PET）、F-多巴胺-PET（F-DOPA-PET）作为非特异显像手段，已成功运用于单个和转移嗜铬细胞瘤定位诊断。新近的全身弥散加权成像（whole body diffusion weighted imaging，WB-DWI）也正逐渐成为一项重要的评估全身肿瘤的影像学技术。在大多数病例的定位诊断过程中联合使用MRI和MIBG就已经足够。

（3）基因检查　近年来PHEO的基因诊断取得了一些进展，目前发现的有关的基因有4类共6种：RET、VHL、NF1及SDH（SDHB、SDHC、SDHD）。检测上述基因的突变有助于肿瘤的分型诊断、肿瘤良恶性的判断以及治疗的选择。特别是有以下任何表现的患者应该考虑遗传学检查：有可疑的家族史；年龄小于35岁；有多发、双侧肾上腺、肾上腺外和恶变的PHEO患者。

4. 治疗

（1）药物治疗　嗜铬细胞瘤一经诊断后应立即给予抗高血压药物治疗来防止高血压危象的发生。酚苄明作为一种长效α肾上腺素受体阻滞药，控制血压平稳，临床上常用于术前准备；其他短效α肾上腺素受体阻滞药包括哌唑嗪、特拉唑嗪、多沙唑嗪等，为预防严重的直立性低血压，建议睡前服用。当 α 受体部分被阻滞后，心脏的 β 肾上腺素受体活性增强，会增加心肌收缩及耗氧量，因此，常加用 β 受体阻滞药（普萘洛尔、美托洛尔、阿替洛尔等）。当应用 α 受体阻滞药患者难以耐受或单药治疗效果欠佳时，可以更换为钙通道阻滞药（氨氯地平、硝苯地平、维拉帕米等）或与其联合用药。

（2）手术治疗　嗜铬细胞瘤多数为良性，手术切除最有效，但术前应控制血压并积极扩容，常用酚苄明（phenoxybenzamine），剂量 10～20 mg，每日 3 次，或加用 β 受体阻滞药美托洛尔 25～50 mg，每日 2 次，服用 1 个月。手术治疗常用开放手术或腹腔镜手术，开放手术主要用于切除巨大肿瘤和术前良恶性不明的肿瘤。

（3）其他　射频消融治疗、放射性核素治疗、化疗、基因治疗、靶向治疗、免疫抑制治疗、联合治疗等多种治疗方法都可以为不同类型不同阶段的嗜铬细胞瘤患者的治疗提供新的手段。

三、库欣综合征

库欣综合征（Cushing's syndrome，CS）又称皮质醇增多症（hypercortisolism）或柯兴综合征，是由于多种病因引起肾上腺皮质长期分泌过量皮质醇所产生的一组症候群，也称为内源性库欣综合征；而长期应用外源性肾上腺糖皮质激素或饮用大量酒精饮料引起的类似库欣综合征的临床表现，称为外源性、药源性或类库欣综合征。近年来将仅有实验室检查异常而无明显临床表现的类型则称为亚临床库欣综合征。

1. 病因及发病率

库欣综合征的病因可分为两大类，即促肾上腺皮质激素（ACTH）依赖性或非依赖性。前者是由垂体或某些肿瘤如小细胞肺癌、胸腺类癌、胰岛肿瘤等垂体以外的组织分泌过量的 ACTH，刺激双侧肾上腺皮质束状带增生并分泌过量的皮质醇所致。由于皮质醇增多是因过量分泌 ACTH 所致，是继发增多，故此种类型称为 ACTH 依赖性库欣综合征，包括库欣病（Cushing disease，CD）、异位 ACTH 综合征（ectopic ACTH syn-

drome）等；后者是因肾上腺皮质腺瘤或腺癌自主性地分泌过量皮质醇（而不是受 ACTH 的调节）所致，故称为 ACTH 非依赖性库欣综合征，包括肾上腺皮质腺瘤、肾上腺皮质癌、双侧性肾上腺小/大结节性增生等。

CS 可以发生于任何年龄，成人较儿童多见，女性较男性多见。CS 多种病因中，CD 患者约占所有 CS 患者总数的 70%，70%～80% 的 CD 患者为垂体 ACTH 瘤，小部分患者是由异源性 ACTH 过量分泌致垂体 ACTH 细胞增生，80% 以上的垂体 ACTH 瘤为微腺瘤，难以经影像学检查发现[11]。

2. 临床表现

CS 临床表现差异较大，各型共有的糖皮质激素分泌异常为皮质醇分泌增多，常表现为高血压（占 80%）、糖耐量异常或糖尿病（1/10 患者合并）、骨质疏松（占 70%）、向心性肥胖、满月脸、多血质、皮肤紫纹、性功能障碍、月经紊乱、痤疮、多毛、水肿、精神症状等临床特点。高血压为 CS 的常见症状，成人患者中约 80% 合并高血压，异位 ACTH 分泌的疾病中高血压发生率高达 95%。高血压的严重程度不一，一般轻、中度多见，血压的波动不像 PHEO 那么大。高皮质醇对血压的影响与盐皮质激素、RAS 系统的激活及血管因素有关。因过多皮质醇、皮质酮、去氧皮质酮分泌致水钠潴留为高血容量、低肾素、低醛固酮性高血压。小动脉壁水、钠含量增加，使管腔狭窄，周围血管阻力增加。并发心力衰竭少见，但继发性动脉硬化和脑血管意外多见。

3. 诊断

（1）筛查　推荐对以下人群进行库欣综合征的筛查：①年轻患者出现骨质疏松、高血压等与年龄不相称的临床表现；②具有库欣综合征的临床表现，且进行性加重，特别是有典型症状如肌病、多血质、紫纹、瘀斑和皮肤变薄的患者；③体重增加而身高百分位下降，生长停滞的肥胖儿童；④肾上腺意外瘤患者。常用筛查试验有 3 种：

1）24 h 尿游离皮质醇（24 h-UFC）

即留取 24 h 的全部尿量进行皮质醇水平检测，

可避免血皮质醇的瞬时变化，也可避免受血中皮质类固醇结合球蛋白（CBG）浓度的影响，对库欣综合征的诊断有较大的价值，诊断符合率约为98％，但一定要准确留取24 h尿量，并且避免服用影响尿皮质醇测定的药物。临床意义：24 h-UFC≥本实验室正常值高限为阳性。

2）午夜唾液皮质醇水平测定

即午夜（00:00）用被动流涎法使唾液流进塑料管，或在口腔内放置一个棉塞让患者咀嚼1～2 min后再采集唾液（建议使用后一种方法）。因唾液中只存在游离状态的皮质醇，并与血中游离皮质醇浓度平行，且不受唾液流率的影响，故唾液皮质醇水平的昼夜节律改变和午夜皮质醇低谷消失是库欣综合征患者较稳定的生化改变。国外已将其推荐作为CS筛选诊断的一线方法。临床意义：两次午夜（00:00）唾液皮质醇＞145 μg/dl（＞4 nmol/L）为阳性。

3）血清皮质醇水平测定

常检测8:00、16:00和午夜0:00的血清皮质醇水平。临床意义：睡眠状态下午夜（00:00）血清皮质醇＞1.8 μg/dl（50 nmol/L，敏感性100％，特异性20％）或清醒状态下血清皮质醇＞7.5 μg/dl（207 nmol/L，敏感性＞96％，特异性87％）则提示库欣综合征的可能性较大。

由于皮质醇呈脉冲式分泌，且血清皮质醇水平的测定极易受情绪、应激状态、静脉穿刺是否顺利等因素影响，故单次测定血清皮质醇水平对本病诊断的价值不大。而测定皮质醇昼夜分泌节律的消失比清晨单次测定血清皮质醇水平有意义。腺瘤患者清晨血清常降低。垂体微腺瘤（库欣病）所致肾上腺增生及肾上腺以外如纵隔内生长的肿瘤（异位ACTH征）引起的增生常表现为ACTH升高，并且分泌呈昼夜节律消失，早晨高于正常，午后到晚上仍接近早晨水平，并常被大剂量地塞米松所抑制。库欣综合征患者血清皮质醇昼夜节律发生改变，为筛选CS敏感度最高的指标。

（2）定性诊断　选择以上任何一项筛查即可，如果以上初步检查结果异常时应进行下一步确诊试验。

1）1 mg过夜地塞米松抑制试验（DST）：

即测定第1天晨8:00取血后，于次日0:00口服地塞米松1 mg，晨8:00再次取血。目前在不同研究中心常采用不同剂量地塞米松（1 mg、1.5 mg或2 mg），但更高药物剂量并未显著增加诊断的准确性，故目前最常用1 mg地塞米松进行试验。临床意义：服药后8:00血清皮质醇＞1.8 μg/dl（＞50 nmol/L）为阳性。

2）经典小剂量地塞米松抑制试验（LDDST）

即口服地塞米松0.5 mg，每6 h一次，连续2天，服药前和服药第二天分别留24 h尿测定UFC或尿17-羟类固醇（17-OHCS），也可服药前后测定血清皮质醇进行比较。临床意义：第二天24 h UFC＞27 nmol/24 h（10 μg/24 h）或尿17-OHCS＞6.9 μmol/24 h（2.5 mg/24 h）为阳性。

（3）病因诊断　病因的诊断方法包括生化检测和影像学检查。

1）生化检测

血浆促肾上腺皮质激素（ACTH）浓度测定

故该试验用于鉴别ACTH依赖性和ACTH非依赖性库欣综合征。临床意义：如8:00—9:00的ACTH＜10 pg/ml（2 pmol/L）则为ACTH非依赖性库欣综合征；如ACTH＞20 pg/ml（4 pmol/L）则为ACTH依赖性库欣综合征。

大剂量地塞米松试验

因大剂量肾上腺糖皮质激素能抑制80％～90％库欣病的垂体腺瘤分泌ACTH，而异位ACTH综合征对此负反馈抑制不敏感，故该试验主要用于鉴别库欣病和异位ACTH综合征。常用方法有3种：①服地塞米松2 mg，每6 h一次，服药2天，于服药前和服药第二天测定24 h UFC或尿17-OHCS；②单次午夜（00:00）口服8 mg地塞米松；③静脉注射地塞米松4～7 mg。临床意义：用药后24 h UFC、24 h尿17-OHCS或血皮质醇水平被抑制超过对照值的50％则提示为库欣病，反之提示为异位ACTH综合征。

促肾上腺皮质激素释放激素（CRH）兴奋试验

该试验主要用于库欣病与异位ACTH综合征的鉴别。具体方法：静脉注射合成的羊或人CRH

1 μg/kg 或 100 μg，于用药前（0 min）和用药后 15 min、30 min、45 min、60 min、120 min 分别取血测定 ACTH 和皮质醇水平。临床意义：ACTH 比基线升高 35%～50%，保持 15～30 min，而皮质醇升高 14%～20%，保持 15～45 min 者，为阳性，提示为库欣病。

去氨加压素（DDAVP）兴奋试验

该试验是 CRH 兴奋试验的替代试验，DDAVP 是血管加压素受体 V2 和 V3 激动剂，静脉注射 10 μg，于用药前及用药后取血测定血 ACTH 和皮质醇水平，其取血时间间隔同 CRH 兴奋试验。临床意义：应用 DDAVP 后血皮质醇升高 ≥20%，血 ACTH 升高 ≥35% 则为阳性。

双侧岩下窦插管取血（BIPSS）测定 ACTH 值

BIPSS 测定 ACTH 值是鉴别 CD 与 EAS 的金标准，但是其为创伤性介入检查，应用时有较为严格的适应证。若经内分泌检查确诊为 ACTH 依赖性 CS 后，影像学检查未发现明确垂体病变，或者内分泌检查结果与影像学检查结果相矛盾，应行 BIPSS。具体方法：静脉注射羊或人 CRH（1 μg/kg 或 100 μg）前和后 3 min、5 min 时（必要时可至 10 min）在从股静脉、下腔静脉插管至双侧岩下窦后，双侧岩下窦、外周静脉同时取血测定 ACTH。临床意义：岩下窦（IPS）与外周（P）血浆 ACTH 比值在基线状态≥2 和 CRH 刺激后＞3 则提示库欣病，反之则为异位 ACTH 综合征。

2）影像学检查

CS 的影像学检查包括超声、CT、MRI、放射性碘化胆固醇肾上腺扫描等。CT 对肾上腺部位行薄层（2～3 mm）增强扫描，其灵敏度很高，可发现肾上腺肿瘤、增生或大结节样增生。MRI 对于垂体病变的诊断优于 CT。为发现异位 ACTH 分泌瘤，均应常规拍摄胸部 X 线片，如有可疑，则进一步做胸部体层相或 CT 扫描。为了解患者骨质疏松的情况，应进行腰椎和肋骨等 X 线检查。如为恶性的肾上腺肿瘤或异位 ACTH 分泌瘤，还应注意是否有其他脏器的转移。

四、治疗

1. 药物治疗

药物治疗通常用于手术或放疗后，或用于手术准备。主要包括：①皮固醇合成抑制剂。皮质醇合成的抑制剂主要作用于肾上腺皮质抑制皮质醇的合成。主要包括酮康唑、氨氯米特、美替拉酮等。②糖皮质激素受体拮抗剂：此类药物主要有米非司酮，其主要用于不能手术的库欣综合征或库欣病患者，剂量 0.3 g/d～1.2 g/d，分次服用。③神经调节药物：包括赛庚啶、溴隐亭、奥曲肽等，参与神经递质的调节作用而影响皮质醇的产生。④降压药物，一般需要几种药物联用，由于 RAS 系统激活参与其病理生理，ACEI 和 ARB 可作为首选药物。安体舒通、依普利酮对于盐皮质激素分泌增多的患者也有良好的降压作用。因呋塞米能够促进尿钙排泄，增加患者骨质疏松和肾结石的发病风险，不推荐常规使用。钙通道阻滞药和肾上腺受体阻滞药单药治疗效果较差，建议与其他药物联合使用

2. 手术治疗

主要是根据不同的病因进行相应的治疗，主要为：①经蝶窦切除垂体微腺瘤，可治愈；②一侧肾上腺全切，另一侧肾上腺大部分或全切除术，术后垂体放射治疗（放疗），术后辅以放疗；③垂体大腺瘤，开颅手术放疗，术后辅以放疗；目前后腹腔镜技术应用比较广泛，与传统的手术方式相比具有创伤小、术后恢复快、安全等优点等。手术垂体 γ 刀也是一种新的手术方法。

第三节　其他原因引起的高血压

一、阻塞性睡眠呼吸暂停低通气综合征

阻塞性睡眠呼吸暂停低通气综合征（obstructive sleep apnea hypopnea syndrome，OSAHS）是指在睡眠过程中上呼吸道塌陷阻塞引起的呼吸暂停和通气不足，伴有打鼾、睡眠结构紊乱、频繁发生血氧饱和度下降及白天嗜睡等病理综合征。OSAHS是顽固性高血压的重要原因之一，机制尚不十分明确，目前认为是由于睡眠呼吸暂停相关的觉醒和低氧血症引起的交感神经系统兴奋，特别是肾素-血管紧张素-醛固酮系统的激活发挥了重要作用[12]。

1. 患病率

在中国成人中OSAHS的患病率为2%～5%；约50%的OSAHS患者有高血压，反过来至少30%的高血压患者有OSAHS。多见于中年超重者，男性多于女性。

2. 临床表现

主要症状为打鼾，鼾声不规则，高低不等，往往鼾声-气流停止-喘气-鼾声交替出现。一般气流中断20～30 s，个别长达2 min。此时，患者出现明显发绀。还有频繁的呼吸暂停、憋醒，多动不安，夜尿多，睡眠行为异常等表现。由于夜间"打鼾"脑部缺氧造成晨起头痛、白天嗜睡、头晕头痛、乏力、精神行为异常、注意力不集中、记忆力下降，部分患者可出现个性变化、烦躁、激动、焦虑等。

检查患者常有甲床或口唇发绀，肥胖、短颈或明显颌面部、鼻咽部解剖异常或神经系统异常。24 h动态血压监测（ABPM）可表现为无昼夜节律甚至夜间血压明显升高，日间血压正常或轻度升高。

3. 诊断

诊断依据病史、体征以及多导睡眠图监测结果。

（1）多导睡眠图（polysomnography，PSG）监测：PSG是诊断OSAHS的"金标准"，包括多导联的脑电图、肌电图、心电图、口鼻呼吸气流、胸腹呼吸运动、动脉血氧饱和度（SpO_2）、体位、鼾声及胫前肌肌电图等。诊断标准为每晚7小时睡眠中，呼吸暂停及低通气反复发作在30次以上和（或）呼吸暂停低通气指数（AHI，即平均每小时睡眠中的呼吸暂停加上低通气次数）≥5次/h。

（2）病情程度分级

根据AHI和夜间最低动脉血氧饱和度将OSAHS分为轻、中、重度。以AHI作为主要判断标准：轻度5～15次/h，中度15～30次/h，重度>30次/h；夜间最低动脉血氧饱和度为参考：轻度0.85～0.90，中度0.80～0.85，重度<0.80。

4. 治疗

各类的降压药均可在OSAHS患者中使用，但OSAHS患者睡眠时经常发生心动过缓甚至心脏停搏，应尽量避免应用可进一步加重心动过缓的降压药物，如β受体阻滞药。除此之外，减轻体重、戒烟戒酒、侧卧位睡眠对OSAHS很重要，口腔矫治器对轻、中度OSAHS有效；而中、重度OSAHS往往需要用持续气道正压通气（continuous positive airway pressure，CPAP）呼吸机，对有鼻、咽、腭、颌解剖异常的患者可考虑相应的外科手术治疗，通过纠正OSAHS均可使血压不同程度地降低[13]。

二、主动脉缩窄

主动脉缩窄（coarctation of aorta，COA）是指主动脉管腔变细、狭窄致使血流受阻，系少见病，包括先天性主动脉缩窄及获得性主动脉狭窄。先天性主动脉缩窄表现为主动脉的局限性狭窄或闭锁，发病部位常在主动脉峡部原动脉导管开口

处附近；获得性主动脉狭窄主要包括大动脉炎、动脉粥样硬化及主动脉夹层剥离等所致的主动脉狭窄。

1. 病理机制

主动脉狭窄只有位于主动脉弓、降主动脉和腹主动脉上段才会引发临床上的显性高血压，升主动脉狭窄引发的高血压临床上常规的血压测量难以发现，而肾动脉开口水平远端的腹主动脉狭窄一般不会导致高血压。本病的基本病理生理改变为狭窄所致血流再分布和肾组织缺血引发的水钠潴留和肾素-血管紧张素系统激活，结果引起左心室肥厚、心力衰竭、脑卒中及其他重要脏器损害，由于主动脉狭窄远端血压明显下降和血液供应减少，可导致肾动脉灌注不足。因此，这类高血压的发生虽然主要因机械阻力增加所致，但与肾缺血后释放肾素增多也有关。

2. 临床表现

当头颈部血压增高时可引起头痛、头晕、头部血管跳动等症状，下肢供血不足时可导致下肢无力、麻木、发凉、疼痛等，患者最常见的体征是上肢血压高、下肢血压低，听诊胸骨左缘二、三肋间及胸骨上窝处可听到收缩期的喷射性杂音，杂音向颈部传导。合并有主动脉瓣二叶瓣畸形时，可听到主动脉瓣关闭不全的舒张期杂音。主动脉弓缩窄的 X 线胸部平片见左室弓延长、纵隔左上部出现"3"字征为典型改变。

3. 诊断

通过详细地询问病史和体格检查，结合辅助检查，就可以明确诊断。目前，被广泛应用的辅助检查主要有彩色多普勒超声，多排螺旋 CT、心脏、主动脉导管及造影检查可明确狭窄的部位和程度。一般认为如果病变的直径狭窄≥50%，且病变远、近端 SBP 差≥20 mmHg，则有血流动力学的功能意义。

4. 治疗

主动脉狭窄一经确定诊断，如无手术禁忌，应及早手术，治疗目的是消除狭窄段，重建主动脉正常血流通道，使血压和循环功能恢复正常。手术方法有外科治疗和介入治疗。如狭窄部位局限，无重要的侧支血管，则首选介入治疗，包括球囊血管成形术和血管内球囊扩张支架术[14]。

三、药物性高血压

药物性高血压（drug-association hypertention），是指由常规剂量的药物本身或该药物与其他药物之间发生相互作用而引起的高血压。许多药物能增加钠水潴留而引起高血压，某些能降低血压的降压药物反而使血压升高或停用时引起反跳性高血压。因此，在应用这些药物时要注意选择和监测，以防不良反应发生。原则上，一旦确诊高血压与用药有关，应该停用这类药物，换用其他药物或者采取降压药物治疗。相关药物主要包括以下几类：

（1）激素类药物　①促肾上腺皮质激素和肾上腺糖皮质激素，两者都可增加心排血量，使外周血管平滑肌增敏而对血儿茶酚胺反应增强，增加外周阻力，而使血压升高。②盐皮质激素与其相关药物，比如甘草、许多皮肤搽剂、清疮药物、眼药水都含有盐皮质激素，使钠水潴留而升高血压。常伴有低血钾和代谢性碱中毒，血浆肾素和醛固酮减少。③避孕药与雌激素，雌激素能增加肝合成肾素基质，激活肾素-血管紧张素-醛固酮系统，使钠水潴留。外周血管阻力增高，从而使血压增高。④雄激素，可能雄激素能抑制 11-β 羟化酶而使肾上腺皮质产生更多 11-去氧皮质酮有关。

（2）中枢神经类药物　①麻醉剂，如氯胺酮，大剂量芬太尼和东莨菪碱（0.1 mg）静脉注射也有致高血压危象风险。鸦片受体拮抗剂纳洛酮也有升压作用。②毒扁豆碱，能兴奋交感神经，可引起老年痴呆患者血压升高。③单胺氧化酶抑制剂（MAOI），此类药物有苯乙肼、反苯环丙胺、托洛沙酮等，三环类抗抑郁药（TCAs）有丙咪嗪、阿米替、去甲替林、氯丙咪嗪等。高血压患者伴有抑郁状态时应慎用 TCAs 类药物。MAOI 类药物诱发高血压的原因主要是抑制单胺氧化酶（MAO）的活性，升高神经突触间儿茶酚胺和 5-羟色胺的浓度；儿茶酚胺的分解代谢因 MAO 活性受抑制而受阻，使体内儿茶酚胺类物质堆积，引起血压增高。此外，此类药物干扰酪胺代谢，使酪胺在体内积蓄，积蓄的酪胺促进去甲肾上腺素释放。TCAs还可兴奋血管α受体和抑制胺泵功能，使去甲肾上腺素作用增强和延长，继而引起血压增高。

（3）非类固醇类抗炎药物　包括水杨酸类（阿司匹林），乙酸苯胺类（非那西汀、对乙酰氨基酚），吡唑酮类（安乃近、保泰松）和吲哚类（吲哚美辛）。非甾体消炎类药物抑制环氧化酶活性，使体内前列环素减少，导致血管扩张作用减弱。同时增强肾小管对水钠的重吸收，引起水钠潴留。长期应用此类药物还可引起间质性肾炎，导致肾损害而产生继发性高血压。

（4）甘草及其制剂　目前这类制剂常用的有强力宁、甘利欣、美能等。甘草内所含的甘草酸可进一步水解为甘草次酸，甘草次酸在化学结构上类似皮质酮，可产生醛固酮样作用，导致水钠潴留，同时增加钾的排出，从而使血压升高。

（5）其他　还有免疫抑制剂环孢素、重组人促红细胞生成素、多巴胺受体拮抗剂甲氧氯普胺（胃复安）、治疗勃起障碍的育亨宾、治疗肿瘤的烷化剂等[15]。

（常静　张晨）

参考文献

[1] Viera AJ，Neutze DM. Diagnosis of secondary hypertension：an age based approach. Am Fam Physician，2010，82：1471-1478.

[2] Wang H，Zhang L，Zuo L. A decade after the KDOQI CKD guidelines：a perspective from China. Am J Kidney Dis，2012，60（5）：727-728.

[3] Van der Velde M，Matsushita K，Coresh J，et al. Lower estimated glomerular filtration rate and higher albuminuria aye associated with al1 cause and cardiovascular mortality A collaborative meta analysis of high—risk population cohorts. Kidney Int，2011，79（12）：1341-1352.

[4] 娄探奇，叶增纯. 从临床指南的演变看慢性肾脏病患者的血压管理. 中华高血压杂志，2012，20（7）：

613-615.

[5] Appel LJ，Wright JT Jr，Greene T，et al. Intensive blood pressure control in hypertensive chronic kidney disease. N Engl J Med，2010，363（10）：918-929.

[6] 中华医学会老年医学分会. 动脉粥样硬化性肾动脉狭窄诊治中国专家建议（2010）. 中华老年医学杂志，2010，29（4）：265-270.

[7] White CJ. Management of renal artery stenosis：the case for intervention，defending aurent guidelines，and screening（drive-by）renal angiography at the tine of catheterization. Prog Cardiovasc Dis，2009，52（3）：229-237.

[8] Dorrian CA，Toole BJ，Alvarez-Madrazo S，et al. A screening procedure for primary aldosteronism based on the Diasorin Liaison automated chemiluminescent immunoassay for direct rennin. Ann Clin Biochem，2010，47（3）：195-199.

[9] Mysliwiec J，Zukowski L，Grodzka A，et al. Problems in diagnostics of primary aldosteronism—analysis of the own data. Endokrynol Pol，2010，61（1）：2.

[10] 许媛媛，蒋怡然，苏颈为，等. 醛固酮/肾素比值在原发性醛固酮增多症筛查中的临床价值. 中华内分泌代谢杂志，2012，28：301-305.

[11] Mullan K，Black N，Thiraviaraj A，et al. Is there value in routine screening for Cushing's syndrome in patients with diabetes？J Clin Endocrinol Metab，2010，95：2262-2265.

[12] Lozano L，Tovar JL，Sampol G，et al. Continuous positive airway pressure treatment in sleep apnea patients with resistant hypertension：a randomized，controlled trial. J Hypertens，2010，28：2161-2168.

[13] Drager LF，Pedrosa RP，Diniz PM，et al. The effects of continuous positive airway pressure on prehypertension and masked hypertension in men with severe obstructive sleep apnea. Hypertension，2011，57：549-555.

[14] 赵鑫，孙立忠. 主动脉缩窄的治疗方法. 医学研究杂志，2010，39（1）：7-10.

[15] Schlumberger M，Tahara M，Wirth LJ. Lenvatinib versus placebo in radioiodine-refractory thyroid cancer. N Engl J Med，2015，372（7）：621-630.

第十一章 难治性高血压的临床特点与防治

难治性高血压（resistant hypertension，RH）又称抵抗性高血压，是指在使用包括 1 种利尿药在内的、足够剂量而且合理搭配的 3 种或 3 种以上抗高血压药物治疗后，血压仍不能控制在 140/90 mmHg 以下，对于糖尿病和肾疾病（肌酐＞1.5 mg/dl 或 24 h 尿蛋白排泄＞300 mg）未能降至 130/80 mmHg 以下，对于老年单纯性收缩期高血压患者，其收缩压仍未降到 160 mmHg 以下者，也称为难治性高血压。而新近诊断为高血压或尚未接受治疗的高血压患者，不论其血压水平有多

高，均不包括在本定义中[1]。目前在高血压患者中难治性高血压的患病率不确切，研究表明有 20%～35% 的患者可达到难治性高血压的诊断标准[2]。长期血压不被控制可造成左心室肥厚、周围血管疾病、慢性肾损害、视网膜疾病等[3]，故难治性高血压的诊治势在必行。

血压未被控制与难治性高血压的概念绝非等同，前者是指由于血压受到多种可控因素的影响而导致"血压难治"，在积极干预这些因素后可达满意疗效，这种情况又被定义为假性难治性高血压。

第一节 假性难治性高血压

一、患者的因素

1. 饮食和生活方式因素的干扰

如肥胖 [（BMI）＞30 kg/m^2]、高钠摄入（尿钠排泄≥150 mmol/d）、过量饮酒（男性饮酒的酒精≥25 g/d，女性减半量）和滥用药物（如减肥药）可导致假性难治性高血压[4]。

（1）肥胖 已有研究表明大概超过 40% 的血压难控的患者伴有肥胖[3]，而且肥胖患者需要更大剂量的降压药物，有时即便增加药量血压也不易被控制在正常水平[4]。肥胖造成高血压的机制非常复杂，包括钠排泄障碍、交感神经系统活跃、RAS 系统活跃、诱导高胰岛素血症等[5]。

（2）高钠摄入 一项尿钠与血压关系的国际流行病学调查采用标准化的血压测量、尿液收集和钠的集中测定，对 32 个国家 52 个中心的年龄在 20～59 岁的 10 079 人进行了尿排钠量与血压关

系的分析。此项研究基本肯定了盐摄入与血压的正性关系，而且认为盐的摄入对血压的影响与年龄密切相关[6]。过量盐摄入造成血压难治归因于高钠血症的直接升压作用及降低降压药的敏感性两种机制[7]。

（3）饮酒 我国有项报道，每周饮酒次数多于 30 次的高血压患者，高血压所带来的各种风险从 12% 上升至 14%[8]。可喜的是，另一项小人群研究表明：重度饮酒者戒酒后 24 h 动态血压中收缩压平均下降 7.2 mmHg，舒张压平均下降 6.6 mmHg，高血压的患病率从 42% 下降至 12%[9]。

（4）吸烟 吸烟在男性高血压患者中较普遍，女性高血压患者被动吸烟率较高。烟草中含有大量对人体有害的物质，可造成组织器官缺血缺氧、动脉壁内皮细胞被破坏[10]，并促进交感神经活性增强而使血压难降。

2. 对降压药物治疗缺乏依从性[11]

一项回顾性研究表明：大约 40% 的新发高血

压患者在病程第一年就中断了降压药物治疗[12]。随访 5～10 年的病例当中，只有不到 40% 的患者坚持服药[13]。与就诊于基层医疗机构后接受降压药物治疗的患者相比，接受高血压专科医师指导用药的患者服药依从性相对较高。另一项来自高血压专科门诊的回顾性研究表明：因依从性差造成血压难降的占就诊患者的 16%[14]。超过 50% 的血压难降患者尽管反复就诊却不增加药量，一些没有临床症状的高血压患者，虽然服用药物治疗但因不能感受到疗效，加之医疗费用的负担和随访诊疗的麻烦最终导致患者放弃遵医嘱服用降压药[15]。2009 年美国难治性高血压专家共识中推荐经治医师不仅要从患者汇报的病史中判断患者用药依从性，还应该特别追问患者是如何成功应对所服药物种类过多、剂量过大、频次过高、药物副作用及高额药费等实际问题；在患者及其家人在场的情况下，询问患者家属可更客观地评价患者服药的依从性，并制定出针对难治性高血压的临床实践诊疗流程（如图 11-1 所示）。

简化治疗方案是改善依从性的有效措施，具体方法如下：①尽量选用多种长效降压药每日单次口服以减少服药频次；②建议患者记录家庭血压后定期门诊随访；③需与护理、药理及营养专业人员协同指导患者综合治疗；④建议患者家属配合监督服药及改善生活方式治疗[16]。

二、医生的因素

1. 血压测量方法不正确

正确的血压测量应该注意以下条件：情绪稳定，应在安静的室内休息 10～15 分钟以消除疲劳、紧张等对血压的影响，检查前 5 分钟内不要做体位变动；室内温度应以 20℃ 左右为宜，太冷、太热对血压高低都有影响；检查血压前半小时内

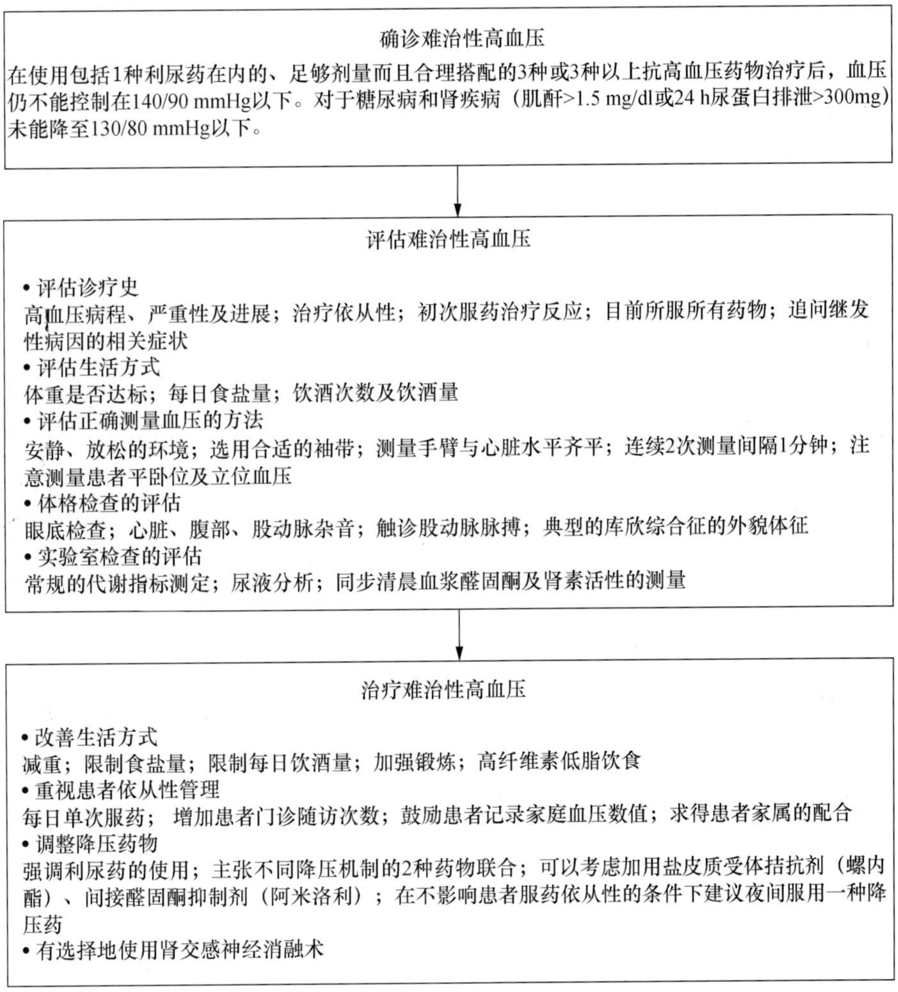

确诊难治性高血压

在使用包括1种利尿药在内的、足够剂量而且合理搭配的3种或3种以上抗高血压药物治疗后，血压仍不能控制在140/90 mmHg以下。对于糖尿病和肾疾病（肌酐>1.5 mg/dl或24 h尿蛋白排泄>300mg）未能降至130/80 mmHg以下。

↓

评估难治性高血压

- 评估诊疗史
高血压病程、严重性及进展；治疗依从性；初次服药治疗反应；目前所服所有药物；追问继发性病因的相关症状
- 评估生活方式
体重是否达标；每日食盐量；饮酒次数及饮酒量
- 评估正确测量血压的方法
安静、放松的环境；选用合适的袖带；测量手臂与心脏水平齐平；连续2次测量间隔1分钟；注意测量患者平卧位及立位血压
- 体格检查的评估
眼底检查；心脏、腹部、股动脉杂音；触诊股动脉脉搏；典型的库欣综合征的外貌体征
- 实验室检查的评估
常规的代谢指标测定；尿液分析；同步清晨血浆醛固酮及肾素活性的测量

↓

治疗难治性高血压

- 改善生活方式
减重；限制食盐量；限制每日饮酒量；加强锻炼；高纤维素低脂饮食
- 重视患者依从性管理
每日单次服药；增加患者门诊随访次数；鼓励患者记录家庭血压数值；求得患者家属的配合
- 调整降压药物
强调利尿药的使用；主张不同降压机制的2种药物联合；可以考虑加用盐皮质受体拮抗剂（螺内酯）、间接醛固酮抑制剂（阿米洛利）；在不影响患者服药依从性的条件下建议夜间服用一种降压药
- 有选择地使用肾交感神经消融术

图 11-1　美国 AHA 推荐的难治性高血压的临床实践诊疗流程

应避免进食，不吸烟、不饮酒，排空膀胱（解小便1次）。测压者应受过合格的培训，并根据患者选择合适的血压计及完成正确的测压步骤。在测量之前未能安静休息和袖口太紧是血压测高的两种常见错误，虽然还不清楚有多少血压未控制是由测量不准确造成的，但考虑到这是一个普遍问题，建议针对医护人员诊室血压测量的正确方法进行评估[17]。

2. 误诊及治疗方案不合理或剂量、疗程不足

有些医师对于难治性高血压的概念不清，将先后使用超过3种的降压药物血压难以控制的患者误判为患难治性高血压；有些医师虽然使用了多种药联合降压，但配伍不合理，甚至存在禁忌；有些医师没有为患者拟定个体化治疗方案，对于体重指数较大的患者，仍然使用常规剂量，或剂量已达足量但疗程不足就被诊断为难治性高血压。其实，部分难治性高血压患者仅仅需要调整方案，增加药物剂量后就可以使血压达标。血压难控患者常伴有容量负荷过重，需要特别强调利尿治疗的重要性，大约有60%此类患者对加用利尿药或增加利尿药的剂量后血压可达标[18-19]。

3. 外源性物质的干扰

有一部分患者可能同时服用一些影响血压的药物，包括拟交感神经药（如麻黄、苯福林、可卡因等）、类固醇激素、避孕药、红细胞生成素、免疫抑制剂（如环孢素等）、抗抑郁药（如三环类抗抑郁药物）、非甾体消炎药、食欲抑制剂、中草药（如人参、甘草等）等，但它们可能导致难治性高血压的比例小于2%，这些物质导致难治性高血压的机制主要是它们可以直接引起血压升高或者影响降压药物的疗效[1]。其中非甾体消炎药可引起血压轻度升高，一项meta分析结果提示：使用非甾体消炎药后血压平均可上升5 mmHg[20]。

非甾体消炎药还可削弱多种降压药的疗效，包括：利尿药、ACEI、ARB、β受体阻滞药等[21]，选择性的COX-2阻滞药也有类似的效果[23]。糖皮质激素也是影响血压的重要药物，它主要通过钠水潴留升高血压[22-23]。此外，甘草是人们家庭常备药，它可以通过抑制皮质醇代谢、增加盐皮质激素受体敏感性而升高血压[24]。

三、心理、生理因素

1. 心理因素

精神压力可引起的血压过度反应，临床上常见于创伤后应激障碍，紧张、焦虑、愤怒等精神压力持久不消除[25]。随着生活水平的日益提高，人们保健意识越来越强。由于对疾病缺乏客观认识，初诊某种疾病后，往往会出现恐惧、担心、焦虑等情绪，这些不良情绪会引起血压升高，对于已患高血压的患者，处于焦虑状态时血压将难以控制。

2. 白大衣高血压

研究表明有1/4难治性高血压患者的24 h动态血压水平低于135/85 mmHg，这一现象归为诊室或白大衣难治性高血压。重复自测血压或24 h动态血压监测可以把此型和真正的难治性高血压区分开[21]。

3. 老年人假性高血压

Framingham研究表明：与小于60岁的高血压患者相比，年龄大于75岁的老年患者中只有1/4患者收缩压能被有效控制[26]。一些表现为血压难治的老年患者，由于存在严重的动脉粥样硬化导致了血压测量不准确，一般可通过Osers试验及桡动脉穿刺血管内压测定辅助鉴别诊断[27]。

第二节　判断难治性高血压的病因——鉴别继发性高血压

在难治性高血压患者中，部分可找到继发性高血压的病因，在难治性高血压中继发性高血压具体患病率不详。由于受到医疗检测水平及医师诊疗技术等多方面的限制，很多难治性高血压被误判为原发性高血压。继发性高血压的筛查是一项费时、费力、费钱的工作，临床医师应该在具

备扎实的临床基础上认真分析患者的各项检查指标，从病史、体格检查、血尿常规、肾超声等最简单的信息中去伪存真地寻找继发性高血压的线索，有的放矢地安排相应检查，切忌拉网式检查及盲从，以便用最经济的方法帮助患者获取最大的利益。结合临床经验，总结继发性高血压的筛查应遵循以下步骤：

第一步：明确有无高血压及是否为难治性高血压

未服降压药情况下非同日连续 3 日监测血压高于或等于 140 mmHg 和（或）90 mmHg，服用降压药情况下血压能或不能达标者定义为高血压患者。不建议用动脉血压监测中的某一数值取代上述诊断标准，因为动态血压只能反映患者 24 小时的血压状态。只有在高血压诊断明确的基础上筛查高血压原因才有意义。部分临床医师概念不清，仅凭一次血压升高就开始筛查高血压原因是不可取的。在明确高血压的基础上，按照规范的难治性高血压定义而做出明确诊断。

第二步：详细询问病史、客观的体格检查及最基本的实验室检查捕捉继发性高血压的线索

作为临床医师询问病史是基本功，应该"普遍撒网、重点捕鱼"。"普遍撒网"是指把患者视为一个整体，按继发性高血压的各个症候群一一询问；"重点捕鱼"是指如果患者针对某个症候群提供了较多的信息，应该深入地、有鉴别地询问，可能会获得重要线索。诊疗史是通过书写病历客观记录以下内容：①患者的高血压病程、严重程度及发展过程；②药物治疗依从性；③初次用药的反应（包括毒副作用及不良反应）；④现服所有药物（包括中草药及非处方药物）；⑤合并的其他临床表现，例如：白天嗜睡、打鼾、阵发性血压升高、心慌、大汗以及确切的外周或冠状动脉粥样硬化的证据等，这些资料可以引导医生排查难治性高血压的病因。对于高血压这样一个需要长

期观察、监测及施治的慢性疾病，门诊随访病历的书写是极其重要的。与患者会面及询问病史后，医师将会对患者有一个总体认识，查体要注重皮肤黏膜有无水肿，口唇是否发绀，咽腔是否狭小，颈部脐周是否有血管杂音，肾区是否有叩痛及四肢脉搏血压是否对称等，对怀疑的体征应反复检查、反复验证，但一定要客观，不能想当然。安排实验室及辅助检查时临床医师应该根据患者的具体病情，采用最经济合理的检查方法，具体介绍如下：

1. 初级检查

此类检查在各级医院、卫生所均能开展，简单、经济、易行，能给临床医师提供很多继发性高血压的重要信息。

（1）血常规 血常规反映骨髓三大系统增殖情况在外周血液中的分布，任何一系异常增生均可导致血液黏稠，对全身血管壁压力增大，血压会随之增高[28]。

（2）尿常规 若尿中出现尿蛋白、红白细胞、管型等异常，提示肾性高血压的可能性。如果尿比重及酸碱异常，应该全面分析电解质紊乱合并高血压的继发性因素。

（3）肾功能 肾功能包括尿素氮、肌酐、尿酸等指标，尿素氮与饮食相关性大，如果异常应该批判地分析。肌酐相对稳定，如果反复测量异常，考虑肾小球滤过率至少下降 50%，应该顺藤摸瓜找出造成肾小球滤过率降低的病因。尿酸是一个反映全身代谢和肾损害的指标，升高常见于长期饮酒、高嘌呤饮食的男性患者，针对此种患者应该仔细了解其生活方式，并对其不良行为做相应的指导。若尿素氮、肌酐、尿酸三项指标均有异常，肾损害可能性大，应鉴别是否为肾性高血压。

（4）血脂、血糖、血液流变学 高血压是动脉粥样硬化的独立危险因素，若合并脂质代谢紊乱，特别是胆固醇增多，医师应该注意有无全身动脉粥样硬化造成血压难降，若动脉粥样硬化累及肾动脉则会引起肾素活性增高，造成肾血管性高血压。对于糖代谢紊乱的患者应该注意有无胰岛素抵抗造成的高胰岛素血症，而后者也是造成

高血压的常见原因。血液流变学的核心指标是血细胞比容，它反映血脂、血浆纤维蛋白及其他血液有形成分增多造成血管应力增加。

（5）血尿电解质　血清钾离子与高血压密切相关，若血钾偏低合并有高血压，应该警惕多种继发性高血压的可能性，比如肾上腺疾病造成的高血压及肾性高血压的早期。若血钾偏高合并有高血压，则应注意有无肾性高血压。但不是所有的低血钾合并高血压均为继发性高血压，我们应该分析低血钾的原因，应排除因挑食、呕吐、腹泻、出汗、使用排钾利尿药、应用胰岛素等情况造成的血钾低。尿钾排泄增高提示肾小管上皮细胞对钾的重吸收能力降低，临床上使用 24 小时血尿同步离子（血钠、尿钠、血钾、尿钾）来了解有无尿钾排泄增高，行此项试验前应该嘱患者常规饮食、停用排钾或保钾利尿药至少 3 天以上，24 小时尿液应该全部留取（可通过监测尿肌酐来质控）。高血压伴血清钙离子增高也应该受到重视，遇到这样的情况可进一步了解体内有无多发结石，反复测定血甲状旁腺激素，进行甲状旁腺发射型计算机化断层扫描（ECT）等检查进一步排除甲状旁腺亢进症。

（6）动态血压测定　可用于观察血压变化水平及变化节律，对诊断阵发性高血压有重要意义，24 小时动态血压对于鉴别白大衣效应也是非常可靠的。此外，Salles 等人在一项评估动态血压重要性的前瞻性研究中指出：动态血压均值增高有预测心血管事件死亡率及病死率的意义，但诊室血压测量无此意义[29]。24 小时动态血压也可评估服用降压药后的疗效。

（7）双肾及肾血流超声　肾对于超声检查的敏感性较高，可了解双肾的长轴长度、双肾皮质髓质结构、双肾动脉血流速度等，有利于肾性高血压的筛查[30]。临床评价肾大血管的血流技术是彩色和频谱多普勒超声，评价肾微小血管的血流可采用新型超声造影剂及造影技术，它可较好地显示细小和低速血流，动态观察肾血流灌注，显示局部缺血区域，对临床评价血流灌注具有重要意义[31]。

（8）肾上腺 CT　肾上腺位于肾的上方，许多肾上腺疾病和高血压密切相关，肾上腺分泌多种升压激素，肾上腺形态改变及激素异常为寻求继发性高血压的病因提供重要临床线索。CT 扫描能清楚显示正常及异常肾上腺的形态，对肾上腺占位性病变的定位、定性诊断均具有重要的作用，它优于肾上腺核磁和肾上腺 B 超，目前 CT 已经成为诊断肾上腺病变影像学首选[32]。但是在检查过程中一定要考虑到肾上腺体积较小，应该行薄层扫描及冠状位扫描结合的办法来分析有无占位及增生。

2. 次级检查

在初级检查有相应提示后可结合患者实际临床情况进一步追查继发性高血压原因，次级检查可能在基层医院无法开展，需要转往上级医院或高血压专科进行筛查。

（1）皮质醇节律　若各时间段皮质醇水平增高及节律异常可考虑皮质醇增多症。但不是所有的异常均为病理性的，可进行小剂量地塞米松抑制试验鉴别，次日清晨抑制后皮质醇下降 50% 以上时可考虑为生理性的皮质醇增多；若不能被抑制，建议行血 ACTH、大剂量地塞米松抑制试验等来鉴别是否为 ACTH 依赖性皮质醇增多症或非 ACTH 依赖性皮质醇增多症，睡眠节律紊乱及打鼾造成的低氧血症均对此节律有影响[33]。

（2）血浆肾素、醛固酮及醛固酮与肾素之比　肾素-血管紧张素-醛固酮系统（RASS）在血压调节中起主导作用，肾素活性增高可继发醛固酮水平增高，而醛固酮水平异常增高又可抑制肾素活性，此种对立又统一的关系是多种临床试验的重要理论基础。肾素活性异常增高应该考虑到有无肾实质性高血压、肾动脉狭窄、球旁细胞瘤、急进性高血压等，此外异位肾、睡眠呼吸暂停综合征也可引起肾素水平升高。若能排除上述导致肾素病理性增多的因素，部分青少年患者因生理性因素可导致肾素增高。肾素测定的试验环境要求很高，若处理不当可造成肾素降解，部分老年患者表现出生理低肾素状态，而体内醛固酮水平异常增高时也表现为低肾素水平，目前普遍认为醛固酮与肾素之比（the plasma aldosterone to renin ratio，ARR）是进行鉴别和筛选原发性醛固酮增多症（PA）的可靠指标[34-37]。在筛选时还应注意临界值设定和试验方法标准化，体位、采血时间等不同，临界值的设定也各不相同。有些降压药对肾素、醛固酮水平有影响，这直接影响ARR，故建议最好在测试前停用 β 受体阻滞药、血管紧张素转化酶抑制药、血管紧张素 Ⅱ 受体阻滞药类、二氢吡啶类钙通道阻滞药、利尿药等降压药。此外，还要注意在特定人群中，例如在中重度阻塞性睡眠呼吸暂停综合征患者中血浆醛固酮/肾素活性值需要下调[38]。不同体位测定血浆醛固酮及肾素活性有特定的临床价值[39]。

（3）血浆、尿液儿茶酚胺及其代谢产物测定
儿茶酚胺是肾上腺素、去甲肾上腺素、多巴胺的总称，主要由交感神经和肾上腺髓质产生和释放。肾上腺髓质主要产生肾上腺素和少量的去甲肾上腺素，交感神经主要分泌去甲肾上腺素。在病理情况下，特别是嗜铬组织的肿瘤，分泌产生大量肾上腺素和去甲肾上腺素，引起血压升高[40]。由于血浆儿茶酚胺类物质测定比较困难，加上干扰因素较多，测定需要特殊的方法与设备，所以临床多用尿液检测，采用高效液相电化学法测定血尿儿茶酚胺特异性强，操作简单，结果准确，并能同时对肾上腺素（E）、去甲肾上腺素（NE）、多巴胺（DOP）、代谢中间产物（间羟去甲肾上腺素（NMN）、间羟肾上腺素（MN）直接测定，适合大量标本的测定，值得推广[41]。

（4）血清性激素测定　若育龄期女性表现为高雄激素血症、血浆促黄体素（LH）水平增高，促卵泡素（FSH）增高，应该警惕多囊卵巢综合征（PCOS）。正常月经周期卵泡期，血清睾酮浓度平均为 0.43 μg/L，高限为 0.68 μg/L，如超过 0.7 μg/L（2.44 nmol/L），即称为高睾酮血症，对临床诊断有重要意义[42]。

（5）盐水负荷试验（saline load test）　盐水负荷试验是确诊原发性醛固酮增多症的常用检查方法之一。生理情况下细胞外液容量扩张或肾小管腔内钠离子浓度升高时抑制肾素分泌，醛固酮分泌减少；原醛症患者醛固酮分泌呈自主性，不受高钠摄入的抑制。左心功能不全或肾功能不全者慎行，对于临床症状典型、低血钾明显的患者不宜进行该试验[43]。

（6）卡托普利试验（the captopril test）　又叫开博通抑制试验，是目前临床应用最广泛的原醛症确诊试验之一[44]。正常情况下，卡托普利可以抑制血管紧张素转换酶，减少血管紧张素 Ⅱ 产生，从而抑制醛固酮分泌。但对于自主性分泌醛固酮的原醛症患者，卡托普利对醛固酮无明显抑制作用。因此该方法可用于区分原醛症和原发性高血压。在原醛症确诊试验中，卡托普利试验和盐水滴注抑制试验的诊断有效性相当[45]。卡托普利试验适用于盐水滴注抑制试验禁用的患者，如严重高血压和亚临床心力衰竭患者。此外，卡托普利试验也可鉴别肾血管性高血压，具体方法为在试验前不限盐饮食，停用利尿药及 ACEI 类药物两周，检查肾功能，试验当天不用任何降压药，口服巯甲丙脯酸 50 mg 后 1 h 测定血浆肾素活性。据报告其诊断的敏感性和特异性均≥95%。其缺点是对心血管功能障碍、ACEI 类药物过敏、中至重度肾功能损害的患者（Cr>221 μmol/L）等不适于行此试验[46]。

（7）螺内酯（安体舒通）试验（antisterone test）　安体舒通是醛固酮的拮抗剂，能阻滞醛固酮在远曲管对电解质的作用，服安体舒通前后，分别取血测测钾、钠、HCO_3^- 并留 24 小时尿测钾和钠。醛固酮增多症可见尿钾减低，血钾升至正常，尿钠增多，血钠减少，血 HCO_3^- 下降，血压亦可降低，为阳性结果。而原发性高血压与失钾性肾炎则为阴性，有助于鉴别诊断。该试验不能区别出醛固酮增多症的原发与继发。

（8）体位、呋塞米（速尿）激发试验（post, furosemide intravenous injection test）　由于人体由平卧位变换为直立位时双肾受重力的作用下垂，肾脏相对缺血，肾素被激活、系统血压升高以保证双肾血供；静脉推注速尿后，血清 Na^+ 浓度下降，对肾素释放的抑制减少，血清肾素升高。两者结合起来最终导致 ARR 降低，而原醛患者血清肾素的释放主要受醛固酮的抑制，对于体位变换及速尿激发的影响不大，故试验后 ARR 几乎不变，临床上常用来鉴别原醛与原发性高血压患者[47]。现国外有学者采用平卧位大剂量速尿静脉注射法来检查 ARR，只需 30 分钟，缩短了时间，

增加了检查的安全性和准确性[48]。

（9）多导睡眠监测 多导睡眠图（PSC），是诊断睡眠紊乱疾患的一项重要手段[49]。通过对病人睡眠时的脑电、心电、肌电等指标的收集，并监测病人鼻气流、胸廓及腹部随呼吸起伏情况，综合分析后计算出睡眠呼吸指数并对睡眠呼吸暂停综合征做出诊断及分度，及对中枢性或阻塞性睡眠呼吸暂停做出鉴别。由于此项检测只反映监测时病人的睡眠呼吸紊乱情况，对疾病分度可能有一定的误差。

（10）肾动脉多排螺旋 CT 三维血管成像（肾动脉 CTA） 随着影像学的发展和仪器的进步，螺旋 CT 三维血管成像对全身各部位的血管成像已广泛应用于临床，其临床价值已得到公认。它具有无创、安全、方便、经济、直观的特点，同时放射线辐射亦相对较少，并且可显示动脉壁及壁外组织结构。在一定程度上已可以代替以往作为"金标准"的数字化减影血管造影术（DSA）[50]。在继发性高血压筛检当中如果高度怀疑为肾血管性高血压，又担心造影剂对肾功产生严重后果的，可首先考虑肾动脉 CTA，如病变较严重需介入治疗可选择肾动脉造影术。

（11）双肾放射性核素显像（双肾 ECT） 一般认为肾小球滤过率（GFR）主要反映肾小球滤过功能的受损情况，而有效肾血浆流量（ERPF）下降则主要与肾小管功能损害有关，滤过分数的高低反映肾小球和肾小管功能受损的程度，可帮助判断肾损害的性质，然而肾脏受损是一个比较复杂的过程，在疾病的一定阶段，受损的肾小球和肾小管可互相影响。放射性核素肾动态显像所用显像剂分肾小球滤过型和肾小管分泌型，可分别测量 GFR 和 ERPF。它方法简单、无创安全、价廉易得，且能同时测量分肾功能，已广泛应用于肾功能评价[51]。

（12）放射性碘标记的间碘苄胍闪烁扫描（[123]I/^{131}I-MIBG scintigraphy）、正电子断层显像（PET）[131]I-MIBG 与[123]I-MIBG 是肾上腺素能神经递质前体的同分异构体，它们可进入肾上腺素能神经末梢的囊泡内，因此它可使嗜铬细胞瘤显像。正常肾上腺髓质对间碘苄胍摄取较少，不显像，而被

证实的嗜铬细胞瘤在 24 h 后都显像。肾上腺外的嗜铬细胞瘤及恶性嗜铬细胞瘤的转移灶在 24 h 后都能见到肿瘤所在部位明显的放射性浓集，因此根据显像时间、放射性浓集程度，并结合生化指标，对嗜铬细胞瘤的诊断有较高的特异度，对肾上腺外嗜铬细胞瘤和恶性嗜铬细胞瘤转移灶的诊断极有价值[52]。PET 为正电子发射型电子计算机断层摄影。[18]F-FDG（2-氟-18-氟-2-脱氧-D-葡萄糖）是最常用的 PET 放射性示踪剂，是葡萄糖的类似物，90 年代末 Shulkin 等对 29 例嗜铬细胞瘤患者比较分析了[18]F-FDG 和[131]I-MIBG 扫描法了解嗜铬细胞瘤的敏感性。结果提示 MIBG 的敏感性高于前者。所有[18]F-FDG 未能显示的嗜铬细胞瘤在 MIBG 扫描时均有阳性发现，而有 4 例 MIBG 结果阴性的嗜铬细胞瘤被[18]F-FDG 成功定位。Ilias 等结合 Shulkin 等的研究认为这两种方法在嗜铬细胞瘤的诊断中可互为补充，但 PET 价格昂贵[53]。

3. 高级检查

次级检查完成后，医生对患者的总体情况有了全面的了解，可能从所获证据已能明确诊断但需要进一步检查证实，高级检查往往是有创伤的，但对病人的确诊、分型、定侧及制定下一步治疗方案、评估治疗效果有重要意义，需要医生权衡利弊、患者有充分的思想准备后方能进行。

（1）肾动脉造影术配合肾静脉取血术 能判断狭窄的部位、程度、范围、远端分支、侧支循环及胸腹主动脉等情况，是有创性检查，但仍是目前确诊肾动脉狭窄的金标准，有助于判断是否为真性肾动脉狭窄并可鉴别病因和制定下一步治疗方案[54]。

（2）肾穿刺并活检术 既往采用超声引导下手动粗针穿刺法技术要求高，且需患者紧密配合，否则易造成取材失败。现采用超声引导并与自动活检技术相结合，使难度较高的肾活检技术趋于完善、简化，并且更加安全[55]。高血压与肾实质病变互为因果，有时只有通过肾穿刺活检病理检查才能有效鉴别。

（3）双侧肾上腺静脉采样检查（AVS） AVS是开展最早的原发性醛固酮增多症分型定侧检查之一。其主要缺点是操作技术难度大，易出现插

管失败，尤其是右侧（右侧肾上腺静脉向上成锐角并入下腔静脉）。AVS 被认为是诊断原醛及分型定侧的金标准[56-58]。

第三步：获取患者的症状、体征、实验室检查及辅助检查结果后，根据继发性高血压的临床特点进一步鉴别

新疆高血压研究中心已对 628 例难以控制的高血压病因进行分析总结，常见的继发性高血压有以下几种[59]：

1. 睡眠呼吸暂停综合征

睡眠呼吸暂停综合征（sleep apnea sydrome，SAS）是一种常见的睡眠呼吸障碍疾病。随着研究的深入，近年来人们发现 SAS 尤其是阻塞型睡眠呼吸暂停综合征（OSAS）与高血压的关系密切。SAS 在吸烟患者中更常见[60]，常表现为夜间血压难控[61-66]，可造成高血压靶器官损害[67]，也可造成糖脂代谢紊乱加重动脉粥样硬化[68-70]。此病是由于睡眠时上气道狭窄或阻塞导致的反复发作的呼吸浅慢或暂停，继而出现夜间低氧血症或合并高碳酸血症，从而使患者睡眠时呼吸费力，夜间频繁被憋醒，睡眠质量差，血压升高难以下降。本病可通过多导睡眠监测检查明确诊断。目前，观察此病常与原发性醛固酮增多症合并出现[71-72]。

2. 肾实质性高血压

由各种肾实质性疾病引起的高血压统称为肾实质性高血压，常见的急慢性肾炎及其少见的肾疾病均可导致高血压[73]，其发病率在继发性高血压中占首位，约占各种原因所致高血压的 $5\%\sim10\%$，是导致多种肾疾病慢性进展、肾功能恶化的主要影响因素。肾实质性高血压除存在高血压的各种临床表现外，还具有某些特殊表现，其临床特点如下：①一般情况较差，多呈贫血貌；②眼底病变重，更易发生心血管并发症；③进展为急进性或恶性高血压的可能性为原发性高血压的 2 倍；④尿常规检查多有异常发现，如蛋白尿等，生化检查可有血肌酐升高等肾功能不全的表现；⑤预后比原发性高血压差。全国肾实质性高血压调查协作组报道，肾实质性高血压最主要的

临床疾病类型为原发性慢性肾小球肾炎或肾病综合征和继发性肾小球疾病，最主要的病理类型为系膜增生性肾炎和局灶增生或局灶硬化性肾炎。除血尿常规、肾功能、双肾超声、肾脏 ECT 等检查项目可对诊断有相应提示外，可行肾穿刺活检术及病理检查了解肾病类型、为治疗提供重要依据。

3. 肾血管性高血压

肾血管性高血压，是指各种原因引起的肾动脉或其主要分支的狭窄或闭塞性疾病，引起肾血流量减少或缺血所致的高血压。引起肾血管性高血压的常见病因有大动脉炎、动脉粥样硬化性肾动脉疾病、系统性坏死性血管炎、肾动脉纤维性发育不良等疾病。高血压若伴以下表现时应高度考虑肾血管性高血压可能：①30 岁以下发生或 50 岁以上发生的高血压，特别是年轻而严重的高血压；②恶性高血压，伴有严重的眼底改变；③高血压突然发生或突然升高，而无明显的家族史；④进行性或药物难以控制的高血压；⑤高血压患者经血管紧张素转化酶抑制药（ACEI）治疗后肾功能恶化；⑥有吸烟史，伴有冠状动脉、颈动脉、脑动脉和周围动脉的粥样硬化病变；⑦严重高血压伴有低钾血症，血浆肾素明显升高，继发醛固酮升高；⑧反复发作性肺水肿；⑨上腹部和腰部有连续性收缩期或舒张期杂音；⑩影像学检查肾，双肾大小不等。其他检查如卡托普利试验、螺旋 CT 肾血管显影均为无创性检查，亦可用于筛选检查。双肾动脉 DSA 是有创性检查，仍是目前确诊 RAS 的金标准。

4. 原发性醛固酮增高症

原发性醛固酮增多症是由于肾上腺的皮质肿瘤或增生，醛固酮分泌异常增多所致。在高血压合并糖尿病、高血压合并阻塞性睡眠呼吸暂停综合征患者中，此病比例高，需要注意筛检[74-76]。体内醛固酮水平异常增高可造成中重度高血压导致靶器官损害[77-78]；造成血管的炎症、纤维化及硬化，更易导致动脉粥样硬化[79-80]。原发性醛固酮增多症的临床诊断依据为：①高血压、低血钾、碱中毒。如果患者的血钾$\leqslant 3.5$ mmol/L 时尿钾$\geqslant$25 mmol/d，表明有尿失钾现象，支持本病的诊断，但大多数患者表现为正常血钾[81]。②低肾

素、高醛固酮血症。原发性醛固酮增多症患者血醛固酮水平升高,肾素活性受抑制,ARR 高于 25。③功能试验。速尿激发试验后 ARR 仍低。盐负荷试验后出现明显的低血钾,醛固酮仍不降低至指标以下。安体舒通试验 7 天后高血压及电解质紊乱可在一定程度上被纠正。以上均支持醛固酮增多症的诊断。④定位检查。肾上腺 B 超、CT 或磁共振成像(MRI),以及放射性碘化胆固醇肾上腺显像有助于肿瘤的定位检查,但一般超声对于小腺瘤诊断率低,CT 的灵敏度大于 MRI。⑤分型定侧检查。AVS 测定醛固酮来加以分型定侧。

5. 皮质醇增多症

皮质醇症的诊断分三个方面:①确定疾病诊断主要依典型的临床症状和体征:食欲亢进、体重明显增加、夜间打鼾、性功能障碍、全身疲乏;向心性肥胖、紫纹、毛发增多、皮肤菲薄等。②定性诊断:通过皮质醇节律、午夜 1 mg 地塞米松抑制试验、标准小剂量地塞米松抑制试验、大剂量地塞米松抑制试验、ACTH 等检查明确皮质

醇增多症诊断。③定位诊断:对于 ACTH 依赖型,重点放在垂体及分泌 ACTH 的肿瘤上;对于非 ACTH 依赖型,重点放在双侧肾上腺上。此外,对于女性患者,一定要与多囊卵巢综合征相鉴别。

6. 嗜铬细胞瘤

此病表现为阵发性或持续血压升高,典型病例伴有剧烈头痛、心悸、大汗的"三联征",全身表现为高代谢症候群[82-85],对靶器官有急慢性损害[86]。在发作期检测血、尿儿茶酚胺、尿香草苦杏仁酸(VMA)对诊断有一定意义,但技术要求较高。如能测定血间羟去甲肾上腺素(NMN)、间羟肾上腺素(MN)则对嗜铬细胞瘤的诊断有更高的敏感性及特异性。CT 扫描对嗜铬细胞瘤的诊断准确率高,而且无创伤,有条件应作为首选检查方法。近年来开展的[131]I-间位碘苄胍(^{131}I-MIBG)造影,对嗜铬细胞瘤的诊断及定位提供了重要方法,它能鉴别肾上腺或肾上腺以外其他部位的肿瘤是否为嗜铬细胞瘤,具有安全、特异和准确率高的优点。

第三节　难治性高血压的治疗

难治性高血压的治疗对于临床医师而言是个棘手的问题,如能筛检出继发性高血压的病因并对病因治疗,预计能够获得较好的疗效,但往往不能如愿,需要根据患者病情制定个体化的降压方案。2009 年美国 AHA 制定的难治性高血压的诊疗规范中需要我们注意以下几点:

一、药物治疗

1. 强调选择利尿药降压

研究证实难治性高血压患者通常存在不同程度的容量负荷过重,由此可导致降压治疗的抵抗。部分患者血压难以控制是由于未使用利尿药或利尿药用量不足,因此为达到最大程度的血压控制,增加利尿药的应用是非常必要的。故推荐在充分评估患者肾功能的前提下,对于血压控制不良的患者应该常规应用利尿药,增加原有利尿药的剂

量或更换利尿药力求降压达标。对于肾功能正常的患者可首选噻嗪类利尿药,氯噻酮的降压反应及稳定性较双氢克尿噻好,对于有潜在慢性肾疾病(肌酐清除率<30 ml/min)的患者,可选用袢利尿药,长效的袢利尿药可增加患者服药依从性[87]。

2. 鼓励制定联合降压方案

联合使用 2 种不同种类的降压药可有效控制血压,尤其是利尿药,需要联合其他种类降压药物以达到控制血压的目的。α 与 β 受体阻滞药的复方制剂有良好的降压效果。目前有报道建议联合 ACEI 和 ARB 或者联合二氢吡啶类及非二氢吡啶类钙通道阻滞药降压疗效优于单用这两类药物。一项针对降压方案导致早产的前瞻性研究表明:与不同类药物联合方案比较,同类药物联合导致患者早产的概率较高,故联合多种不同机制的降压药治疗是非常可取的。但很少有资料评估 3 种

或 3 种以上降压药联合使用的有效性。三联降压方案，如 ACEI/ARB＋CCB＋利尿药，降压疗效较好且患者耐受性也不错，且可以使用 ARB 与利尿药的复方制剂，这样只需 2 片药就能解决问题。米诺地尔（敏乐定）是通过扩张外周血管达到降压效果的，但此药副作用较大，联合 β 受体阻滞药及袢利尿药可拮抗它所引起的反射性心率快及钠水潴留的副作用。需要特别强调的是联合 3 种及以上的降压药需要注意个体化原则，制定方案之前需明确以下几点：①患者首先想要解决的临床问题是什么；②既往病史有哪些；③存在多少危险因素；④是否合并慢性肾病及糖尿病；⑤患者的经济能力。只有通盘考虑上述情况，才能制订出适合患者的个体化降压方案[88]。

3. 盐皮质激素受体拮抗剂的使用

研究表明难治性高血压中原发性醛固酮增多症的患病率较高，这为已联用多种降压药物后血压仍控制不良者加用盐皮质受体拮抗剂提供了临床参考。一项来自土著人及白人的研究，入选者均平均服用包括利尿药及 ACEI/ARR 等 4 种降压药后血压仍控制不良，加用安体舒通后收缩压及舒张压分别下降了 24 mmHg 和 10 mmHg。阿米洛利通过拮抗肾远曲集合管上皮钠通道间接抑制醛固酮发挥效应。一项小样本的临床研究结果表明：对 38 个服用包括利尿药在内的多种降压药物血压仍难于控制的患者换用阿米洛利与氢氯噻嗪的复方制剂后收缩压及舒张压分别下降 31 mmHg 和 15 mmHg。另一项关于比较阿米洛利、安体舒通及阿米洛利联合安体舒通的 3 组间并与安慰剂对照的研究提示：使用阿米洛利联合安体舒通联合降压疗效优于这两种药物单用的降压效果，并且发现使用阿米洛利后患者体内血浆肾素活性升高，而安体舒通无此作用。故与阿米洛利比较，安体舒通必须通过增加剂量来有效降压。盐皮质激素受体拮抗剂较噻嗪类降压效果好主要是因为利尿效果更优于噻嗪类，但对于非容量负荷的高血压患者此药的降压疗效还未明确。对于男性患者服用安体舒通后常可见乳腺增生的副作用。只要对服用此药的患者进行严密血钾水平监测，高钾血症并不常见。但对于老年患者、糖尿病患者、慢

性肾病患者、正在服用 ARB/ACEI 或非甾体消炎药的患者应该警惕出现高钾血症[89]。

4. 药物的口服方式

采用动态血压进行监测的横断面研究表明：高血压患者在临睡前服用一种降压药有利于控制 24 小时平均血压，特别是可降低夜间收缩压及舒张压水平。而夜间血压值可能是心血管疾病的更好的预测因子[90]。对于治疗难治性高血压，将非利尿药分早晚两次服用可以更有效控制血压。但是这样做又会增加服药次数或增加费用而造成患者的服药依从性降低。

二、有创介入治疗

由于交感神经与高血压密切相关，因此早在 20 世纪 40 年代就曾尝试通过去除交感神经来控制血压，发现 76.3％ 的患者血压下降，同时能够降低心血管病变和肾功能不全的发生。但是由于交感神经节切除术的不良后果为手术创伤大，术后恢复时间长，可能出现胃肠道功能失调、呼吸困难、直立性低血压、勃起功能障碍等术后并发症，于是去交感神经节的方法在 20 世纪 70 年代逐渐退出了历史舞台。近年有几项小样本前瞻性研究（Symplicity HTN-I、Symplicity HTN-2）表明[91]，难治性高血压患者进行肾动脉交感神经消融术（renal denervation，RDN）后，患者血压及心率有不同程度的下降而无明显的手术合并症，术后降压药物使用的数量有所减少。因此，提示 RDN 可作为难治性高血压患者的一种新的治疗方法。但更进一步的多中心、假手术对照的 Symplicity HTN-3 研究的结果认为 RDN 手术是安全的，而降压效果是不确定的。在此要特别强调的是手术对象的选择成为了难点及焦点，在手术前需要排除包括肾血管性、肾实质性、肾上腺疾病、内分泌系统疾病等继发性高血压，筛选解剖适合 RSD 治疗的患者，对于临床上明确判断为真性难治性高血压患者、无法耐受多种降压药物联合治疗或治疗依从性很差的高血压患者，在知情同意下可考虑行 RDN。但是，因其还处于研究阶段，需严格选择适应证，按操作规程慎重、有序地

开展。

三、推荐高血压专科就诊

与在社区医院诊治随访的患者相比，在高血压专科进行诊治及长期随访的患者较少出现临床并发症。新疆高血压研究中心对前来就诊的高血压患者进行继发性高血压的筛检发现有大量患者并存有阻塞性睡眠呼吸暂停综合征，此种疾病造成的危害往往被医生及患者忽视，但基于病因特殊治疗后降压疗效显著[92]。一项回顾在高血压专科随访诊治的难治性高血压患者发现：随访1年后血压下降18/9 mmHg，控制率从18%上升至52%[93]。如果发现难治性高血压患者存在继发性高血压的病因，应该建议患者在高血压专科就诊进一步查因。如果对于难治性高血压实施正规降压方案，半年后患者血压仍然不降，应该推荐其去高血压专科就诊查因。

第四节　展　望

临床研究已经证明难治性高血压患心血管疾病的风险较高，但是对于此病的研究受到了很多限制，例如：不能安全撤药或不能使用统一的降压方案来控制血压，这就导致无法对难治性高血压分型及病因的探讨。难治性高血压常常合并有糖尿病、慢性肾病、OSAS及动脉粥样硬化疾病，由于这些合并症的存在使得即便对难治性高血压给予优化的治疗方案，血压也很难得到控制，同时由于所服多种药物的干扰而无法解释其临床结果。此外，招募合适的入选者也遇到了很大的挑战，克服这一难题需要采取多中心的研究方法。目前，难治性高血压的确切患病率及预防措施还不明确，特别是难治性高血压基因学方面的机制还没有被广泛探究。应该设计更多的临床研究评估联合降压方案的有效性。区别分析对待年轻与年老难治性高血压患者，鼓励从不同角度探究其病因以便开阔思路，开展更有效的治疗措施[94]。

（李南方　王梦卉）

参考文献

[1] 吴国林. 难治性高血压的评估和治疗. 中国现代医药杂志，2008，10（2）：129-131.

[2] Acelajado MC，Calhoun DA. Resistant hypertension：who and how to evaluate. Curr Opin Cardiol，2009，24（4）：340-344.

[3] 万红，戴万亨，常征辉，等. 难治性高血压的评估及处理问题. 中西医结合心脑血管病杂志，2007，5（1）：36-42.

[4] Hall JE. The kidney，hypertension，and obesity. Hypertension，2003，41（part 2）：625-633.

[5] Bramlage P，Pittrow D，Wittchen H-U，et al. Hypertension in overweight and obese primary care patients is highly prevalent and poorly controlled. Am J Hypertens，2004，17：904-910.

[6] 石蕊. 盐与高血压研究进展. 心血管病学进展，2005，26：3.

[7] He FJ，MacGregor GA. Effect of longer-term modest salt reduction on blood pressure. The Cochrane Database of Systemic Reviews，2004，3：CD004937.

[8] Wildman RP，Gu D，Muntner P，et al. Alcohol intake and hypertension subtypes in Chinese men. J Hypertens，2005，23：737-743.

[9] Aguilera MT，de la Sierra A，Coca A，et al. Effect of alcohol abstinence on blood pressure：assessment by 24-hour ambulatory blood pressure monitoring. Hypertension，1999，33：653-657.

[10] 文育锋，臧桐华，徐希平. 吸烟与被动吸烟对高血压病人基线血压的影响. 现代预防医学，2007，34（5）：946-951.

[11] Yiannakopoulou ECh，Papadopulos JS，Cokkinos DV，et al. Adherence to antihypertensive treatment：a critical factor for blood pressure control. Eur J Cardiovasc Prev Rehabil，2005，12：243-249.

[12] Caro JJ，Speckman JL，Salas M，et al. Effect of initial drug choice on persistence with antihypertensive

therapy: the importance of actual practice data. CMAJ，1999，160：41-46.

[13] Van Wijk BLG，Klungel OH，Heerdink ER，et al. Rate and determinants of 10-year persistence with antihypertensive drugs. J Hypertens，2005，23：2101-2107.

[14] Garg JP，Elliott WJ，Folker A，et al. Resistant hypertension revisited: a comparison of 2 university-based cohorts. Am J Hypertens，2005，18：619-626.

[15] 罗雪琚. 难治性高血压的诊断与治疗. 心血管病学进展，1996，17：5.

[16] David A. Calhoun，Daniel Jones，Stephen Textor，et al. Resistant hypertension: diagnosis，evaluation，and treatment: a scientific statement from the American Heart Association Professional Education Committee of the Council for High Blood Pressure Research. Hypertension，2008，7：1-16.

[17] Pickering TG，Hall JE，Appel LJ，et al. Recommendations of blood pressure measurement in humans and experimental animals. Part 1: blood pressure measurement in humans. A Statement for Professionals from the Subcommittee of Professional and Public Education of the American Heart Association Council on High Blood Pressure Research. Circulation，2005，111：697-716.

[18] Ramsay LE，Silas JH，Freestone S. Diuretic treatment of resistant hypertension. Br Med J，1980，281（6248）：1101-1103.

[19] Taler SJ，Textor SC，Augustine JE. Resistant hypertension: comparing hemodynamic management to specialist care. Hypertension，2002，39：982-988.

[20] Johnson AG，Nguyen TV，Day RO. Do nonsteroidal anti-inflammatory drugs affect blood pressure? A meta-analysis. Ann Intern Med，1994，121：289-300.

[21] Brown MA，Megan L，Martin BA. Is resistant hypertension really resistant? Am J Hypertens，2001，14：1263-1269.

[22] White WB，Kent J，Taylor A，et al. Effects of celecoxib on ambulatory blood pressure in hypertensive patients on ACE inhibitors. Hypertension，2002，39：929-934.

[23] Ernst E. The risk-benefit profile of commonly used herbal therapies: ginkgo，St. John's wort，ginseng，echinacea，saw palmetto，and kava. Ann Intern Med，2002，136：42-53.

[24] Walker BR，Edwards CR. Licorice-induced hypertension and syndromes of apparent mineralocorticoid excess. Endocrinol Metab Clin North Am，1994，23：359-377.

[25] 杨菊贤，卓杨. 难治性高血压的心理行为因素分析. 心血管康复杂志，2006，15（1）：3-6.

[26] Lloyd-Jones DM，Evans JC，Larson MG，et al. Differential control of systolic and diastolic blood pressure: factors associated with lack of blood pressure control in the community. Hypertension，2000，36：594-599.

[27] Messerli FH，Ventura HO，Amodeo C. Osler's maneuver and pseudohypertension. N Engl J Med，1985，312：1548-1551.

[28] 王珺，李南方，王新玲. 原发性高血压合并 SAS 患者红细胞压积与低氧血症的相关分析. 新疆医学. 2006，36（1）：86-87.

[29] Salles GF，Claudia RL，Muxfeldt ES. Prognostic Influence of Office and Ambulatory Blood Pressures in Resistant Hypertension Arch Intern Med，2008，8（3）：572-573.

[30] 李仁富，陈松华. 超声测量肾皮质厚度与肾动脉 RI 联合诊断肾病综合征的临床意义. 中国误诊学杂志，2008，8：3.

[31] 孙孝杰，康春松. 超声造影评价肾动脉狭窄的实验研究. 山西医科大学学报，2008，39（12）：1084-1086.

[32] 徐宏亮. 肾上腺占位性病变的 CT 诊断. 浙江临床医学，2008，10（1）：133.

[33] 成秋燕，王新玲，李南方. 高血压伴夜间低氧血症患者血清皮质醇节律的影响. 新疆医学，2006；36：94-96.

[34] Funder JW，Carey RM，Fardella C，et al. Case detection，diagnosis，and treatment of patients with primary aldosteronism: an Endocrine Society Clinical Practice Guideline，Journal of Clinical Endocrinology and Metabolism，2008，93：3266-3281.

[35] 王执兵，郝建华. 在高血压病人中应用醛固酮/肾素活性比值法论著筛选原发性醛固酮增多症患者. 临床和实验医学杂志，2006，5（2）：113-114.

[36] 金苗苗，母义明. 原发性醛固酮增多症功能诊断试验可靠性分析. 国际内分泌代谢杂志，2007，27（2）：1011-1015.

[37] 张艳敏，努尔古丽，李南方，等. 血浆醛固酮和肾素活性对原发性醛固酮增多症的诊断意义. 临床心血管病杂志，2004，3：182.

[38] Wang M，Li N，Zhang Y，et al. Case detection testing for primary aldosteronism in male patients with hypertension and snoring. Journal of Hypertension，2014，3：180. doi：10.4172/2167-1095.

[39] 张玉杰，李南方，张菊红，等. 不同体位血浆肾素和醛固酮及其比值诊断原发性醛固酮增多症的价值. 中华实用诊断与治疗杂志，2013，27（9）：865-867.

[40] 王青，刘道伟. 儿茶酚胺类物质在高血压性疾病诊疗中的应用. 检验医学与临床，2007，4（11）：1058-1059.

[41] 傅雷，王自正. 高效液相电化学法检测尿儿茶酚胺诊断嗜铬细胞瘤. 上海医学检验杂志，2002，17：1.

[42] 陆葳，卢苏. 多囊卵巢综合征患者高睾酮血症研究进展. 现代中西医结合杂志，2005，14：8.

[43] 张炜，汤正义. 静脉盐水负荷试验在原发性醛固酮增多症诊断中的应用. 上海交通大学学报，2007，27（6）：703-705.

[44] Castro OL，Yu X，David C. Diagnostic value of the post-captopril test in primary aldosteronism hypertension. 2002，39：935.

[45] Agharazii M，Douville P，Grose JH，et al. Captopril suppression versus salt loading in confirming primary aldosteronism. Hypertension，2001，37：6.

[46] Fommei E，Ghione S，Palla L，et al. Renal scintigraphic captopril test in the diagnosis of renovascular hypertension. Hypertension，1987，10：212-220.

[47] Hsieh BS，Chen YM，Wu KD，et al. A simulation study on renin and aldosterone secretions in primary aldosteronism. J Formos Med Assoc，1990，89（5）：346-349.

[48] 吴小庆，杨倩红. 静脉注射速尿激发试验对腺瘤型原发性醛固酮增多症患者的影响. 中国微循环，2007，11（4）：256-258.

[49] 钟旭，肖毅. 多导睡眠图监测系统. 仪器评价，2002，3期.

[50] 刘俊峰，郭宏. 16排螺旋CT三维血管成像技术在肾动脉评估中的临床价值. 重庆医学，2006，35（10）：924-925.

[51] 尚玉琨，李舰南. 核素显像法GFR和ERPF测量评价肾功能的比较研究. 中国医学影像学杂志，2003，11（3）：225-227.

[52] 张锦明，田嘉禾. ^{131}I-MIBG肾上腺髓质显像在肾上腺疾病中的应用. 军医进修学院学报，1996，17：3.

[53] 林薇，李红. 嗜铬细胞瘤定位核素诊断方法的研究进展. 国际内分泌代谢杂志，2006，26（6）：418-420.

[54] 邹俊民，李国伟，刘玉仙. PTRA治疗肾血管性高血压的研究. 现代医院，2005，5（5）：15-16.

[55] 徐绍芬，柳建华，高钟桦. 超声引导细针穿刺肾脏技术的临床应用. 广州医学院学报，2002，30：3.

[56] 张炜，汤正义，方文强，等. 肾上腺静脉插管取血在原发性醛固酮增多症分型诊断中的意义. 中国实用内科杂志，2004，24：3.

[57] 李南方，王红梅，李娟，等. 原发性醛固酮增多症308例经肾上腺静脉取血术定位诊断结果分析. 中华高血压杂志，2011，19（7）：625-629.

[58] 努尔古丽·买买提，王新玲. 肾上腺静脉取血在50例原发性增多症患者分型诊断中的应用分析. 新疆医学，2011，41（3）：39-41.

[59] 王磊，李南方，周克明，等. 难以控制的高血压628例病因分析. 中华心血管病杂志，2009，37（2）：138-141.

[60] 张玉杰，李南方，张菊红. 吸烟与阻塞性睡眠呼吸暂停低通气综合征的关系. 中华高血压杂志，2013，21（6）：588-590.

[61] 韩瑞梅，李南方，严治涛，等. 阻塞性睡眠呼吸暂停相关性高血压患者血压戒律影响因素分析. 中华心血管病杂志，2013，41（9）：751-755.

[62] 常桂娟，古丽努尔，堆依木汗，等. 高血压患者阻塞性睡眠呼吸暂停综合征的临床观察. 中国循环杂志，2010，25（4）：288-291.

[63] 汪迎春，李南方，王新玲，等. 高血压并打鼾患者阻塞型睡眠呼吸暂停综合征患病状况和特点. 中华临床医师杂志（电子），2011，5（12）：61-64.

[64] 杨晶晶，王红梅，李南方. 阻塞性睡眠呼吸暂停综合征相关性高血压交感神经递质的研究进展. 国际呼吸杂志，2010，30（17）：1086-1088.

[65] 汪迎春，欧阳玮，李南方，等. 高血压合并阻塞性睡眠呼吸暂停低通气综合征患者血压水平及血压变异性分析. 中国心血管杂志，2011，16（5）：348-351.

[66] 韩瑞梅，李南方，严治涛，等. 睡眠呼吸暂停相关性高血压患者的临床分析. 中华高血压杂志，2011，19（11）：1070-1071.

[67] 曹梅，李南方. 昼夜节律消失高血压患者左心室肥

厚的相关研究. 中华内科杂志，2006，45（10）：840-841.

[68] 洪静，胡君丽，李文昌，等. 阻塞性睡眠呼吸暂停综合征合并高血压病患者中的血脂分析. 新疆医学，2012，42（8）：82-85.

[69] 毕云伟，严治涛，李南方，等. 高血压合并阻塞性睡眠呼吸暂停低通气综合征与胰岛素相关性研究. 中华内科杂志，2011，50（9）：734-737.

[70] 程维平，李南方，严治涛，等. 睡眠呼吸暂停相关性高血压颈动脉硬化的危险因素. 中华内科杂志，2011，50（12）：1026-1029.

[71] 张福春，严治涛，杨晶晶，等. 原发性醛固酮增多症与睡眠呼吸暂停关系的研究现状. 现代生物医学进展，2010，10（4）：794-796.

[72] 张福春，李南方，严治涛，等. 睡眠呼吸暂停伴高血压中原发性醛固酮增多症按血压分类的筛查分析. 临床心血管病，2010，26（10）：730-733.

[73] 李南方，蒋文. 几种易被忽视的肾性高血压的研究进展. 新疆医学，2011，41（3）：97-99.

[74] Li N，Wang MH，Wang HM，et al. Prevalence of primary aldosteronism in hypertensive subjects with hyperglycemia. Clinical and Experiment Hypertension，2013，35（3）：175-182.

[75] 马轩，王红梅，李娟，等. 原发性醛固酮增多症患者代谢综合征的患病情况. 中华内分泌代谢杂志，2011，27（9）：724-728.

[76] 王红梅，王新国，张德莲，等. 原发性醛固酮增多症患者糖代谢紊乱情况分析. 中华高血压杂志，2011，19（7）：668-672.

[77] 邢卫红，李南方. 高血压患者血浆醛固酮水平与靶器官损害关系的研究现状. 中华全科医师杂志，2012，11（6）：430-433.

[78] 曾建，李南方，王新玲，等. 影响原发性醛固酮增多症患者肾小球滤过率相关因素分析. 中华全科医师杂志，2012，11（2）：141-145.

[79] 史超，李南方，李红建，等. 原发性醛固酮增多症患者颈动脉粥样硬化危险因素分析. 中华实用诊断与治疗杂志，2013，27（9）：933-934.

[80] 邢卫红，李南方，张菊红，等. 45岁及以上高血压患者醛固酮与颈动脉粥样硬化关系研究. 中国心血管杂志，2012，17（4）：268-271.

[81] 李红建，李南方，王梦卉，等. 血钾正常伴高血压的原发性醛固酮增多症患者224例的临床分析. 中华高血压杂志，2012，20（4）：363-367.

[82] 孔剑琼，李南方，王新玲，等. 肾上腺外嗜铬细胞瘤11例临床分析. 中华内分泌代谢杂志，2009，25（4）：421-423.

[83] 孔剑琼，李南方，王新玲，等. 58例儿茶酚胺增多症代谢状况分析. 心血管康复医学杂志，2009，18（5）：489-490.

[84] 张德莲，常桂娟，骆秦，等. 嗜铬细胞瘤与原发性高血压间的血尿电解质水平的差异. 新疆医学，2006；36（2）：21-22.

[85] 常桂娟，洪静，沙依热，等. 异位嗜铬细胞瘤二例. 中国全科医师杂志，2005，4（4）：248-249.

[86] 孔剑琼，常桂娟，左君丽，等. 儿茶酚胺增多症对左心结构的影响. 中国循环杂志，2006，21（3）：212-214.

[87] Ernst ME，Carter BL，Goerdt CJ，et al. Comparative antihypertensive effects of hydrochlorothiazide and chlorthalidone on ambulatory and office bloodpressure. Hypertension，2006，47：352-358.

[88] Massaglia G，Mantovani LG，Sturkenboom MC，et al. Patterns of persistence with antihypertensive medications in newly diagnosed hypertensive patients in Italy：a retrospective cohort study in primary care. J Hypertens.，2005，23：2093-2100.

[89] Saha C，Eckert GJ，Ambrosius WT，et al. Improvement in blood pressure with inhibition of the epithelial sodium channel in blacks with hypertension. Hypertension，2005，46：481-487.

[90] Kikuya M，Ohkubo T，Asayama K，et al. Ambulatory blood pressure and 10-year risk of cardiovascular and noncardiovascular mortality：the Ohasama study. Hypertension，2005，45：240-245.

[91] Schlaich MP，Schmieder RE，Bakris G，et al. International expert consensus statement：Percutaneous transluminal renal denervation for the treatment of resistant hypertension. J Am Coll Cardiol，2013，62：2031-45.

[92] 严治涛，张丽丽，韩瑞梅，等. 高血压专科就诊患者阻塞性睡眠呼吸暂停低通气综合征的检出率调查. 中华高血压杂志，2012，20（3）：272-276.

[93] Bansal N，Tendler BE，White WB，et al. Blood pressure controlin the hypertension clinic. Am J Hypertens，2003，16：878-880.

[94] 孙宁玲，霍勇，王继光，等. 难治性高血压诊断治疗中国专家共识. 高血压通讯，2013，3：22-27.

第十二章　围绝经期女性高血压的
临床特点与防治

高血压是目前最常见的慢性疾病，不管对男性还是女性，高血压都是心脑血管疾病发生最重要的危险因素，它不但可以引起心脑肾等靶器官损害，而且还可致残，甚至致死，严重损害患者生活质量及家庭经济。由于女性特殊的生理结构和特点，围绝经期又是女性自然生理过程中重要的一种自然现象，围绝经期女性体内激素及身体结构发生一定变化，这一时期的女性血压较男性更复杂，且容易出现高血压。近年来，围绝经期高血压逐渐成为国内外研究热点之一，这一特殊人群的高血压在许多方面存在特殊性，因此本文对围绝经期女性高血压特点及诊疗策略进行系统综述。

一、定义和流行病学

围绝经期是指妇女绝经前后的一段时期（从45 岁左右开始至停经后 12 个月内的时期），包括从接近绝经出现与绝经有关的内分泌、生物学和临床特征起至最后 1 次月经后 1 年，也就是卵巢功能衰退的征兆一直持续到最后 1 次月经后 1 年，是一种正常的生理变化时期[1-2]。围绝经期高血压是指妇女在 45 岁左右开始月经改变到持续停经后1 年内，卵巢功能衰退，雌激素水平波动式下降导致内分泌系统平衡失调，自主神经功能紊乱和新陈代谢障碍，同时伴随血压升高［血压值持续或非同日 3 次以上超过标准血压诊断标准，即收缩压≥140 mmHg（18.6 kPa）和（或）舒张压≥90 mmHg（12 kPa）者，且排除继发性高血压］[1-2]。流行病学显示，尽管在绝经前期，女性心脑血管事件发生率非常低，但是在围绝经期

（45～54 岁）这一期间，女性心脑血管疾病发生率明显增加[2]，高血压作为心血管疾病中最常见的慢性病之一，在围绝经期发病率逐渐呈现上升趋势，国外报道显示，在欧美国家，女性在 45 岁之前，高血压发生率明显低于男性，在 45～64 岁，男、女高血压发生率相似[3]，CARDIA 研究显示，女性在绝经前期、绝经期和绝经后期高血压发生率分别为 25.8％、37.8％ 和 39.0％[4]。与此同时，中国健康与养老追踪调查研究（CHARLS）显示，45～59 岁女性在绝经前期和绝经后期高血压发生率分别为 13.04％ 和 20.62％[5]，另一针对45～59 岁围绝经期女性的中国队列研究也显示女性在绝经前期和绝经后期高血压发生率分别为30.6％ 和 41.2％[6]，总体来说，围绝经期女性高血压患病率，国内外有一定的差异。

二、发病机制

围绝经期高血压的发病机制目前仍不清楚，多种因素单独或共同在围绝经期高血压的发生发展过程中起作用[7]（图 12-1）。

1. 性激素比例失调

随着卵巢功能的衰退，女性体内雌激素水平逐渐下降，以至于雌/雄激素比例失调，研究表明，雌激素缺乏导致内皮功能紊乱，进一步引起内皮介导的血管舒张因子水平下降，而血管舒张因子是降压的重要调节因子[8]。

2. 肾素-血管紧张素系统

肾素-血管紧张素系统是人体内重要的体液调节系统，在正常情况下，它对心血管系统的生长发育、心血管功能稳态、电解质和体液平衡的维

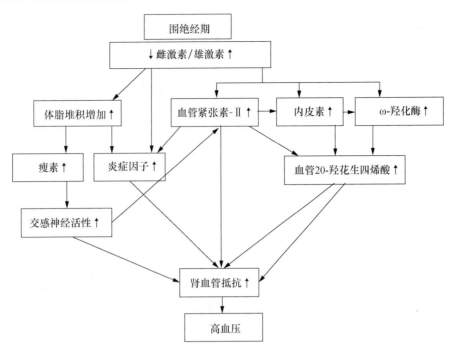

图 12-1　围绝经期高血压可能发病机制

持，以及血压的调节均有重要作用。研究表明，肾素-血管紧张素系统可促进醛固酮释放而造成钠潴留，还可参与调节肾内肾小球-肾小管平衡、致小血管血流减少和钠离子重吸收，降低肾小球滤过压，从而增加血容量，导致血压升高[9-10]。

3. 交感神经系统

在围绝经期，女性雌激素逐渐下降，导致女性容易出现焦虑紧张等情绪，交感神经的活动主要保证人体紧张状态时的生理需要，交感神经的激活可使人体内血浆肾素和去甲肾上腺素水平增加，从而导致血管的应激反应增强，进而导致心肌收缩力增强，心率加快，回心血量增加，外周动脉收缩，最终导致血压升高[11]。

4. 内皮素系统

内皮素一种很强的缩血管物质，是调节心血管功能的重要因子，对维持基础血管张力与心血管系统稳态起重要作用。研究表明，内皮素具有强烈的收缩肾小动脉，刺激心钠素的释放，抑制肾素释放等作用，从而起到升高血压的作用[12]。

5. 肥胖和代谢综合征

研究表明，绝经期发生期间，女性体内雌激素逐渐下降，以致体脂分布发生变化，脂肪逐渐聚集在腹部使腹部脂肪增加，导致肥胖的发生。

但是目前来说，肥胖导致高血压发生的原因还不十分清楚，研究表明，交感神经和瘦素在肥胖相关的高血压发生中可能起重要作用[13]。以此同时，随着肥胖的发生，通过中枢神经系统的调节作用，使与代谢综合征密切相关异常，如高血脂、胰岛素抵抗、高血糖等也逐渐发生，进而导致血压的升高[14]。

6. 炎症反应

研究表明，在围绝经期，女性体内的相关炎症因子，如 C-反应蛋白，肿瘤坏死因子-α，白介素-6 等水平明显升高[15-16]，而炎症反应可以激活肾素-血管紧张素系统和内皮素系统，同时氧化应激和一氧化氮的产生失去平衡导致内皮细胞失去功能，使血管收缩素和内皮素分泌增加，进而导致高血压的发生[16-17]。

7. 焦虑和抑郁

在围绝经期，女性焦虑和抑郁发生率明显高于男性[18]，研究表明，围绝经期，焦虑和抑郁引起高血压的发生可能与交感神经的激活有关[19]。

8. 其他

盐敏感在围绝经期高血压的发生中也起一定作用，研究表明，在围绝经期，女性的盐敏感性比同年龄段男性更敏感，而循环中钠盐的增多是高血压发生的重要原因[20]。其他的一些因子，如血管收缩剂[21]、花生酸类物质[22]等，也在围绝经期高血压的发生发展中起一定的作用。

三、临床特点和诊断

1. 临床特点

围绝经期高血压患者临床特点多样，没有一定的特异性，个体差异较大，最典型的症状是潮热、潮红，头晕、头痛，以下为临床上常见的一些症状。

（1）月经改变　大多数妇女月经变化从 40 岁左右开始，表现为月经不规律，月经出血量发生改变，少数妇女出现功能性子宫出血，甚至造成严重贫血。

（2）泌尿生殖道改变　生殖器官开始萎缩，黏膜变薄，易发生老年性阴道炎及性交疼痛，憋不住尿等。

（3）神经精神症状　主要为头晕、头痛、潮红、阵阵发热、出汗等症状，也可表现为情绪波动、激动易怒、抑郁多烦、记忆力减退、失眠烦躁等。

（4）皮肤　皱纹逐渐增多，有的出现瘙痒、毛发开始变白脱落，腹部和臀部脂肪增多，容易发胖。

（5）心血管系统变化　血压易波动，常出现高血压、心前区闷痛不适、心悸、气短等。

（6）骨质疏松　从 40 岁左右起，女性骨质开始脱钙而导致骨质疏松。

（7）其他　也少见一些如腹痛、腹胀、便秘等消化道症状。

2. 诊断

详细的病史询问（仔细询问症状、治疗所用激素、药物；月经史、绝经年龄；婚育史；既往史，是否切除子宫或卵巢，有无心血管疾病史、肿瘤史及家族史）、体格检查（包括全身检查和妇科检查）和必要的实验室检查（激素水平的测定）对诊断至关重要，围绝经期高血压的诊断必须满足两个条件：①处于围绝经期这一过程中；②出现高血压，并排除继发性高血压和假性高血压。

3. 围绝经期

围绝经期是指妇女绝经前后的一段时期（从 45 岁左右开始至停经后 12 个月内的时期），包括从接近绝经出现与绝经有关的内分泌、生物学和临床特征起至最后 1 次月经后 1 年，也就是卵巢功能衰退的征兆，即出现性激素波动或减少所致的一系列以自主神经系统功能紊乱为主，伴有神经心理症状的一组症候群，一直持续到最后 1 次月经后 1 年，是一种正常的生理变化时期。

4. 高血压的诊断标准[23]

①诊室血压：选择符合计量标准的水银柱血压计或者经过验证且被国际上相关高血压学会推荐的电子血压计，诊断标准为收缩压≥140 mmHg 和（或）舒张压≥90 mmHg；②动态血压：诊断标准包括 24 小时≥130/80 mmHg，白天≥135/85 mmHg 夜间≥120/70 mmHg；③家庭血压：诊断标准为≥135/85 mmHg。

5. 鉴别诊断

围绝经期高血压的主要应与假性高血压和继发性高血压相鉴别。

四、治疗方式

围绝经期高血压的治疗主要包括围绝经期综合征和高血压两方面。

（一）围绝经期综合征的治疗

1. 非药物方式

非药物治疗是围绝经期综合征的重要组成部分，主要可以从以下几方面进行：

（1）合理安排生活　保持生活作息规律，做到睡眠有保障，坚持适当的有氧体育运动，做事情做到难易有度，合理安排工作。

（2）改善生活方式　戒烟限酒，低盐低脂饮食，多吃蔬菜水果，多吃谷物，豆类以及粗粮避免饮食无度。

（3）调节性格情操　积极参加集体活动，培训业余爱好，陶冶情操，使自己精神上有所寄托。

2. 药物方式

围绝经期由于雌激素缺乏，可导致大量因血

管收缩而引起的症状，如潮热、盗汗，长此以往可出现骨质疏松、骨折等，上述症状可对患者生活质量造成一定的影响，研究表明不管是子宫切除还是子宫保留的患者，雌激素替代治疗都可对缓解上述症状有一定的帮助[1-2,24]。

（二）高血压的治疗

1. 非药物方式

健康的生活方式在任何时候对任何高血压患者包括正常高值血压都是有效的治疗方法，可降低血压、控制其他危险因素和临床情况。生活方式干预降低血压和心血管危险的作用肯定。所有患者都应采用主要措施包括：①减少钠盐摄入增加钾盐摄入；②控制体质量；③戒烟；④不过量饮酒；⑤体育运动；⑥减轻精神压力保持心理平衡。

2. 药物方式

对围绝经期高血压患者实施降压药物治疗的目的是通过降低血压，进而有效预防或延迟脑卒中、心肌梗死、心力衰竭和肾功能不全等并发症发生，同时有效控制高血压的疾病进程，可预防高血压急症亚急症等重症高血压发生，减少对高血压患者的损害。围绝经期高血压患者的治疗不仅取决于血压水平，还取决于患者的并发症、合并症以及其他心血管危险因素。治疗要考虑多方面，降压治疗药物应用应遵循以下 4 项原则，即小剂量开始、优先选择长效制剂、联合用药及个体化。血管紧张素转化酶抑制药、血管紧张素受体拮抗剂、β 受体阻滞药、钙离子拮抗剂、利尿药等降压药物都可以作为围绝经期高血压治疗药物选择，可根据患者实际情况选择合适的药物。

（黄雨晴　冯颖青）

参考文献

[1] 中华医学会妇产科学分会绝经学组. 绝经期管理与激素补充治疗临床应用指南（2012 版）. 中华妇产科杂志，2013，48（10）：795-799.

[2] Collins P，Rosano G，Casey C，et al. Management of cardiovascular risk in the peri-menopausal woman：a consensus statement of European cardiologists and gy-naecologists. Eur Heart J，2007，28（16）：2028-2040.

[3] Lima R，Wofford M，Reckelhoff JF. Hypertension in postmenopausal women. CurrHypertens Rep，2012，14（3）：254-260.

[4] Ebong IA，Schreiner P，Lewis CE，et al. The association between high-sensitivity C-reactive protein and hypertension in women of the CARDIA study. Menopause，2016，23（6）：662-668.

[5] 何柳，唐迅，胡永华. 绝经与心血管疾病及相关代谢紊乱的关联. 北京大学学报（医学版），2016，48（3）：448-453.

[6] He L，Tang X，Li N，et al. Menopause with cardiovascular disease and its risk factors among rural Chinese women in Beijing：a population-based study. Maturitas，2012，72（2）：132-138.

[7] Yanes LL，Reckelhoff JF. Postmenopausal hypertension. Am J Hypertens，2011，24（7）：740-749.

[8] Rossi R，Nuzzo A，Origliani G，et al. Prognostic role of flow-mediated dilation and cardiac risk factors in post-menopausal women. J Am Coll Cardiol，2008，51（10）：997-1002.

[9] Yang T，Xu C. Physiology and Pathophysiology of the Intrarenal Renin-Angiotensin System：An Update. J Am Soc Nephrol，2017.

[10] Cabandugama PK，Gardner MJ，Sowers JR. The Renin Angiotensin Aldosterone System in Obesity and Hypertension：Roles in the Cardiorenal Metabolic Syndrome. Med Clin North Am，2017，101（1）：129-137.

[11] Grassi G，Ram VS. Evidence for a critical role of the sympathetic nervous system in hypertension. J Am Soc Hypertens，2016，10（5）：457-466.

[12] Motor VK，Arica S，Motor S，et al. Investigation of parvovirus B19 seroprevalence，endothelin-1 synthesis，and nitric oxide levels in the etiology of essential hypertension. Clin Exp Hypertens，2012，34（3）：217-221.

[13] Hall JE，Da SA，Do CJ，et al. Obesity-induced hypertension：role of sympathetic nervous system，leptin，and melanocortins. J Biol Chem，2010，285（23）：17271-17276.

[14] Do CJ，Da SA，Wang Z，et al. Obesity-Induced Hypertension：Brain Signaling Pathways. Curr Hyper-

tens Rep，2016，18（7）：58.

[15] Lee CG，Carr MC，Murdoch SJ，et al. Adipokines，inflammation，and visceral adiposity across the menopausal transition：a prospective study. J Clin Endocrinol Metab，2009，94（4）：1104-1110.

[16] Tsounis D，Bouras G，Giannopoulos G，et al. Inflammation markers in essential hypertension. Med Chem，2014，10（7）：672-681.

[17] Androulakis E，Tousoulis D，Papageorgiou N，et al. Inflammation in hypertension：current therapeutic approaches. Curr Pharm Des，2011，17（37）：4121-4131.

[18] Cramer J A，Gordon J，Schachter S，et al. Women with epilepsy：hormonal issues from menarche through menopause. Epilepsy Behav，2007，11（2）：160-178.

[19] Lambert E，Dawood T，Straznicky N，et al. Association between the sympathetic firing pattern and anxiety level in patients with the metabolic syndrome and elevated blood pressure. J Hypertens，2010，28（3）：543-550.

[20] Farquhar WB，Edwards DG，Jurkovitz CT，et al. Dietary sodium and health：more than just blood pressure. J Am Coll Cardiol，2015，65（10）：1042-1050.

[21] Giachini FR，Callera GE，Carneiro FS，et al. Therapeutic targets in hypertension：is there a place for antagonists of the most potent vasoconstrictors?. Expert Opin Ther Targets，2008，12（3）：327-339.

[22] Ong SL，Whitworth JA. How do glucocorticoids cause hypertension：role of nitric oxide deficiency，oxidative stress，and eicosanoids. Endocrinol Metab Clin North Am，2011，40（2）：393-407.

[23] 中国高血压防治指南修订委员会. 中国高血压防治指南 2010. 中华心血管病杂志，2011，39（7）：579-616.

[24] Matrai M，Hetthessy JR，Nadasy GL，et al. Estrogen therapy may counterbalance eutrophic remodeling of coronary arteries and increase bradykinin relaxation in a rat model of menopausal hypertension. Menopause，2016，23（7）：778-783.

第十三章 老年单纯收缩期高血压的临床特点与防治

我国 60 岁以上老年人高血压的患病率将近 50%，已成为我国老年人群心脑血管病发病、死亡最重要的危险因素。老年高血压患者常表现为单纯收缩期高血压（isolated systolic hypertension，ISH），它是指收缩压（systolic blood pressure，SBP）升高而舒张压（diastolic blood pressure，DBP）正常甚至降低[1]。高血压患者从降压治疗中获益不容置疑，但作为高血压的一种特殊类型，了解和掌握老年 ISH 的特点将有助于提高诊治水平。

一、老年 ISH 的病理生理特点与流行病学

（一）老年 ISH 的主要病理生理特点

高血压人群中，50 岁以下的患者以平均动脉压升高为主，常见收缩-舒张性高血压和单纯舒张性高血压；而在病理生理方面主要是交感神经兴奋导致心排血量增高和中、小动脉阻力增高。老年高血压中，除一部分是从老年前期的舒张性高血压演进而来以外，大部分是由于随着年龄的增长，血管内膜和中层变厚，胶原、弹性蛋白、脂质和钙含量增加导致大动脉弹性减退，顺应性下降而产生。

SBP 是左心室收缩将血射向主动脉壁产生的压力；如果主动脉壁僵硬，产生的压力就大，导致 SBP 升高。主动脉壁受到血流冲击时先被动扩张，后弹性回缩产生 DBP。血管顺应性减低，会使 SBP 升高 12% 到 18%，舒张压降低 12% 到 24%。这就不难理解为什么 SBP 随年龄的增长逐渐升高，而 DBP 多于 50～60 岁达到顶峰并开始下降，脉压增大[2]。

（二）老年 ISH 的流行病学

美国的流行病学资料显示：对于 55 岁以前没有患高血压的人群，55 岁以后患高血压的概率大于 50%，并且大部分是 ISH，而 80 岁以上高血压患者中 ISH 占到 90%，其中部分患者在中年时属收缩-舒张性高血压，随着年龄的增加，SBP 越来越高，DBP 越来越低，成为 ISH。北京地区的资料表明，80 岁以上的 ISH 患病率为 45.41%，占该人群的 67.61%[3]。

在我国 22 个省、5 个自治区和 3 个直辖市 274 个调查点中，对年龄 15 岁及以上城乡自然人群 950 356 人进行血压测量，结果显示我国老年人 ISH 的患病率为 21.5%，占老年高血压总人数的 53.2%。因此，ISH 是老年高血压最为常见的类型[4]。

（三）老年 ISH 的治疗现状

我们知道，平均动脉压（mean arterial pressure，MAP）等于 2/3DBP+1/3SBP，或 MAP=DBP+1/3 脉压。脑血流量主要取决于 MAP，为维持脑、肾血流供应，SBP 只有相应升高，才能保持较高的 MAP。这是适应衰老过程的一种病理生理代偿机制，是老年人"不能不产生 ISH 的主要病理生理学原因"。这一观点已在很大程度上影响到老年 ISH 的治疗[3]，例如，我国未被治疗的 55 岁以上高血压患者中，绝大多数为 ISH，而我国老年高血压人群的治疗率和血压控制率仅为 32.2% 和 7.6%。国外资料则表明，在总体人群未

控制的高血压患者中，ISH 占 65％，在 50 岁以上患者中占 80％。

女性 ISH 的发病率比男性高 43％，可能与女性中"白大衣高血压"更多见有关[4]。

二、老年 ISH 的危害与临床特点

（一）老年 ISH 的危害

有观点认为，老年人 SBP 升高是与增龄相伴的生理改变，"用药物降低 SBP，只有短时效果，人体血压调控机制很快使 SBP 升至对脑灌注有利的原水平，这是人体对高血压利害权衡选择的结果"。有专家甚至认为：把全世界上亿的老年人的正常单纯收缩期高血压当成高血压病长期治疗是危险的。

近年来，随着大量临床研究证据的积累，人们对老年高血压的认识已经不断更新。老年 ISH 的形成，并不能够片面地用正常的衰老过程来解释，而应视为在环境因素长期作用下的病理现象。大量流行病学与临床研究显示，与 DBP 相比，SBP 与心脑肾等靶器官损害的关系更为密切，SBP 水平是心血管事件更为重要的独立预测因素。ISH 较普通高血压更易发生靶器官损害、心血管病变及新发心血管事件[5]。

弗明汉心脏研究第 16 次调查结果发现：对于 ISH 的患者，即使其 DBP 不高，而 SBP 高于标准血压 20 mmHg，也就是在 160 mmHg 和以上，无论男性还是女性，心血管病的发生率就会显著倍增，为正常血压的 2.5 倍。老年 ISH 如不治疗，每年每 100 个男性患者中会有 82 人发生事件，而女性患者中会有 43 人发生事件。弗明汉心脏研究结果还表明，65～94 岁人群 SBP＞180 mmHg 者比＜120 mmHg 的个体冠心病危险高 3 倍。美国高血压监测和随访（HDFP）研究分析表明：60～69 岁组 ISH 患者除外其他危险因素，SBP 每升高 1 mmHg，ISH 患者年死亡率增加 1％。还有研究结果表明：SBP 是老年患者

10 年的总死亡率和心血管死亡率的独立预后指标，而 DBP 不是。这就充分提示我们：ISH 患者是高度危险的人群，需要更好地关注其 SBP 控制[6]。

脉压是反映动脉弹性功能的指标，脉压＞40 mmHg 视为脉压增大。老年人主动脉弹性明显减退、僵硬度增加，导致脉压增大，可达 50 mmHg～100 mmHg。脉压增大是重要的心血管疾病的预测因子，甚至是比 SBP 和 DBP 更为重要的危险因素。

（二）老年 ISH 的临床特点

老年 ISH 除了表现为以收缩压增高为主、脉压增大之外，还具有以下临床特点[7]：

1. 盐敏感性高血压

随着年龄的增长，老年人的心排血量和心率、肾血流量、血浆肾素活性和血管紧张素 II 水平都会降低，肾对水盐（容量）调节能力下降，常表现为容量依赖型高血压，对盐敏感。

2. 血压波动大

老年人的动脉压力感受器敏感性减退，调节血压能力降低，血压波动增大。例如老年患者容易发生直立性低血压，尤其合并糖尿病或脑血管病，以及服用利尿药、扩血管药（如硝酸盐类、α 受体阻滞药）、抗精神病药物时和在降压治疗过程中。另外，老年患者容易随情绪和季节的变化出现血压的明显波动，还可出现餐后低血压。

3. 血压昼夜节律异常

由于血管壁僵硬度增加以及血压调节中枢功能减退，老年患者常伴有血压昼夜节律异常，非杓型或超杓型的比例高于中青年患者，导致心、脑、肾等靶器官损害的危险增加。

4. 白大衣效应

发生率不确切，但较中青年患者更常见。这是因为老年人的血管顺应性和压力感受器的敏感性均下降，精神紧张等应激反应发生时引起的 SBP 反应性升高；可能与基础疾病（血脂、血糖等代谢紊乱）等也有一定关系。

三、老年 ISH 治疗的循证回顾

(一) 老年 ISH 通过降压治疗获益

20 世纪 90 年代高血压治疗的重要进展之一,就是老年高血压患者经过有效降压治疗能显著减少心脑血管病发生率和病死率。纳入老年收缩期高血压研究 (SHEP)、瑞典老年高血压研究 (STOP-H)、欧洲收缩期高血压试验 (Syst-Eur)、中国收缩期高血压试验 (Syst-China) 等 8 个随机对照试验[8-10],年龄≥60 岁、SBP≥160 mmHg 且 DBP<95 mmHg 的 15 693 例 meta 分析结果表明,平均降压治疗 3.8 年,与对照组比较可使全因死亡和心血管死亡的风险分别降低 13% 和 18%;使卒中和冠心病并发症的风险分别降低 30% 和 23%。对于老年高血压,平均降低 10 mmHg 的 SBP 和 4 mmHg 的 DBP,可使治疗组卒中的危险降低 30%,心血管事件和死亡率降低 13%[11]。

经过长期抗高血压治疗进入老老年期,是否可停用降压药物? 或者新发现高血压的老老年患者是否需要降压治疗? 过去是一个悬而未决的问题。老老年高血压患者研究 (HYVET) 结果表明,对于不需要日常护理、多数无心血管病史、80 岁以上高龄患者 (平均坐位血压 173.0/90.8 mmHg),平均降压治疗 2 年,可使致命与非致命脑卒中率降低 30%,全因死亡和心血管死亡分别降低 21% 和 23%[12]。

(二) 降压治疗的 J 型曲线现象

J 型曲线现已经提出近 30 年,迄今为止 J 型曲线的发现均为观察性结果和对既往临床试验的事后分析或回顾性分析,但近年来备受关注。老年高血压患者 DBP 偏低可带来不良影响,主要发生在以下两种情况:一是在 SBP 较高的情况下发生。例如,SHEP 研究事后分析了 931 例年龄在 65~102 岁的老年高血压患者随访 10.6 年的结果,提示 SBP>160 mmHg、DBP<70 mmHg 一组患者病死率最高。若将过高的 SBP 降低而不明显影响 DBP,就能够减少脉压,不仅不带来不良影响,

反而改善预后。二是在冠心病、糖尿病并存的患者中的发现。例如,国际维拉帕米缓释剂-群多普利 (INVEST) 研究提示同时合并冠心病、糖尿病患者的 DBP 水平若低于 65~70 mmHg,会增加不良心脏事件的危险;而以 ISH 为入选对象的 Syst-Eur 试验,除外了冠心病患者,未见到 DBP 降到 55 mmHg 有害的证据。

老年 ISH 患者应用降压药物后 SBP 下降幅度往往较大,而 DBP 降低较少。因此,一方面不应因为担心 DBP 过低而放弃对老年人 ISH 的治疗;另一方面,对 DBP 低的患者的降压治疗,应该遵循现有的指南精神,重视个体化治疗,避免过于激进的降压治疗策略[13]。

四、中国 ISH 患者的降压策略

2013 年发表的 JNC-8、2014 年日本高血压防治指南 (JSH)、加拿大高血压教育计划指南 (CHEP)、2013 年欧洲高血压协会 (ESH)/欧洲心脏病学会 (ESC) 高血压管理指南,以及我国 2010 年高血压防治指南,均对老年高血压的诊治提出了建议,但尚无系统阐述 ISH 的专家建议[14-16]。在处理老年 ISH 时,需充分重视 ISH 的病理生理机制,遵循个体化原则,注重降压幅度与安全性。

(一) ISH 的降压目标值

迄今所完成的关于老年人降压的随机对照试验主要包括 SHEP,STOP-H,Syst-Eur,Syst-China,HYVET,SCOPE (老年患者认知与预后研究),VALISH (缬沙坦在老年收缩期高血压中应用) 以及日本老年高血压患者最佳收缩压研究 (JATOS) 等。其中大多数研究的积极治疗组患者的血压均未能降低至 140 mmHg 以下。虽然 JATOS 和 VALISH 患者的 SBP 降至 140 mmHg 以下,但与对照组相比,并未能给患者带来更多的临床获益[10,12,17-18]。

2010 版中国高血压指南[16]率先将≥65 岁老年人的 SBP 目标值设定为 150 mmHg,如能耐受可降至 140/90 mmHg 以下。包括 JNC8 在内的

大多数国际高血压指南也将老年患者 SBP 目标值从 140 mmHg 上调到 150 mmHg，这实际上已经考虑到衰老过程中血压调节的代偿性机制。然而，2013 年 ASH/ISH 社区高血压管理临床实践指南以及英国的高血压指南，仅推荐 ≥80 岁的老年人血压目标值 <150/90 mmHg，而 80 岁以下依然为 140 mmHg[19]。

尽管缺乏循证医学的证据和明确的结论，但是合并冠心病、糖尿病和肾脏病的患者，不考虑年龄因素，JNC8 仍将血压目标值定在 140 mmHg；我国的"老年高血压特点与临床诊治流程专家建议"[20]同样主张有这些并存病的老年高血压患者的血压控制目标为 <140/90 mmHg，若能耐受或有蛋白尿者还可进一步降低。

一般认为老年高血压患者的 DBP 应维持在 70～80 mmHg 为宜；但对于 ISH 的老年患者，合适的 DBP 水平或范围是多少，目前还不得而知。

（二）启动降压治疗的阈值

2013 年 ESH/ESC 高血压管理指南[21]主张，老年 SBP≥160 mmHg，推荐药物治疗（证据等级：ⅠA），低于 80 岁的老年人若血压在 140～159 mmHg，如果可以耐受，也推荐药物治疗。我国 2014 年的"老年高血压特点与临床诊治流程专家建议"提出，当 DBP<60 mmHg 时，降压治疗应以不使 DBP 进一步降低为前提。尽管 SBP 达到 150 mmHg，需观察不宜用药，因为不能保证 DBP 不会进一步降低。如 SBP≥180 mmHg，可单药小剂量开始、谨慎联合用药；如 SBP 150～179 mmHg，单药小剂量开始，密切观察。至于 DBP 正常水平的老年 ISH，SBP≥150 mmHg 为起始降压治疗的阈值。为了保证重要器官的血流灌注，应避免使收缩压 <130 mmHg，舒张压 <65 mmHg。

（三）个体化的治疗方案

老年高血压患者常并发冠心病、心力衰竭、脑血管疾病、肾功能不全、糖尿病等。由于多疾病共存，加之增龄导致老年患者主要脏器功能衰退，使得老年高血压患者的心脑血管事件风险和并发症发生率明显高于年轻患者，相应处理也变得复杂。

首先应针对并存的多种疾病进行综合防治；其次，应充分考虑到患者的特殊情况并确定个体化的降压治疗方案；再有，治疗过程中需密切观察有无脑循环低灌注及心肌缺血相关症状、药物不良反应，以相应调整治疗方案。

五、老年 ISH 患者的药物选择与降压治疗流程

（一）药物的选择

老年 ISH 的药物治疗包括降压治疗和抗动脉硬化治疗。

1. 有效降低 SBP 的药物

自身交叉对照研究表明，长效钙通道阻滞药（CCB）和噻嗪类利尿药降低 SBP 的效果明显强于 ACE 抑制药和 β 受体阻滞药。SHEP、STOP-H、英国 MRC 试验（医学研究委员会试验 1991）以及 TOMHS 试验（轻型高血压治疗试验 1993）等证实，噻嗪类利尿药在降低血压的同时，能够减少脑卒中患病率 25%～36%，减少冠心病事件发生率 27%～44%。Syst-Eur、Syst-China[10,18]两大 CCB 治疗老年高血压的研究，取得了临床终点事件明显减少的阳性试验结果。因此，长期以来以利尿药或 CCB 为基础的联合治疗，是老年 ISH 治疗的主要方案。在 2003 年 WHO/ISH 高血压指南、2013 年 ESH/ESC 高血压指南，以及包括我国在内的多国指南中，ISH 的单药治疗均推荐利尿药、CCB。

2000—2010 年的十年间，以 ARB 为基础、必要时联合氢氯噻嗪（HCTZ）降压方案治疗老年 ISH，其循证证据日渐丰富，主要的研究有高血压患者生存试验（LIFE 亚组）[22]、缬沙坦-氢氯噻嗪与单药比较治疗老年收缩期高血压（ValVET）、SCOPE、替米沙坦/HCTZ 与氨氯地平/HCTZ 对老年 ISH 患者的血压控制研究（ATHOS 研究）以及缬沙坦在老年 ISH 中应用（VALISH）等。其中 ATHOS 和 ValVET 研究的结果表明[18,23]，替米沙坦/HCTZ 和缬沙坦/HCTZ 控制 ISH 患者

血压的效果，优于氨氯地平/HCTZ。更需要指出，在 LIFE 研究的 ISH 亚组，ARB 显著降低 ISH 患者心血管死亡风险 46%，降低卒中风险 40%。正因如此，2010 年台湾地区高血压管理"指南"、2013 CHEP 均推荐除利尿药、CCB 之外，ARB 和 ARB 与利尿药的联合用于治疗 ISH。

β受体阻滞药并不适合老年高血压的降压治疗。这是因为与其他降压药比较，β受体阻滞药在降低 SBP 和中心动脉压幅度、延迟或逆转左心室肥厚、抑制颈动脉内膜中层增厚、改善动脉僵硬和小动脉重塑方面存在劣势。β受体阻滞药对老年患者预后的改善不如其他几种主要药物，特别是降低脑卒中的证据不足。不过有心肌梗死以及心力衰竭病史的老年患者应该使用此类药物。

2. 抗动脉硬化治疗

临床上往往因合并动脉粥样硬化等原因，老年患者的 DBP 多在 50～60 mmHg。因此，近来在高血压药物治疗学领域提出了"关注降压外效应"，即抗高血压治疗不应局限于降低血压，还要兼顾降低动脉僵硬度、改善大动脉弹性的措施。

（1）他汀类药物　他汀类不仅能调节血脂，而且具有改善动脉弹性的作用。这是因为他汀类不仅能上调内皮源性一氧化氮合酶（eNOS）表达、增加 NO 合成和释放，还能够减少氧自由基产生，长期治疗可延缓或逆转粥样硬化病变。已有临床研究发现，他汀类药物可显著改善 ISH 患者系统动脉顺应性，间接降低 SBP。不过他汀类改善动脉弹性和缩小脉压的作用相对较慢，需要长期治疗才显示疗效。

（2）硝酸酯药物　硝酸酯在体内巯基的作用下可形成外源性 NO，直接舒张大动脉血管平滑肌，增强动脉壁的舒张功能和改善大动脉弹性。已有研究表明，口服硝酸酯治疗减慢脉搏波传导速度，降低压力反射波增强指数，使 SBP 和脉压下降，而 DBP 无明显改变。如果能解决硝酸酯类药物长时间使用后的药物耐受问题，这类药物就有可能提供一种侧重于降低 SBP 和中心血压的治疗方案；但是其会不会改善预后还有待验证。

此外，生活方式的调整也有助于 SBP 的降低，例如限制的盐摄入可以有效降低 ISH 患者 SBP，而对 DBP 影响不大。

（二）降压治疗流程

治疗老年高血压的主要目标是保护靶器官，最大限度地降低心血管事件和死亡的风险。对于高血压合并心、脑、肾等靶器官损害的老年 ISH 患者，可采用分级达标的治疗策略：先将 SBP 降低至 <150 mmHg，如果患者能够良好的耐受，可继续降低到 <140 mmHg。对于 80 岁及以上的高龄患者，一般以 SBP<150 mmHg 作为血压控制目标。

当老年 ISH 患者的 SBP 大于 150 mmHg 而 DBP 为 60～90 mmHg 时，可选用 1 种或联合药物治疗。而 DBP<60 mmHg 时，降压治疗应以不加重 DBP 进一步降低为前提。

多数老年高血压患者需要联合应用 2 种以上降压药物才能达到降压目标，包括 ARB＋利尿药、ARB＋CCB 和 CCB＋利尿药。与中青年高血压不同，多数老年患者联合应用降压药物时需从小剂量开始，逐渐增加药物种类及剂量。为此，降压达标的时间宜适当延长至 3 个月左右。老年 ISH 患者降压治疗流程见图 13-1。

对于血压未达标的患者，应该寻找影响血压的原因和并存的疾病因素：如老年人因记忆力减退而容易漏服、错服药物，高盐摄入、服用非甾体消炎药、失眠、前列腺肥大（夜尿次数多而影响睡眠）、慢性疼痛和长期焦虑等。

老年高血压患者中继发性高血压并不少见，如夜间呼吸睡眠暂停综合征、肾动脉粥样硬化狭窄、肾功能受损等，需加以纠正或处理。

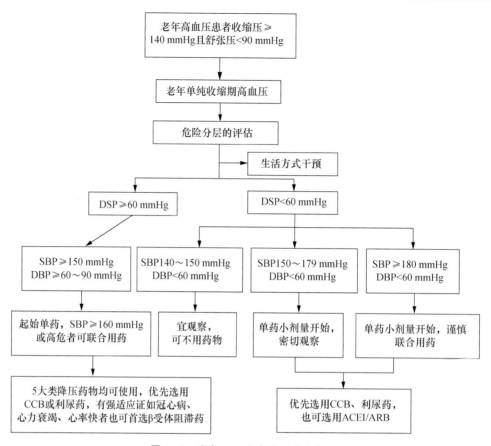

图 13-1　老年 ISH 患者降压治疗流程

（陈鲁原）

参考文献

[1] Chobanian AV，Clinical practice. Isolated systolic hypertension in the elderly. N Engl J Med，2007，357 (8)：789-796.

[2] Aronow WS，Fleg JL，Pepine CJ，et al. ACCF/AHA 2011 Expert Consensus Document on Hypertension in the Elderly. JACC，2011，57 (20)：2037-2114.

[3] Curb JD，Borhani NO，Entwisle G，et al. Isolated systolic hypertension in 14 communities. Am. J. Epidemiol，1985，121 (3)：362-370.

[4] 吴锡桂，段秀芳，黄广勇，等. 我国老年人群单纯性收缩期高血压患病率及影响因素. 中华心血管病杂志，2003，31 (6)：456-459.

[5] Alli C，Avanzini F，Bettelli G，et al. The long-term prognostic significance of repeated blood pressure measurements in the elderly：SPAA (Studio sulla Pressione Arteriosa nell'Anziano) 10-year follow-up.

Arch Intern Med，1999，159 (11)：1205-1212.

[6] Splansky GL，Corey D，Yang Q，et al. The Third Generation Cohort of the National Heart，Lung，and Blood Institute's Framingham Heart Study：design，recruitment，and initial examination. Am J Epidemiol，2007，165 (11)：1328-1335.

[7] McManus RJ，Caulfield M，Williams B. NICE hypertension guideline 2011：evidence based evolution BMJ 2012；Jan 13；344：e181. doi：10.1136/bmj. e181.

[8] Perry HM Jr，Davis BR，Price TR，et al. Effect of treating isolated systolic hypertension on the risk of developing various types and subtypes of stroke：the Systolic Hypertension in the Elderly Program (SHEP). JAMA，2000，284 (4)：465-471.

[9] Staessen JA，Fagard R，Thijs L，et al. Randomised double-blind comparison of placebo and active treatment for older patients with isolated systolic hypertension. The Systolic Hypertension in Europe (Syst-Eur) Trial Investiga-

tors. Lancet，1997，350 (9080)：757-764.

[10] Wang JG，Staessen JA，Gong L，et al. Chinese trial on isolated systolic hypertension in the elderly. Systolic Hypertension in China (Syst-China) Collaborative Group. Am J Hypentens，2001，160 (2)：211-220.

[11] Staessen JA，Gasowski J，Wang JG，et al. Risks of untreated and treated isolated systolic hypertension in the elderly：meta-analysis of outcome trials. Lancet，2000，355 (920)：865-872.

[12] Beckett NS，Peters R，Fletcher AE，et al. the HYVET Study Group. Treatment of Hypertension in Patients 80 Years of Age or Older. N Engl J Med，2008，358：1887-1898.

[13] Messerli FH，Mancia G，Conti CR，et al. Dogma disputed：can aggressively lowering blood pressure in hypertensive patients with coronary artery disease be dangerous? Ann Intern Med. 2006，144 (12)：884-893.

[14] Weber MA，Schiffrin EL，White WB，et al. Clinical Practice Guidelines for the Management of Hypertension in the Community：A Statement by the American Society of Hypertension and the International Society of Hypertension. J Clin Hypertens (Greenwich)，2014，16 (1)：14-26.

[15] Ogihara T，Saruta T，Rakugi H，et al. Target blood pressure for treatment of isolated systolic hypertension in the elderly：valsartan in elderly isolated systolic hypertension study. Hypertens，2010，56 (2)：196-202.

[16] 中国高血压防治指南修订委员会. 中国高血压防治指南（2010 年修订版）. 中华高血压杂志，2011，19：701-743.

[17] JATOS Study Group. Principal results of the Japanese trial to assess optimal systolic blood pressure in elderly hypertensive patients (JATOS). Hypertens Res，2008，31 (12)：2115-2127.

[18] Malacco E，Vari N，Capuano V，et al. A randomized，double-blind，active-controlled，parallel-group comparison of valsartan and amlodipine in the treatment of isolated systolic hypertension in elderly patients：the Val-Syst study. Clin Ther，2003，25 (11)：2765-2780.

[19] James PA，Oparil S，Carter BL，et al. 2014 evidence-based guideline for the management of high blood pressure in adults：report from the panel members appointed to the Eighth Joint National Committee (JNC 8). JAMA. doi：10.1001/jama. 2013. 284427.

[20] 中华医学会老年医学分会，中国医师协会高血压专业委员会. 老年高血压特点与临床诊治流程专家建议. 中华老年医学杂志，2014，33 (7)：689-701.

[21] ESH/ESC task force for the management of arterial hypertension. 2013 ESH/ESC Guidelines for the management of arterial hypertension. J Hypertens，2013，31 (10)：1925-1938.

[22] Kjeldsen SE，Dahlöf B，Devereux RB，et al. Effects of losartan on cardiovascular morbidity and mortality in patients with isolated systolic hypertension and left ventricular hypertrophy：a Losartan Intervention for Endpoint Reduction (LIFE) substudy. JAMA，2002，288 (12)：1491-1498.

[23] Neldam S，Edwards C，ATHOS Study Group. Telmisartan plus HCTZ vs. amlodipine plus HCTZ in older patients with systolic hypertension：results from a large ambulatory blood pressure monitoring study. Am J Geriatr Cardiol，2006，15 (3)：151-160.

第十四章　代谢性高血压的临床特点与防治

高血压已成为严重的全球性公众健康问题，约80％的高血压患者合并代谢紊乱。代谢紊乱不仅增加高血压的心血管风险，也是高血压的致病因素，它可使血压的水平升高更显著，且更难控制，改善代谢紊乱有助于高血压的治疗和降低心血管风险[1]。鉴于代谢紊乱在高血压发病机制中的始动作用，我们提出了代谢性高血压的概念，并阐述了代谢性高血压的临床类型，病理生理机制，风险评价和干预，提出代谢性高血压将有利于开发新的治疗药物和制定更适宜的高血压治疗策略[2]。

一、代谢性高血压的概念与临床类型

遗传、环境和某些继发因素在高血压的发生发展中起着重要作用，我国自20世纪80年代以来，随着社会经济的快速发展及生活方式的改变，高血压患病率持续增加，1979年患病率仅为7.83％，至2008年则上升至26.6％。与此同时，2型糖尿病的患病率从1980年的0.67％上升至2008年的9.7％，而肥胖患病率高血压从1992年的1.57％上升至2008年的12.2％，我们及国内其他单位的调查表明，约80％的高血压患者合并肥胖、糖尿病、代谢综合征等代谢异常。全球范围内高血压的流行也面临类似的情况。既往，仅将肥胖与糖尿病作为高血压的危险因素，但大量的临床实践与基础研究证实，这些代谢因素不仅增加高血压的风险，其本身也是高血压的致病因素，控制体重和改善血糖能显著预防高血压的发生发展。因此，代谢异常是高血压发生发展的重要驱动力。鉴于代谢异常在高血压发生发展中的重要作用，其致病机制又有别于内分泌疾病、肾

脏病、大动脉炎、妊娠等常见继发性高血压，我们于2005年提出了代谢性高血压的概念：即代谢异常与血压升高之间存在较为明确的因果关系，又排除了其他形式的继发性高血压，通过干预代谢紊乱能有效地控制高血压，可诊断为代谢性高血压，其主要的临床类型有：肥胖相关性高血压、糖尿病性高血压、家族性高胆固醇血症相关性高血压、高血压型代谢综合征、高尿酸诱导的高血压等，但在临床实践中代谢异常与高血压的发生时间及因果关系有时难以界定[3]。

总之，代谢性高血压应属继发性高血压范畴，高血压合并代谢紊乱，更易发展成顽固性高血压，加重对靶器官的损害，显著增加心血管风险。

二、代谢性高血压的危险评估

在众多高血压危险因素中，代谢危险因素占了近2/3，显示代谢紊乱在高血压中的地位与重要性。虽然JNC8，2014年ASH/ISH社区高血压管理指南，以及2013年AHA/ACC/CDC发布的有效控制高血压的科学建议中未纳入心血管风险分层，但2013年ESC/ESH的动脉高血压指南及我国高血压指南中仍强调高血压的心血管风险分层，评估因素包括肥胖、血脂异常、血糖异常及代谢综合征等因素[4-5]。此外，还强调靶器官及临床心肾疾病在其中的作用。从风险分层中显示，高血压心血管危险的评估，不仅要根据血压值的高低，还要结合其合并的代谢危险因素的多少，及是否合并靶器官损害与心肾疾病。代谢危险因素的多少及其严重程度对高血压的危险性分层起着调节作用。如Framinghan心脏研究显示在总胆固醇水平和收缩压相同的情况下，有糖耐量异常和其他

危险因素者，其心血管危险性将显著升高。Inter-heart 研究表明随着心血管代谢危险因素的聚集增加，心肌梗死的危险性呈线性上升，单因素与多重危险因素聚集相比，其心血管危险可相差数十倍。

三、代谢性高血压的病理生理机制

外周阻力血管的高反应性和重构是高血压的重要病理生理特征，然而许多研究证实，高血压患者合并代谢紊乱时大血管结构和功能也明显受损，导致血管的顺应性下降，内皮功能障碍及动脉粥样病变。另外，血管损害的形式与代谢紊乱的病因有关，血脂异常使单核细胞黏附并迁移至内皮下导致大血管动脉粥样硬化，其机制是与单核细胞和平滑肌细胞摄取 LDL-C 形成泡沫细胞，进一步发展成脂质斑块，使血管纤维化和钙化，导致血管顺应性降低。高血糖则主要导致炎症和氧化应激增强，氧自由基损伤血管内皮致使视网膜和肾脏的微血管受损，此外高糖激活细胞多元醇代谢途径，PKC 和氨基己糖途径的激活，以及糖基化终末产物的形成也损伤血管。肥胖导致的高血压的机制更复杂，包括内皮受损，肾损害，呼吸睡眠暂停综合征，压力感受器调节异常，肾素-血管紧张素-醛固酮系统（RAAS）和交感神经系统激活[6-7]。近年发现，病变脂肪组织可产生各种脂肪因子，炎症因子和血管活性肽，而这些因子水平的升高显著影响血管结构与功能异常有显著的影响。新近研究提示，胃肠道菌群失调、胃肠激素分泌异常等在心血管代谢病的发病中起重要的作用。人类肠道的菌群不仅在免疫和抗病方面有重要的作用，还与代谢密切相关，特别是其可以通过调节宿主营养物质吸收存储相关的基因，影响宿主的能量平衡。肠道菌群的失调，包括菌群数量和比例的失调和定位转移异常，可导致人体对营养物质的吸收增加和肠屏障功能受损，内毒素产生增加以致人体炎症水平上升，提示肠道菌群的变化是心血管代谢性疾病发生的一个重要因素[8-9]。另外，近三十年来，临床实践显示肥胖合并糖尿病患者在接受胃肠道代谢手术后除体重下降外，糖尿病病情亦得到显著改善，大多无需用药即能有效地控制血糖在正常范围，疗效明显优于常规内科治疗[10]，且伴随的代谢综合征和高血压等相关合并症也得到明显缓解。我们最近研究显示遗传性高血压大鼠（SHR）经胃肠道代谢手术后，明显改善了其心血管重塑和代谢异常，其机制与拮抗交感神经激活有关，上述实验结果同样在代谢相关性高血压行胃肠道代谢手术者中证实。上述证据提示胃肠道并不只负责消化吸收，也参与心血管代谢的调控，可能是代谢性高血压的始动器官之一（图 14-1）。

四、代谢性高血压的综合干预

代谢性高血压的干预需强调血压的控制和代谢紊乱的调节，目前的治疗策略包括生活方式干预、药物治疗和代谢手术。

（一）生活方式干预

健康的饮食和有氧运动锻炼对减轻体重，降低血脂水平，控制血糖和血压有重要的作用。富含蔬菜水果、低盐、低脂、高钾的膳食，如DASH 膳食方式、地中海膳食方式等均已被证实对心血管代谢病有较好的防治作用。我们的研究表明，膳食辣椒素可通过激活瞬时受体电位通道1（TRPV1，辣椒素受体），膳食薄荷醇可通过激活TRPM8（冷敏感通道）具有减肥、调脂和降低血压的作用，提示这些膳食因子可能适用于代谢性高血压的干预[11-13]。然而，单纯的生活方式干预对于高血压合并多种危险因素及靶器官损害患者的作用是有限的[14]，如限制高盐摄入仅使血压下降4 mmHg 左右，运动也仅使血压下降 2～6 mmHg，必须辅以其他治疗。

（二）药物治疗

目前认为，对于生活方式干预效果不明显的患者应尽快实施药物干预。近年研究显示，用于改善糖代谢的胰高血糖样肽（GLP-1）类似物和抑制 GLP-1 降解的二肽基肽酶制剂（DDP4 抑制剂）被证实不仅具有良好的降低血糖的作用，还

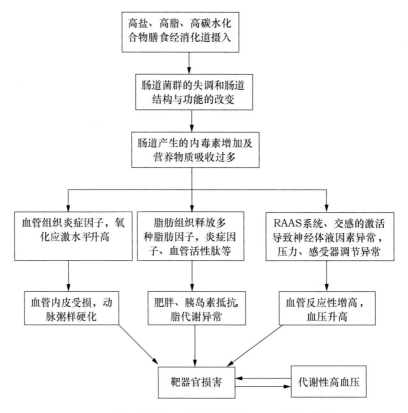

图 14-1　胃肠道功能异常在代谢性高血压发病中的作用

具有减肥、降压、改善胰岛素抵抗等显著的心血管代谢保护作用。我们最近研究显示给予自发性高血压大鼠 DPP-4 抑制剂能明显降低血压，改善血管舒张功能。我们最近的 meta 分析表明，与其他降糖药比较，GLP-1 激动剂的降压作用最明显。在国内外的高血压治疗指南中，一些传统的降压药物被推荐用于高血压合并代谢异常的患者：二氢吡啶类钙拮抗剂适用于治疗高血压合并动脉粥样硬化；血管紧张素转化酶抑制药和血管紧张素Ⅱ受体拮抗剂被推荐用于高血压合并代谢综合征或糖尿病肾脏病变患者的首选。我们的一项随机、双盲、平衡对照的临床试验证实，对于非糖尿病的肥胖性高血压患者，降压药联合应用二甲双胍能够有效减少内脏脂肪、炎症因子及降低总胆固醇水平[15]。

（三）代谢手术

主要适用于生活方式改变无效，药物治疗效果不好，合并糖尿病和（或）肥胖，又具备手术适应证的顽固性高血压患者。代谢手术根据原理一般分为三类：一是容量限制型，通过单纯胃改造，减少胃容量，进餐早期即产生饱感，限制饮食的摄入达到治疗目的，如腹腔镜胃袖套状切除术（Laparoscopic sleeve gastrectomy，LSG）；二是吸收不良型，通过缩短小肠功能段的长度，减少营养物质的吸收，如胆胰转流术（Biliopancreatic diversion，BPD）；三是混合型，包括胃容量缩小和小肠旁路形成，既能限制摄入又能减少吸收，如胃转流手术（Roux-en-Y grastric bypass，RYGB）。瑞典肥胖队列研究显示，在代谢手术 6 月后，收缩压和舒张压分别降低 11 mmHg 和 7 mmHg。对比研究不同代谢手术的短期和长期降压作用结果显示，胃转流术后 2 年分别降低收缩压和舒张压为 12.1 mmHg、7.3 mmHg，在术后 10 年为 5.1 mmHg 和 5.6 mmHg，与对照组相比有显著降压效果[16]。Sarkhosh 等针对腹腔镜袖状胃切除术降压作用，分析了 2000 年 8 月到 2011 年 9 月的 33 项涉及 3997 例患者，平均随访 16.9±9.8 月的临床研究，腹腔镜袖状胃切除术平均能完全缓解 58% 的高血压，平均 75% 的高血压患者术后完全缓解或好转。Fernstrom 等研究表明，代谢手术后血压下降和持续体重减轻效果依赖于患者术前的血压状态，正常血压和已服用降压药物的高血压患者在术后血压下降幅度较小，严重高血压患者术后血压显著下降。我科与胃肠外科合作，对肥胖型 2 型糖尿病合并高血压的患者行腹腔镜 Roux-en-Y 胃转流术，分析其术前及术后血压及血管功能的变化情况，以及其与体重、体质指数、腰围的关系，发现代谢手术能够有效降低患者血压及改善血管舒张功能，且血压下降与体重、体重指数、腰围无显著相关性。目前，代谢手术降压的机制尚不完全清楚，我们的研究结果提示与拮抗交感神经激活有关。近年来，经皮肾交感神经消融术（RND）应用于治疗顽固性高血压，而新近的随机双盲前瞻性研究发现，RSD 并未能显著降低顽固性高血压患者的血压，但 RSD 是否对血糖、胰岛素抵抗及其他代谢指标有改善值得进一步探讨[17-19]。

五、小结

代谢性高血压是一种临床综合征，有别于传统的高血压分类，无论是在概念，诊断标准，还是病理生理机制和治疗上，代谢性高血压与其他类型的高血压有显著的差异，进一步深入探讨代谢性高血压的临床特征与发病机制将有助于更全面，更科学地控制高血压及其相关并发症。

（祝之明）

参考文献

[1] 祝之明. 代谢性高血压—新的高血压类型及其面临的挑战. 中国实用内科学杂志，2011，31（8）：604-605.

[2] 祝之明. 代谢性高血压：一个值得探索的问题. 中华高血压杂志，2006，14（11）：859-860.

[3] 刘力生. 中国高血压防治指南 2010. 中华高血压杂志，2011，19（8）：701-742.

[4] Grundy SM，Benjamin IJ，Burke GL，et al. Diabetes and cardiovascular disease：a statement for healthcare professionals from the American Heart Association. Circulation，1999，100（10）：1134-1146.

[5] Després JP，Lemieux I，Bergeron J，et al. Abdominal obesity and the metabolic syndrome：contribution to global cardiometabolic risk. Arterioscler Thromb Vasc Biol，2008，28（6）：1039-1049.

[6] Caballero AE. Endothelial dysfunction in obesity and insulin resistance：a road to diabetes and heart disease. Obes Res，2003，11（11）：1278-1289.

[7] Monda KL，North KE，Hunt SC，et al. The genetics of obesity and the metabolic syndrome. Endocr Metab Immune Disord Drug Targets，2010，10（2）：86-108.

[8] Tilg H，Kaser A. Gut microbiome，obesity，and metabolic dysfunction. J Clin Invest，2011；121（6）：2126-2132.

[9] Cani PD，Possemiers S，Van de Wiele T，et al. Changes in gut microbiota control inflammation in obese mice through a mechanism involving GLP-2-driven improvement of gut permeability. Gut，2009，58（8）：1091-1103.

[10] Wang Z，Klipfell E，Bennett BJ，et al. Gut flora metabolism of phosphatidylcholine promotes cardiovascular disease. Nature，2011，472（7341）：57-63.

[11] Yang D，Luo Z，Ma S，et al. Activation of TRPV1 by dietary capsaicin improves endothelium-dependent vasorelaxation and prevents hypertension. Cell Metab，2010，12（2）：130-141.

[12] Zhang LL，Yan Liu D，Ma LQ，et al：Activation of transient receptor potential vanilloid type-1 channel prevents adipogenesis and obesity. Circ Res，2007，100（7）：1063-1070.

[13] Ma S，Yu H，Zhao Z，et al：Activation of the cold-sensing TRPM8 channel triggers UCP1-dependent thermogenesis and prevents obesity. J Mol Cell Biol，2012，4（2）：88-96.

[14] 祝之明. 关注肥胖性高血压的特殊性. 中华老年心脑血管病杂志，2008；10（2）：85.

[15] He H，Zhao Z，Chen J，et al. Metformin-based treatment for obesity-related hypertension：a randomized，double-blind，placebo-controlled trial. J Hypertens，2012，30（7）：1430-1439.

[16] Donadelli SP，Salgado W，Marchini JS，et al. Change in predicted 10-year cardiovascular risk following Roux-en-Y gastric bypass surgery：who benefits? Obes Surg，2009，21，569-73.

[17] Zhang H，Pu Y，Chen J，et al. Gastrointestinal intervention ameliorates high blood pressure through antagonizing overdrive of the sympathetic nerve in hypertensive patients and rats. J Am Heart Assoc，2014，3：e000929 doi：10. 1161/JAHA. 114. 000929）

[18] Witkowski A，Prejbisz A，Florczak E，et al. Effects of renal sympathetic denervation on blood pressure，sleep apnea course，and glycemic control in patients with resistant hypertension and sleep apnea. Hypertension，2011，58：559-65.

[19] Mahfoud F，Schlaich M，Kindermann I，et al. Effect of renal sympathetic denervation on glucose metabolism in patients with resistant hypertension：a pilot study. Circulation，2011，123（18）：1940-1946.

第十五章　H 型高血压的临床特点与防治

高血压是心脑血管疾病重要的危险因素，在我国高血压患者中有 75% 患者伴有血清同型半胱氨酸增多现象（H 型高血压）。随着我国居民生活水平的日益提高，H 型高血压呈不断增多的趋势。有文献报道 H 型高血压是诱发各种心脑血管疾病的元凶。本文就近几年 H 型高血压相关研究做一综述。

一、概述

高血压伴高同型半胱氨酸血症（hyperhomocysteinemia，HHcy），我们又称之为 H 型高血压，一般认为空腹血浆同型半胱氨酸（homocysteine，Hcy）水平在 5～15 μmol/L，平均水平为 ≥15 μmol/L，属于高同型半胱氨酸血症，并同时伴有高 Hcy 的高血压定义为"H 型高血压"。Hcy 为蛋氨酸的中间代谢产物，大部分在细胞内分解代谢，仅有 1.5 μmol/L 或更少被释放到血液中。肾是清除和进一步代谢 Hcy 的主要器官，70% 的血浆同型半胱氨酸是通过肾清除。正常情况下 Hcy 通过两种途径转化：①蛋氨酸循环，同型半胱氨酸在蛋氨酸合成酶的作用下以维生素 B_{12} 为辅助因子、5-甲基四氢叶酸作为甲基供体生成蛋氨酸，5-甲基四氢叶酸是在亚甲基四氢叶酸还原酶（MTHFR）作用下由叶酸循环合成生成；②转硫基途径，同型半胱氨酸在胱硫醚合成酶的作用下以维生素 B_6 为辅助因子和丝氨酸缩合成胱硫醚，再进一步生成半胱氨酸。上述两种途径任何一种出现障碍时，都会引起 HHcy。

二、流行病学

早在 20 世纪 80—90 年代就有横断面研究 Hcy 与高血压的关系，发现在调整了心血管危险因素后，Hcy 水平仍然与血压独立正相关，Hcy 每升高 5 mmol/L，相应地血压在男性升高 0.7/0.5 mmHg、在女性升高 1.2/0.7 mmHg。在五分位比较时，最高水平 Hcy 使女性患高血压的危险性较最低水平者增加 3 倍、男性患高血压的危险性增加 2 倍[1]。1993—1998 年又有多项研究显示，H 型高血压的发病与性别、年龄、种族有着密不可分的关系，其中雌激素有降低 Hcy 的作用，因此相对男性而言女性 H 型高血压发病率较低。然而最近有研究显示对于曾经患有妊娠高血压的妇女中，10 年后 Hcy 升高的概率明显增加，因此对有妊娠史的妇女应将 Hcy 的评估和风险预测作为心血管疾病一级预防[2]。更有文献报道在未经控制的系统性红斑狼疮女性中 Hcy 与高血压尤其是收缩压呈独立相关性[3]，在绝经期女性患者中 H 型高血压较非 H 型高血压对靶器官有更大的破坏性[4]。关于年龄方面，考虑到老年人的叶酸、维生素 B_6 等辅助因子的减少，Hcy 较年轻人更易升高。另外，H 型高血压也有着明显的遗传差异性，种族遗传因素的影响也是不容忽视的。在中国新疆 Shi Q 和 Zhang Y 针对胱硫醚合成酶基因 T833C，G919A，844ins68 不同基因型的 429 名高血压患者与血 Hcy 的水平进行研究，结果显示在中国新疆无论是汉族还是维吾尔族的高血压患者，其血 Hcy 都有不同程度的升高[5]，其实在 2010 年也出现过相关的报道，显示中国新疆地区 Hcy 水平与高血压息息相关[6]。之前有诸多文献称 HHcy 与代谢综合征（高血压，高血脂，高血糖）有关，然而 2013 年横断面研究却显示：Hcy 与代谢综合征除了高血压以外并无明显相关性[7]。如今高血压与 Hcy 的关系还缺乏临床长期随访的证据，尚有待进一步证实。

三、H型高血压的发生机制

H型高血压的发病机制现在还不太明确，考虑与以下机制有关：①基因分子机制。白细胞端粒酶长度是细胞生理年龄的标志，白细胞端粒酶的长度缩短则被认为是与高血压、冠心病、心力衰竭等心血管病息息相关。HHcy与人类端粒酶逆转录酶的DNA甲基化有关并且能减少mRNA的水平，因此Hcy能引起白细胞端粒酶长度的缩短导致高血压的发生[8-9]。②再甲基化途径受损。在蛋氨酸循环中，Hcy在蛋氨酸合成酶的作用下以维生素B_{12}为辅助因子、5-甲基四氢叶酸作为甲基供体生成蛋氨酸，然而有文献报道红细胞中5-甲基四氢叶酸的减少有助于血压的升高，然而红细胞5-甲基四氢叶酸减少会直接导致Hcy再甲基化障碍，Hcy清除减少，血Hcy升高，因此Hcy再甲基化途径障碍也许也是引起H型高血压的机制之一。③内皮损伤（氧化应激）机制。HHcy通过氧化应激反应，产生过氧化氢、羟自由基等刺激血管壁，引起内皮细胞损伤，使内皮源性一氧化氮、内皮素等舒张血管的物质生成减少，使总外周血管阻力增加，从而引起血压增高[10]。现在有相关研究显示，一氧化氮合成酶抑制因子非对称性二甲基精氨酸（asymmetrical dimethylargi-nine，ADMA）是蛋氨酸循环中精氨酸甲基化后产生的，ADMA在高血压的患者中普遍升高，预示着血管内皮源性的NO合成减少，因此认为ADMA在高血压患者内皮功能紊乱中起着重要的作用，也许是引起H型高血压的原因之一[11]。还有学者认为HHcy引起的氧化应激和内皮损伤与线粒体有关，具体还有待进一步证实[12]。其他机制比如：Hcy会加剧脂质代谢紊乱，促进脂质沉积于损伤后的动脉管壁，导致血管硬化血压升高；Hcy促进血管平滑肌增殖，使血管内皮胶原积累增多，血管壁增厚而导致血压升高；Hcy能增加血管紧张素转化酶活性，引起外周血管收缩升高血压等[13]。

四、H型高血压的靶器官损害

流行病学显示无论是心脑大血管病变还是外周血管均和Hcy的升高密切相关，因此H型高血压对靶器官带来的危害远远高于一般高血压的危害性。

（一）脑卒中

现国内外已有众多文献证实H型高血压是脑卒中的一个独立危险因素，并且随着Hcy水平升高，脑梗死的危险性也相应增加[14-15]。在我国H型高血压患者数量增加较快，H型高血压是诱发脑卒中疾病的元凶。研究表明血浆Hcy水平在脑卒中患者中明显升高，根据中国心血管病人群监测（WHO MONICA方案）最新发表数据，我国脑卒中仍以每年8.7%的速率增长并且脑卒中发病率远远高于其他国家，居亚太地区第一名[16]。在2009年陈琳等人研究表明，Hcy每升高5μmol/L，则相应地卒中风险增加59%；Hcy每降低3μmol/L，卒中风险可降低24%。国内研究也发现，Hcy升高也使卒中的危险性增加了87%，同时Hcy升高也能缩短血小板的存活期，提高其黏附性与聚集性，能够引发脑血栓。

H型高血压引起脑卒中可能发生机制尚还不明确，可能与以下机制有关①对低密度脂蛋白（LDL）进行氧化修饰，最终致动脉粥样硬化；②对血管内皮细胞有直接的毒性作用，并且促进氧自由基形成，抑制NO合成；③增加血小板集聚等相关[16-17]。最新又有研究报道，在Hcy水平≥15μmol/L的情况下，H型高血压与6个月修正的Rankin评分有关，并且H型高血压是缺血性卒中预后的一个风险因子[15]。还有学者认为在中国高血压患者中，血清总Hcy水平与缺血性卒中发生积极相关，而与冠心病（CHD）则无明显相关性[18]。

（二）颈动脉内膜增厚

随着越来越多的证据证明，高血压患者中Hcy的升高破坏了人体氧化/抗氧化能力的平衡，最终导致炎症、粥样硬化、内皮损伤的发生。近几年来关于 H 型高血压与颈动脉内膜增厚（carotid artery intima-media thickness，CIMT）的研究日趋增多，2012 年 Lengyel S 等在对高血压和非高血压的青少年患者的研究中发现，CIMT 在高血压患者中的发生率较非高血压患者更为显著，发生 CIMT 的高血压患者均有不同程度的 Hcy 升高。此研究结果提示血 hcy 的升高在青少年高血压患者颈动脉内膜增厚中，起到了重要的作用，并且血 hcy 升高在高血压患者中引起 IMT 作用较血压正常的患者更为明显[19]。2014 年 Mazza A 等通过研究发现 H 型高血压患者中当 Hcy 浓度＞36.5 μmol/L，即可独立预测心血管疾病的发生风险，同时 HHcy 是 1 级高血压患者亚临床颈动脉损伤的独立风险预测因子[20]。2015 年 Catena C 等通过实验证明，HHcy 与无症状型颈动脉疾病同样密切相关，提示 Hcy 在颈动脉粥样硬化中扮演着重要的角色[21]。关于 H 型高血压引起 CIMT 的机制也在不断被探索，Bogdanski P 认为 hcy 水平升高会促使颈动脉内膜中层增厚，其机制也许是 hcy 能够减少血管内皮祖细胞的数量并且影响人体的总体抗氧化能力有关[22]。廖忠等则认为 H 型高血压引起 CIMT 的原因也许与血浆脂蛋白磷脂酶 A_2（LP-PLA$_2$）水平升高有关，认为 LP-PLA$_2$ 可以作为判断 H 型高血压患者疾病严重程度、临床疗效及评估预后的重要参数[23]。具体机制还有待进一步实验研究证实。

（三）冠心病

2012 年 Ghassibe-Sabbagh M 等通过对 2644 名冠心病（coronary heart disease，CHD）患者进行传统危险因素分析，认为 Hcy 是特定血管狭窄的医疗指标，是引起 CHD 的一种重要介质，尤其在高血压的患者中表现得更明显。基因的多样性和利尿药的使用也许是是 Hcy 升高的原因之一[24]。Liu J 则认为 HHcy 是 CHD 的独立风险预测因子，Hcy 可引起冠状血管内皮功能损害、血小板功能紊乱，还能通过激发脂肪组织应激状态降低人体胰岛素敏感性，最终导致冠心病的发生[25]。而且就在 2015 年 Verdoia M 还发现 Hcy

有影响血小板集聚的作用，并认为 CHD 患者中 Hcy 的升高预示着乙酰水杨酸类抗血小板药治疗效果不佳[26]。然而同样在今年，Verdoia M 通过对 1150 名 CHD 心肌梗死支架置入术后的患者进行研究，结果发现，PCI 术后病情的发展与 Hcy 浓度无关，提示 CHD 与 H 型高血压的相关性还有待进一步研究证实[27]。

（四）认知障碍和脑萎缩

关于 H 型高血压患者，Hcy 水平升高与其认知功能减退（cognitive decline）和脑萎缩（brain atrophy）的关系，近年来多有探索。最早 Fox 等在 1999 年就发现脑萎缩是认知功能减退的一个评估指标。随着研究进展很多学者认为 HHcy 与认知障碍（比如阿尔茨海默病等）息息相关，但是从流行病学的角度来说，结论是不一致的。尽管有前瞻性研究表明，认知障碍患者在使用 B 族维生素治疗后有好转趋势，但是该结论仍然缺乏临床长期随访的证据。Schulz RJ 等在 2007 年通过对相关研究进行整合，提出现在还没有充分证据能证明减少 Hcy 能提高人的认知功能，因此还不能将 Hcy 水平作为一个监测认知功能的有效指标[28]。但是随着研究的深入，2011 年 Narayan SK 等发现，在老年高血压患者当中，HHcy 会增加脑萎缩的发生率，但是不会加快脑白质病变的病情发展[29]。同一年里，Narayan SK 还发现，在老年高血压患者中，HHcy 与认知功能的减退独立相关，并且主要影响人脑情景记忆（episodic memory），认知速度（speed of cognition）和执行能力（executive function）三大领域的功能[30]。在 2014 年 de Jager CA 结合近些年有关 Hcy 与脑萎缩、认知功能减退的相关文献，认为 B 族维生素在 Hcy 甲基化循环中是一个辅酶因子，因此补充维生素 B 可以降低 Hcy。然而维生素 B 在 DNA 的修复和神经细胞膜的整合方面有着无可替代的作用，并且维生素 B 的使用可以减少脑萎缩的发生率和改善认知功能减退的长期预后（尤其是在同时伴有 HHcy 的患者中）。因此，我们有理由认为 HHcy 与脑萎缩、认知功能减退有着密切的联系[31]。

（五）其他靶器官损伤

关于 H 型高血压和靶器官损伤的相关研究除了上述以外，Ruhui L 等还发现，在中国 H 型高血压患者中，心舒张功能多呈进行性下降[32]。Zheng H 等在 2014 年也证实高血压和 Hcy 对心肌损害有协同作用，而且 Hcy 水平与左心室舒张功能不全也强烈相关[33]。H 型高血压和肾损伤的争论也屡见不鲜，2002 年 Li N 等认为 HHcy 是肾小球硬化的重要病理因素，且该因素与动脉血压无关。而就在 2014 年有文献显示 HHcy 与高血压肾病有关，可作为高血压肾病的早期预测指标之一[34]。关于肾损伤的发生机制在 2012 年 Zhang C 等认为 Hcy 引起肾小球硬化主要是通过诱导还原型辅酶 II（NADPH）氧化酶来激活核苷酸结合寡聚化域样受体蛋白 3（nod-like receptor protein 3，NLRP3）炎症因子导致的[35]。

五、H 型高血压的药物治疗

如前文所述导致 H 型高血压中 Hcy 增多的因素主要有以下两点：①营养性因素。由于人体无法自身合成维生素 B_{12}，只能通过食物摄取，若患有慢性酒精性肝炎、内因子缺乏、炎性肠病等可导致叶酸等维生素吸收减少造成辅因子含量不足。②遗传性因素。同型半胱氨酸代谢过程相关的酶发生基因突变，使得基因编码的酶活性减低或不表达。高同型半胱氨酸血症的治疗需针对其发病原因。对于营养性因素导致高同型半胱氨酸血症，可以补充维生素 B_6、B_{12} 和叶酸，同时限制蛋氨酸和动物蛋白的摄入量。然而对于遗传性因素导致的 HHcy 目前还没有合适的治疗方法。

现临床研究发现 ACEI 类降压药联合叶酸治疗对 H 型高血压有双重治疗作用，不仅可以降压还可以降低血压与血 Hcy 浓度，在降低心血管事件中有显著协同作用。依那普利叶酸片是体现多重危险因素防治的复方创新药物。文献表明依那普利叶酸片总体疗效显著优于单用降压药，总体疗效优于两个单药联合用药；循证医学证据表明较单用降压药进一步降低脑卒中风险具有协同降

低心脑血管事件作用[36]。然而叶酸对不同基因型的 H 型高血压患者的治疗效果也是有差异的，研究表明，亚甲基四氢叶酸还原酶（MTHFR）C677T 基因型较蛋氨酸合成酶（MTR）A2756G 基因型患者相比不仅能影响 Hcy 的基础和治疗后浓度，更能调节各种剂量叶酸治疗的反应，因此具有较好的治疗效果[37]。

除了叶酸治疗方法外，最新有研究表明硫化氢对 H 型高血压的调控作用也非常显著[38]。还有文献显示，降脂治疗也有兼顾降低 Hcy 的作用[39]，具体还需要临床医生的长期临床应用与观察。

（李南方　王梦卉）

参考文献

[1] 杨凡，王瑞英，李涛涛，等. 高敏 C 反应蛋白、同型半胱氨酸与高血压颈动脉粥样硬化相关性研究. 中国心血管病研究，2012，10（2）：93-96.

[2] White WM，Turner ST，Bailey KR，et al. Hypertension in pregnancy is associated with elevated homocysteine levels later in life. Am J Obstet Gynecol，2013，209（5）：1-7.

[3] Sabio JM，Vargas-Hitos JA，Martinez-Bordonado J，et. al. Relationship between homocysteine levels and hypertension in systemic lupus erythematosus. Arthritis Care Res（Hoboken），2014，66（10）：1528-1535.

[4] Noto R，Neri S，Molino G，et. al. Hyperhomocysteinemia in menopausal hypertension：an added risk factor and a dangerous association for organ damage Eur Rev Med Pharmacol Sci，2002，6（4）：81-87.

[5] Shi Q，Zhang Y，Wang H. Association of cystathionine β-synthase gene polymorphisms with essential hypertension in ethnic Uyghurs and Hans from Xinjiang. Zhonghua Yi Xue Yi Chuan Xue Za Zhi，2015，32（1）：94-100.

[6] Lu H，Lu ZH，Li PG，et. al. Elevated homocysteine and hypertension in Xinjiang Province，China. Ethn Dis. 2010，20（1）：7-10.

[7] Moraba M，Sengwayo D，Motaung S. Association of homocysteinaemia with hyperglycaemia，dyslipidaemia，hypertension and obesity. Cardiovasc J Afr，

2013，24（7）：265-269.

［8］ Hoshide S. Role of telomere length in interindividual variation in cardiovascular protection in hypertensive patients. Circ J，2014，78（8）：1828-1829.

［9］ Zhang DH，Wen XM. DNA methylation of human telomerase reverse transcriptase associated with leukocyte telomere length shortening in hyperhomocysteinemia-type hypertension in humans and in a rat model. Circ J，2014，78（8）：1915-1923.

［10］ 胡大一，徐希平. 有效控制H型高血压——预防卒中的新思路. 中华内科杂志，2008，47（12）：976-977.

［11］ Tousoulis D，Bouras G，Methionine-induced homocysteinemia impairs endothelial function in hypertensives：the role of asymmetrical dimethylarginine and antioxidant vitamins. Am J Hypertens，2011，24（8）：936-942.

［12］ Tyagi N，Moshal KS，Ovechkin AV，et al. Mitochondrial mechanism of oxidative stress and systemic hypertension in hyperhomocysteinemia. J Cell Biochem，2005，96（4）：665-671.

［13］ 杨萍，田青，郭涛. H型高血压的研究进展. 2014，35（4）：468-471.

［14］ 王慧茹，张淑东，张淑敏. 脑血管病患者血浆同型半胱氨酸浓度及相关因素分析. 宁夏医学杂志，2010，32（1）：65-66.

［15］ Wang HL，Tan S，Song B，et al. Correlation of H-type hypertension and prognosis of ischemic stroke. zhonghua Yi Xue Za Zhi，2012，92（17）：1183-1186.

［16］ 罗洋，李倩. H型高血压与心脑血管疾病关系的研究进展，实用医院临床杂志，2012，9（6）：212-214.

［17］ 文灿丽. H型高血压与脑卒中相关性的研究进展. 中国医药科学杂志，2013，3（11）：43-44.

［18］ Wang CY，Chen ZW，Zhang T，et al. Elevated plasma homocysteine level is associated with ischemic stroke in Chinese hypertensive patients. Eur J Intern Med，2014，25（6）：538-544.

［19］ Lengyel S，Katona E，Zatik J，et al. The impact of serum homocysteine on intima-media thickness in normotensive，white-coat and sustained hypertensive adolescents. Blood Press，2012，21（1）：39-44.

［20］ Mazza A，Cuppini S，Schiavon L，et al. Hyperhomocysteinemia is an independent predictor of sub-clinical carotid vascular damage in subjects with grade-1 hypertension. Endocrine，2014，46（2）：340-346.

［21］ Catena C，Colussi G，Url-Michitsch，et al. Subclinical carotid artery disease and plasma homocysteine levels in patients with hypertension. J Am Soc Hypertens，2015，9（3）：167-175.

［22］ Bogdanski P，Miller-Kasprzak E，Pupek-Musialik D. Plasma total homocysteine is a determinant of carotid intima-media thickness and circulating endothelial progenitor cells in patients with newly diagnosed hypertension. Clin Chem Lab Med，2012，50（6）：1107-1113.

［23］ 廖忠，梁叶，麦丽萍. 血浆LP-PLA2水平与H型高血压患者颈动脉内膜中层厚度相关性的研究. 中国医指南，2014，12（35）：32-33.

［24］ Ghassibe-Sabbagh M，Platt DE，Youhanna S，et al. Genetic and environmental influences on total plasma homocysteine and its role in coronary artery disease risk. Atherosclerosis，2012，222（1）：180-186.

［25］ Liu J，Xu Y，Zhang H，et al. Coronary flow velocity reserve is impaired in hypertensive patients with hyperhomocysteinemia. J Hum Hypertens，2014，28（12）：743-747.

［26］ Verdoia M，Schaffer A，Pergolini P，et al. Homocysteine levels influence platelet reactivity in coronary artery disease patients treated with acetylsalicylic acid. J Cardiovasc Pharmacol，2015，66（1）：35-40.

［27］ Verdoia M，Schaffer A，Barbieri L，et al. Homocysteine and risk of periprocedural myocardial infarction in patients undergoing coronary stenting. J Cardiovasc Med（Hagerstown），2015，16（2）：100-105.

［28］ Schulz RJ. Homocysteine as a biomarker for cognitive dysfunction in the elderly. Curr Opin Clin Nutr Metab Care，2007，10（6）：718-723.

［29］ Narayan SK，Firbank MJ，Saxby BK. Elevated plasma homocysteine is associated with increased brain atrophy rates in older subjects with mild hypertension. Dement Geriatr Cogn Disord，2011，31（5）：341-348.

［30］ Narayan SK，Saxby BK，Firbank MJ. Plasma homocysteine and cognitive decline in older hypertensive subjects. Int Psychogeriatr，2011，23（10）：1607-1615.

［31］ De Jage CA. Critical levels of brain atrophy associated with homocysteine and cognitive decline. International Conference on Nutrition and the Brain Neurobiology of Aging，2014，35：S35-S39.

[32] Ruhui L，Jinfa J，Jiahong X，et al. Influence of hyperhomocysteinemia on left ventricular diastolic function in Chinese patients with hypertension. Herz，2015，40（4）：679-684.

[33] Zheng H，Li Y，Xie N，et al. Echocardiographic assessment of hypertensive patients with or without hyperhomocysteinemia. Clin Exp Hypertens，2014，36（3）：181-186.

[34] 方小可，付国胜，施翰. 高同型半胱氨酸血症与高血压肾病的相关性研究. 健康科学临床研究，2014，34（2）：152-154.

[35] Zhang C，Boini KM，Xia M. Activation of nod-like receptor protein 3 inflammasomes turns on podocyte injury and glomerular sclerosis in hyperhomocysteinemia. Hypertension，2012，60（1）：154-162.

[36] 张雨红. H 型高血压研究进展及预防治疗，华夏医学，2011，24（6）：744-746.

[37] Qin X，Li J，Cui Y，et al. MTHFR C677T and MTR A2756G polymorphisms and the homocysteine lowering efficacy of different doses of folic acid in hypertensive Chinese adults. Nutr J，2012，11（1）：1-7.

[38] Sowmya S，Swathi Y，Ailing Y，et al. Hydrogen sulfide：regulatory role on blood pressure in hyperhomocysteinemia. Vascul Pharmacol，2010，53（4）：138-143.

[39] Oudi ME，Aouni Z，Ouertani H，et al. Effect of lipopenic and hypotensive treatment on homocysteine levels in type 2 diabetics. Vasc Health Risk Manag，2010，6：327-332.

第十六章　高血压合并缺血性心脏病患者的临床特点与防治

众所周知，高血压是冠心病、脑卒中及肾衰竭的独立危险因素，与单纯高血压患者相比，高血压合并冠心病的患者已存在心血管并发症，有缺血性心脏病史的高血压患者 10 年间发生主要心血管事件的危险高达 30％。临床试验汇总分析显示，降压治疗能迅速降低心血管事件发生的风险，与基于流行病学观察性研究的预测一致，即收缩压每下降 10 mmHg 或舒张压降低 5 mmHg，脑卒中死亡减少 50％～60％，缺血性心脏病等死亡减少 40％～50％[1-2]。因此血压管理是缺血性心脏病二级预防非常重要的一项内容，相关降压药物的选择及降压治疗目标的确定需从预防心血管事件再发角度进行综合考虑。

一、概念

在未使用降压药物的情况下，非同日 3 次测量血压，收缩压≥140 mmHg 和（或）舒张压≥90 mmHg。收缩压≥140 mmHg 且舒张压＜90 mmHg 为单纯收缩期高血压。患者既往有高血压史，目前正在使用降压药物，血压虽低于 140/90 mmHg，也要被诊断为高血压[3]。持续的血压升高会造成心、脑、肾等多个靶器官损害，血压越高，伴随的危险因素越多，靶器官损害的程度就会越重，而心血管的发病风险也就越高。血压升高是缺血性心脏病发病的一项主要独立危险因素，而缺血性心脏病则是以冠状动脉血流与心肌需求不平衡所导致的心肌缺血性损伤为主要特征，既往称为冠心病，即血清脂质类物质沉积于冠状动脉表面形成斑块，使血管腔狭窄或者阻塞，或因冠状动脉功能性改变导致心肌缺血、缺氧，甚至坏死而引起的心脏病[4]。

二、流行病学

高血压已成为美国乃至全世界范围内心血管疾病最主要的危险因素。流行病学数据表明，60 岁以上老年高血压患者由于大动脉弹性降低，主要表现为单纯收缩压升高，50 岁以下中青年高血压则主要表现为舒张压升高。对于中青年高血压患者，有研究结果提示舒张压升高与冠心病风险具有相关性，而脉压则是 60 岁以上老年高血压患者发生心血管事件主要预测因子之一，脉压降低增加冠心病风险。meta 分析结果表明，所有年龄段患者血压为 115/75～185/115 mmHg 时，收缩压每升高 20 mmHg 或舒张压每升高 10 mmHg，患者发生严重心肌缺血风险将升高 2 倍。在收缩压值相同的情况下，心血管事件绝对风险随着年龄增长也呈现增加的趋势。例如，既往有研究表明，与 40～49 岁患者相比，80～89 岁冠心病患者在收缩压相似情况下其心血管风险增加约 16 倍。而降低血压可以减少心血管事件风险。因此，提高冠心病患者血压控制率将有利于减少心血管相关死亡，提高患者生存率。

然而，2011 年 6 月"中国冠心病患者血压控制现状调查"中提到 2007 年 6 月至 2009 年 10 月期间共调查冠心病患者 13 015 例，年龄 50～80 岁，平均（63±8）岁。8033 例患者（61.7％）有明确的高血压病史，其中 90.6％服用降压药物，仅 30.1％血压控制达标。50～59 岁、60～69 岁和 70～80 岁年龄组达标率分别为 35.8％、29.3％和 25.0％。其中在大量饮酒以及合并糖尿病或脑卒中的患者中更为突出[4]。故目前中国缺血性心脏病患者血压控制情况距指南要求仍存在很大差距。

三、病理生理机制

一系列病理生理机制均可导致血压升高及其相关靶器官损害，包括缺血性心脏病。这些机制包括交感神经系统和 RAAS 活化增加，血管舒张因子如一氧化氮和前列环素的释放减少或活性降低，利钠肽浓度的变化，动脉系统生长因子和炎症因子的释放和表达增加，血流动力学影响，以及传输动脉、阻力动脉结构和功能异常，特别是血管僵硬度的增加和内皮功能异常[5]。这些神经-体液通路与遗传、人口和环境因素相互作用，决定个体是否将进展为高血压或相关缺血性心脏病。同时，伴随的代谢紊乱，如糖尿病、胰岛素抵抗、肥胖，还会导致具有血管活性的细胞因子形成，这也将促进血管收缩、内皮功能障碍、炎症、氧化应激等，从而增加高血压和缺血性心脏病的风险[6-7]。

1. 遗传因素

全基因组关联研究已经确定了动脉粥样硬化性疾病的多个遗传易感性变异，主要是单核苷酸多态性[8]。有人认为 RAAS 的基因多态性参与了冠心病及心肌梗死的进展，尤其是 ACE、Ang II 受体 1 型、血管紧张素原[9]。高血压进一步增加了 CAD 的风险，这也或许可以解释为什么有些高血压患者比其他人更易出现冠状动脉事件。然而，由于冠心病是多基因性的，且它的原因是多因素的，基因研究只能解释该疾病发病机制的一小部分。

2. 血流物理学和动力学

血流物理学（压力和流量）是心脏结构和功能的主要决定因素，这也影响冠状动脉重构和动脉粥样硬化。当收缩压升高时，左心室输出阻抗和心肌内壁张力增加，导致心肌需氧量增加。宽脉压和收缩期高血压源于主动脉壁增厚和主动脉壁组成改变引起的主动脉直径减少或有效僵硬度增加。衰老是动脉僵硬度增加的退化过程，主要和变薄、血管弹性蛋白破坏、胶原沉积增加有

关[10-12]。动脉僵硬度增加将通过增加脉搏波传导速度及改变外周波反射来提高收缩压。一个脉冲波随着左心室每搏射出的血液生成，并从心脏传播到外周。此时，脉搏波速度取决于导管动脉的弹性。脉冲波在动脉树任何不连续处折返回到主动脉和左心室。动脉的弹性性质和长度决定了反射波的时间[13]。在年轻人中，脉搏波速度足够慢（<5 m/s）以至于反射波在主动脉瓣关闭后才到达，这导致了更高的舒张压，也增强了冠脉灌注。而在老年人中，尤其是在那些高血压患者中则相反，这就导致更高的收缩压、脉压、后负荷和较低的舒张压。收缩压增加会增加心脏代谢需求，容易诱发左室肥厚和心力衰竭的发展。脉压与收缩压密切相关，也与心血管疾病有关，如心肌梗死和卒中。

3. 内皮功能障碍

血管舒张因子如 NO 和前列腺素 E_1，和血管收缩剂如内皮素和血管紧张素 II 之间的逆差，显著提高了血管疾病患者的血压。受损的内皮失去了血管扩张的能力，会导致血栓形成和血管闭塞。受伤内皮细胞释放趋化细胞因子和黏附分子，从而促进循环中单核细胞黏附于血管壁。愈演愈烈的血管炎症参与了动脉粥样硬化的过程。炎症介质激活内侧平滑肌细胞，使其增殖和迁移到内膜下。血脂异常的存在使血管壁内的单核细胞结合氧化低密度脂蛋白胆固醇、成为载脂巨噬细胞，即动脉粥样硬化斑块的核心。巨噬细胞亦分泌金属蛋白酶和组织蛋白酶，破坏斑块的纤维帽，这可能导致斑块破裂和组织因子的释放，从而造成血栓形成和急性心肌梗死。内皮功能障碍和 NO 减少有关的动脉机械和炎症损伤也促进动脉硬化的加重和单纯收缩期高血压的发展[14]。

4. 氧化应激

氧化应激是高血压和动脉粥样化形成的一个关键特性[15]。在血管组织中，氧化损伤的主要效应物是 NAD（P）H 氧化酶类，它可被机械力（如高血压）、激素（尤其是血管紧张素 II）、氧化胆固醇和细胞因子等激活。内皮细胞和血管平滑肌细胞中表达的几种 NAD（P）H 氧化酶亚型上调了动脉粥样硬化和动脉损伤。依赖血管紧张素

Ⅱ受体激活的 NAD（P）H 氧化酶刺激形成氧化剂超氧化物阴离子（O_2），并与一氧化氮反应形成强大的氧化剂过氧亚硝基（ONOO—）。结果减少了一氧化氮的生物活性，也促进了血管收缩剂对血管紧张素Ⅱ的反应和血压升高。血管紧张素Ⅱ诱导的 NAD（P）H 氧化酶的活化也刺激低密度脂蛋白胆固醇的氧化，增加单核细胞化学趋化蛋白 1 和血管细胞黏附分子 1 的表达，从而连接 RAAS 的激活与动脉粥样硬化的过程。

5. 体液和代谢因素

启动和维持高血压的许多机制也造成了靶器官损害，包括冠状动脉和心肌。血管紧张素Ⅱ升高血压，并促进靶器官损害，包括动脉粥样硬化，通过直接影响阻力血管收缩和重塑，刺激醛固酮的合成和释放，增强交感神经，促进儿茶酚胺释放。醛固酮可以模仿或加强血管紧张素Ⅱ和去甲肾上腺素的作用。血管紧张素Ⅱ直接通过激活血管紧张素Ⅱ1 型受体（AT1）和间接通过刺激表达多种生长因子、细胞因子和黏附分子，从而促进心脏和血管平滑肌细胞肥大。AT1 受体激活也会通过抑制骨髓内皮祖细胞的动员，导致内皮损伤和动脉粥样硬化形成，从而损害血管内皮再生和血管修复过程[16]。RAAS 激活和纤维蛋白溶解之间也存在联系。ACEI 和 ARB 通过阻断 NAD（P）H 氧化酶的活化、支持 RAAS 阻滞药，或许有除了降压以外的重要作用，限制了脉管系统的氧化反应[17]。此外，有证据表明，RAAS 和血脂异常之间存在相互作用[18]。该发现表明，这些抗高血压药物除了降低血压，还可能有重要的临床保护作用。不过，这个假设尚无随机试验的结果的支持[19]。

6. 钙离子

钙离子（Ca^{2+}）是血管平滑肌细胞收缩和心脏变力变时功能的主要细胞内介质。Ca^{2+} 通过电压依赖型 L 和 T 钙通道进入血管平滑肌细胞、心肌细胞和起搏细胞。在血管平滑肌，电压门控型 L 通道（长效缓慢激活）允许进入充分的 Ca^{2+}，以通过钙诱导从肌质网释放的胞内 Ca^{2+} 来启动收缩。细胞内 Ca^{2+} 的增加也有促粥样硬化的效果。二氢吡啶类钙通道阻滞药（拮抗剂）结合 L 型通道的 a_1 亚基，对动脉/小动脉组织（包括冠状动脉）有高度选择性，从而使血管舒张。非二氢吡啶类钙拮抗剂，包括苯烷胺类和地尔硫䓬类，结合到 a_1 亚基上不同位点，对动脉选择性较低；它们对窦房结和房室结的传导组织有负变时、负变传导作用，对心肌细胞有负性肌力的影响。两种钙通道阻滞药都可治疗高血压和心绞痛。CCB 的抗心绞痛作用源于后负荷减少，也就是说，它们能降低收缩压，以及舒张冠状血管。非二氢吡啶类钙拮抗剂还可使心率减慢。CCB 对冠脉痉挛引起的心绞痛特别有效，例如变异性心绞痛、寒冷诱导的心绞痛[20]。

四、高血压合并冠心病患者再发心血管事件防治[2]

Meta 分析研究结果表明，对于单纯高血压患者，将血压值控制在目标范围内是血压管理的主要目标。血压的长期达标将有利于减少心肌梗死和脑卒中等心血管事件发生风险，对于降压药物选择，目前没有明确证据支持何种类型药物绝对优于另外一种。

然而，对于已发生冠心病等心血管事件的高血压患者，基于药物不同作用机制及现有研究证据，目前认为不同类型降压药物对减少心血管事件发生存在差异。因此，应当对高血压合并冠心病患者进行综合评估，以指南为依据选择最佳药物治疗方案、确定血压控制水平。目前常用的 5 大类降压药物中，存在心脏保护类效应作用的药物有噻嗪类利尿药（Thiazide）、血管紧张素转化酶抑制药（ACEI）和血管紧张素受体拮抗药（ARB），而钙通道阻滞药（CCB）和 β 受体阻滞药（BB）目前认为不存在这一效应。

MRC（Medical Research Council）、SHEP（Systolic Hypertension in the Elderly Program）、HYVET（Hypertension in the Very Elderly Trial）、ALLHAT（Antihypertensive and Lipid-Lowering Treatment to Prevent Heart Attack Trial）等大型临床研究结果证实噻嗪类利尿药如氯噻酮和吲达帕胺在有效降低血压同时，还能够减少心血管事

件，不增加糖脂代谢紊乱发生率；另外，ACEI 类药物能够显著降低高血压合并冠心病患者再发心血管事件风险已被大型临床研究如 HOPE（The Heart Outcomes Prevention Evaluation Study）、EUROPA 和 PEACE 等证实。目前指南推荐在排除禁忌证后，ACEI 类药物应当作为冠心病患者首选基础用药。对于 ACEI 类药物不能耐受患者，指南推荐可以使用 ARB 类药物替代。多项临床研究如 VALUE（the Valsartan Antihypertensive Long-term Use Evaluation）、VALIANT（the Valsartan in the Acute Myocardial Infarction Trial）和 TRANSCEND（the Telmisartan Randomised Assessment Study in ACE Intolerant Subjects With Cardiovascular Disease）研究结果也证实 ARB 类药物能够降低缺血性心脏病风险、减少脑血管事件发生、减少蛋白尿和延缓糖尿病肾病的进展。然而，目前并没有充分证据证实 ACEI 联合 ARB 能够进一步减少高血压合并冠心病患者心血管风险。ONTARGET（Ongoing Telmisartan Alone and in combination with Ramipril Global Endpoint Trial，雷米普利联合替米沙坦）研究声明，替米沙坦获益不劣于雷米普利，但二者联合使用将显著增加不良事件发生率。CCB 类药物（尤其是非二氢吡啶类）具有抑制心肌收缩力和影响心肌组织电传导作用。ALLHAT 研究结果表明，在心血管事件一级预防方面，氨氯地平获益与氯噻酮和赖诺普利相当；而 NORDIL（the Nordic Diltiazem study）研究结果也表明地尔硫䓬在降低心血管事件方面获益与利尿药和 BB 相似。因此，CCB 可用于高血压合并稳定型心绞痛一线用药，但目前没有充分证据支持 CCB 能够使高血压合并冠心病患者明确获益。与 CCB 类药物相似，BB 也具有影响心肌收缩力和心肌组织电传导作用，然而，BB 具有抑制交感神经激活、改善心肌梗死后心肌组织重构、减少恶性心律失常发生的作用。因此，BB 类药物如美托洛尔、卡维地洛和比索洛尔被指南推荐用于高血压合并心肌梗死后患者首选基础用药。

五、综合干预

（一）干预原则和控制目标

1. 降压治疗的启动和目标值

高血压启动治疗的目标值由患者心血管疾病风险确定（表 16-1）。高血压、糖耐量异常、吸烟、左心室肥厚是心血管疾病的独立危险因素[21]。

表 16-1 高血压合并缺血性心脏病血压控制目标

血压目标值	临床疾病	推荐级别/证据等级
<150/90 mmHg	年龄>80 岁	Ⅱa/B
<140/80 mmHg	缺血性心脏病	Ⅰ/A
	急性冠脉综合征	Ⅱa/C
	心力衰竭	Ⅱa/B
<140/90 mmHg	稳定性心绞痛	Ⅰ/A
<130/80 mmHg	缺血性心脏病	Ⅱb/C
	MI 后，卒中，TIA，缺血性心脏病等心脑血管疾病（颈动脉疾病，外周动脉疾病，腹主动脉瘤）	Ⅱb/B

具有缺血证据的 CAD 患者应缓慢降压，舒张压<60 mmHg 时应谨慎，尤其是糖尿病患者或>60 岁患者。老年患者脉压大，降低收缩压可能导致极低的舒张压，应注意任何不适的症状和体征（证据等级：Ⅱa/C）。

2. 多重危险因素干预

高血压、糖耐量异常、吸烟、左心室肥厚是心血管疾病的独立危险因素。周围血管疾病的发生则增加其他血管床病变和事件的发生。多种危险因素导致心血管事件的风险明显增加，故要综合考虑治疗所有风险因素，包括生活方式改变、血脂异常、糖尿病、吸烟、肥胖、周围血管病、慢性肾疾病和肾功能不全。

（二）药物治疗

1. 用药原则

在生活方式干预的基础上，既要控制血压以

减少心脏负担，又要扩张冠状动脉以改善心肌血液供应，即"降压又护心"。

2. 概述

高血压合并缺血性心脏病（IHD）的用药概况见表 16-2。

表 16-2	高血压合并缺血性心脏病药物治疗					
	ACEI/ARB	β受体阻滞药	利尿药	CCB	硝酸酯类	醛固酮受体拮抗剂
稳定性心绞痛	1	1	1	2	1	2
急性冠脉综合征	1	1	1	2	2	2
心功能不全	1	1	1	1	2	1

1. 首选药物；2. 替代药物或特殊适应证

3. 高血压合并不同类型缺血性心肌病的管理

（1）稳定性心绞痛患者高血压管理　高血压合并稳定性性心绞痛的患者一般采用以下 6 种药物进行降压治疗。

1）β受体阻滞药

β受体阻滞药是高血压合并冠状动脉疾病（CAD）心绞痛发作患者的首选药物[22-23]。其主要通过抑制过度激活的交感神经活性，抑制心肌收缩力，减慢心率发挥降压作用，降低心肌氧耗；另外，亦能抑制肾素释放。无内在拟交感活性的 $β_1$ 受体阻滞药最常用。稳定型心绞痛的患者 β受体阻滞药应作为初始治疗缓解症状；冠脉血管或其余血管疾病的所有患者均可以考虑 β受体阻滞药长期治疗。美国心脏病学会基金会（ACCF）/美国心脏协会（AHA）指南[23]推荐 β受体阻滞药用于 MI 或 ACS 后左心室功能正常的患者（Ⅰ B），尤其是卡维地洛、琥珀酸美托洛尔或比索洛尔；左心室功能障碍（EF<40%）、心力衰竭或既往 MI 的所有患者（Ⅰ A），除非有禁忌证。对 MI 或 ACS 后左心室功能正常的所有患者，应该开始使用 β受体阻滞药并持续 3 年（Ⅰ B）[23-24]。

2）钙通道阻滞药

稳定型心绞痛患者合并高血压患者，存在 β受体阻滞药禁忌或出现不良反应不能耐受时，CCB 或长效硝酸盐应该用于缓解症状（Ⅱ a/B）。

稳定型心绞痛患者，当 β受体阻滞药初始治疗不成功时，CCB 或长效硝酸盐应该联合 β受体阻滞药用于缓解症状（Ⅱ a/B）[22]。当使用 β受体阻滞药后血压仍持续升高，心绞痛持续发作，出现不良反应或禁忌，CCB 可以联合或替代 β受体阻滞药[25]。与 β受体阻滞药联合使用避免心动过缓、心脏传导阻滞时，长效二氢吡啶类药物优于非二氢吡啶类（地尔硫䓬、维拉帕米）。地尔硫䓬或维拉帕米不应用于心力衰竭或左心室功能障碍的患者[25]，并应避免使用短效硝苯地平，理由是该药导致反射性交感神经激活和加重心肌缺血[23]。

虽然 CCB 治疗稳定型心绞痛患者的高血压有用，但其对预防心血管事件的作用无共识意见。氨氯地平除降压治疗外还有利于稳定动脉粥样硬化斑块[26-27]。结合多项有关 CCB 的临床试验的结论，高危的高血压患者需要积极控制血压，开始降压时常需要联合治疗而达到严格的血压目标值[28]。

3）ACEI

ACEI 被推荐用于稳定型心绞痛同时合并高血压、糖尿病、左心室射血分数（EF）<40%或所有无禁忌证的 CKD 患者（Ⅰ A）[23]。

4）ARB

ARB 被推荐用于不能耐受 ACEI 者的稳定型心绞痛同时合并高血压糖尿病、EF<40%或所有 CKD 无禁忌证患者（Ⅰ A）[23]。ARB 亦适用于 ST 段抬高性心肌梗死（STEMI）患者不能耐受 ACEI 但合并心力衰竭或射血分数（EF）<40%（Ⅰ B）[29]。2005 年成人慢性心力衰竭指南[30]指出对 STEMI 后恢复期或慢性期患者，ACEI 和 ARB 可联合用于治疗严重或持续性心功能不全；但 ONTARCET 研究[31]显示两者联用并不增加益处却增加副作用，故不推荐联合使用。

5）利尿药

多项临床试验[32-35]显示噻嗪类利尿药能降低心血管事件发生。

6）硝酸酯类

长效硝酸酯类或 CCB 用于不能耐受 β受体阻滞剂或存在其并发症的稳定型心绞痛的患者以缓解症状（Ⅰ/B）[23]。对于初始 β受体阻滞药治疗不成功的稳定型心绞痛的患者，可予长效硝酸酯类或 CCB 联合 β 受体阻滞药以缓解症状（Ⅰ/B）。硝酸酯类不应与磷酸二酯酶抑制剂合用。硝酸酯类通常不用于高血压的治疗。

总之，有症状的 CAD 尤其是心绞痛的治疗主要为缓解症状以及预防 CAD 的进展。治疗心绞痛的主要药物是 β 受体阻滞药、CCB 和硝酸酯类。预防心血管事件的药物策略包括 ACEI、ARB、噻嗪类利尿药、β 受体阻滞药（尤其 MI 后）、CCB、抗血小板药物和调脂药物。最近 ACCF/AHA 指南推荐，ACEI 和（或）β 受体阻滞药，联合其他药物如噻嗪利尿药或 CC 治疗稳定 IHD 合并高血压患者[23]。

高血压合并稳定性心绞痛的用药原则是：β 受体阻滞药适用于 MI 后；对于既往有陈旧性心梗、左心功能下降、糖尿病或慢性肾功能不全患者，排除禁忌证后首选 ACEI/ARB；噻嗪类利尿药尤其合适心衰患者（Ⅰ/A）。即使没有 MI，左室收缩功能障碍，糖尿病和 CKD 患者也可考虑 β 受体阻滞药，ACEI/ARB 和（或）噻嗪类利尿药联用（Ⅱa/B）。存在 β 受体阻滞药禁忌或出现不良反应不能耐受时，可应用非二氢吡啶类 CCB，因除外左室收缩功能障碍（Ⅱa/B）。若心绞痛或高血压难以控制，在 β 受体阻滞药、ACEI、噻嗪类利尿药基础上加上长效 CCB；β 受体阻滞药与非二氢吡啶类 CCB 联用应谨慎，因其可引起心动过缓或心功能不全（Ⅱa/B）。高血压患者使用抗血小板药物或抗凝药物无特殊禁忌，除了在服用抗血小板或抗凝药物期间出现难以的严重高血压，应该及时降压以减少脑出血风险。

（2）急性冠脉综合征患者高血压管理　高血压合并 ACS 患者一般采用以下 7 种药物治疗。

1）硝酸酯类

硝酸酯类对于高血压合并 ACS 患者能缓解症状、改善肺水肿，有轻中度降压作用，但多项临床试验[36-37]均证实使用该药不改善预后。因硝酸酯类降低前负荷，应谨慎应用于下壁、右心室心肌梗死。硝酸酯类使用时不应以停用改善预后药物为代价，如 β 受体阻滞药或 ACEI，尤其是恢复期患者。

2）β 受体阻滞药

β 受体阻滞药是 ACS 治疗的基石，因其可减慢心率和降低血压，而降低心肌耗氧。该类药物是首个能减少心脏梗死面积的药物。β 受体阻滞药通过抗心律失常和预防心脏破裂作用而降低 MI 早期猝死。现代 STEMI 和 UA/NSTEMI 指南推荐[38]，一旦明确患者无禁忌证，应于最初 24 h 内开始口服 β 受体阻滞药，并持续至少 3 年。出院后常规使用，β 受体阻滞药已成为 ACS 患者一项质量控制指标。通常 β_1 选择性而无内在拟交感活性的短效 β 受体阻滞药首选，如美托洛尔或比索洛尔。卡维地洛也阻滞 β_2 和 α_1 肾上腺素受体，较 β_1 选择性药物具有更强的降压作用，因此对 ACS 和严重高血压的患者可能是良好的选择。

3）钙通道阻滞药

多项试验表明 CCB 不能降低 ACS 患者死亡率，AHA/ACC 治疗 UA 和 NSTEMI 指南推荐，若患者持续或频繁发作心肌缺血且存在 β 受体阻滞药禁忌证或不能耐受，无心功能不全是可使用非二氢吡啶类 CCB（地尔硫䓬或维拉帕米）缓解心绞痛。所有 CCB 可能导致低血压，非二氢吡啶类 CCB 可能导致传导障碍，尤其与 β 受体阻滞药联合使用时。

4）ACEI

ACEI 适用于多数 ACS 患者，以及对 STEMI 和非 ST 抬高 ACS 患者降压治疗均首选。ACEI 降低心肌梗死面积，防止左心室重构以及心腔扩大[39]，有助于预防并发症如室性心律失常、心力衰竭或甚至心脏破裂。对 MI 后左心室功能障碍患者 ACEI 稍晚启动并长期持续使用，则益处更大。

5）ARB

对于存在不能耐受 ACEI 或存在禁忌证的患者，ARB 为 ACEI 的有效替代治疗。多项研究显示，对可耐受的患者 ACEI 优于 ARB，但对 ACEI 不能耐受的患者，ARB 为一线替代治疗。

6）醛固酮受体拮抗剂

即使使用大剂量 ACEI，醛固酮作用亦不能被完全抑制，而这会导致 MI 后的心室重构和心肌纤维化。EPHESUS 试验[40] 显示在 ACEI 或 β 受体阻滞药治疗基础上，醛固酮拮抗剂可进一步增加益处。长期接受醛固酮拮抗剂的患者需防止高钾血症及其并发症的发生，血清肌酐升高明显或血钾高者应避免使用。

7）利尿药

噻嗪类利尿药在长期控制血压方面起重要作用，但对于 ACS 患者利尿药主要用于有充盈压升高、肺静脉淤血或 HF 证据的患者。要特别注意低钾血症，因其可诱发 ACS 后心律失常。ACS 合并 HF 患者（NYHA 心功能分级Ⅲ或）或合并 CKD 和肾小球滤过率估测值＜45 ml/min 患者，袢利尿药优于噻嗪类利尿药。

8）其他

ACS 治疗包括多种策略，如抗血小板和抗凝治疗以降低血栓和不良临床预后。ACS 患者早期给予这些药物有效限制或阻止管腔内血栓形成，但可导致严重出血并发症，最令人担忧的是未控制高血压患者出血性卒中的风险增加。

ACS 患者高血压用药原则是：①对于无禁忌证且可耐受 β 受体阻滞药的患者，ACS 发病 24 小时内应给予短效、无内在拟交感活性的 β 受体阻滞药（如酒石酸美托洛尔或比索洛尔）（Ⅰ/A）。若心肌缺血症状持续不缓解或血压无法控制，可考虑使用静脉 β 受体阻滞药（艾司洛尔）（Ⅱa/B）。对于存在血流动力学不稳定、心力衰竭或心源性休克早期患者，应当延缓 β 受体阻滞药使用，待患者病情稳定后再重新评估（Ⅰ/A）。②对于存在右心室心肌梗死且血流动力学不稳患者，应避免使用硝酸酯类药物，以免低血压发作，导致心肌缺血加重。如血压不低，且存在心功能不全，可考虑使用硝酸酯类药物以降低血压，改善肺水肿症状（Ⅰ/C）。③若存在 β 受体阻滞药禁忌证或不能耐受，无心功能不全时，可使用非二氢吡啶类 CCB（地尔硫䓬或维拉帕米）缓解心绞痛。若心肌缺血症状持续不能缓解或血压无法控制时，可在 β 受体阻滞药基础上，加用 ACEI 和 CCB（Ⅱa/B）。④如果患者有心肌梗死，持续性高血压，左心功能异常或糖尿病时，应加用 ACEI（Ⅰ/A）或 ARB（Ⅰ/B）。对于射血分数保留的心力衰竭及未合并糖尿病的 ACS 患者，使用 ACEI 是合理的。⑤对于心肌梗死、左室功能异常或糖尿病患者，在 β 受体阻滞药和 ACEI 基础上，可加用醛固酮受体拮抗剂，需注意检测肾功能和血钾。⑥ACS 合并心力衰竭或 CKD4 期及以上时，β 受体阻滞药和 ACEI 治疗基础上，因首选加用袢利尿药，若血压持续升高，可加用噻嗪类利尿药（Ⅰ/B）。⑦对于血流动力学稳定 ACS 患者，目标血压应控制在 140/90 mmHg 以下（Ⅱa/C）。降压速度不宜过快，以免舒张压过低，影响冠脉灌注，加重心肌缺血。

（3）缺血性心力衰竭患者高血压控制

1）利尿药

以利尿药为基础的降压治疗可预防大部分人群心力衰竭[41]。噻嗪类利尿药有效预防高血压患者心力衰竭的风险。噻嗪类利尿药是轻度 HF 患者选择的药物，尤其是对于那些控制血压较纠正容量超负荷更重要的患者，因其比袢利尿药具有更持久的利钠利尿作用。而对更严重的 HF 患者，利尿药用于逆转容量负荷过度及相关症状，最常使用的是袢利尿药如呋塞米和托拉塞米。因袢利尿药在相同程度的尿钠排泄时可产生更大的利尿作用；甚至在出现肾功能损害时仍有效；袢利尿药的剂量-效果呈线性关系，以至于可加至最大剂量。

由于诱导钠和水的损失，故利尿药也激活多种不良机制。有可能出现右心室充盈压下降，导致每搏输出量降低以及 RAAS 和交感神经系统的活化，这些作用可能是有害的。为避免该不良作用的出现，通过联合利尿剂和 ACEI 或 ARB、β 受体阻滞药和（或）醛固酮拮抗剂，所有这些对 HF 治疗有效。

2）ACEI

ACEI 能抑制 MI 后心室重构，多数试验显示，ACEI 对缺血性左心室功能障碍患者具有有益效果。临床试验显示 ACEI 降低缺血性左心功能不全合并高血压患者的死亡率，且高剂量 ACEI 较低剂量死亡率降低更明显。对于合并糖尿病或其他心血管并发症患者，ACEI 明显降低 HF 的发生率。

3）ARB

试验结果显示，ARB 明显降低 2 型糖尿病和肾脏病患者的 HF 发生率。多数试验显示 ARB 效果与 ACEI 无显著差异；既往不能耐受而未接受 ACEI 的患者，使用 ARB 可明显降低心脏性猝死、HF 住院率等主要复合终点。

4）β受体阻滞药

降低血压并具有负性肌力和负性变时作用，因此除降低血压外，可缓解心肌缺血和心绞痛。β受体阻滞药治疗 HF 的作用目前得到公认。许多试验结果推荐β受体阻滞药用于高血压相关左心室收缩功能障碍患者的长期治疗。应首选临床试验证实的四种β受体阻滞药之一，可降低死亡率（卡维地洛，琥珀酸美托洛尔，比索洛尔，或奈比洛尔）。

5）硝酸酯类

硝酸酯类的耐受性限制了其长效制剂单独用于降压治疗。合用肼屈嗪降低其耐受性。

6）醛固酮受体拮抗剂

RALES 报道螺内酯对 C 期 HF 患者（NYHA Ⅲ或Ⅳ级）降低全因死亡率 30%[42]。16 个月随访依普利酮发现其对左心室射血分数＜40% 的患者应用可降低死亡率约 15%[43]。EMPHASIS 试验支持依普利酮对轻度症状（NYHA Ⅱ级）慢性 HF（LVEF≤35%）患者的益处，其中心血管死亡或 HF 住院主要终点降低 37%[44]。这类药物对低钾血症患者尤其有益。应该监测电解质和肾功能以预防高钾血症。

总体而言，对于高血压合并缺血性心力衰竭患者有以下推荐：①缺血性心力衰竭合并高血压时，应当积极控制危险因素，如戒烟、限盐、减肥和治疗基础疾病（Ⅰ/C）。②缺血性心力衰竭合并高血压患者，应当使用 ACEI 或 ARB，β受体阻滞药和醛固酮受体拮抗剂改善预后（Ⅰ/A）。③存在心力衰竭症状患者，在 ACEI 或 ARB 和β受体阻滞药治疗基础上，应当加用袢利尿药或噻嗪类利尿药（Ⅰ/C）。④在降压治疗方面，ACEI 和 ARB 对射血分数降低的心力衰竭患者疗效相当（Ⅰ/A）。⑤对射血分数降低心力衰竭，加用醛固酮受体拮抗剂时，应检测血钾和肾功能；对于难

治性高血压患者，可联合使用噻嗪类利尿药和醛固酮受体拮抗剂（Ⅰ/A）。⑥对于射血分数保留的心力衰竭合并高血压患者，建议同时控制收缩压和舒张压（Ⅰ/A）、控制心房颤动心室率（Ⅰ/C）及肺水肿（Ⅰ/C）。⑦目标血压值控制在低于 140/90 mmHg，但可考虑进一步降低至 130/80 mmHg。对于脉压大的老年人，降低收缩压时可引起舒张压降低，引起心肌缺血加重，心力衰竭恶化（Ⅱa/B）。

（周亚峰）

参考文献

[1] 李静，李希，冯芳，等. 中国缺血性心脏病患者血压控制现状调查. 中国心血管杂志，2011，16（3）：161-165.

[2] Clive R，Daniel TL，Matthew A，et al. Treatment of Hypertension in Patients with Coronary Artery Disease. Hypertension. 2015，65：1372-1407.

[3] 中国高血压防治指南修订委员会. 中国高血压防治指南 2010. 中华心血管病杂志，2011，39（7）：579-616.

[4] 翟恒博. 缺血性心脏病再认识. 心血管病学进展，2016，37（4）：395-400.

[5] Mario M，Merz CN，Boden WE，et al. Obstructive coronary atherosclerosis and ischemic heart disease：an elusive link！. J Am Coll Cardiol，2012，60（11）：951-956.

[6] Tilg H，Moschen AR. Adipocytokines：mediators linking adipose tissue，inflammation and immunity. Nat Rev Immunol 2006，6：772-783.

[7] Katagiri H，Yamada T，Oka Y. Adiposity and cardiovascular disorders：disturbance of the regulatory system consisting of humoral and neuronal signals. Circ Res，2007，101：27-39.

[8] Ding K，Kullo IJ. Genome-wide association studies for atherosclerotic vascular disease and its risk factors. Circ Cardiovasc Genet，2009，2：63-72.

[9] Abd El-Aziz TA，Hussein YM，Mohamed RH，et al. Renin-angiotensin system genes polymorphism in Egyptians with premature coronary artery disease. Gene，2012，498（2）：270-275.

[10] Pimenta E，Calhoun DA，Oparil S. Cardiology. //

Crawford MH, DiMarco JP, Paulus WJ. Etiology and Pathogenesis of Systemic Hypertension. 3rd ed. Philadelphia, PA: Elsevier, 2009: 511-522.

[11] Laurent S, Boutouyrie P. Recent advances in arterial stiffness and wave reflection in human hypertension. Hypertension, 2007, 49: 1202-1206.

[12] Dao HH, Essalihi R, Bouvet C, et al. Evolution and modulation of age-related medial elastocalcinosis: impact on large artery stiffness and isolated systolic hypertension. Cardiovasc Res, 2005, 66: 307-317.

[13] O'Rourke MF, Hashimoto J. Mechanical factorsin arterial aging: a clinical perspective. J Am Coll Cardiol, 2007, 50: 1-13.

[14] Wallace SM, Yasmin, McEniery CM, et al. Isolated systolic hypertension is characterized by increased aortic stiffness and endothelial dysfunction. Hypertension, 2007, 50: 228-233.

[15] Acelajado MC, Calhoun DA, Oparil S. Pathogenesis of hypertension. //Black H, Elliott W. Hypertension: A Companion to Braunwald's Heart Disease. 2nd ed. Philadelphia, PA: Elsevier Sanders, 2012: 12-26.

[16] Endtmann C, Ebrahimian T, Czech T, et al. Angiotensin Ⅱ impairs endothelial progenitor cell number and function in vitro and in vivo: implications for vascular regeneration. Hypertension, 2011, 58: 394-403.

[17] Cai H, Griendling KK, Harrison DG. The vascular NAD (P) H oxidases as therapeutic targets in cardiovascular diseases. Trends Pharmacol Sci, 2003, 24: 471-478.

[18] Nickenig G, Sachinidis A, Michaelsen F, et al. Up-regulation of vascular angiotensin Ⅱ receptor gene expression by low-density lipoprotein in vascular smooth muscle cells. Circulation, 1997, 95: 473-478.

[19] Singh BM, Mehta JL. Interactions between the reninangiotensin system and dyslipidemia: relevance in the therapy of hypertension and coronary heart disease. Arch Intern Med, 2003, 163: 1296-1304.

[20] Elliott WJ, Ram CV. Calcium channel blockers. J Clin Hypertens (Greenwich), 2011, 13: 687-689.

[21] 中国医师协会高血压专业委员会. 高血压合理用药指南. 中国医学前沿杂志, 2015, 6 (7): 22-72.

[22] Jr SS, Benjamin EJ, Bonow RO, et al. AHA/ACCF secondary prevention and risk reduction therapy for patients with coronary and other atherosclerotic vascular disease: 2011 update: a guideline from the American Heart Association and American College of Cardiology Foundation endorsed by the World. J Am Coll, 2011, 58 (23): 2432-2446.

[23] Fihn SD, Gardin JM, Abrams J, et al. 2012 ACCF/AHA/ACP/AATS/PCNA/SCAI/STS guideline for the diagnosis and management of patients with stable ischemic heart disease: executive summary: a report of the American College of Cardiology Foundation/American Heart Association Task Force on Practice Guidelines, and the American College of Physicians, American Association for Thoracic Surgery, Preventive Cardiovascular Nurses Association, Society for Cardiovascular Angiography and Interventions, and Society of Thoracic Surgeons. Circulation, 2012, 126: 3097-3137.

[24] Fihn SD, Blankenship JC, Alexander KP, et al. 2014 ACC/AHA/AATS/PCNA/SCAI/STS focused update of the guideline for the diagnosis and management of patients with stable ischemic heart disease: a report of the American College of Cardiology/American Heart Association Task Force on Practice Guidelines, and the American Association for Thoracic Surgery, Preventive Cardiovascular Nurses Association, Society for Cardiovascular Angiography and Interventions, and Society of Thoracic Surgeons. Circulation, 2014, 130: 1749-1767.

[25] Qaseem A, Fihn SD, Dallas P, et al; Clinical Guidelines Committee of the American College of Physicians. Management of stable ischemic heart disease: summary ofa clinical practice guideline from the American College of Physicians/American College of Cardiology Foundation/American Heart Association/American Association for Thoracic Surgery/Preventive Cardiovascular Nurses Association/Society of Thoracic Surgeons. Ann Intern Med, 2012, 157: 735-743.

[26] Rosendorff C. Calcium antagonists in the treatment of hypertension in patients with ischaemic heart disease. Expert Opin Pharmacother, 2003, 4: 1535-1541.

[27] Mason RP. Mechanisms of plaque stabilization for the dihydropyridine calcium channel blocker amlodipine:

review of the evidence. Atherosclerosis, 2002, 165: 191-199.

[28] Turnbull F, Blood Pressure Lowering Treatment Trialists' Collaboration. Effects of different bloodpressure-lowering regimens on major cardiovascular events: results of prospectively-designed overviews of randomized trials. Lancet, 2003, 362: 1527-1535.

[29] Antman EM, Anbe DT, Armstrong PW, et al; American College of Cardiology/American Heart Association Task Force on Practice Guidelines (Writing Committee to Revise the 1999 Guidelines for the Management of Patients With Acute Myocardial Infarction). ACC/AHA guidelines for the management of patients with ST-elevation myocardial infarction: executive summary: a report of the ACC/AHA Task Force on Practice Guidelines (Writing Committee to Revise the 1999 Guidelines for the Management of Patients With Acute Myocardial Infarction) [published correction appears in Circulation. 2005; 111: 2013]. Circulation, 2004, 110: 588-636.

[30] Hunt SA, Abraham WT, Chin MH, et al. ACC/AHA 2005 guideline update for the diagnosis and management of chronic heart failure in the adult: summary article: a report of the American College of Cardiology/American Heart Association Task Force on Practice Guidelines (Writing Committee to Update the 2001 Guidelines for the Evaluation and Management of Heart Failure). Circulation, 2005, 112: 1825-1852.

[31] ONTARGET Investigators, Yusuf S, Teo KK, et al. Telmisartan, ramipril, or both in patients at high risk for vascular events. N Engl J Med, 2008, 358: 1547-1559.

[32] Effects of treatment on morbidity in hypertension, II: results in patients with diastolic blood pressure averaging 90 through 114 mm Hg. JAMA, 1970, 213: 1143-1152.

[33] Johnston D, Steptoe A, Robinson M, et al. MRC trial of treatment of mild hypertension: principal results: Medical Research Council Working Party. BMJ (Clin Res Ed), 1985, 291: 97-104.

[34] SHEP. Prevention of stroke by antihypertensive drug treatment in older persons with isolated systolic hypertension: final results of the Systolic Hypertensionin the Elderly Program (SHEP): SHEP Cooperative Research Group. JAMA, 1991, 265: 3255-3264.

[35] ALLHAT Officers and Coordinators for the ALLHAT Collaborative Research Group, The Antihypertensive and Lipid-Lowering Treatment to Prevent Heart Attack Trial. Major outcomes in high-risk hypertensive patients randomized to angiotensin-converting enzyme inhibitor or calcium channel blocker vs diuretic: the Antihypertensive and Lipid-Lowering Treatment to Prevent Heart Attack Trial (ALLHAT). JAMA, 2002, 288: 2981-2997.

[36] N Listed. GISSI-3: effects of lisinopril and transdermal glyceryl trinitrate singly and together on 6-week mortality and ventricular function after acute myocardial infarction: Gruppo Italiano per lo Studio della Sopravvivenza nell'infarto Miocardico. Lancet, 1994, 343: 1115-1122.

[37] ISIS-4: randomized factorial trial assessing early oral captopril, oral mononitrate, and intravenous magnesium sulphate in 58, 050 patients with suspected acute myocardial infarction: ISIS-4 (Fourth International Study of Infarct Survival) Collaborative Group. Lancet, 1995, 345: 669-685.

[38] O'Gara PT, Kushner FG, Ascheim DD, et al; ACCF/AHA Task Force. 2013 ACCF/AHA guideline for the management of ST-elevation myocardial infarction: executive summary: a report of the American College of Cardiology Foundation/American Heart Association Task Force on Practice Guidelines. Circulation, 2013, 127: 529-555.

[39] Braunwald E, Pfeffer MA. Ventricular enlargement and remodeling following acute myocardial infarction: mechanisms and management. Am J Cardiol, 1991, 68: 1D-6D.

[40] Pitt B, Remme W, Zannad F, et al; Eplerenone Post-Acute Myocardial Infarction Heart Failure Efficacy and Survival Study Investigators. Eplerenone, a selective aldosterone blocker, in patients with left ventricular dysfunction after myocardial infarction. N Engl J Med, 2003, 348: 1309-1321.

[41] Staessen JA, Wang JG, Thijs L. Cardiovascular protection and blood pressure reduction: a meta-analysis. Lancet, 2001, 358: 1305-1315.

[42] Pitt B, Zannad F, Remme WJ, et al. The effect of

spironolactoneon morbidity and mortality in patients with severe heart failure: Randomized Aldactone Evaluation Study Investigators. N Engl J Med, 1999, 341: 709-717.

[43] Pitt B, Remme W, Zannad F, et al. Eplerenone, a selective aldosterone blocker, in patients with left ventricular dysfunction after myocardial infarction. N Engl J Med, 2003, 348: 1309-1321.

[44] Zannad F, McMurray JJ, Krum H, et al. EMPHA-SIS-HF Study Group. Eplerenone in patients with systolic heart failure and mild symptoms. N Engl J Med, 2011, 364: 11-21.

第十七章　高血压合并脑血管疾病的临床特点与防治

高血压是最常见的慢性非传染性疾病，是我国心脑血管病的最主要危险因素，不但致残率、致死率高，而且严重消耗医疗和社会资源，给家庭和国家造成沉重负担。目前脑卒中的致残率、致死率逐年增高，高血压不仅是脑卒中的重要危险因素，还是脑卒中急性期的常见并发症，二者关系密切。脑卒中急性期治疗的处理强调早期诊断、早期治疗。那么，脑卒中后应该立即开始降压治疗吗？血压降到多少较为合适？以及卒中后何时恢复原有的降压药物治疗？降压药物的选择以及患者目前正在进行的降压治疗是否应该停止等问题尚缺乏充分的可靠研究证据。下面就上述问题，查阅相关文献，综述如下。

一、流行病学及防治现状

（一）高血压流行病学及防治现状

1. 高血压的患病率

我国分别在 1958 年、1979 年、1991 年和 2000 年进行了 4 次大规模的高血压患病率人群抽样调查。15 岁以上人群高血压的患病率分别为 5.1%、7.7%、13.6% 和 17.7%，总体呈上升趋势。基本上客观地反映了近 60 年来高血压的上升趋势。根据 2002 年调查数据，我国 18 岁以上的成年人高血压的患病率为 18.8%[1]。目前患病率还在逐年增加，《中国居民营养与慢性病状况报告（2015）》[2] 显示，2012 年高血压患病率为 25.2%，男性高于女性，城市高于农村。按目前我国人口的数量与结构，估算我国高血压患者已突破 3.3 亿，即每 10 个成年人中就有 2 人患高血压，约占

全球高血压总人数的 1/5。全国每年由于血压升高导致的过早死亡人数高达 200 万，每年直接医疗费用支出高达 366 亿人民币。与 2002 年相比，高血压患病率明显上升，农村地区增长更加迅速。

2011 年世界银行《创建健康和谐生活、遏制中国慢病流行》报告[3] 指出：慢性病已经成为中国的头号健康威胁。在每年约 1030 万例不同原因导致的死亡患者中，慢性病所占比例超过 80%，其中心脑血管疾病死亡位居慢性病死因首位，50%～75% 的卒中和 40%～50% 的心肌梗死的发生与血压升高有关。2010—2040 年，每年如果能够使心血管病死亡率降低 1%，相当于每年创造 2010 年国内生产总值 15% 的经济收益（2.34 万亿美元），而如果心血管病死亡率下降 3%，每年经济收益将达到 2010 年国内生产总值的 34%（5.4 万亿美元）。相反，如果不能有效应对慢性病，这些疾病势必加剧可以预见的人口老龄化以及劳动力人口降低所造成的经济和社会影响。

2. 高血压防治现状

知晓率、防治率和控制率：高血压患者知晓率、防治率和控制率是反映高血压防治状况的重要指标。1991—2009 年中国家庭健康调查（CHNS）在 9 省对 18 岁及以上人群进行了 7 次横断面调查，收集了人群高血压知晓率、治疗率和控制率的变化趋势。整体来看，高血压的知晓率、治疗率、控制率呈上升趋势，但依旧处于较低水平。2009 年高血压的知晓率、治疗率和控制率分别为 26.1%、22.8% 和 6.1%[4]。根据 2002 年《中国居民营养与健康状况调查报告》结果显示，我国成人高血压患病率为 18%，而高血压的知晓

率、治疗率和控制率分别只有 25％、20％ 和 5％[5]。尽管我国在高血压防治工作上采取了很多措施，但高血压控制情况仍然不容乐观[6]。一项最近的研究报道指出，2010 年我国高血压的发生率、知晓率、治疗率和控制率分别是 26.7％、44.6％、35.2％ 和 11.2％[7]。而美国 2011—2012 年的高血压知晓率、治疗率和控制率已分别达到 82.7％、75.6％ 和 51.8％。与发达国家相比，我国居民的高血压患病人数多，虽然近年来高血压知晓率、治疗率和控制率有所提高，但仍处于较低水平，高血压控制率地区差异较大，为我国慢性病预防控制形势带来极大挑战，特别是经济文化发展水平较低的农村或边远地区情况尤为严重。脑卒中死亡率在农村地区已超过城市。目前我国约有 1.3 亿高血压患者不知道自己患有高血压；在已知自己患有高血压的人群中，约有 3000 万人没有治疗；在接受降压治疗的患者中，有 75％ 患者的血压没有达到控制目标。

（二）脑血管病流行病学

1. 脑血管病流行病学现状

脑卒中是一种急性脑血管疾病，是由于血管阻塞导致血液不能流入大脑或脑部血管突然破裂而引起脑组织损伤的一种疾病，包括缺血性卒中和出血性卒中。脑卒中是由生活方式、环境、遗传等多种因素共同导致的疾病。2004—2005 年完成的《全国第三次死因回顾抽样调查报告》显示，脑血管病已跃升至我国疾病死因的首位[8]。

我国脑卒中发病率持续上升。中国 MONICA 研究北京地区监测工作在项目结束后继续进行，是目前我国大样本人群脑卒中发病率监测时间最长的研究。在 1984—2004 年 20 年间，北京地区总体脑卒中发病率由 189.9/10 万升高至 248.3/10 万，年增加 6.7％。其中缺血性脑卒中发病率由 100.5/10 万升高至 213.2/10 万，年平均上升 8.7％；出血性脑卒中发病率由 80.8/10 万人降低至 35.2/10 万，年平均下降 1.7％[9]。自 1993 年以来，原国家卫生部每 5 年在全国范围内开展一次国家卫生服务调查，通过需方调查全面获取居民健康状况、卫生服务需求及利用信息。截止到

2013 年，已进行 3 次大规模的调查。结果显示，1993 年、1998 年、2003 年、2008 年我国脑卒中患病率分别为 0.4％、0.66％、0.97％ 及 1.23％，每年以 5.8％ 的速度增加[10]。而且死亡率也非常高，全军脑血管病流行病学协作组研究在 1986 年进行的调查显示，29 个省市脑卒中年龄标化死亡率为 81.3/10 万。1987—1993 年进行的中国 MONICA 研究显示，25～74 岁人群急性脑卒中年龄标化死亡率男性 89/10 万，女性 61/10 万。2004—2005 年完成的《全国第三次死因回顾抽样调查报告》显示[8]，我国脑血管病死亡率为 136.64/10 万，占全部死因的 22.45％。男性脑血管病死亡率高于女性（148.57/10 万 *vs*. 124.15/10 万）。

2. 脑血管病疾病负担

急性脑血管病是单病种致残率最高的疾病，其高发病率、高死亡率和高致残率给社会、家庭和患者带来沉重的负担和巨大的痛苦。2014 年心血管疾病的住院费用中，心肌梗死（AMI）为 133.75 亿元，颅内出血为 207.07 亿元，脑梗死为 470.35 亿元。自 2004 年以来，年均增长速度分别为 32.02％、18.90％ 和 24.96％。2014 年 AMI 的次均住院费用为 24706.0 元，颅内出血为 15929.7 元，脑梗死为 8841.4 元。自 2004 年以来，年均增长速度分别为 8.72％、6.63％ 和 2.81％[11]。"全球疾病负担研究 2013"显示[12]，中国是全球可控制卒中危险因素占比较高的国家之一，约 94％ 的脑卒中负担由可控制危险因素造成。中国脑卒中危险因素种类众多，人群数量庞大，高危人群比例较高，已呈爆发式增长态势，更加积极地防治脑卒中刻不容缓。

（三）高血压与脑血管病的关系

高血压是脑卒中的主要病因，约有 80％ 的脑卒中与高血压相关，血压升高增加脑卒中风险。早在 1948 年，美国 Framingham 心脏研究（FHS）开始对血管性疾病进行流行病学研究，经过 10 年探索，确立了高血压为心血管疾病发病的重要危险因素，但直至 1970 年方阐明高血压与脑卒中之间的关系。经过 30 余年在不同地区和不同

人种中的印证，Lewington S 等于 2002 年发表了前瞻性 meta 分析：对来自全球 61 个国家的 1×10^6 名年龄 40～89 岁人群进行平均为期 12.70 年的随访观察显示，诊室收缩压或舒张压与脑卒中风险呈连续、独立、直接的正相关关系；若诊室血压在 115/75～185/115 mmHg 之间，收缩压每升高 20 mmHg 或舒张压每升高 10 mmHg，脑卒中并发症发生风险即成倍增加[13]。

研究证实，脑卒中发病率、死亡率的上升与血压升高关系密切，高血压是脑卒中的主要危险因素，血压和脑卒中风险的关系是连续、分级、一致、独立、可预测的，而且在病因学上有显著性意义；血压越高，脑卒中风险越高[14]。2003 年在包括中国 13 个人群的亚太队列研究（APCSC）[15]中，血压水平也与脑卒中、冠心病事件密切相关；而且，亚洲人群血压升高与脑卒中、冠心病事件的关系比澳大利亚与新西兰人群更强，收缩压（SBP）每升高 10 mmHg，亚洲人群脑卒中风险增加 53%，而澳大利亚与新西兰人群只分别增加 24% 与 21%。《中国高血压防治指南（2010）》指出控制其他危险因素后，SBP 每升高 10 mmHg（1 mmHg＝0.133 kPa）、脑卒中发病相对危险增加 49%，舒张压（DBP）每增加 5 mmHg、脑卒中发病相对危险增加 46%[16]。在全球 61 个人群（约 100 万人，40～89 岁）的前瞻性观察 meta 分析中，平均随访 12 年，诊室 SBP 或 DBP 与脑卒中、冠心病事件的风险呈连续、独立、直接的正相关关系。血压从 115/75 mmHg 到 185/115 mmHg，SBP 每升高 20 mmHg 或 DBP 每升高 10 mmHg，心、脑血管并发症发生的风险倍增[17]。

血压水平与心血管病发病和死亡的风险之间存在密切的因果关系，降压治疗可以降低脑卒中的发病率、复发和死亡风险。1987 年开展的上海老年高血压硝苯地平试验（STONE）是我国开展最早的临床研究，纳入 1673 例年龄在 60～79 岁的高血压患者，平均随访 30 个月，其结果显示：针对高血压患者进行降压治疗，可使包括脑卒中在内的临床事件减少 60%[18]。1998 年开展的中国老年收缩期高血压试验（Syst-China），对 60 岁以上的单纯收缩期高血压患者予以尼群

地平治疗 2 年后，与对照组相比，尼群地平组患者脑卒中发生风险下降 38%[19]。APCSC 研究表明，SBP 每降低 10 mmHg，60 岁以下的高血压患者发生脑卒中的风险即可降低 54%、60～69 岁患者降低 36%、70 岁以上患者降低 25%，且以亚洲人群获益最为显著[20]。由此可见，控制血压是减少脑卒中发病率、病残率和病死率的重要基石。

高血压作为脑卒中的一项重要可干预因素，已不容置疑，然而高血压低诊断率、低知晓率、低控制率严重制约了脑卒中发病率、病死率的降低。医学界不遗余力地通过各种方法全面了解高血压，期望通过对人群血压水平的控制，遏制目前脑卒中"井喷"之势。

二、高血压与缺血性脑卒中

1. 概述

急性缺血性脑卒中（急性脑梗死）是最常见的卒中类型，约占全部脑卒中的 60%～80%。急性期的时间划分尚不统一，一般指发病后 2 周内。近年研究显示我国住院的急性脑梗死患者发病后 1 个月时病死率为 3.3%～5.2%[20-22]，3 个月时病死率 9%～9.6%，死亡/致残率为 34.5%～37.1%[22-23]，1 年病死率 11.4%～15.4%，死亡/致残率 33.4%～44.6%[22-24]。大多数缺血性脑卒中是由于动脉粥样硬化性脑血栓形成，高血压是该类血栓形成的主要危险因素。收缩压和舒张压升高均增加脑卒中的发病率。我国的流行病学资料显示，脑卒中患者有高血压病史者占 76.5%，高血压病患者脑卒中发生率比血压正常者高 6 倍，且与血压升高的程度、持续时间、年龄和血压类型有密切关系[25]。

约 70% 的缺血性脑卒中患者急性期血压升高，原因主要包括：病前存在高血压、疼痛、恶心呕吐、颅内压增高、意识模糊、焦虑、卒中后应激状态等。多数患者在卒中后 24 h 内血压自发降低。病情稳定而无颅内高压或其他严重并发症的患者，24 h 后血压水平基本可反映其病前水平[17]。国内研究显示，入院后约 1.4% 的患者收缩压≥220 mmHg

（1 mmHg＝0.133 kPa），5.6％的患者舒张压≥120 mmHg[26]。

2. 缺血性脑卒中与降压治疗

近期发表的中国急性缺血性脑卒中降压试验（The China Antihypertensive Trial in Acute Ischemic Stroke，CATIS），观察了 4071 例 48 h 内发病的缺血性卒中急性期（入院 24 h 后）患者接受强化降压治疗对 14 d 内、出院时及 3 个月的死亡和严重残障的影响，结果提示强化降压组无明显获益，但可能是安全的[27]。不过，关于脑卒中后早期是否应该立即降压、降压目标值、脑卒中后何时开始恢复原来使用的降压药及降压药物的选择等问题尚有争论。所有的指南都建议，除非存在一些威胁生命的内科情况，如急性心肌梗死、高血压性脑病、主动脉夹层、急性心力衰竭和肾衰竭等，否则不建议积极降血压治疗。2014年中国急性缺血性脑卒中指南推荐如下：缺血性脑卒中后 24 h 内血压升高的患者应谨慎处理，应先处理紧张焦虑、疼痛、恶心呕吐及颅内压增高等情况。若血压持续升高，收缩压≥200 mmHg 或舒张压≥110 mmHg，或伴有严重心功能不全、主动脉夹层、高血压脑病的患者，可予降压治疗，并严密观察血压变化。可选用拉贝洛尔、尼卡地平等静脉药物，避免使用引起血压急剧下降的药物。准备溶栓的患者应使收缩压<180 mmHg 或舒张压<100 mmHg。有高血压病史且正在服用降压药者，如病情平稳可于脑卒中 24 h 后开始恢复使用降压药。AHA/ASA 2013 年指南推荐[28]，患者收缩压>220 mmHg 或舒张压>120 mmHg 时才建议谨慎降压，血压目标值应具体化，但卒中后第 1 个 24 h 血压下降不超过 15％。ESO（European Stroke Organization，ESO）也建议只有血压>220/120 mmHg 或溶栓前血压>185/110 mmHg 时才考虑降压治疗。关于"患者卒中前正在进行的降压治疗是否应该停止？"这一问题继续或停止卒中后抗高血压协作（COSSACS）研究（一项在英国进行的多中心前瞻性研究），入选发病 48 h 之内的发病前都在服用降压药物的脑卒中患者，随机分为两组，379 例患者继续用药，384 例患者停用降压药物。这两组在 2 周时的死亡发生率及 6

个月的心血管事件发生率、死亡率间均没有统计学差异。虽然继续用药组血压水平相对较低，但并不增加不良事件发生率[29]。

3. 脑卒中相关治疗与高血压控制的关系

静脉溶栓治疗是目前最重要的恢复血流措施，超早期采用重组组织型纤溶酶原激活剂（recombinant tissue plasmmogen activator，rt-PA）静脉溶栓，目前认为是改善急性缺血性脑卒中结局最有效的药物治疗手段，已被我国和许多国家指南推荐，但目前急性缺血性脑卒中溶栓治疗的比例仍然很低。溶栓过程中未控制的高血压也是静脉溶栓后颅内脑出血的危险因素[30]。未控制高血压或高血压危象（2 次及以上收缩压高于 185 mmHg 或舒张压高于 110 mmHg），除非紧急降压，否则一般认为不适于静脉 r-tPA 治疗[31]。ENCHANTED 研究将患者随机分为严格血压控制组和标准控制组，并未发现血压降得越低越好[32]。目前文献支持静脉溶栓前降压并不影响临床预后[33]。若收缩压降至 185 mmHg，舒张压降至 110 mmHg 或更低，这些患者仍适合静脉 rt-PA 溶栓治疗。对于合并高血压危象的卒中推荐静脉 rt-PA 适用于凭降压药物能将血压控制的患者（低于 185/110 mmHg），临床医师需在开始静脉溶栓前平稳控制血压。若予以药物降压，临床医师需要在静脉 rt-PA 治疗前将血压降低至 180/105 mmHg，且在静脉 rt-PA 治疗后 24 h 内维持这一水平。

4. 推荐意见

现将脑卒中处理方面血压控制的推荐意见总结如下：

（1）准备溶栓者，血压应控制在收缩压<180 mmHg、舒张压<100 mmHg。

（2）缺血性脑卒中后 24 h 内血压升高的患者应谨慎处理。应先处理紧张焦虑、疼痛、恶心呕吐及颅内压增高等情况。血压持续升高，收缩压≥200 mmHg 或舒张压≥110 mmHg，或伴有严重心功能不全、主动脉夹层、高血压脑病的患者，可予降压治疗，并严密观察血压变化。可选用拉贝洛尔、尼卡地平等静脉药物，避免使用引起血压急剧下降的药物。

（3）卒中后若病情稳定，血压持续≥

140 mmHg/90 mmHg，无禁忌证，可于起病数天后恢复使用发病前服用的降压药物或开始启动降压治疗。

（4）既往未接受降压治疗的缺血性脑卒中患者，发病数天后如果收缩压≥140 mmHg或舒张压≥90 mmHg，应启动降压治疗；对于血压＜140/90 mmHg的患者，其降压获益并不明确。

（5）既往有高血压病史且长期接受降压治疗的缺血性脑卒中或TIA患者，如果没有绝对禁忌，发病数天后应重新启动降压治疗。

（6）降压药物种类和剂量的选择及降压目标值应个体化，应全面考虑药物、脑卒中的特点和患者这三方面因素。

三、高血压与脑出血

1. 概述

脑出血（intracerebral hemorrhage，ICH）在脑卒中各亚型中发病率仅次于缺血性脑卒中，居第2位。人群中脑出血的发病率为（12～15）/10万人年。在西方国家中，脑出血约占所有脑卒中的15%，占所有住院卒中患者的10%～30%，我国的比例更高，为18.8%～47.6%[34-38]。脑出血发病凶险，病情变化快，致死致残率高，超过70%的患者发生早期血肿扩大或累及脑室，3个月内的死亡率为20%～30%。

脑出血的危险因素及病因以高血压、脑血管淀粉样变性（cerebral amyloid angiopathy，CAA）、脑动静脉畸形、脑动脉瘤、肿瘤卒中、凝血功能障碍等多见。目前国际上尚无公认的分类，原发性脑出血与继发性脑出血的分类，目前得到较多认可。原发性脑出血指无明确病因的脑出血，多数合并有高血压。在我国，虽未进行大样本流行病学调查，但就现有文献资料分析，原发性脑出血合并高血压者可高达70%～80%[39]，所以我国一直沿用"高血压脑出血"命名。

2. 脑出血与降压治疗

脑出血患者常常出现血压明显升高，且升高幅度通常超过缺血性脑卒中患者，并与死亡、残疾、血肿扩大、神经功能恶化等风险增加相关[40]。一项系统评价和最近一项中国的大样本多中心研究[41-42]表明，脑出血发病后12 h内收缩压超过140～150 mmHg（1 mmHg=0.133 kPa）可使随后的死亡或生活依赖风险明显增加。脑出血早期以及血肿清除术后应立即使用药物迅速控制血压，但也要避免长期严重高血压患者血压下降过快、过低可能产生的脑血流量下降。如因库欣反应或中枢性原因引起的异常血压升高，则要针对病因进行治疗，不宜单纯盲目降压。

研究表明血压升高可能促进血肿周围水肿扩大以及再出血，这些都会造成脑出血患者转归不良，但是脑出血发病后最初数小时内的高血压与血肿扩大风险之间的确切关系尚未得到明确证实。脑出血最初几小时内，更严格地控制血压是否能减少血肿扩大且不影响血肿周围组织的灌注目前还不完全清楚。早期积极降压阻止血肿扩大带来的益处可能被潜在的不利因素抵消，因此是否积极降压还有争议。

急性脑出血抗高血压研究（ATACH）和急性脑出血积极降压治疗研究（INTERACT、INTERACT-2）[43-45]共3个研究为ICH患者早期降压提供了重要依据。研究显示将收缩压控制在140 mmHg以下可以降低血肿扩大的发生率而不增加不良反应事件，但对3个月的病死率和致残率没有明显改善。其中，INTERACT试验说明了急性颅内出血后早期积极降压对血肿及血肿周围水肿范围大小的影响。该试验入选了404例颅内出血伴高血压的患者，随机分为积极降压组（目标收缩压140 mmHg）和依据指南标准血压管理组（目标收缩压180 mmHg）。结果是72 h内降压减少出血性脑卒中血肿范围的进一步扩大，对血肿周围的水肿范围无明显影响[46]。INTERACT2是国际多中心开放盲法终点的随机对照研究，共纳入2839例发病6 h内SBP介于150～220 mmHg之间的自发性脑出血患者。随机分为强化降压组（目标SBP＜140 mmHg，1 h内）或指南推荐组（目标SBP＜180 mmHg）。在INTERACT 2研究中，964例在24 h时复查了头颅CT。该事后分析利用ANCOVA模型评价了SBP降低的幅度和达到目标SBP的时间与血肿扩大之间的关系。结果发现 SBP 降低幅度越大，血肿增长体积越小（降压幅度＜10，10～20，≥20 mmHg 血肿增长体积分别为 13.3 ml，5.0 ml，3.0 ml；$P＜0.001$）。在强化降压组（$n＝491$）达到目标 SBP 的时间越短，血肿增长体积越小（达到目标 SBP 的时间＜1 h，1～6 h，＞6 h 血肿增长的体积分别为 2.6 ml，4.7 ml，5.4 ml）。24 h 内所测得 SBP＜140 mmHg 的次数与血肿增长体积呈负相关（5～8 次，3～4 次，0～2 次血肿增长的体积分别为 2.0 ml，3.1 ml 和 5.2 ml）。强化降压比如更大的 SBP 降幅、更加快速、更加平稳（平稳维持目标 SBP＜140 mmHg），似乎能够防止 24 h 内血肿继续扩大。

INTERACT 2 研究证实了早期强化降压的安全性，提示早期强化降压改善预后的作用优于既往 180 mmHg 的降压目标。但 INTERACT 2 最终研究结果表明，积极降压治疗没有显著降低主要结局死亡率或严重致残率。该研究被欧洲卒中组织（ESO）《自发性脑出血管理指南》（2014 版）纳入作为主要证据，推荐"急性脑出血发病后 6 h 内强化降压（1 h 内收缩压低于 140 mmHg）是安全的，且可能优于 10 mmHg 目标值"[47]。INTERACT 2 的后续研究提示，收缩压的变异性是可以预测急性脑出血患者的预后，收缩压变异性越大，预后越差。早期通过平稳与持续地控制好血压，特别是规避收缩压的峰值可增强早期积极降压治疗措施的临床获益。说明在脑出血早期平稳管理血压的重要性[48]。因此，脑出血后应尽早快速降压，尽快达到目标值，但不宜在短时间内将血压降得过低。早期积极降压治疗仅限于个体化进行，尚不能常规普遍使用，应严格选择合适的患者。

3. 脑出血后血压的管理

在各个版本的出血性脑卒中指南中，对血压管理都进行了推荐。美国心脏协会/美国卒中协会（AHA/ASA）推荐[49]根据患者的具体情况进行降压，包括患者的基础血压、出血性脑卒中的可能病因、年龄、颅压升高情况。若因破裂的动脉瘤和动静脉畸形出血，持续出血和再出血风险较高，可积极降压；对收缩压介于 150～220 mmHg、无急性降压禁忌证的 ICH 患者将收缩压紧急降至 140 mmHg 是安全的，可能会改善患者功能预后。

对起病时收缩压＞220 mmHg 者应在持续血压监测下积极予以静脉降压。欧洲卒中组织（ESO）指南指出，既往有高血压病史或有慢性高血压征象者，由于适应较高的平均动脉压水平，为防止脑部低灌注，将其平均动脉压控制在 120 mmHg，不应低于 84 mmHg，避免降压幅度超过 20%。颅压升高的患者血压上限和控制目标应相应提高，保证脑灌注压至少在 60～70 mmHg。

一项对超急性期脑出血患者进行的 3 h 内降压治疗研究表明，经规范化抗高血压治疗后的高收缩压值与不良的临床结局独立相关[50]。另一项研究针对中等出血体积的自发性脑出血患者 24 h 内进行积极降压治疗，发现血肿周围脑血流量并未减少，脑缺血事件也未增加[51]。

4. 推荐意见

(1) 应综合管理脑出血患者的血压，分析血压升高的原因，再根据血压情况决定是否进行降压治疗。

(2) 当急性脑出血患者收缩压＞220 mmHg 时，应积极使用静脉降压药物降低血压；当患者收缩压＞180 mmHg 时，可使用静脉降压药物控制血压，根据患者临床表现调整降压速度，160/90 mmHg 可作为参考的降压目标值。早期积极降压是安全的，其改善患者预后的有效性还有待进一步验证。

(3) 在降压治疗期间应严密观察血压水平的变化，每隔 5～15 min 进行 1 次血压监测。

(4) 收缩压在 150～220 mmHg 和无急性降压治疗禁忌证的脑出血患者，急性期收缩压降至 140 mmHg 是安全的，且能有效改善功能结局。收缩压＞220 mmHg 的脑出血患者，连续静脉用药强化降低血压和频繁血压监测是合理的（Ⅰb 类，C 级证据）。但在临床实践中应根据患者高血压病史长短、基础血压值、颅内压情况及入院时的血压情况个体化决定降压目标。

(5) 为防止过度降压导致脑灌注压不足，可在入院高血压基础上每日降压 15%～20%，这种分布阶梯式的降压方法可供参考。

(6) 脑出血急性期推荐静脉给予快速降压药物，可选择乌拉地尔、拉贝洛尔、盐酸艾司洛尔、依那普利等。

（7）躁动是脑出血患者外周血压和颅内压升高以及影响降压治疗效果的重要因素。应积极寻找躁动原因，及时给予处理。在确保呼吸通畅前提下，适当给予镇静治疗有助于降压达标。

四、高血压与短暂性脑缺血发作

1. 概述

短暂性脑缺血发作（transient ischemic attack，TIA）是脑、脊髓或视网膜局灶性缺血所致的、未发生急性脑梗死的短暂性神经功能障碍。传统观点认为 TIA 是良性、可逆性脑缺血综合征，复发风险低于脑梗死。然而，研究表明，TIA 患者早期发生卒中的风险很高[52]。

大量研究显示，TIA 患者在近期有很高的卒中发生风险。相关 meta 分析指出，TIA 患者发病后第 2 天、第 7 天、第 30 天和第 90 天内的卒中复发风险分别为 3.5%、5.2%、8.0% 和 9.2%，上述数据证实 TIA 是急性缺血性脑血管病之一，是完全性缺血性卒中的危险信号。2010 年开展的首次全国范围内的"成人短暂性脑缺血发作（TIA）流行病学专项调查"显示[53]，在参加调查的总共 31 个省 162 个地区和县市中，年龄标准化患病率为 2.27%，知晓率仅为 3.08%，在整个 TIA 人群中，有 5.02% 的人接受了治疗，仅 4.07% 接受了指南推荐的规范化治疗。研究估算，全国有 2390 万 TIA 患者，意味着 TIA 已成为中国沉重卒中负担的重要推手。此外，TIA 患者不仅易发生脑梗死，也易发生心肌梗死和猝死。90 d 内 TIA 复发、心肌梗死和死亡事件总的风险高达 25%。因此，TIA 是严重的、需紧急干预的卒中预警事件，是最为重要的急症，同时也是二级预防的最佳时机，必须重视。而目前我国 TIA 的诊治领域低估、误判现象严重；住院率仅约为 6%，远低于发达国家 30% 左右的比例，AHA/ASA2011 年版缺血性卒中/TIA 二级预防指南仍然将降压治疗位于控制危险因素的首位。该指南仍然强调血压治疗应个体化，特别指出对适合降压的缺血性脑卒中和一过性脑缺血发作（TIA）

患者进行降压治疗。提出适合降压的概念，目的是为了避免因降压不当带来的风险[54]。我国颁布的《缺血性脑卒中和短暂性脑缺血发作二级预防指南（2014）》建议，在综合考虑高龄、基础血压、平时用药情况、耐受性等因素下，降压目标一般在 140/90 mmHg 或以下，理想血压应达到 130/80 mmHg 或以下[55]。

我国近年发布的一项多中心随机双盲安慰剂对照研究表明，既往脑卒中或 TIA 患者，服用吲哒帕胺（2.5 mg/次，每日 1 次）2 年后，血压平均下降 6.8/3.3 mmHg，与安慰剂组相比，再发脑卒中风险及心血管事件发生率显著降低。该临床获益取决于药物的种类还是降压的幅度或是两种因素都有，还需要进一步讨论[56]。由于 TIA 在发病机制方面和临床表现与缺血性卒中非常类似，所以国际上通常将 TIA 和缺血性卒中列入相同的预防及治疗指南中。

2. 推荐意见

（1）既往未接受降压治疗的 TIA 患者，发病数天后如果收缩压 ≥ 140 mmHg 或舒张压 ≥ 90 mmHg，应启动降压治疗；对于血压 < 140/90 mmHg 的患者，其降压获益并不明确。

（2）既往有高血压病史且长期接受降压药物治疗的 TIA 患者，如果没有绝对禁忌，发病后数天应重新启动降压治疗。

（3）由于颅内大动脉粥样硬化性狭窄（狭窄率 70%~99%）导致的 TIA 患者，推荐收缩压降至 140 mmHg 以下，舒张压降至 90 mmHg 以下。对于低血流动力学原因导致的 TIA，应权衡降压速度与幅度对患者耐受性及血流动力学影响。

五、特殊人群的血压管理

1. 概述

颈动脉粥样硬化性疾病（CAD）是老年人缺血性卒中和短暂性脑缺血发作（TIA）的重要原因，也是老年人全身动脉粥样硬化性疾病的重要组成部分。掌握其发病特点与防治原则对减少老年人缺血性心脑血管事件的发生至关重要。CAD 是指颈动脉由于动脉粥样硬化造成的狭窄或闭塞性疾病。病变程度分 4 级：＜50％为轻度狭窄，50％～69％为中度狭窄，70％～99％为重度狭窄，100％为闭塞。CAD 可由无创性影像学检查或有创性数字减影血管造影（DSA）证实。CAD 是脑卒中和 TIA 的重要原因，占到全部缺血性卒中的 15％～20％[57-58]，其最常见的病因是动脉粥样硬化。CAD 患者心肌梗死、外周动脉疾病及死亡的风险均增加。CAD 临床表现复杂多样，如果侧支循环代偿良好，可无症状。若侧支循环不良，可引起 TIA 或脑卒中发生。

颈动脉粥样硬化由于 20％脑卒中者同时伴有颈动脉粥样硬化，当患者有轻中度颈动脉狭窄（≤70％）时应将血压降到 130/80 mmHg 以下；当有一侧血管狭窄＞70％时，理想的收缩压应在 130～150 mmHg；对于两侧颈动脉狭窄＞70％者，降压要慎重，收缩压＞150 mmHg 才安全。

由于颅内大动脉粥样硬化性狭窄（狭窄率 70％～99％）导致的缺血性脑卒中或 TIA 患者，推荐收缩压降至 140 mmHg 以下，舒张压降至 90 mmHg 以下。由于低血流动力学原因导致的脑卒中或 TIA 患者，应权衡降压速度与幅度对患者耐受性及血流动力学影响。

2. 推荐意见

（1）无症状 CAD 合并高血压的患者，推荐降压治疗的靶目标在 140/90 mmHg 以下。

（2）重度狭窄或有相关缺血症状且合并高血压的患者，初始降压目标值应不低于 150/90 mmHg，降压靶目标要以改善或不加重相关脑缺血症状为前提。

（3）CAD 血管重建术围术期：收缩压＞180 mmHg 禁忌手术，建议术前将收缩压控制在 160 mmHg 以下，以减少颅内出血风险和过度灌注综合征，术后 7d 内血压较术前下降 25％～30％为宜，但以不发生低血压相关的脑缺血症状为前提。

（4）CAD 患者发生急性卒中时的降压原则参照《急性脑卒中诊治指南》进行。

（郭子宏　韩剑虹）

参考文献

［1］李立明，饶克勤，孔灵芝，等. 中国居民 2002 年营养与健康状况调查. 中华流行病学杂志，2005，26（7）：478-484.

［2］国家卫生计生委疾病防控局. 中国居民营养与慢性病状况报告 2015. 北京：人民卫生出版社，2016，5：51-54.

［3］人类发展部东亚与太平洋地区世界银行文件. 创建健康和谐生活、遏制中国慢病流行，2011，6.

［4］Xi B，Liang Y，Reilly KH，et al. Trends in prevalence，awareness，treatment，and control of hypertension among Chinese adults 1991-2009. International Journal of Cardiology，2015，158（2）：326-329.

［5］Wu Y，Huxley R，Li L，et al. Prevalence，awareness，treatment，and control of hypertension in China：data from the China National Nutrition and Health Survey 2002. Circulation，2008，118（25）：2679-2686.

［6］Yang G，Kong L，Zhao W，et al. Emergence of chronic noncommunicable diseases in China . Lancet，2008，372（9650）：1697-1705.

［7］Li D，Lv J，Liu F，et al. Hypertension burden and control in mainland China：Analysis of nationwide data 2003—2012. Int J Cardiol，2015，184：637-644.

［8］陈竺. 全国第三次死因回顾抽样调查报告. 北京：中国协和医科大学出版社，2008：10-17.

［9］Zhao D，Liu J，Wang W，et al. Epidemiological transition of stroke in China：twenty-one-year observational study from the Sino-MONICA-Beijing Project. Stroke. 2008，39（6）：1668-1674.

［10］国家卫生计生委统计信息中心. 第五次中国卫生服务调查分析报告. 北京：中国协和医科大学出版社，2015：42.

［11］国家心血管中心. 中国心血管病报告 2015. 中国大百科全书出版社.

［12］Feigin VL，Roth GA，Naghavi M，et al. Global burden of stroke and risk factors in 188 countries，during 1990—2013：systematic analysis for the Global Burden of Disease Study 2013. Lanceteurol，2016，15（9）：913-924.

［13］Lewington S，Clarke R，Qizilbash N，et al. Age-specific relevance of usual blood pressure to vascular mortality：a meta-analysis of individual data for one million adults in 61 prospective studies. Lancet，2002，360：1903-1913.

［14］Chobanian AV，Bakris GL，Black HR，et al. The Seventh Report of the Joint National Committee on Prevention，Detection，Evaluation，and Treatment of

High Blood Pressure：the JNC 7 report. JAMA，2003，289（19）：2560-2572.

［15］ Lawes CM，Rodgers A，Bennett DA，et al. Blood pressure and cardiovascular disease in the Asia Pacific region. J Hypertens，2003，21：707-716.

［16］ Revised Chinese Council for Prevention and Control of Hypertension. Guidelines for prevention and control of hypertension in China（2005）. Zhonghua Gao Xue Ya Za Zhi，2005，13 Suppl：5-41.

［17］ Lewington S，Clarke R，Qizilbash N，et al. Age-specific relevance of usual blood pressure to vascular mortality：a meta-analysis of individual data for one million adults in 61 prospective studies. Lancet，2002，360（9349）：1903-1913.

［18］ Liu LS，Wang JG，Gong LS，et al. Comparison of active treatment and placebo in older Chinese patients with isolated ssystolic hypertension. J Hypertens，1998，16（12 Pt 1）：1823-1829.

［19］ Liu LS，Wang JG，Gong LS，et al. Comparison of active treatment and placebo in older Chinese patients with isolated systolic hypertension. J Hypertens，1998，16：1823.

［20］ Lawes CM，Rodgers A，Bennett DA，et al. Blood pressure and cardiovascular disease in the Asia Pacific region. J Hypertens，2003，21：707-716.

［21］ CAST（Chinese Acute Stroke Trial）Collaborative Group. CAST：a randomized placebo-controlled trial of early aspirin use in 20 000 patients with acute ischaemic stroke. Lancet，1997，349（9066）：1641-1649.

［22］ 郝子龙，刘鸣，李伟，等. 成都卒中登记方法及 3123 例患者基本特征和功能结局. 中华神经科杂志，2011，12（44）：826. 831.

［23］ Wang Z，Li J，Wang C，et al. Gender difference in 1-year clinical characteristics and outcomes after stroke：results from the China National Stroke Registry. PLoS One，2013，8（2）：e56459.

［24］ Wei JW，Heeley EL，Wang JG，et al. Comparison of recovery patterns and prognostic indicators for ischemic and hemorrhagic stroke in China：The China QUEST（QUality Evaluation of Stroke Care and Treatment）Registry study. Stroke，2010，41（9）：1877-1883.

［25］ 中华医学会神经病学分会. 2010 中国缺血性脑卒中和短暂性脑缺血发作（TIA）二级预防指南. 中华神经科杂志，2012，43（2）：154-160.

［26］ 谭燕，刘鸣，王清芳，等. 脑卒中急性期血压与预后的关系. 中华神经科杂志，2006，39（1）：10-15.

［27］ He J，Zhang Y，Xu T，et al. Effects of immediate blood pressure reduction on death and major disability in patients with acute ischemic stroke：The CATIS randomized clinical trial . JAMA，2014，311（5）：479-489.

［28］ Adams HP Jr，Del ZG，Alberts MJ，et al. Guidelines for the early management of adults with ischemic stroke. Stroke，2007，38（5）：1655-1711.

［29］ Robinson TG，Potter JF，Ford GA，et al. Effects of antihypertensive treatment after acute stroke in the Continue or Stop Post—Stroke Antihypertensives Collaborative Study（COSSACS）：a prospective，randomized，open，blinded-endpoint trial. Lancet Neurol，2010，9（8）：767-775.

［30］ Larrue V，von Kummer RR，Muller A，et al. Risk factors for severe hemorrhagic transformation in ischemic stroke patients treated with recombinant tissue plasminogen activator：A secondary analysis of the european-australasian acute stroke study（ecass ii）. Stroke，2001，32：438-441.

［31］ Martin-Schild S，Hallevi H，Karen C，et al. Aggressive blood pressure-lowering treatment before intravenous tissue plasminogen activator therapy in acute ischemic stroke. Arch Neurol，2008，65：1174-1178.

［32］ Anderson CS，Robinson T，Lindley RI，et al. Low-dose versus standard-dose intravenous alteplase in acute ischemic stroke. N Engl J Med，2016，374：2313-2323.

［33］ Brott T，Lu M，Kothari R，et al. Hypertension and its treatment in the NINDS rt-PA stroke trial. Stroke，1998，29：1504-1509.

［34］ Steiner T，Bosel J. Options to restrict hematoma expansion after spontaneous intracerebral hemorrhage. Stroke，2010，41（2）：402-409.

［35］ Mayer SA，Rincon F. Treatment of intracerebral haemorrhage. Lancet Neurol，2005，4（10）：662-672.

［36］ Liu M，Wu B，Wang WZ，et al. Stroke in China：epidemiology，prevention，and management strategies. Lancet Neurol，2007，6（5）：456-464.

［37］ Zhao D，Liu J，Wang W，et al. Epidemiological transition of stroke in China：twenty-one-year observational study from the Sino-MONICA-Beijing Project. Stroke, 2008, 39 (6): 1668-1674.

[38] 杨期东, 周艳宏, 刘运海, 等. 长沙社区人群脑卒中患者发病的监测研究. 中华医学杂志, 2003, 83 (4): 302-305.

[39] 游潮, 刘鸣, 李浩: 高血压脑出血诊治中的若干问题. 中国脑血管病杂志 2011; 8: 169-171.

[40] Qureshi AI, Ezzeddine MA, Nasar A, et al. Prevalence of elevated blood pressure in 563, 704 adult patients with stroke presenting to the ED in the united states. Am J Emerg Med, 2007, 25 (1): 32-38.

[41] Zhang Y, Reilly KH, Tong W, et al. Blood pressure and clinical outcome among patients with acute stroke in Inner Mongolia, china. Hypertension, 2008, 26 (7): 1446-1452.

[42] Davis SM, Broderick J, Hennerici M, et al. Hematoma growth is a determinant of mortality and poor outcome after intracerebral hemorrhage. Neurology, 2006, 66 (8): 1175-1181.

[43] Qureshi A, Palesch Y, Investigators AI. Expansion of recruitment time window in antihypertensive treatment of acute cerebral hemorrhage (atach) ii trial. Journal of vascular and interventional neurology, 2012, 5: 6-9.

[44] Anderson CS, Huang Y, Wang JG, et al. Intensive blood pressure reduction in acute cerebral haemorrhage trial (interact): A randomised pilot trial. The Lancet Neurology, 2008, 7: 391-399.

[45] Anderson CS, Heeley E, Huang Y, et al. Rapid blood-pressure lowering in patients with acute intracerebral hemorrhage. The New England journal of medicine, 2013, 368: 2355-2365.

[46] Anderson CS, Huang Y, Arima H, et al. Effects of early intensive blood pressure—lowering treatment on the growth of hematoma and perihematomal edema in acute intracerebral hemorrhage: the Intensive Blood Pressure Reduction in Acute Cerebral Haemorrhage Trial (INTERACT). Stroke, 2010, 41 (2): 307-312.

[47] Steiner T, Al-Shahi Salman R, Beer R, et al. European Stroke Organisation (ESO) guidelines for the management of spontaneous intracerebral hemorrhage. Int J Stroke, 2014, 9 (7): 840-855.

[48] Manning L, Hirakawa Y, Arima H, et al. Blood pressure variability and outcome after acute intracere-

bral haemorrhage: a post-hoc analysis of INTERACT2, a randomised controlled trial. Lancet Neurol, 2014, 13 (4): 364-373.

[49] Broderick J, Connolly S, Feldmann E, et al. Guidelines for the management of spontaneous intracerebral hemorrhage in adults: 2007 update: a guideline from the American Heart Association /American Stroke Association Stroke Council, High Blood Pressure Research council, and the Quality of Care and Outcomes in Research Interdisciplinary Working Group. Circulation, 2007, 116 (16): 391-413.

[50] Sakamoto Y, Koga M, Yamagami H, et al. Systolic blood pressure after intravenous antihypertensive treatment and clinical outcomes in hyperacute intracerebral hemorrhage. Stroke, 2013, 44 (11): e152.

[51] Butcher KS, Jeerakalhil T, Hill M, et al. The Intracerebral Hemorrhage Acutely Decreasing Arterial Pressure Trial. Stroke, 2013, 44 (3): 620-626.

[52] Giles MF, Rothwell PM. Risk of stroke early after transient ischaemic attack: a systematic review and meta. analysis. Lancet Neur, 2007, 6: 1063-1072.

[53] Wang Y, Zhao X, Jiang Y, et al. Prevalence, knowledge, and treatment of transient ischemic attacks in China. Neurology, 2015, 84 (23): 2354-2361.

[54] Furie KL, Kasner SE, Adams RJ, et al. Guidelines for the prevention of stroke in patients with stroke or transient ischemic attack. A guideline for healthcare professionals from the American Heart Association/ American Stroke Association. Stroke, 2011, 42 (1): 227-76.

[55] 中华医学会神经病学分会. 2010 中国缺血性脑卒中和短暂性脑缺血发作 (TIA) 二级预防指南. 中华神经科杂志, 2012, 43 (2): 154-160.

[56] Liu L, Wang Z, Gong L, et al. Blood pressure reduction for the secondary prevention of stroke: a Chinses trial and a systematic review of the literature. Hypertens Res, 2009, 32 (11): 1032-1040.

[57] Sacco RI, Kargman D, Gu Q, et al. Race ethnicity and determinants of intracranial atherosclerotic cerebral infarction: the Northern Manhattan Stroke Study. Stroke, 1995, 26: 14-20.

[58] Wityk R, Lehman D, Klag M, et al. Race and sex differences in the distribution of cerebral atherosclerosis. Stroke, 1996, 27: 1974-1980.

第十八章　高血压合并外周血管疾病的临床特点与防治

外周动脉疾病（peripheral arterial disease，PAD）的定义可分为广义和狭义两种：广义的 PAD 泛指除冠状动脉外的所有主动脉及其分支的狭窄、闭塞或瘤样扩张性疾病；狭义的 PAD 则主要是指下肢动脉疾病。PAD 作为全身系统性动脉粥样硬化疾病的表现之一，是冠心病的等危症，能够有效预测罹患者未来发生心肌梗死、卒中及心血管病死亡的风险。PAD 最常见的病因为动脉粥样硬化，此外还包括：血栓形成、栓塞、血管炎、纤维肌性发育不良、外部压迫等因素。外周血管疾病（peripheral vascular disease，PVD）则是一个更为宽泛的术语，除了动脉病变，还涵盖了静脉系统、淋巴管系统的血管病变[1]。

PAD 作为高血压的重要靶器官损伤之一，其与高血压的相关性已得到广泛验证。在多数大样本人群研究中，高血压尤其收缩压是 PAD 的关键、独立危险因素[2-3]。高血压作为 PAD 的风险因素，其风险比为 1.32～2.20[4]。Framingham 研究对 5209 名个体进行长达 26 年的观察和监测，显示男性高血压伴随 2.5 倍新发间歇性跛行（调整年龄因素后），女性人群中这一数字为 3.9 倍[5]。在整体人群中，间歇性跛行风险的 30% 被归因于血压水平超过 160/100 mmHg[6]。在一项较近的临床研究中，高血压被认为是仅次于吸烟的第二位人群 PAD 风险因素[7]。同时，PAD 患者所存在的全身动脉粥样硬化，反过来可导致血管阻力增加，进而血压水平升高。PAD 与高血压二者可相互促进，恶性循环。PARTNERS（Peripheral arterial disease Awareness，Risk，and Treatment：NEw Resources for Survival）研究显示，35%～55% 的 PAD 患者合并血压水平的升高[8]。一项意大利的大样本研究显示，约 35% 的 PAD 患者合并有高血压，且合并高血压的 PAD 患者较未合并高血压患者具有更高的心血管事件风险（OR＝1.48）[9]。另外，在高血压患者的诊断和治疗中，踝肱指数（ankle-brachial index，ABI）被广泛应用于其危险分层，并备受关注，成为高血压患者重要的风险预测和预后评估指标。

下肢动脉狭窄、颈动脉狭窄和肾动脉狭窄是临床患病率较多且最受研究关注的三种 PAD。下面结合这三种类型，对高血压合并 PAD 的诊断和治疗进展进行介绍：

一、诊断

1. 症状与体征

PAD 的起病具有隐匿性。部分患者在起病早期，甚至发展到了一定的严重程度，仍无明显临床症状。

下肢动脉狭窄：当患者出现典型的跛行症状，并且伴有多重危险因素时，可能提示下肢 PAD 的诊断。需要注意下肢 PAD 的跛行症状与椎管狭窄（假性跛行）、周围神经病、骨骼肌障碍、深静脉血栓形成等相鉴别。体格检查可发现：皮肤发凉、远端脉搏不可触及、髂/股/腘动脉闻及血管杂音、毛细血管充盈缓慢、创伤不愈合、汗毛稀疏或脱落、肢端苍白等。约有 1% 的下肢 PAD 患者可出现组织坏死、坏疽、慢性静息痛等，此类症状提示严重肢体缺血（critical limb ischemia，CLI），需要积极考虑血运重建治疗。

颈动脉狭窄：相当一部分颈动脉狭窄患者并

无临床症状，或者症状轻微，多以缺血性神经功能障碍发病，例如认知功能障碍、记忆障碍等。一过性脑缺血发作也是较为常见的表现，其症状包括：一过性黑矇、短暂同侧视物模糊、对侧肢体麻木无力、饮水呛咳和构音困难等。对于脑梗死反复发作的患者，尤其需要警惕颈动脉狭窄的可能。管腔狭窄程度＞50%患者颈动脉听诊区可闻及血管喷射性杂音，但严重病变、血流近乎中断或完全闭塞情况下，杂音亦不可闻及。

肾动脉狭窄：本病较前两者往往更加隐匿。常见的症状表现多与高血压相关，还包括患侧肾萎缩、肾功能不全等。Wachtell 等对一组外周动脉严重狭窄的患者进行研究，发现 81% 的肾动脉狭窄患者表现有高血压[10]。

2. ABI

目前 ABI 是筛查和诊断 PAD 的主要检测方法，指下肢踝部收缩压与上肢动脉收缩压的比值，尤其在非创伤性探测下肢无症状缺血方面作用突出。

2016 年 AHA/ACC 指南定义 ABI 1.0～1.4 为正常范围，0.9～0.99 为临界 PAD 状态，＜0.9 具有 PAD 诊断价值，＞1.4 则提示动脉顺应性差、僵硬度提高（例如中膜钙化）[11]。同时 ABI 已被证实诊断 PAD 的准确率接近"金标准"血管造影术，并且发现其有 90% 灵敏性和几乎 98% 的特异性。在临床实践中，目前 ABI 是最简单、便宜、可信度高和可重复性强的 PAD 诊断方法。一旦怀疑 PAD，医生应测定单侧或双侧肢体的 ABI 以进行筛查，ABI＜0.9 符合 PAD 的诊断。

不论患者有无相关症状，ABI≤0.9 均在临床实践、流行病学研究中具有 PAD 诊断意义。将间歇性跛行症状与 ABI≤0.9 进行比较，前者敏感性差而特异性好。在荷兰 Rotterdam 研究中，ABI＜0.9 的人群中仅有 6.3% 具备跛行症状，而 ABI≥0.9 的人群中 99.4% 不具有跛行症状[12]。在一项针对美国老年女性的研究中，上述比例分别是 18.3% 和 93.3%[13]。因此，以 ABI 作为指标来诊断 PAD 可避免漏掉大量实际患者。在血管近端闭塞、并形成良好侧支循环的患者中，静息 ABI 可能正常，此时，若在运动状态下 ABI 下降超过 20% 并伴有间歇性跛行，仍可确立 PAD 诊断[14]。

作为 PAD 的一项诊断指标，ABI 仍存在一些局限。踝关节以远部位的血管闭塞可能被 ABI 忽略，采用趾肱指数（toe-brachial index，TBI）可有效弥补这一缺陷。在正常状态下，从足踝至脚趾的血管存在 20～40 mmHg 压力下降梯度，因此 TBI 的正常水平为 0.6～0.8，TBI＜0.6 可视为具有病理意义。ABI 结果与患者身高具有相关性，身高较高者的 ABI 会轻度偏高[15]。

2016 年 AHA/ACC 指南建议推荐在以下较高风险人群中进行 ABI 筛查[11]：①年龄≥65 岁；②年龄 50～64 岁，同时合并有动脉粥样硬化风险因子（如糖尿病、吸烟、高脂血症、高血压）或 PAD 家族史；③年龄＜50 岁，合并糖尿病以及另外一种动粥样硬化风险因子；④已经明确的其他部位动脉粥样硬化性疾病患者。TASC 指南则建议在 10 年 Framingham 心血管风险评分 10%～20% 的患者中进行 ABI 筛查[16]。对于 ABI 筛查是否有利于长期心血管终点事件发生的减少，目前尚无随机化对照研究。

3. 血管多普勒超声

血管多普勒超声是对怀疑各种部位 PAD 进行定位影像学诊断的手段之一，也可以用于对血运重建术后病变部位再通情况进行长期的随访监测。血管多普勒超声检查具有无创性、费用低廉、可避免造影剂与射线的优势，但其劣势是主观性较强，有赖于检查和判读者的经验水平。

4. CTA 和 MRA

两者是对考虑血运重建患者进行精确定位和定量检查的有效手段，目前 CTA 较 MRA 应用更为广泛。随着 MRA 使用的普及，MRA 的准确性也越来越接近 CTA 或血管造影。由于 CTA 需要使用碘造影剂，因而限制其在肾功能不全患者中的应用，并且对钙化病变观察能力有限；MRA 则不适用于体内有金属植入的患者，对 eGFR＜30 ml/min 仍有相对禁忌。

5. 血管造影

血管造影检查是诊断 PAD 的"金标准"，可清晰显示病变部位的长度、狭窄程度、形态等特征，并可同期进行介入血管腔内成形术。

二、治疗

PAD 的治疗主要目标是：控制心血管风险因素和并发疾病、改善患者缺血相关症状。根据患者所处的不同临床分期，其治疗目标也有所差异。对于下肢动脉狭窄而言，最初的治疗目标是减少心血管风险，其次是提高患者的运动耐量和步行能力，当处于跛行期则需着眼于提高生活质量，而到 CLI 期的治疗目标则是尽可能有效保肢。

1. 一般治疗

PAD 的一般治疗类似于其他动脉粥样硬化性疾病，包括低盐低脂饮食、减重、控制血糖等，尤其需要注意的是戒烟。

而对于下肢 PAD 的患者而言，专业指导下的运动康复锻炼非常重要。在一项前瞻性研究中，持续 3 个月以上专业指导下的运动康复锻炼，能够有效提高患者的步行距离（109 m；95% CI 38～180 m），并能显著提高患者生活质量（95% CI 1.26～3.04）[17-18]。

针对跛行患者进行有计划的运动锻炼，在评估运动功能的终点事件上，其结果并不劣于单独进行的血运重建治疗[19]。因此，指南推荐应对所有下肢 PAD 患者进行专业指导的步行锻炼以作为基础治疗措施。

2. 药物治疗

由于 PAD 患者最主要的致病原因是动脉粥样硬化，所以抗血小板药物和他汀类药物在 PAD 治疗中仍具有重要的基石般的意义，不仅可以稳定斑块、抑制血栓形成，预防急性血管事件的发生，还对长期心血管风险的控制也有关键作用。

在药物治疗方面，有以下几个热点和进展值得引起重视：

（1）高血压合并 PAD 患者降压药物的选择 合并 PAD 的高血压患者需要接受降压治疗，其降压目标为＜140/90 mmHg。如果患者同时合并糖尿病，可考虑将血压控制到＜130/80 mmHg。血管紧张素转化酶抑制药（ACEI）类降压药物目前

在高血压合并 PAD 患者中的降压治疗中应用广泛[20]。HOPE（the Heart Outcomes Prevention Evaluation）研究显示：雷米普利在降压效果之外还能额外具有保护心血管的作用。证据显示其可以改善下肢 PAD 患者症状，提高最大步行距离和无痛步行距离[21]。

既往观点认为：β 受体阻滞药的使用可能恶化缺血部位骨骼肌的血流灌注，进而加重症状，因此在下肢动脉狭窄的患者中应用 β 受体阻滞药属于相对禁忌。近年的一项 meta 分析总结得出 β 受体阻滞药的应用并无明显加重间歇性跛行、降低步行距离的作用。这项 meta 研究包括 6 个随机对照试验，纳入共 119 例下肢 PAD 间歇性跛行患者，患者随机服用 β 受体阻滞药或安慰剂，结果显示主要终点事件均未见显著差异，而在跛行时间、跛行距离、最大步行距离等次要终点上亦均未发现显著差异[22]。实验室研究也发现，对使用 β 受体阻滞药的间歇性跛行患者中断治疗 2 周，其毛细血管微循环灌注状态并无明显差异，临床症状也无明显差异[23]。由于目前相关研究均为小样本研究，所得结论尚难以完全令人信服，故而有必要进一步展开大样本、随机对照研究来明确对 PAD 患者使用 β 受体阻滞药是否获益。

（2）抗栓药物的使用 目前指南推荐，不论患者是否存在缺血症状或是否发生过缺血事件，对所有 PAD 患者使用阿司匹林等抗血小板药物以预防心血管事件。抗栓试验协作组（Antithrombotic Trialists Collaboration，ATC）发表的一项 meta 分析，纳入了 42 个随机化临床研究共 9214 例 PAD 患者，显示抗血小板治疗能够使严重血管事件的相对风险降低 23%[24]。

但是，在未合并有心肌梗死、缺血性卒中等事件的 PAD 患者中，是否应用阿司匹林来进行心血管事件预防仍存在一定争议。AAA 试验（Aspirin for Asymptomatic Atherosclerosis trial）选取了 3350 例无症状、ABI＜0.95 的 PAD 患者，随机给予阿司匹林 100mg/d 或安慰剂，经过平均 8.2 年的随访，结果显示其复合主要终点事件（死亡、冠脉事件、卒中、血运重建）并无显著差

异[25]。POPADAD（the Prevention Of Progression of Arterial Disease And Diabetes）试验也是一项前瞻性、随机研究，选取 1276 例、ABI＜0.99 且合并糖尿病的无症状 PAD 患者并随机分组，试验组给予阿司匹林 100 mg/d 和抗氧化剂，对照组给予安慰剂，平均随访 6.7 年，也并未发现服用阿司匹林在心血管事件和死亡方面获益（HR 0.98，95％CI 0.76～1.26）[26]。CLIPS 研究（the Critical Leg Ischaemia Prevention Study，CLIPS）选取 ABI＜0.85 或 TBI＜0.6 的 PAD 患者 366 例，排除了病情较严重的 Fontaine Ⅲ 期（静息疼痛）或 Ⅳ 期（组织坏死）患者，随机给予阿司匹林 100 mg/d 或安慰剂并随访 2 年，其复合主要终点事件的相对风险下降 64％（P＝0.016，HR 0.35，95％CI 0.15～0.82）[27]。Berger 等采用 meta 分析总结了 18 个前瞻性、随机对照研究（包括 CLIPS 和 POPADAD），这些研究既包含有症状患者，也包含无症状患者。分析结果显示，服用阿司匹林患者发生非致死性卒中的相对风险降低 34％，但总体心血管事件或死亡并未见到统计学差异[28]。

为了对阿司匹林和氯吡格雷进行对比研究，CAPRIE（Clopidogrel Versus Aspirin in Patients at Risk of Ischemic Events）试验纳入 19 185 例动脉粥样硬化性心血管疾病（如缺血性卒中、心肌梗死、症状性 PAD）并随机给予阿司匹林 50～325 mg/d 或氯吡格雷 75 mg/d，平均随访 1.9 年，分析 PAD 亚组患者，阿司匹林组年事件率为 4.9％，氯吡格雷组年事件率为 3.7％（相对风险降低 23.8％，95％CI 8.9～36.2；P＝0.0028）。尽管结果更加支持单药治疗时选择氯吡格雷，但其获益均较微小[29]。2017 年新发表的 EUCLID 研究评估了替格瑞洛在 PAD 患者中的有效性。该研究纳入 13 885 例有症状的 PAD 患者，随机给予替格瑞洛 90 mg，每日 2 次或氯吡格雷 75 mg，每日 1 次，随访 18～36 个月，结果显示替格瑞洛并未进一步降低患者的心血管事件的风险[30]。

CHARISMA（Clopidogrel for High Atherothrombotic Risk and Ischemic Stabilization，Management，and Avoidance）试验比较了阿司匹林单药治疗与阿司匹林联合替格瑞洛治疗 PAD 的有效性。该研究纳入 15 603 例心血管病（卒中、心肌梗死、PAD 等）患者，对照组给予阿司匹林 75～162 mg/d，试验组给予阿司匹林联合氯吡格雷 75 mg/d，平均随访 2.3 年，PAD 亚组分析并未发现双联抗血小板治疗具有更低的复合终点事件（心肌梗死、卒中、死亡）发生率，仅在心肌梗死发生率看到显著降低趋势（2.3％ vs. 3.7％，HR 0.63；P＝0.028）[31]。近期一项纳入 629 例 PAD 患者的观察性研究结果显示，双联抗血小板治疗具有更低的 MACE 事件发生率（HR 0.65，95％CI 0.44～0.96）以及总体死亡率（HR 0.55，95％CI 0.35～0.89）。此项研究显示，对于有症状尤其是接受腔内血管成形的 PAD 患者，适当延长双联抗血小板治疗可能降低 MACE 事件发生率和死亡风险[32]。

（3）血管扩张药物　当患者病情进入跛行期，如果患者生活质量严重受损、步行锻炼活动受限，可考虑使用血管扩张药物。目前随机对照研究有效的药物包括西洛他唑（cilostazol）和萘呋胺（naftidrofuryl），能够显著提高患者步行距离。此外，还有部分药物如己酮可可碱（pentoxifylline）、丁咯地尔（buflomedil）、L-精氨酸等在小范围研究中能使跛行患者获益，但证据尚不充分[33]。前列环素（prostanoids）可作为无法接受血运重建治疗的严重缺血患者的一种替代选择，但目前亦无充足的循证证据。这些药物治疗措施需要结合对症止痛、抗感染、伤口护理等措施。

己酮可可碱是第一种被美国 FDA 批准治疗下肢 PAD 的药物，是血液流变调节剂，并兼具抗血小板作用。其治疗机制是通过降低下肢血流黏稠度、提高红细胞顺应性，以达到增强组织灌注的作用。先后数个临床研究证实其具有轻度增加步行时间和距离的作用，但是与安慰剂的对照结果显示并不改善间歇性跛行症状。

西洛他唑于 1999 年获美国 FDA 批准，是除己酮可可碱之外唯一获批治疗跛行的药物。西洛他唑通过阻滞 3 型磷酸二酯酶而提高细胞内 cAMP 水平，导致血管扩张并降低血小板聚集，抑制动脉血栓形成和血管平滑肌增殖。在一项研究中，西洛他唑分别增加最大步行距离达 50%，增加无痛步行距离达 67%[34]。西洛他唑由于通过 CYP3A4 代谢，因而共用该通道的唑类抗真菌药物、大环内酯类抗生素、非甾体消炎药（NSAID）等可与西洛他唑发生相互作用。

3. 血运重建治疗

对于下肢 PAD 患者而言，不论是腔内介入成形，还是外科手术治疗，血运重建都只是针对症状进行对症处理，而并不解决其潜在的动脉粥样硬化原因[35]。血运重建的主要适应证是缓解患肢缺血疼痛、运动受限症状，提高生活质量。对于无症状患者，血运重建并不适用。CLI 期患者需要根据其组织缺血和炎症反应的程度，尽快接受血运重建治疗。血运重建治疗如果获得成功，可以避免截肢的后果，因而需进行尽可能地尝试。在计划截肢的患者中，截肢的部位也应该结合伤口愈合、康复以及患者的残肢生活质量来决定。

选择腔内成形还是外科手术治疗，取决于病变部位、长度、复杂程度等因素，同时考虑术者治疗经验、患者意愿等。目前并无大规模临床研究对两者远期效果进行比较，因此并无确切的优劣选择倾向[36]。病变条件合适的患者，可考虑杂交手术，以降低单一手术的风险和创伤[37]。对于任何部位的闭塞病变，如果其预期技术难度、近远期症状缓解程度相当，可优先考虑腔内成形术。而对于多部位复杂病变，在进行血运重建时，应当着眼于近端恢复血流灌注，而不是处理尽可能多的远端病变。

在间歇性跛行患者中，如果患者狭窄或闭塞病变位于髂动脉或者股动脉分支处，则应优先选择外科手术治疗。如果股深动脉病变同时合并股浅动脉闭塞，也应优先选择外科手术治疗。

在对股浅动脉病变的处理中，药物涂层球囊可降低再狭窄发生率。对于膝下动脉的病变，药物涂层球囊或支架相比于单纯 PTA 有更高的血管通畅率，但是其临床指标相关的终点事件（死亡率、生活质量、最大步行距离）是否改善，目前尚无确切结论。对于横跨关节的血管病变，一般不建议置入支架，但是若患者处于严重的 CLI 期，为了保肢的目的则可以考虑置入支架。

（蔡军）

参考文献

[1] Mann DL, Zipes DP, Libby P, et al. Braunwald's heart disease: a textbook of cardiovascular medicine. 10th ed. Philadelphia: Saunders Elsevier, 2015: 1347.

[2] Hooi JD, Kester AD, Stoffers HE, et al. Incidence of and risk factors for asymptomatic peripheral arterial occlusive disease: a longitudinal study. Am J Epidemiol, 2001, 153: 666-672.

[3] Criqui MH, Vargas V, Denenberg JO, et al. Ethnicity and peripheral arterial disease: the San Diego Population Study. Circulation, 2005, 112: 2703-2707.

[4] Criqui MH, Aboyans V. Epidemiology of peripheral artery disease. Circ Res, 2015, 116: 1509-1526.

[5] Smith GD, Shipley MJ, Rose G. Intermittent claudication, heart disease risk factors, and mortality: The Whitehall Study. Circulation. 1990, 82: 1925-1931.

[6] Murabito JM, D'Agostino RB, Silbershatz H, et al. Intermittent claudication. A risk profile from The Framingham Heart Study. Circulation, 1997, 96: 44-49.

[7] Joosten MM, Pai JK, Bertoia ML, et al. Associations between conventional cardiovascular risk factors and risk of peripheral artery disease in men. JAMA, 2012, 308: 1660-1667.

[8] Hirsch AT, Criqui MH, Treat-Jacobson D, et al. Peripheral arterial disease detection, awareness, and treatment in primary care. JAMA, 2001, 286: 1317-1324.

[9] Violi F, Criqui M, Longoni A, et al. Relation between risk factors and cardiovascular complications in patients with peripheral vascular disease. Results from the A. D. E. P. Study. Atherosclerosis, 1996, 120: 25-35.

[10] Wachtell K, Ibsen H, Olsen MH, et al. Prevalence of renal artery stenosis in patients with peripheral vascular disease and hypertension. J Hum Hypertens, 1996, 10: 83-85.

[11] Gerhard-Herman MD, Gornik HL, Barrett C, et al. 2016 AHA/ACC Guideline on the management of patients with lower extremity peripheral artery disease:

executive summary. Circulation, 2017, 135: 686-725.

[12] Meijer WT, Grobbee DE, Hunink MG, et al. Determinants of peripheral arterial disease in the elderly: the Rotterdam study. Arch Intern Med, 2000, 160: 2934-2938.

[13] Vogt MT, Cauley JA, Kuller LH, et al. Prevalence and correlates of lower extremity arterial disease in elderly women. Am J Epidemiol, 1993, 137: 559-568.

[14] Aboyans V, Criqui MH, Abraham P, et al. Measurement and interpretation of the ankle-brachial index: a scientific statement from the American Heart Association. Circulation, 2012, 126: 2890-2909.

[15] Hennion DR, Siano KA. Diagnosis and treatment of peripheral arterial disease. Am Fam Physician, 2013, 88: 306-310.

[16] Norgren L, Hiatt WR, Dormandy JA, et al. TASC II Working Group: intersociety consensus for the management of peripheral arterial disease. J Vasc Surg, 2007, 45: 5-67.

[17] Lane R, Ellis B, Watson L, et al. Exercise for intermittent claudication. Cochrane Database Sys Rev, 2014, 7: CD000990.

[18] Ashimastos AA, Pappas EP, Buttner PG, et al. A meta-analysis of the outcome of endovascular and non-invasive treatment of intermittent claudication. J Vasc Surg, 2011, 54: 1511-1521.

[19] Nordanstig J, Gelin J, Hensater M, et al. Walking performance and health-related quality of life after surgical or endovascular invasive versus non-invasive treatment for intermittent claudication-aprospective randomised trial. Eur J Vasc Endovasc Surg, 2011, 42: 220-227.

[20] Lane DA, Lip GY. Treatment of hypertension in peripheral arterial disease. Cochrane Database Syst Rev, 2013, 12: CD003075.

[21] Ahimastos AA, Lawler A, Reid CM, et al. Brief communication: ramipril markedly improves walking ability in patients with peripheral arterial disease: a randomized trial. Ann Intern Med, 2006, 144 (9): 660-664.

[22] Paravastu SC, Mendonca DA, Da Silva A. Beta blockers for peripheral arterial disease. Cochrane Database Syst Rev, 2013, 9: CD005508.

[23] Ubbink DT, Verhaar EE, Lie HK, et al. Effect of betablockers on peripheral skin microcirculation in hypertension and peripheral vascular disease. J Vasc Surg, 2003, 38: 535-540.

[24] Antithrombotic Trialists Collabrative. Collaborative meta analysis of randomised trials of antiplatelet therapy for prevention of death, myocardial infarction, and stroke in high risk patients. BMJ, 2002, 324: 71-86.

[25] Fowkes FG, Price JF, Stewart MC, et al. Aspirin for prevention of cardiovascular events in a general population screened for a low ankle-brachial index: A randomized controlled trial. JAMA, 2010, 303: 841-848.

[26] Belch J, MacCuish A, Campbell I, et al. The prevention of progression of arterial disease and diabetes (POPADAD) trial: Factorial randomised placebo controlled trial of aspirin and antioxidants in patients with diabetes and asymptomatic peripheral arterial disease. BMJ, 2008, 337: 1840.

[27] Critical Leg Ischaemia Prevention Study Group. Prevention of serious vascular events by aspirin amongst patients with peripheral arterial disease: Randomized, double-blind trial. J Intern Med, 2007, 261: 276-284.

[28] Berger JS, Krantz MJ, Kittelson JM, et al. Aspirin for the prevention of cardiovascular events in patients with peripheral artery disease: A meta-analysis of randomized trials. JAMA, 2009, 301: 1909-1919.

[29] CAPRIE Steering Committee. A randomised, blinded, trial of clopidogrel versus aspirin in patients at risk of ischaemic events (CAPRIE). Lancet, 1996, 348: 1329-1339.

[30] Hiatt WR, Fowkes FG, Heizer G. Ticagrelor versus Clopidogrel in Symptomatic Peripheral Artery Disease. N Engl J Med, 2017, 376: 32-40.

[31] Cacoub PP, Bhatt DL, Steg PG, et al. Patients with peripheral arterial disease in the CHARISMA trial. Eur Heart J, 2009, 30: 192-201.

[32] Armstrong EJ, Anderson DR, Yeo KK, et al. Association of dual-antiplatelet therapy with reduced major adverse cardiovascular events in patients with symptomatic peripheral arterial disease. J Vasc Surg, 2015, 62: 157-165.

[33] Ruffolo AJ, Romano M, Ciapponi A. Prostanoids for

critical limb ischaemia. Cochrane Database Syst Rev,
2010, 1: CD006544.

[34] Hiatt WR. Medical treatment of peripheral arterial
disease and claudication. N Engl J Med, 2001, 344:
1608-1621.

[35] Lawall H, Huppert P, Espinola-Klein C, et al. The
Diagnosis and Treatment of Peripheral Arterial Vascu-
lar Disease. Dtsch Arztebl Int, 2016, 113: 729-
736.

[36] Antoniou GA, Chalmers N, Georgiadis GS, et al. A
meta-analysis of endovascular versus surgical recon-
struction of femoropopliteal arterial disease. J Vasc
Surg, 2013, 57: 242-253.

[37] Schrijver AM, Moll FL, De Vries JP. Hybrid proce-
dures for peripheral obstructive disease. J Cardiovasc
Surg, 2010, 51: 833-843.

第十九章　高血压防治中脉压增大与心血管结局的关系

高血压是最常见的慢性病，也是心血管病最主要的危险因素，其心肌梗死、心力衰竭及脑卒中等主要并发症，不仅致残、致死率高，而且给家庭和国家造成沉重负担。国内外的实践证明，高血压是可以预防和控制的疾病，降低高血压患者的血压水平，可明显减少心血管事件，显著改善患者的生存质量，有效减轻疾病负担。近年越来越多的研究和指南已明确，脉压（pulse pressure，PP）是高血压患者心血管疾病的危险因子及总体心血管危险分层的预测指标[1-5]。PP可独立于收缩压（systolic blood pressure，SBP）、舒张压（diastolic blood pressure，DBP）和平均动脉压（mean arterial pressure，MAP）预测主要心血管结局风险[1-3]。因此，脉压将可能成为高血压患者心血管疾病预防和治疗的干预靶点。

第一节　定义和分类

一、脉压的定义

PP是SBP减去DBP的差值（SBP－DBP＝PP）。PP是血压的重要组成部分，反映了收缩压及舒张压的综合信息。血压是心脏射出的血流在血管壁产生的侧压力，是随着心脏搏动不断变化的曲线，描述血压的指标有SBP、DBP、MAP及PP。其中SBP、DBP反映血压变化的峰值；MAP代表血压稳定不变化的部分，驱动血流及氧供到末梢血管及组织。PP反映血压波动的变化，主要与动脉僵硬及脉搏波传导速度有关。

二、脉压的分类和意义

PP的测量方法有无创和有创两类，常用的无创测量方法是使用台式水银血压计或上臂式电子血压计、动态血压计，测得的肱动脉PP称为外周PP，包括诊室PP和动态PP；通过动脉导管或脉搏波分析（pulse wave analysis）测得的主动脉或颈动脉PP称为中心PP。研究显示，无论使用水银血压计的单次测量还是动态血压监测，PP均是心血管事件的独立预测因子。Verdecchia等[6]分析了PIUMA研究的数据，纳入2010名未经治疗的高血压患者，平均随访3.8年，就总的心血管危险来说，动态PP是很强的独立预测因子，较诊室PP更能反映大动脉的僵硬程度。由于心脏的周期性搏动和大动脉的弹性作用，压力波在传导过程中发生压力放大（pressure amplification），使外周PP高于中心PP。放大作用受年龄、体位、运动状态、心率和血压的影响。Wilkinson等[7]研究发现，PP放大现象随年龄增加而减小，年龄＜50岁的人群，压力放大率（amplification ratio＝外周PP/中心PP）为1.53 ± 0.20，50岁以上人群放大率为1.28 ± 0.17，认为老年人外周PP和中心PP比较接近，外周PP是老年人心血管病的理想预报因子；对于年龄＜50岁的人群，外周PP代替中心PP并不可靠。

三、脉压增大的截断值

PP 的正常值为 30～40 mmHg。2007 年和 2013 年 ESH/ESC 高血压管理指南及国内临床研究[4-5,8]，将 PP≥60 mmHg（1 mmHg＝0.133 kPa）称为脉压增大，亦称宽脉压或高脉压。脉压增大是反映动脉损伤程度的一个重要指标，脉压越大，大动脉的弹性越差，僵硬度越高。

四、脉压指数

脉压指数（pulse pressure index，PPI）是脉压与收缩压之比（PPI＝PP/SBP）。PPI 由非线性弹性腔理论推导而得，它不仅考虑了血管的固有顺应性，而且考虑了血管的动态顺应性。血管的顺应性并非常数而是压力函数，故血管的顺应性分为固有顺应性和与压力相关的动态顺应性。动态顺应性的大小与血管的固有顺应性构成了 PP 随血压变化的可变性，当血压变化不大时，PP 是评价血管硬度的较可靠指标。PPI 的变异程度明显小于 PP，可直接反映血管的固有特性，是衡量血管顺应性、评估血管硬化程度的一项更好的临床指标[9]。PPI 是一个无量纲的值，其值介于 0～1 之间。越接近 1，血管的顺应性越小；越接近 0，血管的顺应性越大。

五、心血管结局的定义

心血管危险定义为一段时间内发生心血管病的概率，由心血管危险因素产生靶器官损害，主要是动脉粥样硬化和左心室肥厚，然后导致冠心病与脑卒中事件，直至心力衰竭和死亡。

第二节 脉压的影响因素

一、每搏量

心室射血和回心血量的增加可使每搏量增加，每搏量增加使大动脉所承受的张力增加，导致收缩压明显升高。由于血流加快和舒张期比收缩期相对长，到舒张期末大动脉内存留的血量增加并不多，所以舒张压升高幅度不如收缩压大，因而脉压增大。反之，当每搏量减少时，则主要是收缩压降低，脉压减小。

二、心率

心率增快，舒张期缩短，在舒张期内通过大动脉流向外周的血液减少，舒张期末大动脉中存留的血量增多，使舒张压升高，因而脉压减小。反之，心率减慢，脉压增大。

三、大动脉顺应性

动脉顺应性（compliance）又称动脉弹性（elasticity），是动脉舒张功能的表现，它取决于动脉腔径大小和管壁僵硬度（stiffness）或可扩张性（distensibility）。动脉顺应性是血管内的压力每改变 1 mmHg 时血管容积的改变值。动脉顺应性的大小可以根据舒张压的下降多少予以估计，也可通过较为简单的公式计算得到：脉压（PP）＝搏出量（SV）/顺应性（C）。因此，大动脉具有弹性贮器的作用，使动脉血压的波动幅度明显小于心室内压力的波动幅度，减少脉压的作用。如果大动脉僵硬度增高使弹性贮器作用丧失，心室收缩的压力传至大动脉系统无缓冲余地，致使收缩压明显升高，而心室舒张时动脉的弹性回缩差，使舒张压减低，脉压增大。糖尿病、高脂血症、高盐摄入、使用缩血管药物、身材矮小等均可使大动脉的顺应性减低。

四、脉搏波传导速度和波反射

脉搏波传导速度（pulse wave velocity，PWV）是指脉搏波由动脉的某一特定位置沿管壁传播至另一特定位置的速率。PWV 是一个用来反映动脉弹性及可扩张性的非侵入性指标，PWV 值越高表明血管僵硬度越大。心脏射血时产生一个最初的压力波，这个波按照一定的速度向外传播，在动脉系统的分支处形成一个折返回心脏方向的反射波。在弹性好的血管中，因为 PWV 低，反射波在舒张期到达主动脉根部。而在硬化程度高的血管中，PWV 升高，反射波落在中心动脉的时相从舒张期提前到收缩期，与初始压力波融合，从而造成 SBP 升高，PP 增大。大动脉粥样硬化者，由粥样斑块所引起的反射波距离心脏很近，导致收缩期压力上升，使 SBP 升高、PP 增大。

五、外周血管阻力

外周血管阻力增加时，动脉血流速度减慢，舒张期末存留在动脉内的血量增多，使舒张压升高幅度比收缩压大，因而脉压减小。反之，当外周血管阻力减小时，舒张压的降低幅度比收缩压大，故脉压增大。

六、年龄和性别

Framingham 心脏研究发现收缩压随年龄增加而逐渐上升，而舒张压在早期上升，50～60 岁处于一个相对平台期，之后呈下降趋势。随着年龄的增加，血管壁长期受到压力的作用，动脉中层的弹力纤维逐渐减少或断裂，非弹性的胶原纤维增多，使大动脉顺应性下降、缓冲功能减退，导致 PP 增大。研究表明，PP 与年龄增加有关、男性大于女性[8,10]。

七、体重

脉压增大与体重指数（body mass index，BMI）呈正相关[8,10]。

八、内皮功能

血管内皮功能失调是动脉硬化形成的最初步骤，并且参与动脉粥样硬化病变进展的全过程。氮氧化物释放减弱，可引起动脉壁变硬、变形和动脉斑块形成，动脉发生结构性重塑，导致顺应性降低，使血管波反射速率增加，反射点前移，反射波从舒张时相提前到收缩期，收缩压继续上升，而舒张压下降，脉压增大。脉压增加时，脉搏波的速率加快，对血管的剪切应力增加，致使内皮细胞受损，加之高血压状态下血管痉挛收缩引起内皮缺血、缺氧，更加重了内皮功能的损害，导致其释放的维持血管张力的血管舒张因子和收缩因子的平衡被打破，产生了以内皮依赖性舒张反应减弱为特征的变化。在许多刺激内皮细胞分泌的因素中，最重要的生理调节是剪切应力和搏动性血流。收缩压反映血流对血管壁的剪切应力，而脉压不仅反映血流对血管壁的剪切应力，同时还反映搏动性血流的大小，从而参与内皮细胞分泌的调节[11]。

九、同型半胱氨酸

已有研究显示同型半胱氨酸（homocysteine，Hcy）可能与收缩压、舒张压或脉压相关。Davis 等发现急性高同型半胱氨酸血症可导致健康男性 PP 增大[12]。张仲迎等对"北京老龄化多维纵向研究"2009 年的数据进行横断面分析，研究对象为北京部分地区≥55 岁人群，共 1458 人，在校正了性别、年龄、居住地、吸烟、饮酒、肾功能及血糖水平等混杂因素之后，北京部分地区中老年人群血清 Hcy 与脉压水平独立相关，并增加了脉压增大的风险[13]。

第三节 脉压增大的病理生理和致病机制

一、病理生理

血管具有运输及储存两大功能，其中外周血管主要运输血液及氧供到末梢组织和器官，近端血管则主要是储存功能，即在心脏收缩射血时储存心输出量的大部分，在舒张时排至外周，其意义在于将中心动脉的脉动流变为外周血管需要的稳流。心脏周期性收缩，推动血液在血管中流动，前向血流到达动脉分叉处及外周阻力小血管时，会产生一个反射波，这种反射压力波迅速逆向传递，并与前向压力波在收缩晚期或舒张早期重叠融合，成为实际状态的压力波。生理状态下，回波反射到主动脉时，主动脉瓣已关闭，故而反射波增加了舒张期压力，PP 减小；而在某些情况下，如年龄增加或高血压，动脉僵硬度增加，压力波传导速度增快，反射波的主动脉重叠出现在收缩晚期，则出现 SBP 升高，DBP 降低，PP 增加。通常所谓的中心动脉压，一般指升主动脉根部收缩压。由于逆向压力波抵达肱动脉的时间稍早于主动脉，所以在肱动脉重叠在收缩晚期，在主动脉重叠在舒张早期，因此正常生理状态下肱动脉的收缩压和脉压大于中心动脉的，通常升高 10～20 mmHg。随着年龄增大，压力波传导速度增快，两者才逐渐接近。高血压时，动脉管壁上压力负荷的主要承担部分由弹性纤维向非弹性胶原纤维转化，导致动脉纤维性硬化，包括管壁增厚、胶原增生和管径增大，动脉顺应性下降。

二、致病机制

宽 PP 增加了动脉的牵拉，血管壁所受的压力增大，管壁弹性成分容易疲劳和断裂，易发展为动脉瘤并最终导致血管破裂。另外，PP 增宽使血管壁受到的剪切应力、牵拉力以及静水压变化，易使内膜损伤而导致动脉粥样硬化和血栓事件。高脉压时切应力的变化亦可诱导动脉斑块的不稳定性，斑块破裂出血或血栓形成，导致动脉管腔狭窄或闭塞，促使心血管事件的发生和发展。此外，收缩压增高的情况下，心室收缩末期压力增加，左心室压力负荷过重，导致心室肥大和心肌氧耗量增加；而舒张压的降低会减少冠状动脉的灌注压，增加心肌缺血和梗死的危险性，特别是在冠状动脉狭窄的情况下。

第四节 脉压增大与心血管结局的相关研究

一、脉压增大与心血管结局的流行病学

大量流行病学研究证实，在中老年正常血压和高血压患者中，脉压是心血管疾病发生和死亡的独立危险因素，其预测作用甚至大于收缩压和舒张压，随着脉压升高，心血管事件的危险性也随之升高。一项大规模横断面研究[8]显示，在国内 31 个省份中随机抽取三个省（河北、浙江、广西），12 795 名 18～74 岁的汉族人群进入研究。脉压≥60 mmHg 者共 858 人，患病率为 6.70%；平均脉压 41.90 mmHg±10.25 mmHg，脉压在年龄＞60 岁者中明显升高，男性脉压高于女性，县城人群高于大城市人群；多因素 Logistic 回归分析结果表明，脉压增大与年龄、BMI 呈正相关，与正常脉压者相比脉压增大者左心作功量明显升高。在中国 18～74 岁的汉族人群中脉压升高较为普遍，并且是心血管疾病危险因素和心脏功能的独立危险因素。Borrel 等[14]根据美国第三次全国健康和营养调查研究，选择 20 050 名成人进行纵

向队列研究，探讨脉压对全因死亡和心血管特异性死亡风险的影响以及是否存在性别和种族差异。脉压分为不同等级：1 级 15～39 mmHg；2 级 40～47 mmHg；3 级 48～59 mmHg；4 级 60～175 mmHg。研究发现 18.2％的人脉压≥60 mmHg，其中大部分年龄都超过 45 岁。调整变量分析后发现脉压 3 级和 4 级的全因死亡率分别为 29％和 54％，心血管特异性死亡风险分别为 1.57 和 1.76。并且发现脉压是独立于高血压的死亡风险因素。Zhang 等[15]研究了 29 970 例年龄大于或等于 35 岁的农村地区人口脉压和脉压指数与脑卒中的关系显示，脉压和脉压指数均与脑卒中密切相关，脉压的预测价值优于脉压指数。高志广等[16]进行的流行病学研究显示，脉压随着年龄的增加而升高，校正其他因素后，脉压为 60～69 mmHg 者脑卒中患病率明显增加，且独立于收缩压。薛维爽等[17]应用随机抽样的方法对辽宁省彰武县 5208 人进行一般情况、血压、脑卒中患病情况的调查并进行统计学分析，结果发现脑卒中组与非卒中组按照脉压水平分级后，其组间差异有显著意义，脑卒中组男女脉压分布趋势一致；30 岁后各年龄组按照脉压水平分级后，脑卒中组与非卒中组组间差异明显；随脉压的增大，脑卒中 OR 值增加；提示该地区人群脑卒中患病率与脉压具有明显的相关性，而且患病危险性随脉压增高而增加。不同性别间无明显差异。Framingham 心脏研究中心[18]发现，无论在血压正常者或高血压患者，SBP 升高和 PP 增高比 DBP 升高与发生心血管事件的相关性更为密切，提示 PP 增高导致心血管病的危险性增大，表明 PP 是一项比 SBP 和 DBP 更为重要的危险因子。Glynn 等[19]对 3 个社区的 9431 例 65～102 岁老年人进行了长期随访，研究 SBP、DBP、PP 和 MAP 对老年人心血管病病死率的预测价值，在平均 10.6 年的随访期内，共 4528 例死亡，其中 2304 例死于心血管病，在调整了年龄、性别等因素后，发现低 DBP 和高 SBP 均可独立地预测心血管病病死率和总病死率，PP 与 SBP 强相关，是比 SBP 更强的心血管病死亡和总死亡的预测因子。一项比较血压各参数对心脑血管病预测价值的研究显示，当年龄＜60 岁时，SBP、DBP、MAP 是心脑血管病的强预测因子，但当年龄＞60 岁时，则 SBP 与 PP 是心脑血管病的强预测因子[20]。另一项研究发现，年龄＜50 岁时，DBP 是心脑血管病最强的预测因子，年龄在 50～59 岁时，SBP、DBP、PP 均是心脑血管病的预测因子，从 60 岁开始，DBP 与心脑血管病事件的发生率呈负相关，PP 比 SBP 在预测心血管事件方面更优越[21]。

二、脉压增大对心血管结局的影响

Glasser 等[2]在 REGARDS 研究基础上选择 22 909 名非心血管疾病患者，根据脉压分成四组：＜45 mmHg，45～54.9 mmHg，55～64.9 mmHg，以及≥65 mmHg，平均随访 3.4 年，681 例发生冠心病事件，其中 357 例因心血管病死亡，147 例出现致死性心肌梗死，331 例出现非致死性心肌梗死；冠心病相关事件与 PP 增大有关，调整分析后显示 PP≥65 mmHg 与心血管事件发生危险度相关性最高且独立于 SBP。提示 PP 是冠心病事件的独立危险因子。Kodama 等[22]在糖尿病患者脉压与心血管疾病（cardiovascular diseases，CVD）风险的 meta 分析中，纳入 52 647 名糖尿病患者，其中有 5112 例心血管疾病患者，2396 例冠心病患者和 1362 例脑卒中患者。结果发现，SBP、DBP、MAP 和 PP 均与 CVD 发病正相关，血压组分每升高 10 mmHg，CVD 危险度为 PP 1.17，MAP 1.11，SBP 1.14 和 DBP 1.06。说明 PP 是血压组分中强有力的预测 CVD 发病风险的因素。Selvaraj 等[1]运用 REACH 研究来探讨脉压和不良心血管事件之间的关系。该研究是跨国纵向队列研究，对象为年龄＞45 岁，有确诊的动脉粥样硬化疾病如冠心病、血管疾病或外周动脉疾病以及＞3 项的粥样硬化危险因素的门诊患者。经过 4 年随访，共 45 087 名患者纳入研究。根据 PP 分为四组：PP≤50 mmHg、50＜PP≤60 mmHg、60＜PP≤70 mmHg、PP＞70 mmHg。结果显示，PP＞60 mmHg 患者超过一半（23 092），其中有 1407（14.72％）名患者因心血管病死亡，1088（11.38％）例心肌梗死，1335（13.97％）例脑卒中。调整各种混杂因素后显示，高脉压仍与多种不良心血管事件风险增加相关，而且其预测的精细程度超过 MAP。INVEST 研究[3]纳入大样本、老年冠脉疾病合并高血压患者，以观察脉压与心血管结局之间的关系，并比较不同血压组分对心血管结局的预测能力。研究者采用前瞻随机开放及盲法终点评估方法，将 22 576 名年龄≥50 岁的冠状动脉疾病（coronary artery disease，CAD）合并高血压患者分成维拉帕米（n＝11 267）或阿替洛尔（n＝11 309）治疗组。若血压控制不理想，维拉帕米组可加用群多普利，阿替洛尔组加用氢氯噻嗪。研究主要心血管结局包括：全因死亡率、非致死性心肌梗死和非致死性卒中；次要结局包括：全因死亡率、非致死性心肌梗死、所有心肌梗死（致死和非致死性）、非致死性卒中、所有卒中（致死和非致死性）和心血管死亡率。参与者平均年龄 66 岁，70 岁以上者约占总人数的 30%，52.1% 为女性。平均随访 2.7 年后 70% 以上参与者血压控制在＜140/90 mmHg。前期研究发现基础血压并不能反映心血管结局，而随访血压是强有力的预测因子。随访结束后共 2268 名参与者发生主要心血管结局。在调整基础变量后，随访 PP 可独立于 SBP、DBP 和 MAP 预测主要心血管结局、全因死亡率、非致死性心肌梗死，而随访 PP 与卒中风险仅呈现单纯线性关系。Angeli 等[23]纳入 886 名未经治疗的绝经后高血压妇女，观察中性粒细胞和动态脉压对心血管不良事件的预测能力。所有参与者平均年龄为 59.9 岁，24 h 平均血压为 137/83 mmHg，24 h 平均脉压为 54 mmHg。按照 24 h 动态脉压分为 3 组：＜48 mmHg、48～56 mmHg 和＞57 mmHg。平均随访 7.4 年后，有 120 例新发心血管不良事件，包括 9 例致死性卒中、1 例致死性心肌梗死、3 例心脏性猝死、2 例非心脏性猝死、25 例非致死性卒中、12 例短暂性脑缺血发作、18 例非致死性心肌梗死、21 例新发冠心病、13 例需住院心力衰竭、14 例周围动脉闭塞性疾病、2 例需透析肾衰竭。分析相关数据发现，不良心血管事件者多合并糖尿病（31.4%）和左室肥厚（34.6%）。高动态脉压（＞57 mmHg）者心血管不良事件风险显著高于低及中等动态脉压者。24 h 动态脉压每增高 10 mmHg，总心血管

事件风险增加 73%。研究者也提出在绝经后高血压妇女中 24 h 动态脉压预测心血管事件能力强于诊室脉压，24 h 脉压＞57 mmHg 者心血管不良事件风险显著增高。

Raitakari 等[24]研究了 2146 例芬兰青年人脉压与颈动脉内膜中层厚度表明，脉压与颈动脉内膜增厚具有显著相关性，脉压每增加 10 mmHg，颈动脉内膜中层厚度增加 0.008 mm，提示脉压增大会加速颈动脉粥样硬化。一项针对颈动脉狭窄进展病例的研究观察了无症状性颈动脉病变患者 1065 例，在入组时及入组 7.5 个月时分别做颈动脉彩色超声检查，找出颈动脉狭窄进展病例，其后又随访 3.2 年，结果发现颈动脉狭窄进展的病例发生心脑血管病及周围血管病的危险性显著增加[25]。颈动脉的复杂斑块显著增加同侧的脑梗死及 TIA 的发生率[26]。两项针对颈动脉 IMT 及斑块的大样本研究[27-28]，随访 11.5～12 年，结果表明，IMT、复杂斑块均是发生各种心脑血管病、增加全因病死率及脑血管病病死率的独立危险因素。

老年人收缩期高血压计划（the systolic hypertension in the elderly program，SHEP）[29]临床试验研究表明，对于老年单纯收缩期高血压患者，脉压每升高 10 mmHg，脑卒中的危险性增加 11%，因各种原因死亡的危险性增加 16%。Domanski 等[30]重新分析了 SHEP 研究的数据，对 PP、MAP 及其他血压参数进行单因素的 Cox 回归模型分析，结果发现 PP 与脑卒中发病风险及总死亡的相关效应独立于 MAP 的作用。Kario 等[31]对 811 名老年高血压患者进行动态血压监测，结果显示，睡眠 PP 每增加 10 mmHg，脑卒中危险增加 43%，并认为睡眠 PP 为脑卒中的独立预测因子。Tsivgoulis 等[32]监测 339 例首次发作脑卒中患者发病后 24 h 的动态脉压，并对患者进行 1 年的随访，结果表明，脑卒中急性发病后 24 h 动态脉压水平是 1 年内脑卒中再发的独立影响因素；脉压每增加 10 mmHg，脑卒中再发的相对危险性增加 1.323；调整其他因素后，24 h 平均脉压为脑卒中患者再发的预测因素，而且其预测价值高于 SBP、DBP 及 MAP；提示高脉压为脑卒中患者远期结局的强烈预测因素。Madhavan 等[33]报

道，针对 2207 例治疗的高血压患者，平均随访 4.8 年，其脉压大于 63 mmHg 的高血压患者心肌梗死和脑卒中的发生率和死亡率的相对危险性比脉压小于 46 mmHg 者增加 2.6 倍和 4.3 倍。Vaccarino 等[34]在一项随机、安慰剂对照研究中，观察 4632 例单纯收缩期高血压老年人降血压治疗后 PP 增高与冠心病、心力衰竭、脑卒中的关系，发现治疗组在控制 SBP 和其他已知危险因素后，PP 每增加 10 mmHg，心力衰竭危险增加 32%，脑卒中危险增加 24%；在控制 DBP 与其他已知危险因素后，PP 每增加 10 mmHg，心力衰竭危险增加 23%，脑卒中危险增加 19%，结果表明在接受降血压治疗的老年单纯收缩期高血压患者中，PP 是心力衰竭与脑卒中的危险标志。Grabska 等[35]研究了 1677 例缺血性脑卒中患者显示，高脉压是缺血性脑卒中患者早期不良预后和 30 天内死亡的独立预测因子。中国降压治疗预防脑卒中再发研究协作组[36]对 1520 例 5 年内发生过脑卒中和一过性脑缺血发作患者进行 4～5 年的前瞻性研究发现，基础脉压<45 mmHg、45～54 mmHg、55～64 mmHg、≥65 mmHg 者的脑卒中再发率分别为 9.7%、12.7%、16.1% 和 16.4%，随访 4 年中脉压平均水平 4 个级别的脑卒中再发率分别为 8.6%、14.7%、17.5% 和 27.5%，说明脑血管病患者基础脉压或随访 4 年中平均脉压与脑卒中再发密切相关，脉压越大，脑卒中再发危险越高，提示 PP 是预测脑卒中再发的重要因素。Liu 等[37]的 meta 分析一共纳入 11 项临床随机对照试验

（RCTs），统计效应量显示 PP 每增加 10 mmHg，脑卒中危险增加的 HR 值为 1.046（95% CI，1.025～1.068，$P<0.001$），数据结果证明 PP 是脑卒中独立的危险因子。

三、降低脉压对心血管结局的影响

目前关于降低脉压对心血管结局影响的文献鲜有报道。Thomopoulos 等[38]应用 meta 分析的方法首次分析了脉压下降与不同心血管结局降低的关系，计算机检索 1966 年至 2013 年 12 月 PubMed、Cochrane Library 数据库中关于高血压患者降压治疗的 RCTs，共纳入 68 个 RCT、245 885 例高血压患者，meta 分析 7 个心血管主要结局，结果发现 SBP、DBP 和 PP 下降可使脑卒中（致死性和非致死性）、心力衰竭、冠心病发生率分别降低 36%、43% 和 16%，而使心血管死亡率和全因死亡率分别下降 18% 和 11%；绝对风险（每 1000 例高血压患者治疗 5 年）分别减少 17 个脑卒中、28 个心血管事件和 8 个死亡。脑卒中的对数风险比率与 SBP、DBP 和 PP 下降相关。国内高志广等[39]对辽宁省阜新市农村常住居民采用整群随机的方法，探讨药物强化治疗对脉压的影响以及降低脉压是否会减少脑卒中的发生，基线调查共完成 41 242 人，随访 18 个月，结果表明降低 PP 可减少脑卒中的发生。尚需大规模前瞻性的临床随机对照试验来证实降低 PP 可减少心血管结局风险。

第五节　脉压增大的治疗

一、非药物治疗

非药物治疗降低脉压的证据尚缺乏大规模多中心随机对照试验的结果。Kwagyan 等[40]采用动态血压监测观察 219 名肥胖非裔美国人体重指数（body mass index，BMI）与脉压的关系，发现 BMI 每增加 5 kg/m²，心血管危险因素增加 35%；通过低脂、

低盐、富钾饮食及体育锻炼 3 个月后，BMI 平均降低 0.6%（$P<0.01$）、PP 下降 8.8%（$P<0.01$）。Sikiru 等[41]对 245 名男性轻中度高血压患者进行的临床随机对照试验结果表明中等强度的间歇运动项目能明显降低脉压。Sugawara 等[42]发现，中等强度的有氧运动能降低中心和外周 PP。Patil 等[43]采用随机对照研究观察瑜伽对 PP≥60 mmHg 老年人动脉功能的影响，结果提示瑜伽能降低脉压和改善

动脉功能。AlShafei[44]发现斋月禁食能降低高血压患者PP、血脂和氧化应激。Gepner等[45]对2型糖尿病患者进行的随机临床试验，观察到适量饮用干红葡萄酒能降低24 h脉压和收缩压。

二、药物治疗

(一) 降压药物

有关临床常用的几类降压药物对PP影响的研究目前尚无一致的结论。Alici等[46]对7种不同降压方案降低脉压的效果进行了一项前瞻性研究，按接受治疗的先后，分为1~7组，给予1组患者10 mg赖诺普利、2组患者10 mg赖诺普利联合6.25 mg氢氯噻嗪、3组患者80 mg缬沙坦、4组患者80 mg缬沙坦联合6.25mg氢氯噻嗪、5组患者5 mg氨氯地平、6组患者1.25 mg吲达帕胺及7组患者50 mg阿替洛尔治疗，结果1~4组患者脉压下降幅度明显大于5~7组患者。年龄、性别和体重指数对脉压无明显影响，与无糖尿病患者比较，赖诺普利、赖诺普利联合氢氯噻嗪、缬沙坦、缬沙坦联合氢氯噻嗪降低脉压的效果在糖尿病患者中更为显著。徐名伟等[47]对老年单纯收缩期高血压随机对照的临床观察研究表明，硝苯地平控释片在有效降低血压的同时也明显降低脉压。ASCOT研究发现，在达到相似的血压控制水平时，氨氯地平组和培哚普利组的脑卒中发病率和心血管死亡率低于阿替洛尔组；进一步的CAFé亚组研究[48]发现氨氯地平组与阿替洛尔组对肱动脉收缩压和脉压影响的差异很小，但是对中心动脉收缩压和脉压影响的差异则较大，氨氯地平组中心动脉收缩压与脉压分别显著低于阿替洛尔组4.3 mmHg与3.0 mmHg，中心动脉PP与终点事件显著相关。两种降压方案对中心动脉压的不同影响主要源于对心率和压力反射波产生方面的差异，阿替洛尔组因心率较慢，左心室射血时间延长，使反射波叠加在收缩后期的幅度增大，而且阿替洛尔组因外周血管扩张程度不足或相对处于收缩状态，压力波反射点相对向近心端移位，使反射波更多叠加在收缩后期。Chang等[49]研究β受体阻滞药、利尿药、钙通道阻滞药和血管

紧张素转化酶抑制药（ACEI）对老年高血压患者PP的影响，发现单用利尿药或利尿药与β受体阻滞药合用与单用β受体阻滞药者比较，有更低的平均PP，支持对老年高血压患者应用利尿药的推荐。Carretta等[50]在一项随机、双盲、平行分组研究中，发现单用血管紧张素受体阻滞药缬沙坦可降低轻-中度中老年高血压患者的PP，合用利尿剂氢氯噻嗪可进一步降低PP，且与增加氢氯噻嗪的剂量呈量效关系。Cushman等[51]比较了氢氯噻嗪、阿替洛尔、卡托普利、可乐定、地尔硫䓬、哌唑嗪等对PP的影响，发现服药1年后虽然这几类降压药均可使PP不同程度降低，但氢氯噻嗪对PP的降低作用似乎更大。蒋维京等[52]使用动脉波分析仪，进行脉搏波检查，观察ACEI咪达普利对中心和外周动脉压的影响，59例轻中度高血压患者，每天口服咪达普利5 mg，经6周治疗后，能显著降低中心动脉的SBP、DBP、PP，降低SBP在中心动脉比外周动脉显著，表明咪达普利在扩张阻力动脉的同时使动脉顺应性改善，反射波减弱。Kushiro等[53]进行的前瞻性大样本研究发现，奥美沙坦治疗能降低中老年高血压患者的SBP、DBP和PP。国内高志广和孙英贤等[39]研究发现，氢氯噻嗪、尼群地平和卡托普利联合降压治疗方案可有效降低脉压；对于脉压＜60 mmHg的人群不论治疗与否，脉压均有随着年龄增加而增高的趋势，而氢氯噻嗪、尼群地平和卡托普利联合降压治疗可使这种趋势下降；氢氯噻嗪、尼群地平和卡托普利联合降压可减少脑卒中的发生，高脉压（≥60 mmHg）人群从上述治疗中获益更大。Agnoletti等[54]分析X-CELLENT临床试验研究的数据，发现氨氯地平、坎地沙坦和吲达帕胺单用或联用均能降低中心PP和外周PP。

(二) 非降压药物

1. 硝酸酯类药

在一项随机双盲安慰剂对照试验中，Starmans-kool等[55]应用硝酸异山梨酯（ISDN）治疗单纯收缩期高血压患者，6~8周后ISDN组的诊室PP降低17.9%，而SBP及MAP无统计学变化，DBP趋向升高；24 h平均PP、白天平均PP、夜间平均PP分别下降10.7%、12.1%、7.9%。显

示对脉压增大患者应用 ISDN 可降低 SBP 而不影响 DBP。丁跃有等[56] 对原发性高血压患者在服用原降压药物（ACEI 或钙通道阻滞药、利尿药）基础上，每天服 5′-单硝酸异山梨酯（IS-5-MN）30 mg，疗程 4 周，结果 IS-5-MN 组明显改善 PP≥60 mmHg 高血压病患者的大动脉弹性，减弱外周波反射，显著降低外周和中心动脉收缩压和脉压，而且中心动脉脉压下降幅度（10.9±7.9）mmHg 大于肱动脉脉压下降幅度（6.9±7.1）mmHg。王兴德等[57] 对老年单纯收缩期高血压患者，在非洛地平缓释片（5 mg/d）基础上，给予单硝酸异山梨酯（ISMN）20 mg，2 次/日，疗程 8 周，发现从第 2 周开始加服 ISMN 组的 SBP、PP 下降幅度即大于对照组，DBP 下降幅度即小于对照组，结果显示加用硝酸酯类药物降低单纯收缩期高血压患者的 SBP，对 DBP 影响不大，使 PP 减小。Abad-Pérez 等[58] 的文献综述表明，硝酸酯类药物能降低老年收缩期高血压患者的反射波幅度和脉压。Fok 等[59] 发现硝酸甘油能降低中心 PP 和脉搏波增强压，其机制与心室收缩/舒张动力学变化有关。硝酸酯类药物降低 PP 的循证医学证据仍有待临床多中心随机对照研究的结果证实[58]。

硝酸酯类药物降低脉压的机制尚未充分阐明，此类药物在体内巯基的作用下形成一氧化氮（NO），直接舒张大动脉血管平滑肌，改善大动脉弹性，降低 SBP 而不明显降低 DBP，使 PP 降低[56]。

2. 他汀类药物

Alici 等[46] 的研究发现，在分别给予赖诺普利、缬沙坦、氢氯噻嗪降压治疗的基础上，同时接受了他汀类药物治疗的患者，PP 下降更为显著。徐名伟等[47] 的临床研究观察到在硝苯地平控释片治疗基础上，联合辛伐他汀治疗老年单纯收缩期高血压患者，可在有效降低血压的同时也有效降低 PP，并且在降低 PP 方面，辛伐他汀与硝苯地平联合优于单用硝苯地平。另有报道应用阿伐他汀治疗血脂正常的老年单纯收缩期高血压患者 6 个月，PP 显著缩小，并改善小动脉弹性指数，但他汀类药物改善动脉弹性和缩小 PP 的作用相对缓慢[60]。在一项随机、双盲横断面研究中，Ferrier 等[61] 用阿托伐他汀 80 mg/d 强化降低胆固

醇治疗 3 个月，观察对单纯收缩期高血压患者的大动脉僵硬度的影响，治疗后总胆固醇、低密度脂蛋白胆固醇、三酰甘油分别降低 36%±2%、48%±3%、23%±5%，高密度脂蛋白胆固醇升高 7%±3%，动脉系统顺应性提高，SBP 和 PP 降低，DBP 变化不明显。张维忠等[62] 对 PP≥60 mmHg 的高血压患者应用氟伐他汀 40 mg/d，共 3 个月，并以安慰剂对照，观察氟伐他汀对降压治疗中高血压患者 PP 和动脉弹性功能的影响，发现氟伐他汀通过改善高血压患者小动脉弹性和外周压力波反射，起到缩小 PP 的作用。Kanaki[63] 等采用双盲随机对照试验分析低剂量阿托伐他汀对高血压伴高胆固醇血症患者动脉硬化和中心动脉压的影响，50 名轻度高血压和高胆固醇血症患者，在试验开始前测定各项基础数据及生化指标，然后随机均分为试验组：阿托伐他汀 10 mg/d 和安慰剂对照组，其余基础治疗保持不变，患者仍保持日常运动及饮食习惯。6 个月后再次检测相应指标发现，治疗组中心 PP 和 SBP 较前降低（P<0.05），对照组中心 PP 和 SBP 升高（P<0.05）；治疗组 PWV 较前下降，对照组未见下降。这项研究表明低剂量阿托伐他汀可降低中心 PP，改善动脉硬化。叶萍仙[64] 等采用随机、双盲、安慰剂对照试验研究左心室舒张功能不全合并运动高血压患者 60 例，随机分为阿托伐他汀（立普妥 20 mg/d）治疗组及安慰剂对照组各 30 例。所有入选者入组后原治疗方案继续，疗程 1 年。治疗组经阿托伐他汀钙治疗 1 年后，总胆固醇及低密度脂蛋白胆固醇明显降低，静息 SBP、PP 较治疗前明显下降，但只有脉压下降有统计学意义，说明阿托伐他汀钙在降脂的同时，兼有降低 PP 作用。

他汀类药物降低 PP 的机制主要与其改善动脉弹性有关。他汀类药物能改善动脉内皮功能，包括上调内皮源性一氧化氮合酶（eNOS）表达，增加内源性 NO 合成和释放，减少氧自由基产生，抑制内皮素生成，减少巨噬细胞和泡沫细胞的形成，使动脉粥样硬化斑块逐渐缩小，改善血管弹性、降低管壁僵硬度和减小 PP[62]。

（商黔惠）

参考文献

[1] Selvaraj S, Steg PG, Elbez Y, et al. Pulse pressure and risk for cardiovascular events in patients with therothrombosis from the REACH Registry. J Am Coll Cardiol, 2016, 67 (4): 392-403.

[2] Glasser SP, Halberg DL, Sands C, et al. Is pulse pressure an independent risk factor for incident acute coronary heart disease events? The REGARDS study. Am J Hypertens, 2014, 27 (4): 555-563.

[3] Bangalore S, Messerli FH, Franklin SS, et al. Pulse pressure and risk of cardiovascular outcomes in patients with hypertension and coronary artery disease: an International Verapamil SR-Trandolapril Study (INVEST) analysis. Eur Heart J, 2009, 30 (11): 1395-1401.

[4] 2007 Guidelines for the management of arterial hypertension. The Task Force for the Management of Arterial Hypertension of the European Society of Hypertension (ESH) and of the European Society of Cardiology (ESC). Eur Heart J, 2007, 28 (12): 1462-1536.

[5] 2013 ESH/ESC guidelines for the management of arterial hypertension: the Task Force for the Management of Arterial Hypertension of the European Society of Hypertension (ESH) and of the European Society of Cardiology (ESC). Eur Heart J, 2013, 34 (28): 2159-2219.

[6] Verdecchia P, Schillaci G, Borgioni C, et al. Ambulatory pulse pressure: a potent predictor of total cardiovascular risk in hypertension. Hypertension, 1998, 32 (6): 983-988.

[7] Wilkinson IB, Franklin SS, Hall IR, et al. Pressure amplification explains why pulse pressure is unrelatd to risk in young subjects. Hypertension, 2001, 38 (6): 1461-1466.

[8] Jiang Z, Sang H, Fu X, et al. The relations of abnormal pulse pressure to the cardiovascular risk factors and the cardiac function in adults from Hebei, Zhejiang, and Guangxi Province of China. Cell Biochem Biophys, 2014, 70 (3): 1507-1511.

[9] Yang PL, Li YC. Pulse pressure index (pulse pressure/systolic pressure) may be better than pulse pressure for assessment of cardiovascular outcomes. Med Hypotheses, 2009, 72 (6): 729-731.

[10] 许敏锐, 陶源, 王伟业, 等. 连云港农村社区中老年高血压人群脉压水平及其影响因素. 中华高血压杂志, 2012, 20 (7): 639-643.

[11] 华琦, 李梅, 刘力松, 等. 高血压病患者脉压与内皮功能损害的相关性. 中华内科杂志, 2003, 42 (8): 574-575.

[12] Davis KR, Pearson H, Moat S, et al. Acute hyperhomocysteinaemia affects pulse pressure but not microvascular vasodilator function. Br J Clin Pharmacol, 2001, 52 (3): 327-332.

[13] 张仲迎, 方向华, 吉训明, 等. 中老年人血清同型半胱氨酸水平与血压的关系. 中华高血压杂志, 2015, 23 (9): 846-850.

[14] Borrell LN, Lalitha S. The effect of pulse pressure on all-cause and cardiovascular-specific mortality risks in US adults. Ethnic Dis, 2015, 25 (2): 152-156.

[15] Zhang XG, Sun ZQ, Zheng LQ, et al. Relationship between pulse pressure, pulse pressure index and prevalence of stroke among rural population in China. National Medical Journal of China, 2007, 87 (7): 468-470.

[16] 高志广, 任国成, 郑黎强, 等. 我国北方农村脉压分布特点及其与脑卒中的关系. 中国动脉硬化杂志, 2008, 16 (3): 70-72.

[17] 薛维爽, 张俊湖, 滕伟禹, 等. 辽西高血压高发地区人群脉压与脑卒中的相关性. 中国老年学杂志, 2011, 31 (10): 1730-1732.

[18] Franklin SS, Khan SA, Wong ND, et al. Is pulse pressure useful in predicting risk for coronary heart disease? The Framingham Heart Study. Circulation, 1999, 100 (4): 354-360.

[19] Glynn RJ, Chae CU, Guralnik JM, et al. Pulse pressure and mortality in older people. Arch Intern Med, 2000, 160 (18): 2765-2772.

[20] Sesso HD, Stampfer MJ, Rosner B, et al. Systolic and diastolic blood pressure, pulse pressure, and mean arterial pressure as predictors of cardiovascular disease risk in men. Hypertension, 2000, 36 (5): 801-807.

[21] Franklin SS, Larson MG, Khan SA, et al. Does the relation of blood pressure to coronary heart disease risk change with aging? The Framingham Heart Study. Circulation, 2001, 103 (9): 1245-1249.

[22] Kodama S, Horikawa C, Fujihara K, et al. Meta-analysis of the quantitative relation between pulse

pressure and mean arterial pressure and cardiovascular risk in patients with diabetes mellitus. Am J Cardiol, 2014, 113 (6): 1058-1065.

[23] Angeli F, Angeli E, Ambrosio G, et al. Neutrophil count and ambulatory pulse pressure as predictors of cardiovascular adverse events in postmenopausal women with hypertension. Am J Hypertens, 2011, 24 (5): 591-598.

[24] Raitakari OT, Juonala M, Taittonen L, et al. Pulse pressure in youth and carotid artery intima-media thickness in adulthood: the cardiovascular risk in young Finns study. Stroke, 2009, 40 (4): 1519-1521.

[25] Sabeti S, Schlager O, Exner M, et al. Progression of carotid stenosis detected by duplex ultrasonography predicts adverse outcomes in cardiovascular high-risk patients. Stroke, 2007, 38 (11): 2887.

[26] Spagnoli LG, Mauriello A, Sangiorgi G, et al. Extracranial thrombotically active carotid plaque as a risk factor for ischemic stroke. JAMA, 2004, 292 (15): 1845-1852.

[27] Cao JJ, Arnold AM, Manolio TA, et al. Association of carotid artery intima-media thickness, plaques, and C-reactive protein with future cardiovascular disease and all-cause mortality: the Cardiovascular Health Study. Circulation, 2007, 116 (1): 32-38.

[28] Chien KL, Su TC, Jeng J S, et al. Carotid artery intima-media thickness, carotid plaque and coronary heart disease and stroke in Chinese. PLoS ONE, 2008, 3 (10): e3435.

[29] SHEP Cooperative Research Group. Prevention of stroke by antihypertensive drug treatment in older persons with Isolated Systolic Hypertension in the Elderly Program (SHEP). JAMA, 1991, 265 (24): 3255-3264.

[30] Domanski MJ, Davis BR, Pfeffer MA, et al. Isolated systolic hypertension: prognostic information provided by pulse pressure. Hypertension, 1999, 34 (3): 375-380.

[31] Kario K, Ishikawa J, Eguchi K, et al. Sleep pulse pressure and awake mean pressure as independent predictors for stroke in older hypertensive patients. Am J Hyperten, 2004, 17 (5): 439-445.

[32] Tsivgoulis G, Spengos K, Zakopoulos N, et al.

Twenty four hour pulse pressure predicts long term recurrence in acute stroke patients. J Neurol Neurosurg Psychiatry, 2005, 76 (10): 1360-1365.

[33] Madhavan S, Ooi WL, Cohen H, et al. Relation of pulse pressure and blood pressure reduction to the incidence of myocardial infarction. Hypertension, 1994, 23 (3): 395.

[34] Vaccarino V, Berger AK, Abramson J, et al. Pulse pressure and risk of cardiovascular events in systolic hypertension in the elderly program. Am J Cardiol, 2001, 88 (9): 980-986.

[35] Grabska K, Niewada M, Sarzyńskadfugosz I, et al. Pulse pressure-independent predictor of poor early outcome and mortality following ischemic stroke. Cerebrovasc Dis, 2009, 27 (2): 187-192.

[36] 中国降压治疗预防脑卒中再发研究协作组. 脑血管病患者脉压水平与脑卒中再发的关系. 中国循环杂志, 2003, 18 (4): 284-287.

[37] Liu FD, Shen XL, Zhao R, et al. Pulse pressure as an independent predictor of stroke: a systematic review and a meta-analysis. Clin Res Cardiol, 2016, 105 (8): 677-686.

[38] Thomopoulos C, Parati G, Zanchetti A. Effects of blood pressure lowering on outcome incidence in hypertension. 1. Overview, meta-analyses, and meta-regression analyses of randomized trials. J Hypertens, 2014, 32 (12): 2285-2295.

[39] 高志广, 任国成, 郑黎强, 等. 降压治疗对脉压的影响及其与脑卒中的关系. 中国老年学杂志, 2017, 37 (5): 1104-1106.

[40] Kwagyan J, Tabe CE, Xu S, et al. The impact of body mass index on pulse pressure in obesity. J Hypertens, 2005, 23 (3): 619-624.

[41] Sikiru L, Okoye GC. Effect of interval training programme on pulse pressure in the management of hypertension: a randomized controlled trial. Afr Health Sci, 2013, 13 (3): 571-578.

[42] Sugawara J, Komine H, Miyazawa T, et al. Influence of single bout of aerobic exercise on aortic pulse pressure. Eur J Appl Physiol, 2015, 115 (4): 739-746.

[43] Patil SG, Aithala MR, Das KK. Effect of yoga on arterial stiffness in elderly subjects with increased pulse pressure: A randomized controlled study. Complement Ther Med, 2015, 23 (4): 562-569.

[44] AlShafei AI. Ramadan fasting ameliorates arterial pulse pressure and lipid profile, and alleviates oxidative stress in hypertensive patients. Blood Press, 2014, 23 (3): 160-167.

[45] Gepner Y, Henkin Y, Dan S, et al. Differential effect of initiating moderate red wine consumption on 24 h blood pressure by alcohol dehydrogenase genotypes: Randomized Trial in Type 2 Diabetes. Am J Hypertens, 2016, 29 (4): 476-483.

[46] Alici G, Aliyev F, Bellur G, et al. Effect of seven different modalities of antihypertensive therapy on pulse pressure in patients with newly diagnosed stage I hypertension. Cardiovasc Ther, 2009, 27 (1): 4-9.

[47] 徐名伟, 林宇鹏. 辛伐他汀联合硝苯地平对改善老年单纯收缩期高血压患者脉压的临床研究. 实用医学杂志, 2009, 25 (17): 2925-2926.

[48] Williams B, Lacy PS, Thorn SM, et al. Differential impact of blood pressure-lowering drugs on central aortic pressure and clinical outcomes: principal results of the Conduit Artery Function Evaluation (CAFE) study. Circulation, 2006, 113 (9): 1213-1225.

[49] Chang JJ, Luchsinger JA, Shea S. Antihypertensive medication class and pulse pressure in the elderly: analysis based on the Third National Health and Nutrition Examination Survey. Am J Med, 2003, 115: 536-542.

[50] Carretta R, Trenkwalder P, Martinez F, et al. Pulse pressure responses in patients treated with Valsartan and hydrochlorothiazide combination therapy. J Int Med Res, 2003, 31: 370-377.

[51] Cushman WC, Materson BJ, Williams DW, et al. Pulse pressure changes with six classes of antihypertensive agents in a randomized, controlled trial. Hypertension, 2001, 38: 953-957.

[52] 蒋维京, 张宇清, 王茹, 等. 通过脉搏波分析比较咪达普利对中心和外周脉压的影响. 中国循环杂志, 2004, 19 (2): 120-122.

[53] Kushiro T, Kario K, Saito I, et al. Effectiveness of olmesartan-based treatment on home and clinic blood pressure in elderly patients with masked and white coat hypertension. Hypertens Res, 2015, 38 (3): 178-185.

[54] Agnoletti D, Zhang Y, Borghi C, et al. Effects of antihypertensive drugs on central blood pressure in humans: a preliminary observation. Am J Hypertens, 2013, 26 (8): 1045-1052.

[55] Starmans-kool MJ, Kleinjans HA, Lustermans FA, et al. Treatment of elderly patients with isolated systolic hypertension with isosorbide dinitrate in an asymmetric dosing schedule. J Hum Hyertens, 1998, 12 (8): 557-561.

[56] 丁跃有, 张维忠, 邱慧丽. 5-单硝酸异山梨酯改善高血压患者血压以及血管弹性的临床观察. 高血压杂志, 2003, 12 (6): 508-510.

[57] 王兴德, 钱月英, 但苏. 硝酸酯药物对老年单纯收缩期高血压的有益作用. 高血压杂志, 2004, 12 (4): 294-296.

[58] Abad-Pérez D, Novella-Arribas B, Rodríguez-Salvanés FJ. et al. Effect of oral nitrates on pulse pressure and arterial elasticity in patients aged over 65 years with refractory isolated systolic hypertension: study protocol for a randomized controlled trial. Trials, 2013, 14 (1): 1-15.

[59] Fok H, Guilcher A, Li Y, et al. Augmentation pressure is influenced by ventricular contractility/relaxation dynamics: novel mechanism of reduction of pulse pressure by nitrates. Hypertension, 2014, 63 (5): 1050-1055.

[60] 张维忠. 药物降压作用研究的新动向. 中华心血管病杂志, 2004, 32 (4): 289-290.

[61] Ferrier KE, Muhlmann MH, Baguet JP, et al. Intensive cholesterol reduction lowers blood pressure and large artery stiffness in isolated systolic hypertension. J Am Coll Cardiol, 2002, 39 (6): 1020-1025.

[62] 张维忠, 丁跃有, 邱慧丽. 氟伐他汀改善高血压患者脉压和动脉弹性临床研究. 高血压杂志, 2003, 11 (6): 511-514.

[63] Kanaki AI, Sarafidis PA, Georgianos PI, et al. Effects of low-dose atorvastatin on arterial stiffness and central aortic pressure augmentation in patients with hypertension and hypercholesterolemia. Am J Hypertens, 2013, 26 (5): 608-616.

[64] 叶萍仙, 叶萍贞, 朱建华, 等. 阿托伐他汀对心脏舒张功能不全合并运动高血压患者运动耐量的影响. 浙江大学学报医学版, 2014, 43 (3): 298-304.

第二十章 β受体阻滞药在高血压防治中的应用价值

自 1963 年第一种 β 受体阻滞药普萘洛尔问世以来，多种 β 受体阻滞药被研发并用于临床，成为药理学、药物治疗学上里程碑性的进展之一。迄今，β 受体阻滞药广泛用于治疗心血管疾病。1964，Brian Prichardl 首先指出了 β 受体阻滞药的降压作用。自 1978 年以来，WHO 一直将其列为降压治疗的一线药物，并被大量循证医学证实[1]。近年不同治疗策略对比的临床试验结果显示，β 受体阻滞药作为一线降压药的地位受到质疑。本文从 β 受体阻滞药的药理学、对高血压的治疗作用、临床试验等，探讨 β 受体阻滞药在高血压治疗中的地位[2-5]。

一、β 受体阻滞药的药理学特性

研究表明，至少有 9 种亚型的肾上腺素受体是由 9 个分离基因所编码，分属于 α_1、α_2、β 肾上腺素受体家族。β 受体至少分为三种亚型，即 β_1、β_2、β_3 受体。β_4 受体已被提出，它具有不同于 β_1 受体的亲和力状态，介导正性肌力和正性频率作用。β_3 受体在人类心血管系统的作用尚未完全明了，它不仅参与新陈代谢调节，还通过内皮细胞型一氧化氮合酶（eNOS）持续表达激活介导负性肌力反应，对抗儿茶酚胺引起的心肌过度激动。β_1、β_2 受体有不同的器官分布和生理作用。β_1 受体主要由去甲肾上腺素和肾上腺素所激动，表现为心肌收缩力增强、心率加快、血管收缩、肾素分泌增加等；β_2 受体主要由肾上腺素所激动，表现出支气管扩张、血管舒张、泌尿生殖器官平滑肌舒张、脂肪降解增加、胰岛素分泌增加、糖原分解增加等[6]。正常心肌中存在 β_1、β_2 受体，β_1：β_2 受体为 80：20。

β 受体阻滞药分为三大类[7]：Ⅰ 类，阻滞 β_1、β_2 受体，如普萘洛尔等。Ⅱ 类，选择性阻滞 β_1 受体，如美托洛尔、阿替洛尔等。Ⅲ 类，阻滞 α、β 受体，如卡维地洛、阿罗洛尔等。选择性 β 阻滞药作用于 β_1 受体亚型，避免阻断 β_2 介导的作用，减少药物副作用如对糖、脂代谢的影响。所有 β 受体阻滞药均有阻滞 β_1、β_2 受体作用，其选择性是相对的，只是作用比例不同。普萘洛尔的 β_1：β_2 受体的选择比例为 1.8：1，美托洛尔为 61：1，比索洛尔为 35：1。第三代 β 受体阻滞药，如拉贝洛尔（Labetalol，又称柳胺苄心定）、阿罗洛尔（Arotinolol，商品名阿尔马尔）和卡维地洛（Carvedilol，商品名达利全），其 α、β 受体阻滞作用之比分别为 1：7、1：8 和 1：8。

二、β 受体阻滞药治疗高血压的循证医学

β 受体阻滞药作为一类传统的降压药，在 1967 年被美国 FDA 批准用于降压治疗。随后，JNC 将其列为一线降压药物，其降压效果及靶器官保护作用被大量临床试验证实。如 STOP-H（瑞典老龄高血压患者研究）、MAPHY（美托洛尔对高血压粥样硬化的预防）、UKPDS（英国前瞻性糖尿病研究）、CAPP（卡托普利预防计划）、STOP-H-2（瑞典老龄高血压患者研究-2）等研究，肯定了此类药物的有益作用。

降压的益处主要来自降低血压本身。因此，能否降压达标是评价 β 受体阻滞药作为一线降压药物的首要标准。大规模的临床试验已经证实单

用或联合应用 β 受体阻滞药均可使血压达标。在 1975 年的 NAPHY 和次年的 HAPPHY 的研究中 β 受体阻滞药和利尿药均能使血压显著下降。此外前瞻性、随机、双盲、多中心的 STOP-H-2 亚组研究也证实 β 受体阻滞药或利尿药在治疗老年单纯舒张性高血压与 ACEI、CCB 降压效果相当。HOT 研究（高血压最佳治疗研究）也充分证明 CCB 与 β 受体阻滞药或 ACEI 的联合治疗在降压达标中起着重要的作用。

Miura 等前瞻性人群研究中，经年龄及多变量调整后，显示青年男性高血压与冠心病、心血管病及所有原因引起的远期病死率增加显著相关。该研究提示，高血压人群的一级预防、早期发现和血压控制应从青年人开始。当前，高血压年轻化趋势明显。有专家指出，35 岁以下患高血压者约占高血压患者的 20%，较十年前上升 1 倍。而 β 受体阻滞药对于静息心率较快的中青年高血压具有明显降压优势。β 受体阻滞药治疗后舒张压降低显著，交感神经兴奋状态随之缓解，MAPHY 和 IPPPSH 试验也证实了这一点。因此，有学者认为 β 受体阻滞药更适用于中青年高血压患者。

已有研究表明，心率持续增高是高血压的强烈预测因子。交感神经系统活性增强和亢进在高血压和靶器官损害的长期发生发展过程中起着重要作用。短期交感神经亢进，人体会产生代偿反应，表现为心率增快、心肌收缩力增强；长期交感神经亢进，人体则产生失代偿反应，心肌氧耗增加，血压升高。因此，降低交感神经系统活性或者阻断其作用，一直以来始终都是降压治疗的重要关注环节。而 β 受体阻滞药是拮抗交感神经活性、控制心率的有效手段，因此，对于交感神经亢进者，理想的降压药物应在降压的同时减慢心率。

2003 年 WHO/ISH 发表了著名的前瞻性 BPLT meta 分析，该研究总共入选了 30 个临床试验，终点包括总病死率、心血管事件发生率与病死率、脑卒中发生率与病死率等，结果显示，β 受体阻滞药在降低血压和心血管危险因素方面与 CCB 或 ACEI 相当；在减少冠心病方面 ACEI/ARB、CCB、β 受体阻滞药及利尿药之间无明显差异。2001 年 Staessen 等的临床试验 meta 分析也得出相似的结论。该研究总结了近年完成的 9 项大型临床试验，共涉及 62 605 例高血压患者。结果表明，传统降压药物（利尿药和 β 受体阻滞药）和新型降压药物（钙通道阻滞药和血管紧张素转化酶抑制药）具有相似的心血管保护作用。并且，第三代 β 受体阻滞药卡维地洛同时具有显著降低尿微量蛋白的作用。

三、β 受体阻滞药在降压治疗中的争议

1998 年，Messerli FH 等通过系统回顾发现 β 受体阻滞药单用疗效不如利尿药，并于 2003 年在 AJH 上发表一篇题为 "β-Blockers in Hypertension—The Emperor Has No Clothes：An Open Letter to Present and Prospective Drafters of New Guidelines for the Treatment of Hypertension" 的文章，认为对于无并发症的老年高血压患者不应将 β 受体阻滞药作为一线用药。2004 年 Bo Carlberg 等同样通过系统回顾的方法，对阿替洛尔在高血压治疗的有效性进行分析。结果显示，在同样降压效果下，阿替洛尔并没有降低患者的心血管死亡率、全因死亡率和心肌梗死的发生率。

2004 年，Lindholm 等通过一项 meta 分析，对阿替洛尔在高血压中的地位提出质疑。这个对 9 项随机化对照临床试验的 meta 分析结果显示，阿替洛尔的降压效果与其他降压药物相似，阿替洛尔治疗组患者的卒中发生率与心血管病死亡率显著高于接受其他降压药治疗患者。以后，又将这一质疑扩大到所有 β 受体阻滞药。2005 年 10 月，在 Lancet 发表的另一项 meta 分析中，收集了 13 项对照性临床试验，主要包括 ASCOT-BPLA、CONVINCE、ELSA、HAPPHY、INVEST、LIFE、MRC、UKPDS、NORDIL 等，涉及 105 951 例患者，比较 β 受体阻滞药与其他降压药物的降压效果和对严重不良事件的影响[8]。结果显示 β 受体阻滞药治疗组的患者发生卒中的相对危险度比其他药物治疗组增高 16%（$P=0.009$），其中阿替洛尔治疗组增加 26%；β 受体阻滞药治疗组全因

死亡率也有增高趋势（3%），心肌梗死发生率没有增加。据此，Lindholm 等认为，虽然 β受体阻滞药具有较好的降压效果，但缺乏有效的靶器官保护作用，不能有效地减少心脑血管终点事件的发生，因此，建议不应继续将 β受体阻滞药作为一线降压药物。

2005 年 ESC（欧洲心脏学会）年会上 ASCOT 试验结果正式公布。该研究共入选 19 257 例高血压患者，随机分为氨氯地平和培哚普利治疗组与阿替洛尔和苄氟噻嗪治疗组，平均随访 5.5 年，旨在比较新型降压药物与传统降压药物改善高血压患者预后的效果。结果显示，两组间主要终点（非致死性心肌梗死和致死性冠心病）发生率差异无统计学意义，但氨氯地平和培哚普利治疗组总死亡率与心血管病死率均有显著降低。因此，研究者据此认为，除伴有心肌梗死或症状性心脏病的患者外，β受体阻滞药不应再作为其他高血压患者的一线用药。这使得 β受体阻滞药在高血压治疗中的地位下降[9-10]。

上述结果引起广泛关注，许多学者甚至认为"β受体阻滞药治疗高血压的时代已经结束"。其理由是 β受体阻滞药不能有效预防心脑血管事件的发生，有相对较多的不良反应（如抑郁、性功能障碍、糖脂代谢紊乱等），应重新评估此类药物在降压治疗中的地位。2006 年英国高血压学会将过去的 A（ACEI，ARB）/B（β受体阻滞药）+C（钙通道阻滞药）/D（利尿药）的模式改为 A（B）+C/D。

四、如何从循证医学结果看待 β受体阻滞药在降压治疗中的地位

已有大量的临床试验证实 β受体阻滞药确能有效地降低血压，并且当今人们对降压治疗的观点还是"降压才是硬道理""降压的益处主要来自降低血压本身"。虽然新近发表的一些研究结果在一定程度上提示某些 β受体阻滞药的不足之处，但还不足以给出肯定性结论，更不应据此完全否认这类药物在特定高血压人群治疗中的地位[11]。

Lindholm 等的 meta 分析结果多数以阿替洛尔为活性物质，有关其他 β受体阻滞药的研究鲜见。因此，此分析仅提示阿替洛尔在预防高血压患者终点事件危险性方面逊于其他降压药物，但不能代表所有 β受体阻滞药的疗效。与其他降压药相比，不同的 β受体阻滞药有很大的异质性，如脂溶性与水溶性的差异、作用受体选择性的差异等。前已述及不同 β受体阻滞药的不同药理学性质，此外，不同 β受体阻滞药的血流动力学作用也有明显差异。例如阿替洛尔主要通过降低心排血量发挥降压作用，但同时却增加外周血管阻力；而卡维地洛的降压作用是通过扩张体循环小动脉血管、降低外周血管阻力而实现的，对心排血量以及肾血流量影响很小。上述差异可能会导致不同的 β受体阻滞药具有不同的临床表现与靶器官保护作用。大量基础与临床研究表明，不同 β受体阻滞药之间不存在药物的类效应，因此将一种药物的试验结果类推至另一种药物是不合适的[12]。也就是说 Lindholm 等 meta 分析结果仅能反映阿替洛尔本身的临床作用，并不能类推到所有 β受体阻滞药。

ASCOT 试验同样存在着阿替洛尔不能代表所有 β受体阻滞药存在的问题；ASCOT 试验是比较两种不同的联合治疗方案（即两种传统降压药的组合与两种新型降压药的组合），而非某两种药物之间头对头的比较，因此本研究结果只能提示氨氯地平和培哚普利联合治疗方案优于阿替洛尔和苄氟噻嗪联合治疗方案，并不能反映某个单药孰优孰劣[13]。

所以，我们希望有更新、更大规模、更全面的临床试验来重新评价 β受体阻滞药在降压治疗中的地位，而不应过早地否定它在降压中的地位。

五、β受体阻滞药在具体临床应用中的问题

（一）β受体阻滞药能否防止老年高血压患者的心血管并发症？

β受体阻滞药用于治疗高血压将近 30 年，虽

有研究证明 β 受体阻滞药对中年高血压患者降压，防止冠心病及脑卒中有良好效果，但还没有 1 个研究证明单用 β 受体阻滞药防止老年高血压患者的心血管病并发症的效果比安慰剂强。并且有 meta 分析显示，单用利尿药有 66% 高血压患者血压能控制，单用 β 受体阻滞药则控制率＜33%。利尿药在防止 CAD、脑卒中、心血管事件、心血管病死率、总死亡率等方面都比用 β 受体阻滞药好，并且联合应用利尿药和 β 受体阻滞药效果不如单用利尿药。出现这种现象的可能原因是：①老年人已有心排血量少，心率慢，周围血管阻力高的血流动力学改变。β 受体阻滞药进一步减少心排血量、减缓心率、增加周围血管阻力，有报告阿替洛尔治疗 5 年后，周围血管阻力比治疗前还高；②老年人主要是收缩压高，β 受体阻滞药对 SBP 影响效果小。③β 受体阻滞药对 LVH 作用差；④高血压使肾血流减少、GRF 下降、蛋白尿增加；β 受体阻滞药进一步减少肾血流量，对蛋白尿无影响。⑤高血压使周围血管僵硬度增加、血管肥厚、β 受体阻滞药对血管僵硬度无特殊作用。⑥代谢方面：高血压时胰岛素抵抗增加，葡萄糖耐量下降，脂质异常较常见，β 受体阻滞药增加糖尿病危险（4～6 倍）、增加三酰甘油、减少高密度脂蛋白。⑦老年人运动耐量下降，β 受体阻滞药进一步下降运动耐量。⑧老年人多为低肾素/低交感活性。⑨老年人心脏随老化而增大，β 受体阻滞药也增大心脏，增加心肌耗氧，减少冠脉储备[14]。

（二）高血压合并糖尿病时，β 受体阻滞药的选择

β 受体阻滞药对血糖的影响是相当复杂的。MRC 研究在用普萘洛尔组因糖耐量不好退出较多，患者需服降糖药亦较多（BHAT 研究），也有报告选择性 β1 受体阻滞药能增加胰岛素抵抗和 HbA1c，但也有认为无影响。实际上高血压合并糖尿病的患者，只要能严格控制血压，β 受体阻滞药的负面作用并不表现在最终的结果上。UKPD 研究结果显示阿替洛尔与开搏通降压效果相同，而在 7 种观察指标（糖尿病有关终点、因糖尿病

死亡、总死亡率、心肌梗死、脑卒中、周围血管病、微血管病）中，β 受体阻滞药都有优于开搏通的趋势[15]。

有文献报道，非选择性 β 受体阻滞药能延迟胰岛素所致低血糖恢复到正常水平时间，掩盖低血糖的表现。由于低血糖时间长，引起血中肾上腺素升高，再加上 α 受体激动无 β 受体对抗，可能出现严重反应，甚至晕厥。而新的高选择性的 β 受体阻滞药如比索洛尔等在使用后少见这类并发症。

（三）高血压合并左心室肥厚时，β 受体阻滞药逆转效果最差

一项包括 80 个研究、3767 名患者的 meta 分析经校正治疗时间长短、血压等因素后发现，ARB、ACEI 和 CCB 减轻左心室重量指数明显优于 β 受体阻滞药和利尿药。LIFE 研究收入 9149 名高血压合并左心室肥厚的患者，观察 5 年也证明氯沙坦比阿替洛尔好[16-17]。

（四）β 受体阻滞药虽然能够降压，但不能逆转阻力血管的重建

高血压患者小动脉或阻力血管先发生血管重建，之后才有血管动脉粥样硬化或靶器官损害。高血压对阻力血管管壁的压力应激，使小血管中层肥厚，减少管腔内径，中层厚度/管腔比值增大。血管对血管收缩剂反应增强，血管储备能力下降；再加上近端导水血管狭窄，使器官缺血加重。

研究证明高血压患者几乎 100% 有阻力血管结构异常（以臀部皮下组织血管为标本），对乙酰胆碱的最大舒张反应也有 60% 异常。阻力血管病变与血压正相关。多项试验已经证明 ACEI/ARB 和 β 受体阻滞药在血压控制相同的条件下，β 受体阻滞药对血管重建及对乙酰胆碱反应都无效，而 ACEI/ARB 有明显的改善作用[18]。

（五）第三代 β 受体阻滞药可能会大大改善 β 受体阻滞药在高血压治疗中的地位

第三代 β 受体阻滞药是一类非选择性 β 阻滞

药，具有β₁、β₂和α肾上腺素受体阻滞作用，并类似钙通道阻滞药的作用。它们能改善心脏功能，减轻和逆转心脏重构，降低周围血管阻力。它们可以减少心肌细胞凋亡，减少氧自由基，是减轻心脏重构的主要机制。它们能减轻心肌细胞表面脂质过氧化，抑制中性粒细胞释放氧自由基，保护天然抗氧化系统（如维生素E与谷胱甘肽），清理过氧化基团。

第三代β受体阻滞药卡维地洛与选择性β₁阻滞药美托洛尔比较，它明显改善左心室排血分数（LVEF，＋29％），减少死亡率，住院率减少37％，总病死率减少32％[19]。然而关于第三代β受体阻滞药的大型临床试验还比较少。随着今后关于新一代β受体阻滞药大型临床试验的开展，这类药物在高血压治疗中的地位将会更加清楚。

六、面对β受体阻滞药受到的质疑的现状，我们应该怎样选择用药？

当前，面临的问题是高血压的高发病率、低知晓率、低治疗率、低控制率，尤其是发病年龄的年轻化，完全停用β受体阻滞药也是不合适的。国内多数专家认为：①在无并发症的高血压患者的治疗中，β受体阻滞药特别是阿替洛尔不作为首选，因为在无并发症的高血压患者中很少有证据来证明β受体阻滞药作为降压首选的；②原来正在服用β受体阻滞药的单纯高血压患者，尤其是剂量较大者，如果要改为其他类降压药治疗，必须注意要逐渐减量，防止因药物反跳所致的心绞痛或心肌梗死；③那些需要β受体阻滞药的患者，特别是心肌梗死后及其他冠心病二级预防者、慢性充血性心力衰竭者以及交感活性增高者，都不应该停药；④一些比较新的β受体阻滞药，如卡维地洛等，均未包括在上述的meta分析中，它们在高血压长期治疗中的作用目前尚不清楚，还需相关试验结果证明。

综上所述，一线抗高血压药物的选择应因人而异，不应过分强调首选药物。现阶段对β受体阻滞药的质疑不能改变其在联合治疗中的地位。2003年5月，美国JNC7提出降压药物中使用β

受体阻滞药的强适应证依然有高血压合并心力衰竭、心肌梗死后、冠心病高危因素。

（卢新政）

参考文献

[1] 刘国树. β受体阻滞剂及其治疗高血压现状. 中国药物应用与监测，2005，1：11-13.

[2] 陈鲁原. β受体阻滞剂不应作为原发性高血压患者的首选药物吗？中国处方药，2006，46：10-11.

[3] 余振球，孔羽. β受体阻滞剂在高血压治疗中的地位. 中国处方药，2006，46：14-17.

[4] 马虹. β受体阻滞剂作为高血压一线治疗药物的时代结束了吗？中国处方药，2006，46：8-9.

[5] Lindholm LH, Carlberg B, Samuelsson O. Should beta blockers remain first choice in the treatment of primary hypertension? A meta-analysis. Lancet，2005，366 (9496)：1545-1553.

[6] 孙宁玲. 如何理解β受体阻滞剂在高血压中的作用. 中国处方药，2006，46：6-7.

[7] 郭冀珍. β受体阻滞剂及/或α受体阻滞剂在治疗高血压中的地位. 心脑血管病治，5 (6)，275-277.

[8] 李宏，徐晓霞. β受体阻滞剂的不良反应及合理应用. 药物警戒，2006，6 (3)，365-368.

[9] 马虹，刘志军. β受体阻滞剂在治疗高血压病中的地位. 中华心血管病杂志，7 (34)，660-661.

[10] 郭艺芳. 从循证医学证据看β-阻滞剂在高血压中应用的地位. 临床荟萃，9 (21)，609-611.

[11] Messerli FH, Grossman E, Goldbout U. Are β-blockers efficacious as first-line therapy for hypertension in the elderly? A systematic review. JAMA，1998，279 (23)：1903-1907.

[12] Carlberg B, Samuelsson O, Lindholm LH. Atenolol in hypertension：is it a wise choice? Lancet，2004，364 (9446)：1684-1689.

[13] Chobanian AV, Bakris GL, Black HR. The Seventh Report of the Joint National Committee on Prevention, Detection, Evaluation, and Treatment of High Blood Pressure：the JNC 7 report. JAMA，2003，289：2560-2572.

[14] Panjrath GS, Messerli FH. β-Blockers for Primary Prevention in Hypertension：Era Bygone? Progress in Cardiovascular Diseases，2006，2 (49)，76-87.

［15］ Weber MA. The Role of the New β-Blockers in Trea-
　　　 ting Cardiovascular Disease. The American Journal of
　　　 Hypertension，2005，18：169S-176S.

［16］ Messerli FH，Grossman E. β-Blockers in Hyperten-
　　　 sion：Is Carvedilol Different? The American Journal
　　　 Of Cardiology，2004，6（93），7B-12B.

［17］ Messerli FH，Beevers DG，Franklin SS. β-blockers
　　　 in hypertension—the emperor has no clothes：an open
　　　 letter to present and prospective drafters of new guide-

lines for the treatment of hypertension. The American
Journal of Hypertension，2003，16：870-873.

［18］ Messerli FH，Grossman E. β-blockers and diuretics：
　　　 to use or not to use. The American Journal of Hyper-
　　　 tension，1999，12：157S-163S.

［19］ Feuerstein GZ，Bril A，Robert R. Protective effects
　　　 of carvedilol in the myocardium. The American Jour-
　　　 nal of Cardiology，1997，4（80），41L-45L.

第二十一章　高血压的药物联合治疗

一、概述

世界卫生组织《2012 年世界卫生统计》报告显示：全球 1/3 成年人患有高血压，其死亡人数约达卒中和心脏病所导致的总死亡人数的一半。最近调查研究显示，我国的高血压发病率已达 29.6%，但知晓率、治疗率和治疗后的控制率仅分别为 42.6%、34.1% 和 27.4%；60 岁以下的中年人群患病率较 2002 年调查呈现明显升高趋势[1]。

随着对高血压发病机制研究的深入，全球各地区对高血压防治目的从单纯降压发展为降低血压的同时保护和逆转靶器官损害，最大限度减少心脑血管事件，提高患者生活质量并延长寿命。考虑到不同地区高血压人群的发病特点，全球高血压防治指南不断被修正，中国高血压防治也与世界同步脉动。纵观各高血压临床防治指南，不难发现：血压达标，减少心脑血管并发症及心血管事件是降压的核心宗旨。五大类传统降压药物，即血管紧张素转化酶抑制剂（ACEI）、血管紧张素受体拮抗剂（ARB）、β受体阻滞药、钙通道阻滞药、利尿药为基础的降压方案分别作用于不同机制降压，为目前常见的降压药物。α受体阻滞药对高血压患者（尤其合并心力衰竭、冠心病）死亡率无显著降低，甚至还有升高趋势，该类药物临床应用日趋减少。

高血压发病机制复杂，单药降压效果有限。对 2 级以上高血压或伴有多种危险因素、靶器官损害及并发症的高危人群，或服药依从性差的患者，常需在初始治疗时即采用药物联合治疗，以有效降压，减少高剂量单药不良反应，提高患者服药依从性。小剂量联合降压已成为现代高血压治疗的原则之一。

二、联合用药的必要性

高血压的心脑血管事件、死亡风险与高血压程度关系密切。2011 英国国家健康与临床优化研究所（National Institute for Health and Clinical Excellence，NICE）的高血压指南[2]指出：血压水平与心脑血管疾病风险成正相关，收缩压每升高 2 mmHg，缺血性心脏病死亡风险增加 7%，而脑卒中的死亡风险增加 10%。2011 年欧洲高血压学会/欧洲心脏病学会（European Society of Hypertension/European Society of Cardiology，ESH/ESC）的高血压指南[3]指出：由于高血压与心脑血管事件风险密切相关，降压治疗的主要获益来自降低血压本身，控制血压可降低心脑血管事件风险。

很多循证医学证据表明：降压的获益主要来源于降压幅度：平均 SBP 降低 10~12 mmHg 或平均 DBP 降低 4~6 mmHg，4 年后脑卒中发生率降低 42%，心肌梗死发生率减少 20%，心力衰竭发生率减少 50%，全因死亡率减少 13%[4]。长时间维持血压达标是改善长期生存率的重要措施。

然而，单药血压达标率不到 50%。Dickerson 的研究显示：单药降压，血压降至 140/90 mmHg 水平的比例约为 39%，降至 <135/85 mmHg 的比例为 20%。ALLHAT 研究表明：至少需要联合 2 种以上降压药物才能将血压降到 140/90 mmHg 的水平。ASCOT 研究显示：仅有 15% 和 9% 的患者接受单一 CCB 或 β受体阻滞药后血压达标[5]。

而且，单药降压只能对高血压多个发病机制中的某个特定的机制进行调节，多数降压药物量效曲线低平，药物加量至剂量反应性平台后，疗效增加不多，导致不良反应增加；或血压降低后人体启动反馈调节机制，削弱甚至抵消药物降压作用。

因此，找到降压效果显著、不良反应少的高血压用药方案是全球心血管临床医师迫切需要解决的问题。高血压的药物联合治疗方案被全球各地区、多部指南大力推荐。2007 年 ESC 高血压指南指出："对高危或极高危患者，如合并 3 种以上危险因素或存在 1 种以上亚临床器官损害：只要血压大于 120/80 mmHg，就应将联合抗高血压药物治疗作为降压的初始治疗策略"。2013 年 ESH/ESC 高血压指南和 2014 年美国成人高血压指南（Eighth Joint National Committee，JNC 8）[6] 均明确指出：为了降压达标和长期达标，获得目标血压，大部分患者需要用 1 种以上药物的联合治疗；同时指出：应根据患者使用的药物疗效、心血管危险水平，心、脑、肾等靶器官的损害及药物之间协同或抑制的相互作用机制来选择合适的降压药物。2010 年中国高血压防治指南[7] 指出：降压治疗药物应用的 4 个基本原则：即小剂量开始，优先选择长效制剂，联合应用及个体化；并在高血压的联合用药原则中提出：应在低剂量单药治疗疗效欠佳时，采用 2 种或多种降压药物联合治疗。2014 南非高血压实践指南[8] 明确指出：对血压≥160/100 mmHg 或中危及以上患者，起始即可采用小剂量 2 种药物联合治疗，或用小剂量固定复方制剂。因此，降压药物的联合治疗策略是高血压病防治基本规则和发展趋势。

三、联合用药的优点

1. 作用机制不同的药物联合，有助于药物发挥互补作用，并从多靶点多途径干预血压调节机制，发挥协同降压作用或叠加效应，增强降压效果。

2. 联合用药可相互抵消或减轻不同药物引起的不良反应，避免大剂量单一用药不良反应；防止单药治疗时血压降低而触发的代偿反应，钝化血压的反调节。

3. 联合用药易于提高血压控制率，平稳降压，更快达到目标血压。

4. 联合用药有利于兼顾患者存在的多种危险因素与心血管并发症，保护靶器官，预防主要心血管事件。

5. 改善患者的依从性与生活质量。

6. 无论是联合用药还是固定剂量复方制剂，因单药剂量的减少，某种程度可降低药物的价格。

四、联合用药的基本原则[3,9]

联合用药的总原则是：药物作用机制互补、降压作用相加、不良反应减少或抵消。具体原则如下：

1. 2 种以上的降压药物合用时要考虑既能增加疗效，又能消除药物可能出现的不良反应。

2. 不同作用机制的小剂量药物联用，避免应用单药全剂量时出现的不良反应；血压控制率可明显提高，并将可能存在的与剂量相关的副作用减到最小。小剂量联合用药治疗高血压的方案，已被美国和欧洲批准为高血压的初始治疗方案之一。

3. 不主张同类作用机制药物的联合使用。

4. 初始药物治疗时应该根据患者实际情况选择不同的联合药物，不强调一线降压药物的作用，坚持个体化治疗。

5. 对血压水平≥160/100 mmHg，或血压水平高于目标血压 20/10 mmHg 的高危患者初始用小剂量 2 种药物联合治疗。治疗中血压未达标的，可增加原用药物的剂量或加用小剂量其他种类降压药物。对部分轻中度高血压患者，视病情初始可用固定剂量复方制剂。

6. 尽量选用长效制剂：尽可能用 24 h 平稳降压的长效降压药（谷峰比值＞50%），其优点为服药次数少，降压平稳持久，能更好地保护靶器官和减少心血管事件的危险；患者易接受、依从性好。

7. 固定剂量复方制剂的应用：近年来一些新型固定剂量复方制剂，经过多层次设计和效应面分析，确立了合理的剂量配伍，能更好地提高血压控制率，减少药物的不良反应；复方制剂多为长效，其疗效维持 24 h 以上，提高了患者长期治疗的依从性和持续性，也避免了患者自行叠加使用药物产生的随意性和不安全性。

8. 如果 3 种以上降压药联合应用，其中 1 种应是利尿剂，否则很难达到理想的降压效果。

五、常用降压药物的临床应用[3,6-7,9-10,12-17]

目前常用于临床的 5 类降压药分别为：利尿药、钙通道阻滞药（CCB）、ACEI、ARB、β 受体阻滞药，它们的作用机制、降压效果、适用人群、靶器官保护作用和耐受性存在差异，临床地位有所不同。此外，α 受体阻滞药或其他种类降压药物有时亦可应用于某些高血压人群。以下是具体的作用机制及用药特点：

1. 利尿药：主要通过利钠排尿、降低高血容量负荷发挥降压作用。有噻嗪类、袢利尿药和保钾利尿药 3 类。用于控制血压的利尿药主要是噻嗪类利尿药。

（1）常用的噻嗪类有氢氯噻嗪和吲达帕胺。其主要作用机制是促进人体排水排钠，使细胞外液和血浆容量减少，降低外周血管阻力，使血压下降。同时使小动脉壁对血管活性物质如儿茶酚胺的反应性降低，或使局部释放前列环素或其他血管活性物质，导致小动脉扩张，血压降低。其减压起效较平稳、缓慢，持续时间相对较长，作用持久，服药 2～3 周后达高峰。噻嗪类利尿药主要适用于轻、中度高血压，同时对盐敏感性高血压、合并肥胖或糖尿病、女性更年期和老年人高血压均有较强降压效应。高血压合并心力衰竭、老年高血压、单纯收缩期高血压，特别是老年人收缩期高血压，肥胖适用。噻嗪类利尿药的主要不良反应是低血钾，同时对血糖及血脂代谢有一定的不良影响，小剂量应用或联合用药可使其不良反应减少。吲达帕胺通过抑制血管平滑肌钙离子内流，降低血管壁张力和升压物质的反应，降低周围血管阻力而降压，适用于中重度或伴有肾功能不全的高血压患者。PATS 研究[12]证实吲

达帕胺治疗可明显减少脑卒中再发危险。利尿药能增强其他降压药物的疗效，在大剂量使用时容易引起低血钾和影响血脂、血糖、血尿酸代谢，因此现在推荐使用小剂量使用。

（2）袢利尿药包括呋塞米、托拉塞米，主要适用于高血压伴肾功能不全者，或心力衰竭患者。血钾低是其主要不良反应。

（3）保钾利尿药安体舒通为醛固酮受体拮抗剂，可直接对抗醛固酮作用，利尿作用小，有潴钾功能，可引起高血钾，不宜与 ACEI 合用，肾功能不全、高钾血症者禁用。

2. 钙通道阻滞药（CCB）：又称钙拮抗剂，主要通过阻断血管平滑肌细胞上的钙离子通道发挥扩张血管降低血压的作用。根据药物核心分子结构和作用于 L 型钙通道不同的亚单位，钙拮抗剂分为二氢吡啶类和非二氢吡啶类，前者以硝苯地平为代表，后者有维拉帕米和地尔硫䓬。根据药物作用持续时间，钙拮抗剂又可分为短效和长效两类。长效钙拮抗剂包括长半衰期药物如氨氯地平；脂溶性膜控型药物如拉西地平和乐卡地平；缓释或控释制剂如非洛地平缓释片、硝苯地平控释片。降压作用主要通过阻滞细胞外钙离子经电压依赖 L 型钙通道进入血管平滑肌细胞内，减弱兴奋收缩耦联，降低阻力血管的收缩反应性。钙拮抗剂还能减轻血管紧张素 II（A II）和 α_1 肾上腺素受体的缩血管效应，减少肾小管钠的重吸收。钙拮抗剂降压起效迅速，降压疗效和降压幅度相对较强，短期治疗一般能降低血压 10%～15%；剂量与疗效呈正相关关系，疗效的个体差异性较小，与其他类型降压药物联合治疗能明显增强降压作用。除心力衰竭外钙拮抗剂较少有治疗禁忌证，对血脂、血糖等代谢无明显影响，长期控制血压的能力和患者服药依从性较好。相对于其他种类降压药物，钙拮抗剂还具有以下优势：在老年患者中有较好的降压疗效；高钠摄入不影响降压疗效；非甾体消炎药物不干扰降压作用；在嗜酒的患者中也有显著降压作用；可用于合并糖尿病、冠心病或外周血管病患者；长期治疗时具有抗动脉粥样硬化作用。主要副作用是初始治疗时有反射性交感活性增强，尤其是短效制剂更明显，

引起心率增快、面部潮红、头痛、便秘、下肢水肿等。二氢吡啶类钙拮抗剂主要适应证包括老年高血压、周围血管病单纯收缩期高血压、稳定性心绞痛、颈动脉粥样硬化、冠状动脉粥样硬化。因其对脂质、糖代谢无影响，尤其适用于合并高血脂、糖尿病和老年高血压合并冠心病心绞痛的患者。非二氢吡啶类抑制心肌收缩、自律性和传导性，主要适应证为心绞痛、颈动脉粥样硬化、室上性心动过速；心力衰竭、窦房结功能低下或心脏传导阻滞者禁用。

3. 血管紧张素转化酶抑制药（ACEI）：通过抑制血管紧张素转化酶阻断肾素-血管紧张素系统，使小动脉扩张，减轻外周血管阻力而降压；同时可抑制激肽酶使缓激肽降解减少而发挥降压作用。降压起效缓慢，逐渐增强，在 3～4 周时达最大作用，限制钠盐摄入或联合使用利尿药可使起效迅速、降压作用增强。ACEI 类药物也可改善胰岛素抵抗和减少尿蛋白，在肥胖、糖尿病和心脏、肾脏靶器官受损的高血压患者具有较好的疗效，适用于心力衰竭、心绞痛、心肌梗死后、左心室肥厚、左心室功能不全、颈动脉粥样硬化、非糖尿病肾病、糖尿病肾病、蛋白尿/微量蛋白尿、代谢综合征的高血压患者，特别适用于老年高血压和合并糖尿病者。常用的 ACEI 类降压药物有卡托普利、依那普利、贝那普利、赖诺普利、西拉普利、培哚普利、雷米普利和福辛普利。ACEI 类药物的不良反应主要是刺激性干咳和血管性水肿，干咳发生率 10%～20%，可能与体内缓激肽增多有关，停药后可消失。禁用于高血钾、双侧肾动脉狭窄、高钾血症、妊娠和双侧肾动脉狭窄患者；肌酐超过 3 mg/dl 者慎用。

4. 血管紧张素 II 受体阻滞药（ARB）：通过阻滞组织的血管紧张素 II 受体亚型 AT_1，更充分有效地阻断血管紧张素 II 的水钠潴留、血管收缩与组织重构作用。近年来，注意到阻滞 AT_1 负反馈引起的血管紧张素 II 增加，可激活另一受体亚型 AT_2，能进一步拮抗 AT_1 的生物学效应。降压作用起效缓慢，但持久而平稳，一般在 6～8 周时才达最大作用，作用持续时间能达到 24 h 以上。低盐饮食或与利尿药联合使用能明显增强疗效。

多数 ARB 随剂量增大降压作用增强，治疗剂量窗较宽。ARB 在适应证和禁忌证方面与 ACEI 相同，不仅是 ACEI 不良反应的替换药，还具有自身疗效特点。本类药不影响激肽分解相关激肽酶 II 活性，很少导致与 ACEI 类似的刺激性干咳，以及咽、喉等呼吸道致命性血管神经性水肿，耐药性和依从性更好。常用的有氯沙坦、缬沙坦、厄贝沙坦、替米沙坦和坎地沙坦等。

5. β 受体阻滞药：通过抑制中枢和周围的 RAAS，以及血流动力学自动调节机制，抑制心肌收缩力、减慢心率，使心排血量减少而降低血压；同时可降低肾素活性。降压起效迅速、强力，持续时间上各种 β 受体阻滞药之间有差异。适用于各种不同严重程度高血压，其适应证包括伴有心绞痛、心肌梗死后、快速性心律失常、稳定型充血性心力衰竭的高血压患者；同时适用于轻、中度高血压，尤其是静息时心率较快（>80 次/分）的中、青年患者，对肾素活性偏高或合并心绞痛的患者尤为适用，对老年人高血压疗效相对较差。有选择性（β_1）、非选择性（β_1 与 β_2）和兼有 α 受体阻滞 3 类。常用的有美托洛尔、阿替洛尔、比索洛尔、卡维洛尔、拉贝洛尔。各种 β 受体阻滞药的药理学和药代动力学情况相差较大，临床上治疗高血压宜使用选择性 β_1 受体阻滞药或者兼有 α 受体阻滞作用的 β 受体阻滞药，使用后能有效减慢心率。β 受体阻滞药不但降低静息血压，而且能抑制体力应激和运动状态下血压急剧升高。较高剂量 β 受体阻滞药治疗期间突然停药可导致撤药综合征。虽然糖尿病不是使用 β 受体阻滞药的禁忌证，但可增加胰岛素抵抗，还可能掩盖和延长降糖治疗过程中的低血糖，使用时应加以注意。如果必须使用，应使用高度选择性 β 受体阻滞药。副作用为心脏的负性肌力、负性频率和负性传导作用，β 受体阻滞药对心肌收缩力、房室传导及窦性心律均有抑制，加重气道阻力，可出现心动过缓、乏力、四肢发冷等。急性心力衰竭、支气管哮喘、病态窦房结综合征、房室传导阻滞、糖尿病、外周血管病及慢性阻塞性肺疾病患者禁用或慎用。

6. α 受体阻滞药：此类药物选择性地作用于

突触后 α_1 受体，阻断动脉 α 肾上腺素受体，从而阻碍这些受体的缩血管作用，对小动脉和小静脉均有舒张作用，使外周血管阻力下降，从而使血压下降。目前 α 受体阻滞药已不作为一般高血压治疗的首选药，适用于高血压伴前列腺增生患者，与其他降压药，如：利尿药、β 受体阻滞药、ACEI 类联用时可用于治疗难治性高血压[12]。长期应用不影响血脂和血糖的代谢，对血钾和尿酸无影响。为达到最大降压效果，α 受体阻滞药通常与利尿药联用。由于 α 受体阻滞药对于改善血糖、血脂水平有益，因此当两者联用时，α 受体阻滞药可中和部分利尿药的副作用。适用于轻、中度原发性高血压或肾性高血压，合并高血脂、高血糖者，以及妊娠合并高血压患者；α 受体阻滞药可用于治疗良性前列腺肥大，因此特别适用于老年高血压合并前列腺肥大者。此药副作用为直立性低血压、药物性晕厥和心悸等。

六、高血压的药物联合治疗

降压的最终目的是减少心脑血管并发症及事件发生，降低血压水平很重要。但临床常见到很多单药降压效果有限的高血压患者，或需要 2 种或 2 种以上的降压药物才能将血压进行有效控制的患者，其中难治性高血压（在应用改善生活方式和包括利尿药在内的合理搭配、足量的至少 3 种抗高血压药治疗的措施后，仍不能将收缩压和舒张压控制在目标水平时，称为难治性高血压或顽固性高血压）。该类患者甚至在至少 3 种药物的足量使用下血压都不能控制在目标水平。联合用药已经成为有效降压、降压达标的重要手段。常见的联合方案是上述常见的 5 大类降压药物（除 α 受体阻滞药外）的组合，或 5 类的固定配比复方制剂，均可作为高血压初始或维持治疗的选择药物。如有必要，还可以选择 α 受体阻滞药、醛固酮受体拮抗剂和其他类型降压药。根据指南选择联合降压药是治疗高血压的基石，但临床应用中医生还需根据患者的具体实际情况选择初始治疗和维持治疗药物，严格掌握药物治疗禁忌证和强适应证，同时根据病情和患者意愿选择适合该患

者的药物，在治疗过程中还应定期随访患者用药依从性及血压达标情况。

2010 年美国高血压协会（ASH）发表了"联合应用降压药物意见书"[13]，将各种联合治疗方案重新评估后归纳为 3 类，即优先选择、一般选择和不推荐常规应用的联合方案，对临床实践具有重要指导价值[14]。

1. 优先选择的联合降压方案

包括肾素-血管紧张素-醛固酮系统抑制剂（RASI）分别与低剂量噻嗪类利尿药和钙拮抗剂（CCB）联合方案。

（1）低剂量噻嗪类利尿药与 RASI 联合

噻嗪类利尿药与 RASI，包括血管紧张素转化酶抑制药（ACEI）、血管紧张素受体拮抗剂（ARB）和直接肾素抑制剂联合。

该联合用药同时针对血压的神经内分泌和容量两种机制进行调节。其协同降压的机制还包括：噻嗪类利尿药降低血管平滑肌内 Na^+ 浓度，并通过 Na^+-Ca^{2+} 交换机制，使细胞内 Ca^{2+} 减少，从而降低血管平滑肌对缩血管物质的反应，增强 RASI 的扩张血管作用；同时 RASI 可减少噻嗪类利尿药所致的肾素-血管紧张素系统（RAS）的激活和低血钾等不良反应。与 ACEI 或 ARB 不同，直接肾素抑制剂阿利吉仑与氢氯噻嗪（HCTZ）联用，还能有效地抑制 HCTZ 所致的血浆肾素活性增强。

低剂量噻嗪类利尿药与 RASI 联合，尤其适用于重度高血压、单纯收缩期高血压、老年高血压、盐敏感性高血压、合并糖尿病或肥胖的高血压患者，并且增加的费用极少。多项随机临床试验表明该联合方案的靶器官保护作用确定：PROGRESS 研究显示了脑卒中二级预防作用；HYVET 试验显示该联合用药降低了老老年高血压患者的心血管死亡和全因死亡率；ADVANCE 研究显示其减少糖尿病患者心血管死亡和肾病并发症风险。但应该指出，对于合并糖尿病肾病的患者，该联合方案在减少蛋白尿和肾保护方面，可能不如 RASI 联合钙拮抗剂（CCB）。

RASI 联合噻嗪类利尿药的局限性：双侧肾动脉狭窄、妊娠和痛风为禁忌证。由于氢氯噻嗪的

清除（包括被动滤过和主动分泌入肾小管）几乎全部通过肾进行，因此肾功能对其药代动力学参数有很大影响，故在患者出现合并慢性肾功能不全时不宜使用。此外，患者出现慢性心力衰竭时，由于治疗所需的药物品种与剂量有较大个体差异，也不宜将这类药物的复方制剂作为治疗选择药物。

（2）RASI 联合长效二氢吡啶类 CCB

RASI 和 CCB 的联合，提供了两种机制不同却互补的降压方案。CCB 和 RASI 均能引起血管舒张，但是 CCB 主要引起动脉血管舒张，而 ARB 则对动、静脉均有舒张作用。CCB 和 RASI 分别对低肾素、高肾素患者更有效。此外，CCB 有利尿和排钠的作用，而这种作用可进一步加强 RASI 的降压作用；CCB 代偿性激活交感神经系统，进而导致 RAS 活化，这些作用将削弱 CCB 的降压效果。联合使用 RASI 则能通过阻断 RAS 而抵消这种作用，进而降低交感神经系统的活性。在强效降压的同时，可使患者获得以下额外收益：RASI 可减少心力衰竭发生、保护肾功能；长效 CCB 具有抗动脉粥样硬化、减少心肌缺血的作用，两类药物联合提供更全面的靶器官保护作用。此外，ARB 通过舒张静脉减少 CCB 引起的踝部水肿。同时低血压等相关的不良事件发生率极低。

ACCOMPLISH 研究对比了 ACEI 联合氨氯地平或氢氯噻嗪的降压效果及其靶器官保护作用。两种联合方案比较，心血管事件作为主要终点事件存在 20% 的差异，其后公布的慢性肾病亚组分析及糖尿病人群亚组分析再一次证明了 RASI 联合 CCB 组合的卓越保护作用。因此，对于类似入选 ACCOMPLISH 研究的心血管很高危人群〔例如既往有心肌梗死史、已做过冠脉重建术、因不稳定心绞痛住院、eGFR<60 ml/（min·1.73 m²）等〕，CCB 与 RASI 的联合降压方案可能优于 RASI 联合利尿药方案。

2. 一般选择的联合降压方案

可接受的联合降压方案包括：β 受体阻滞药分别与利尿药、钙拮抗剂的联用等，在降压幅度、靶器官保护作用或耐受性方面存在某些不足。

（1）二氢吡啶类 CCB 联合 β 受体阻滞药

两药联合对交感活性与容量机制进行双重阻断，使降压作用明显增强。β 受体阻滞药可抑制 CCB 扩血管所致反射性交感神经兴奋，而 CCB 可抑制由于长期使用 β 受体阻滞药所致的外周动脉阻力增强。有关研究表明，目前尚缺乏该方案对靶器官保护的临床试验和改善心血管终点事件的大规模临床研究。

（2）CCB 联合利尿药

有观点认为利尿药和 CCB 的降压作用，均与扩张血管及轻度利尿有关，理论上无叠加降压作用，可能更适用于低肾素高血压如多数老年高血压患者。两药联合并不能克服彼此引起的不良反应。由于我国的 FEVER 研究证实，二氢吡啶类 CCB 与噻嗪类利尿药联合，可降低高血压患者脑卒中发生风险，而 VALUE 研究也证实 HCTZ 联合氨氯地平治疗的有效性，因此我国的高血压指南将该联合方案列入了优先选择的联合方案。

（3）β 受体阻滞药联合利尿药

β 受体阻滞药通过降低心排血量、抑制交感活性和减少肾素分泌发挥降压作用，能够抑制噻嗪类利尿药所致的交感神经系统和 RAAS 激活；而利尿药可降低血管平滑肌对缩血管物质的反应和促进钠排泄，可以抵消长期使用 β 受体阻滞药所致的缩血管及水钠潴留的作用。该方案虽具有较好的降压效果，但可能增加糖代谢异常和性功能障碍风险。尽管如此，该联合用药仍是可推荐的联合治疗方案，但不推荐用于伴代谢综合征、糖耐量异常或糖尿病的高血压患者。

（4）噻嗪类利尿药与保钾利尿药联合

噻嗪类利尿药与氨苯蝶啶或阿米洛利等保钾利尿药合用部分增强降压效果，能够减少低钾血症发生，防止镁经肾丢失，此外还可避免低血钾引起的糖代谢紊乱。噻嗪类利尿药与保钾利尿药合用的降压效果依赖于健全的肾功能，当肾功能明显减退时，其降压作用减小，且易导致高钾血症。

INSIGHT 研究 3 年随访的结果未能证明硝苯地平控释片比复方阿米洛利有进一步减少主要心血管事件的作用。但在合并糖尿病患者中发现，利尿药组二级终点事件发生率显著高于 CCB 组，提示噻嗪类利尿药与保钾利尿药联合不太适宜高血压合并糖尿病的患者。

应该指出，不管是优先选择还是一般选择的联合用药方案，如能使用单片复方制剂，其"一天一片"的给药方式，简化了用药方案，提高了患者依从性，是强化、优化和简化治疗方案的体现。

3. 不推荐的联合降压方案

这些联合方案的共同特点是所产生的附加降压效果较小，不良反应风险明显增加。

（1）ACEI 联合 ARB

从理论上讲，ACEI 与 ARB 的联合可以更完全地阻滞 RAS 系统的活性，同时又可保留缓激肽的有益作用；但是两种相似类型药物的联合，可能只适合于治疗某些顽固性高血压或心力衰竭病例。这种联合也未得到临床支持。ONTARGET 研究显示，ACEI 与 ARB 联用并不能减少心血管终点事件发生，却显著增加了不良反应的风险。或许目前人们对于 RAS 系统调控作用的认识还十分有限。

（2）RASI 联合 β 受体阻滞药

两类药物联合时因 β 受体阻滞药降低肾素水平，可减弱 ACEI 的作用，降压幅度很有限。但从靶器官保护的角度来讲，β 受体阻滞药与 RASI 的联合是目前推荐用于高血压合并冠心病或心力衰竭的标准治疗，此外，ACEI 或 ARB 对糖代谢的有利作用可能抵消 β 受体阻滞药潜在的对糖代谢的不利影响。

（3）β 受体阻滞药联合非二氢吡啶类 CCB

该联合方案可抑制房室传导，导致严重心动过缓或心脏传导阻滞。对老年人，有病态窦房结综合征、传导阻滞者慎用或忌用。

总之，2010 年 ASH 发表的"联合应用降压药物意见书"表明：药物联合降压治疗是提高血压达标率的重要手段，不同联合方案的临床地位有所不同。

无独有偶，2013 年 ESH/ESC 高血压指南也推荐 5 种联合用药方案为首选组合：噻嗪类利尿药联合血管紧张素受体拮抗剂；噻嗪类利尿药联合钙拮抗剂；噻嗪类利尿药联合血管紧张素转化酶抑制药；钙拮抗剂联合血管紧张素转化酶抑制药；钙拮抗剂联合血管紧张素受体拮抗剂。不推荐联合使用 ACEI 类药物与血管紧张素受体拮抗剂，其推荐降压药物的优先组合见图 21-1。

七、高血压病合并其他疾病的联合用药策略[2-3，6-10，15-17]

（一）合并血脂异常

大剂量利尿药和传统的 β 受体阻滞药如阿替

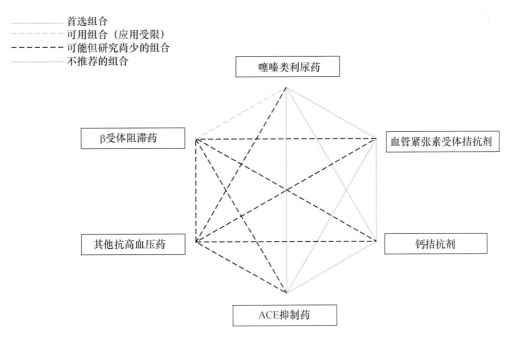

图 21-1　推荐降压药物的优先组合

洛尔和倍他洛克可使三酰甘油（甘油三酯）升高及 HDL-C 下降，因此 ACEI 及 CCB 组合比前两者组合要有益。此外，吲哒帕胺虽属噻嗪类利尿药，但对血脂无不良影响；α 受体阻滞药、非二氢吡啶类 CCB 对血脂均无有害作用，是可以配伍的选择用药。ASCOT 研究已进一步证实"新"药组合［CCB（氨氯地平）＋ACEI（培哚普利）］比"老"药组合［β 受体阻滞药（阿替洛尔）＋噻嗪类利尿药（苄氟噻嗪）］好。与阿托代他汀合用对降压及减少心血管发生率及死亡率均获益明显更大，其作用机制尚需进一步研究。

（二）合并糖尿病

高血压合并糖尿病者，若肾功能条件允许（血肌酐＜265 μmol/L）则首选阻断 RAAS 药，如 ACEI 或 ARB，长期服用能延缓糖尿病的发展。ALLHAT 试验证实噻嗪类利尿药可增加新发糖尿病风险。LIFE 等试验证实 β 受体阻滞药阿替洛尔及倍他洛克能增加新发糖尿病可能。此外，因为糖尿病患者常合并高甘油三酯血症、高尿酸血症等多种代谢紊乱，因此，使用对糖脂代谢无影响的吲哒帕胺作为基础用药是可取的。为达到目标血压，常需加 CCB 或小剂量噻嗪类利尿药或小剂量 β 受体阻滞药。同时要平稳控制血糖，血糖控制目标为空腹血糖 4.4～7.0 mmol/L，非空腹血糖＜10.0 mmol/L，糖化血红蛋白＜7%；有糖尿病肾病需按慢性肾疾病的要求管理血压，详见2013 年版《中国 2 型糖尿病防治指南》。

（三）合并心脏病、冠心病及心力衰竭

ACEI（ARB）单一用药可逆转 LVH，其次为 CCB，利尿药，而 β 受体阻滞药效果较差。此外，ACEI 也是充血性心力衰竭及心肌梗死后最好的用药选择。β 受体阻滞药在心肌梗死后与 ACEI 合用可降低死亡率及再梗死发病率，但降压方面无协同作用。CCB 对早期高血压性心脏病及稳定型心绞痛的冠心病者适用；与 ACEI 合用，既降压又能治疗冠心病及心绞痛，但对不稳定型心绞痛禁用。氨氯地平在 PRISE 试验中可用于心力衰竭患者降压，但易引起肺水肿。稳定型心绞痛时

首选 β 受体阻滞药或长效 CCB 及长效 ACEI；急性冠状动脉综合征时选用 β 受体阻滞药或 ACEI；心肌梗死后患者用 ACEI、β 受体阻滞药和醛固酮拮抗剂。对舒张压低于 60 mmHg 的冠心病患者，应谨慎降压，避免引发心肌缺血。

（四）合并慢性肾疾病

首选 ACEI 或 ARB，有利于防止肾病进展；常需联合 CCB、利尿药以及 β 受体阻滞药。若血肌酐＞132 μmol/L 须选择袢利尿药。用 ACEI/ARB 后血肌酐较基础升高＜30%，可谨慎使用或减量；如升高＞30%，可考虑停药。血压不达标者应积极联合长效 CCB、利尿药；若肾功能显著受损，如血肌酐水平＞265.2 μmol/L（3 mg/dl）时，应首选二氢吡啶类 CCB。

（五）合并脑血管病

噻嗪类利尿药、ACEI 与利尿药合用、CCB 及 ARB 等药物有利于减少脑卒中再发事件。PROGRESS 试验证实 ACEI 与噻嗪类利尿药合用、吲哒帕胺可使脑卒中患者再次脑卒中明显减少，其中无论有无高血压均能明显减少心血管事件发病率及死亡率。脑血管病降压后头晕加重者，应注意有无颈动脉狭窄问题。如双侧颈动脉严重狭窄，则谨慎或缓慢降压治疗。常用药物可选择利尿药、CCB、ACEI 或 ARB。

（六）难治性高血压

常用长效 CCB、利尿药、ARB 或 ACEI、β 受体阻滞药等联合治疗，必要时联合螺内酯和（或）α 受体阻滞药。

八、特殊人群的高血压病联合用药策略 [3,6-9,18-20]

（一）老年人

1. 老年高血压临床特点

（1）收缩压高、脉压大：老年单纯收缩期高血压（ISH）占高血压的 60%。随着年龄增长

ISH 的发生率增加，同时脑卒中的发生率急剧升高。老年人脉压与总死亡率和心血管事件呈显著正相关。

（2）血压波动大：血压"晨峰"现象增多，高血压合并直立性低血压和餐后低血压者增多。老年 ISH 伴有糖尿病、低血容量，应用利尿药、扩血管药或精神类药物者容易发生直立性低血压。老年人血压波动大，影响治疗效果，血压急剧波动时，可显著增加发生心血管事件的危险。

（3）血压昼夜节律异常：血压昼夜节律异常的发生率高，表现为夜间血压下降幅度过小（非构型）或过大（超构型），心、脑、肾等靶器官损害的危险增加。

（4）合并症多：老年人由于生理功能减退，患高血压后容易引起心、脑、肾等重要脏器的合并症，如易发生心力衰竭、脑卒中及慢性肾衰竭等。

2. 老年人用药特点

（1）老年人（＞65 岁）的降压药物从小剂量开始，根据耐受性逐步增加药量，应监测用药前后坐立位血压；尤其对体质较弱者更应谨慎。注意原有的以及药物治疗后出现的直立性低血压。

（2）老年人有较多危险因素、靶器官损害，合并心血管病、糖尿病等情况也较多，常需多药合用。

（3）80 岁以上的一般体质尚好的高龄高血压收缩压≥160 mmHg 者，可用小剂量的利尿药或 CCB，必要时加小剂量 ACEI。

（4）舒张压＜60 mmHg 者，如收缩压＜150 mmHg 则观察，如收缩压≥150 mmHg 则谨慎用小剂量利尿药、ACEI、CCB。

（5）我国完成的 Syst-China、STONE 等临床试验结果均表明钙通道阻滞药治疗老年人高血压可显著减少脑卒中发生风险。

3. 老年高血压患者的降压药物选择

除 α 受体阻滞药外的主要几大类降压药物均可用于老年高血压患者的治疗。

（1）钙通道阻滞药：治疗老年高血压的一线药物。适用于老年单纯收缩期高血压伴颈动脉内膜增厚的患者。肾功能不全、冠心病心绞痛也应考虑选择钙通道阻滞药。

（2）利尿药：有助于缓解水钠潴留，降低老年高血压患者的脑卒中的发病率和死亡率，对高血压伴水钠潴留的患者可以作为首选。但长期大量服用利尿药可造成多种代谢紊乱，故应用时须密切注意水电解质及酸碱平衡，监测血糖、血脂、尿酸等代谢指标的变化。

（3）血管紧张素转化酶抑制药（ACEI）及血管紧张素 II 受体拮抗剂（ARB）：因具有良好的降压作用，无直立性低血压及反射性心率增快等副作用，是老年高血压患者的一线用药，服药期间注意监测电解质变化。

（4）β 受体阻滞药：适用于高血压脑卒中和冠心病的一级预防、心肌梗死后的二级预防。禁用于房室传导阻滞、病态窦房结综合征及血流动力学不稳定等的老年患者。

（二）慢性肾疾病的儿童高血压患者

很多因素可能加重慢性肾疾病的病情，加重高血压进展；要有效降压必须先去除各种引起肾损害的诱发因素，并根据年龄、体重和慢性肾疾病的病因选择合适的降压药物。指南推荐 ACEI 和 ARB 作为慢性肾疾病的儿童高血压患者降压首选。

（三）肥胖者

肥胖相关性高血压患者常与胰岛素抵抗、代谢综合征、交感神经系统和 RAAS 过度激活密切相关，在大力戒烟、限酒、减肥、低盐饮食等改善生活方式基础上，推荐 RAAS 抑制剂（ACEI/ARB）、利尿药、β 受体阻滞药作为降压药。由于利尿药可导致血脂异常、胰岛素抵抗，故有代谢综合征、2 型糖尿病倾向的肥胖高血压患者，建议在密切监测其血糖、血脂的情况下低剂量使用噻嗪类利尿药。

（四）妊娠高血压患者

1. 定义

妊娠高血压是指妊娠后 20 周，孕妇发生高血压（≥140/90 mmHg）；或血压较孕前或孕早期升高≥30/15 mmHg；至少测量 2 次血压，应间隔6 h。妊娠高血压综合征定义为妊娠高血压同时伴蛋白尿和（或）水肿；子痫的定义为妊娠高血压综合征的患者发生抽搐。

2. 妊娠高血压药物选择

无论对于妊娠高血压综合征还是妊娠合并高血压，降压治疗均有利于降低孕妇及胎儿死亡率。孕妇用药方案比较特殊，有些药物可以通过胎盘进入胎儿或出现在乳汁中，对胎儿或婴儿产生毒副作用。对孕妇比较安全的降压药物为 β 或 α 受体阻滞药（如美托洛尔）、二氢吡啶类钙通道阻滞药（如硝苯地平）和中枢性降压药（如可乐定）。β 受体阻滞药若长期应用则对胎儿的心率有影响，可致心跳减慢并抑制胎儿的发育。利尿药对妊娠高血压综合征患者弊多利少，不宜大量使用。ACEI 和 ARB 类降压药物可延迟胎儿发育，可能有致畸作用，应禁用。口服阿司匹林和钙通道阻滞药对预防先兆子痫无作用，急性期降压治疗首选硫酸镁。对孕妇应用中成药和中草药降压要慎重选择。

（五）青少年高血压患者

1. 定义

在生长发育过程中血压逐渐升高，不同时间至少 3 次测量收缩压和（或）舒张压高于相应年龄、性别和身高的第 95 百分位，即为青少年（≤20 岁）高血压。

2. 药物治疗

血管紧张素转化酶抑制药、血管紧张素受体拮抗剂、β 受体阻滞药、钙通道阻滞药和利尿药都是青少年高血压患者可以使用的药物。治疗方案依据用药个体化原则，以最小的剂量、最小的毒副作用获得最大的疗效为目标，提高患者的依从性。

九、高血压病联合用药的难点

1. 不良生活方式

大量饮酒或吸烟，嗜咸食者且不能忍受低钠饮食，肥胖者无法控制食欲、不配合运动等都是造成多种降压药物联用无效的原因。

2. 肾性高血压

肾性高血压是临床上常见的难以控制的一种继发性高血压。尤其当肾衰竭、心力衰竭并存时，双侧肾小球滤过率极低，对血管紧张素 II 收缩入球小动脉的调节依赖性大，因此 ACEI（ARB）应慎用。尤其与利尿药合用缩小血容量状况下更容易出现血肌酐直线上升，一般上升＞35% 时应立即停用。缩小血容量的利尿药在肾衰竭状态是必需的选择用药，宜选用袢利尿药，一般不用无效的噻嗪类利尿药或加重肾衰竭的醛固酮受体拮抗剂螺内酯（安体舒通）。

3. 老年单纯收缩期高血压（ISH）

近几年来发现 ISH 呈上升趋势，主要因为人口老龄化。长期实践认识到老年人收缩压升高是比舒张压升高更重要的一个对于心血管病发生及死亡的预测因素。国际标准逐步将 20 世纪 70—80 年代的 SBP＞160 mmHg，DBP＜95 mmHg 改为 SBP＞140 mmHg，DBP＜90 mmHg，诊断 ISH 的老年人数也在上升。如何服药使 SBP 与 DBP 的脉压变小是治疗的难点。SHEP 试验发现老年高血压患者比较安全的最低 DBP 是 65 mmHg，因此老年人舒张压应保持在 65～75 mmHg，过低时会出现冠状动脉供血不足症状。β 受体阻滞药一般不用于 ISH，原因是减慢心率使心排血量增加更易增加脉压。利尿药、CCB、ACEI（ARB）、硝酸酯类都是老年人单纯收缩期高血压联合用药的选择。

4. 对大部分降压药物较敏感，有不良反应

某些高血压患者容易对降压药物敏感，出现各种不良反应，如 ACEI 和 ARB 引起干咳，甚至少数患者服 CCB 后也出现咳嗽反应；二氢吡啶类 CCB 引起踝部水肿及牙龈肿胀增生；β 受体阻滞药引起心动过缓；利尿药引起血尿酸升高、血钾降低等。对 ACEI（ARB）引起咽痒干咳不严重者，可以继续服药观察，服用小剂量阿司匹林可能部分抵抗干咳反应。二氢吡啶类引起的 CCB 踝部水肿、牙龈增生肿胀可以同服 ACEI（ARB）来部分抵消，或减少用药剂量减轻水肿程度。

5. 难治性高血压

应用非药物治疗以及包括利尿药在内的至少 3

种药物足量治疗数周仍不能将血压控制在目标水平，应进行假性难治性高血压或白大衣性高血压的筛查；寻找影响血压的相关因素，如：是否患者的依从性差（漏服或自行减量）；降压药物选择是否不当（剂量偏低、联合用药不合理）；是否服用有升压作用的药物（如口服避孕药、肾上腺类固醇类、可卡因、甘草、麻黄等）；是否尚未改变不良生活方式或未控制其他危险因素（肥胖、吸烟、重度饮酒、高脂血症、长期失眠等）；容量负荷是否过重（利尿药治疗不充分、高盐摄入、肾功能不全进展）；是否伴慢性疼痛和长期焦虑等。排除上述因素后，启动继发性高血压的筛查。

十、高血压的药物联合治疗小结和展望

20 世纪 70 年代提出高血压治疗"三联"组合，即血管扩张药产生的水钠潴留可被利尿药所抵消，而利尿药加快心率的作用被 β 受体阻滞药所抵消，不良反应小；ACEI＋噻嗪类利尿药无效时加水溶性 β 受体阻滞药；CCB＋ACEI 无效时，加利尿药优于 β 受体阻滞药，CCB 与噻嗪类利尿药虽无明显协同作用，但加入 ACEI 阻断 RAS 可使三药协同作用；ACEI＋CCB＋利尿药＋α 受体阻滞药，是目前最常用的治疗顽固性高血压的组合。

高血压是心血管病的独立危险因素，常与胰岛素抵抗、血脂异常、糖尿病、超重或肥胖合并存在，与脑卒中、冠心病等心脑血管事件相关，因此使高血压患者的血压达标，可明显降低心血管病的死亡率和致残率。同时，高血压是一种多因素的疾病，涉及肾-血管紧张素-醛固酮系统、交感神经系统、体液容量系统等多个系统。大量临床研究表明单药降压达标率低，单药只能作用于高血压的某种机制，且降低血压会启动反馈调节机制，导致血压回升；单药加量至剂量-反应性平台后，再增加剂量不仅不增加疗效反而导致不良反应增加。因此对单药治疗不能满意控制血压，或血压水平较高的中、重度高血压，应予以联合用药。WHO/ISH 强调少部分患者甚至需要 3 种或更多的降压药物治疗。联合用药有利于多种危险因素和并存疾病的控制，可保护靶器官，减少心血管事件。美国于 20 世纪 70 年代开展全民防治高血压病教育以来，服药治疗中的高血压患者血压控制率大幅上升，并同时使心血管病死率下降一半以上。

总之，高血压是一种多因素作用的疾病，积极有效地控制血压需要有作用于多种机制的降压药物的联合应用，以增加疗效，降低不良反应，提高依从性，从而实现平稳降压，减少心脑血管事件。然而，由于高血压患者个体差异（异质性）及伴发的血脂、血糖、心力衰竭、肾衰竭等问题，尽管已有大量循证医学证据表明联合用药在降压中的优势，但高血压的药物联合治疗仍是一个复杂的问题，具体降压药物如何组合才能获益最大，仍需更多的循证医学支持。发掘出更多获益更大降压药物治疗组合或开发更优的固定剂量复方制剂来进行抗高血压治疗必然是未来医药市场开拓的大趋势，也是高血压病药物治疗发展的大方向。

（杨天伦　夏珂　李凤娟）

参考文献

[1] Wang J, Zhang L, Wang F, et al. Prevalence, awareness, treatment, and control of hypertension in China: results from a national survey. Am J Hypertension, 2014, 27: 1355.

[2] National Institute for Health and Clinical Excellence. Hypertension: The Clinical Management of Primary Hypertension in Adults: Update of Clinical Guidelines 18 and 34. London: Royal College of Physicians (UK), 2011, 1: 1-38.

[3] Mancia G, Fagard R, Narkiewicz K, et al. 2013 European Society of Hypertension (ESH) and of the European Society of Cardiology (ESC) Guidelines for the management of arterial hypertension. European Heart Journal, 2013, 14: 2159-2219.

[4] Neal B, MacMahon S, Chapman N. Effects of ACE inhibitors, calcium antagonists and other blood-pressure-lowering drugs. Lancet, 2000, 356 (9246): 1955-1964.

[5] Lewis EJ, Hunsicker LG, Clarke WR, et al. Reno-

protective effect of the angiotensin-receptor antagonist irbesartan in patients with nephropathy due to type 2 diabetes. New Engl J Med, 2001, 345 (12): 851-860.

［6］James PA, Oparil S, Carter BL, et al. 2014 evidence-based guideline for the management of high blood pressure in adults: report from the panel members appointed to the Eighth Joint National Committee (JNC 8). JAMA, 2014, 311 (17): 1809.

［7］中国高血压防治指南修订委员会. 中国高血压防治指南 2010. 中华高血压杂志, 2011, 19 (8): 701-732.

［8］Hypertension guideline working group: YK Seedat, BL Rayner, Yosuf Veriava; The South African hypertension practice guideline 2014. Cardiovascular Journal of Africa, 2014, 25 (6): 288-294.

［9］中国高血压基层管理指南修订委员会. 中国高血压基层管理指南 (2014 年修订版). 中华健康管理学杂志, 2015, 9 (1): 10-29.

［10］Weber MA, Schiffrin EL, White WB, et al. Clinical Practice Guidelines for the Management of Hypertension in the Community: a statement by the American Society of Hypertension and the International Society of Hypertension. The Journal of Clinical Hypertension, 2014, 16 (1): 14-26.

［11］PATS Collaborating Group. Post-stroke antihypertensive treatment study. A preliminary result. Chin Med J (Engl), 1995, 108: 710-717.

［12］Haenni A, Lithell H. Moxonidine improves insulin sensitivity in insulin-resistant hypertensives. J Hypertens Suppl, 1999, 17: S29-S35.

［13］Gradman AH, Basile JN, Carter BL, Combination therapy in hypertension. J Am Soc Hypertens, 2010, 4 (1): 42-50.

［14］陈鲁原. 对不同降压药物联合方案的选择与意义. 中国处方药, 2012, 10 (2): 4-6.

［15］王文, 王继光, 张宇清. 针对中国高血压的特点制定中国高血压防治的策略与方案. 中华高血压杂志, 2010, 18 (10): 904-990.

［16］Rosendorff C, Lackland DT, Allison M, et al. Treatment of hypertension in patients with coronary artery disease: A scientific statement from the American Heart Association, American College of Cardiology, and American Society of Hypertension. J Am Soc Hypertens, 2015, 30: S1933-171.

［17］中华医学会糖尿病学分会. 中国 2 型糖尿病防治指南 (2013 年版). 中华糖尿病杂志, 2014, 6 (7): 447-498.

［18］Dionne JM, Evidence-based guidelines for the management of hypertension in children with chronic kidney disease. Pediatr Nephrol, 2015, 3 (10): 1-8.

［19］Jordana J, Yumukb V, Schlaich M, et al. Joint statement of the European Association for the Study of Obesity and the European Society of Hypertension: obesity and difficult to treat arterial hypertension. Journal of Hypertension, 2012, 30: 1053.

［20］Landsberg L, Aronne LJ, Beilin LJ. Obesity-Related Hypertension: Pathogenesis, Cardiovascular Risk, and Treatment-A Position Paper of the Obesity Society and the American Society of Hypertension. Obesity, 2013, 21: 18.

第二十二章 降压药物的研究进展

第一节 概 述

一、高血压药物概述

高血压病（hypertension）是一种心血管综合征，是我国的重大公共卫生问题。高血压是多种心脑血管疾病的"导火索"，可促使冠心病、心力衰竭、脑卒中、脑出血及肾疾病等疾病的发病风险大大增加[1-5]。国内外大量临床与基础研究资料表明，高血压病是可以预防和控制的疾病，积极控制血压可明显减少脑卒中及心血管事件，显著改善高血压患者的生存质量[2,6]。尽管目前抗高血压药物已逾百种，但新的降压药物仍需进一步研发，因为目前高血压的治疗率和控制率仍然较为低下，高血压治疗问题尚未完全解决。指导患者合理用药，开发新型降压药物，在降压的同时有效保护靶器官，是改善我国人群高血压治疗率和控制率的重要策略[3]。根据 2010 年中国高血压防治指南和美国预防、检测、评估与治疗高血压联合委员会第七次报告（JNC7）的高血压治疗指南，目前临床上常用的降压药物主要有 6 大类：噻嗪类利尿药、β 受体阻滞药、钙通道阻滞药（CCB）、血管紧张素转化酶（ACE）抑制药、血管紧张素（Ang）Ⅱ 受体拮抗剂（ARB）以及 α 受体阻滞药，前 5 类为一线降压药物。此外还有肾素抑制剂，作用于中枢系统的降压药物，醛固酮受体拮抗剂，作用于血管内皮的降压药物，以及直接血管扩张药等其他非一线降压药物[1-2]。

二、肾素-血管紧张素-醛固酮系统研究进展

自 1898 年肾素被发现 100 多年来，肾素-血管紧张素-醛固酮系统（renin-angiotensin-aldosterone system，RAAS）始终是高血压等心血管疾病药物治疗研究的主要方向之一[1,7-9]。在现有降压药物中，RAAS 阻滞药在高血压防治中具有极为重要的地位，其优势不但体现在降低血压水平方面，而且体现在保护靶器官、减少脑卒中和心血管事件发生以及改善高血压患者的生存质量方面。从高血压患者心血管危险因素控制，到高血压进展不同阶段的治疗，RAAS 阻滞药的应用最为普遍[5,10]。在 RAAS 的经典通路中（图 22-1），肾球旁细胞分泌的蛋白水解酶肾素（renin）将肝合成释放的血管紧张素原（AGT）裂解为血管紧张素（Ang）Ⅰ，后者又被位于血管内皮表面的蛋白水解酶 ACE 和糜蛋白酶进一步水解为具有强烈缩血管活性的八肽——Ang Ⅱ[10]。Ang Ⅱ 是 RAAS 的主要效应物质，通过与血管紧张素 1 型受体（AT_1）受体结合发挥诸如收缩血管、释放醛固酮、促氧化应激、促炎性反应、促纤维化和促心血管增殖作用，最终导致血压上升[8]。在氨基肽酶的作用下，Ang Ⅱ 还可进一步水解为 Ang Ⅲ。Ang Ⅱ 和 Ang Ⅲ 刺激肾上腺皮质球状带分泌和释放醛固酮。醛固酮作用于肾远曲小管和集合管，增加其对 Na^+ 的主动重吸收，提高细胞外液

晶体渗透压，并通过释放抗利尿激素增加水的重吸收，从而维持人体血容量[11]。另外，ACE 可以灭活缓激肽（bradykinin，BK），因而传统 RAAS 主要是通过其关键酶 ACE 阻滞降低血压的 BK-B2 通路而同时又产生强烈的缩血管物质如 Ang Ⅱ 来实现其全身的血管加压作用。作为人类 ACE 的第一个同源酶，血管紧张素转化酶 2（ACE2）的发现是近年来人们在高血压及心血管疾病防治新靶点研究中的一个重大突破[1-2,12]。ACE2 不仅能够直接高效降解 ACE 的作用产物 Ang Ⅱ 而生成 Ang-(1-7)，还能竞争性地作用于 ACE 的底物 Ang Ⅰ，使之产生 Ang-(1-9)，后者经 ACE 作用进一步水解为 Ang-(1-7)（图 22-1）。ACE2 最主要的生物活性产物是 Ang-(1-7)，后者为 G 蛋白偶联受体 Mas 的一个内源性配体，其扩血管降压效应至少部分通过提升一氧化氮（NO）、BK 和前列腺素等舒血管物质的作用实现。尽管 ACE2 与 ACE 分子结构极为相近，但两者功能却大不相同。ACE2 在血压、心血管和肾功能调节中起到与 ACE/Ang Ⅱ 相反的作用。ACE 抑制剂和 ARB 可通过促进 ACE2/Ang-(1-7) 表达或活性增加，

抑制心血管组织氧化应激形成与缓激肽降解，调节 MMP 活性与细胞外基质生成，在保护高血压患者靶器官方面发挥重要作用[8,13-14]。新的 RAAS 参与血压调控主要依赖于两条路径：其中一条为 ACE-Ang Ⅱ-AT1 受体轴，起升压效应；另一条为 ACE2-Ang-(1-7)-Mas 受体轴，通过对抗前一路径，引起血压下降（图 22-1）。ACE 与 ACE2 一旦失衡，将使血压改变。在 ACE2 相对缺乏状态，Ang Ⅱ 作用占优势，导致血管收缩增强，引发血压增加。而 ACE2 表达充足时，Ang-(1-7) 舒血管效应与 Ang Ⅱ 缩血管效应势均力敌，体内血压维持在正常水平。当 ACE2 过表达或其活性过度增高情况下，可能引发低血压。由于 ACE2、Ang-(1-7) 新成员的加入，RAAS 较以往变得更富挑战性，同时为降压药物的研发带来新的契机[9,11,15]。

三、高血压防治新指南发布与降压药物临床应用推荐

自从 2013 欧洲高血压学会（ESH）/欧洲心脏

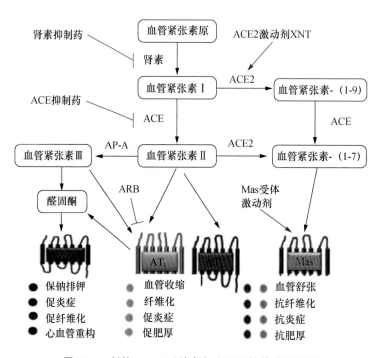

图 22-1 新的 RAAS 系统参与血压调控的信号途径

ARB，血管紧张素 Ⅱ 受体拮抗剂；ACE，血管紧张素转化酶；ACE2，血管紧张素转化酶 2；AP-A，氨基肽酶 A；MR，盐皮质激素受体；AT1，血管紧张素 1 型受体；AT2，血管紧张素 2 型受体

病学会（ESC）高血压管理指南[16]，美国预防、检测、评估与治疗高血压联合委员会第八次报告（JNC8）——2014 年美国成人高血压治疗指南[17]以及美国高血压学会（ASH）/国际高血压学会（ISH）的美国社区高血压管理临床实践指南[18]公布以来，国内外专家学者针对降压药物的选择与高血压防治趋势展开了热烈讨论与争论，议题中包括 β 受体阻滞药能否作为一线降压药、降压药物起始治疗的血压阈值以及降压药物使用策略与流程改变等[5-6,19-20]。2013 ESH/ESC 高血压管理指南针对降压药物靶目标值进行了相应调整。2013 ASH/ISH 美国社区高血压管理临床实践指南对降压药物进行了分类概述，并针对高血压患者的一线、二线临床用药以及高血压患者各种并发症情况用药进行了推荐，与美国 JNC8 新指南有所不同（表 22-1）。JNC8 新指南建立了高血压治疗的临床证据条款和推荐，包含一张高血压患者治疗流程图和 9 条指南推荐来帮助临床医师如何选择降压药物。与 JNC7 指南不同，JNC8 新指南针对高血压治疗起始用药（一线降压药物）推荐进行了修改，建议 RAAS 阻滞药如 ACE 抑制药和 ARB、CCB 以及噻嗪类利尿药作为一线降压药物，不再推荐 β 受体阻滞药为高血压患者初始降压药物[5,17]。JNC8 全体专家强调高血压治疗的主要目的是达标和维持目标，认为高血压治疗的获益来源于血压的控制而不是降压药物的种类。

表 22-1　2013 ASH/ISH 与 2014 JNC8 指南推荐用药与高血压合并症用药比较[20]

	ASH/ISH 2013	JNC8 2014
推荐用药	A、C、TD	A、C、TD
推荐应用	第一步：C 或 TD 首选 第二步：A（若 A 作为首选药，则第二步选择 C 或 D）； 第三步：联合 A、C、D	单用或联合使用 A、C、TD
预防再发卒中	任一降压药物	A1、B
预防再发 AMI	A、B	A1、B、醛固酮受体拮抗剂
合并无症状性 AS 或 CAD 风险患者	A1、C	A1、B、C、D、醛固酮受体拮抗剂
合并蛋白尿、ESRD 或 CKD 患者	A	A
合并糖尿病	A	A、B、C、D、醛固酮受体拮抗剂
合并心力衰竭	B、A、D、醛固酮受体拮抗剂	—

注：A1，ACE 抑制剂；A2，血管紧张素 Ⅱ 受体拮抗剂（ARB）；A，A1 或 A2；B，β 受体阻滞药；C，钙通道阻滞药（CCB）；D，利尿药；TD，噻嗪类利尿药；AMI，急性心肌梗死；AS，动脉粥样硬化；CAD，冠状动脉疾病；ESRD，终末期肾疾病；CKD，慢性肾疾病

上述系列高血压新指南的制定与推出对于提高高血压专科医师临床降压药物应用水平与诊疗效果、改善高血压患者健康具有极其重要意义。但国际高血压学界经历了数十年研究和临床实践后，还不能找到一个共同认可并统一的高血压防治指南，也未能找到一个被普遍接受的高血压诊断标准和降压目标值以及降压药物使用的最佳方案。不管是管理指南还是临床实践指南，其核心内容都变成了降压药物的用药指南。在国内高血压临床实践中，仍应以中国现行高血压防治指南为主要参考依据开展工作。另外，从新指南规范转换为高血压临床诊疗措施的一些环节尚需进行更深入的研究。在可预见的未来，高血压治疗仍存较多争议，尚需进行更多的有关 RAAS 拮抗剂等降压药物大规模临床研究来充实验证。

四、降压药物的选择与应用基本原则

降压药物的药动学和药效学特点，直接影响其在人体吸收、分布和排泄。在降压药物选择时，应根据每种降压药物的作用特点及高血压患者具体情况，选择合理的剂量、合适的药物及科学的

给药时间间隔。根据 2010 中国高血压防治指南的建议，降压药物的应用应遵循以下基本原则：小

剂量开始、优先选择长效制剂、联合用药及个体化原则[2]。

第二节　利尿药

临床上，利尿药因其疗效确切、价格低廉而在高血压患者的治疗中始终占有一席之地。利尿药是一类作用于肾，主要通过利钠排水、降低高血容量负荷从而维持体内水、电解质平衡的药物，临床上主要用于高血压、心力衰竭和肾衰竭等疾病的治疗。本节主要介绍利尿药在高血压治疗中的应用。

一、利尿药的分类与作用特点

目前，临床上用于治疗高血压的利尿药主要

分为 3 类（表 22-2）：噻嗪类及其类似物（氢氯噻嗪、氯噻酮和吲达帕胺等），保钾利尿药（螺内酯、氨苯蝶啶和阿米洛利等）和袢利尿药（呋塞米、托拉塞米和布美他尼）。而不同类利尿药的具体作用机制因其作用部位和化学结构的不同而有所差异[2]。

1. 噻嗪类及其类似物　主要作用于髓袢升支粗段的皮质部和远曲小管的近段，通过抑制肾小管对 Na^+ 的重吸收而起作用。由于 Na^+ 和 Cl^- 的重吸收减少，从而引起肾小管腔内渗透浓度增高，最终导致大量 $NaCl$ 带着水分排出体外。此外，噻

表 22-2　各型利尿药的分类及其药理学特点[3,23]

降压药物	常用维持量（mg/d）	作用峰值（h）	持续时间（h）	生物利用度（%）	血浆蛋白结合率（%）	排泄途径
噻嗪类						
氢氯噻嗪	12.5～25	3～4	18	70	99	肾
泊利噻嗪	2～4	5	24～48	60～80	80	肾
三氯噻嗪	1～2	6	18～24	—	—	肾
甲氯噻嗪	50～100	6	24	—	—	—
环戊噻嗪	0.5～1	5～10	24～36	—	—	—
苄氟噻嗪	1.25～2.5	1～2	18	—	94	肾
氢氟噻嗪	50	—	18～24	73	—	肾
噻嗪类似物						
氯噻酮	25～50	6	≥48	60	98	肾
美托拉宗	2.5～5.0	1	12～24	—	64	肾
吲达帕胺	2.5	1～2	24	93	76～79	肾
袢利尿药						
呋塞米	40～120	1	6～8	11～90	95～99	肾
托拉塞米	10～80	1～2	5～8	80	99	肝、肾
布美地尼	0.5～3	1～4	4～6	50～80	＞95	肾
保钾利尿药						
氨苯蝶啶	50～100	6	12～16	＞80	40～70	肾
阿米洛利	5～10	6～10	24	50	低	肝、肾
螺内酯	25～100	48～72	48～72	＞90	＞90	肝、肾

嗪类利尿药可通过增加远曲小管钠负荷和促进 Na^+-K^+ 交换，可增加 K^+ 排泄，也可以直接增加远曲小管 K^+ 的分泌，因此长期使用会引起低钾血症[3-4]。

2. 保钾利尿药　其作用机制有两种：①通过抑制远端肾小管对 Na^+ 的重吸收和 K^+ 的分泌，从而起到保钾排钠的作用；②非选择性醛固酮受体拮抗剂螺内酯和选择性醛固酮受体拮抗剂依普利酮因结构与醛固酮相似，可与醛固酮受体结合，在远端小管和集合管部位与醛固酮受体竞争性拮抗，抑制醛固酮引起的保钠排钾作用。保钾利尿药因降压作用较弱，通常不单独用于治疗高血压，多与噻嗪类利尿药合用或做成单片复方制剂，以增强降压作用，减少不良反应[3-4]。

3. 袢利尿药　主要作用于髓袢升支髓质，通过阻断该部位对 Cl^- 的重吸收而起作用。因 Cl^- 的重吸收被阻断而影响 Na^+ 的重吸收，使肾小管腔内溶质浓度增高，而肾髓间质内的渗透浓度减低，因而肾的浓缩功能受到破坏，以致集合管的水分不能充分吸收，结果大量水盐排出体外。此类药物作用时间短，通常不作为降压治疗的首选药物，但当高血压伴肾衰竭、充血性心力衰竭和高血压危象时可选择此类药物[3-4]。

二、噻嗪类利尿药的降压机制

噻嗪类利尿药降压作用主要是由于其可以通过影响肾小管的重吸收和分泌，促进体内电解质（Na^+、K^+ 和 Cl^- 等）和水分的排出从而达到利尿降压的作用[2-3]。该类利尿药初始作用来自于促进水钠排泄而使血容量下降，进而使心排血量下降，起到降压作用。随着时间的推移，人体通过自身调节使心排血量逐渐恢复到给药前的水平，外周血管阻力下降，降压效果保持[4]。此外，噻嗪类利尿药可以通过减少血管平滑肌内的 Na^+ 浓度，通过 Na^+-Ca^{2+} 交换机制使细胞内 Ca^{2+} 浓度降低，从而降低血管平滑肌对缩血管活性物质的反应。新近研究认为利尿药可以下调 AT_1 受体的数量，而后者是 Ang II 发挥强大的缩血管作用不可缺少的介质，故利尿药可以通过此作用起到降压和靶器官保护作用[3]。

三、利尿药降压治疗的新近临床试验结果

自利尿药应用于临床以来，实践证明其是一类有效的抗高血压药物。利尿药不仅降压作用平稳，还能与其他种类的降压药物联合应用，可以显著增强疗效，并减少不良反应的发生。以降压药物、心脑血管并发症为主要研究目标的大规模 RCT 临床试验为高血压的治疗和靶器官保护评估与科学管理提供了理论依据[4-5]。我国学者积极参与了国际大型临床降压治疗的一级预防临床试验，如高龄老年高血压试验（HYVET）[21]、培哚普利对脑卒中后降压治疗预防再发研究（PROGRESS）[22]。上述临床试验表明（表 22-3），较新一代的噻嗪类长效利尿药吲哒帕胺单独或联合使用均有确切的降压效果和预防脑卒中作用，可减少心血管疾病的终点事件及死亡危险，减轻患者左心室肥厚及微量蛋白尿的排出率，且不影响糖、脂代谢及血钾水平，具有广阔的应用前景。

四、常用利尿药使用方法与各型利尿药的药动学参数

1. 噻嗪类利尿药　小剂量噻嗪类利尿药对代谢影响较小，与其他降压药物（尤其是 ACE 抑制药和 ARB）合用可显著增强后者的降压作用。此类药物尤其适用于老年和高龄老年高血压、单纯收缩期高血压或伴心力衰竭的高血压患者，也是难治性高血压患者的基础药物之一[2-3]。在我国，噻嗪类利尿药见表 22-2，其中常用药物的剂量与用药时间间隔如下：①氢氯噻嗪　$6.25\sim25$ mg/d，每日口服 1 次；②吲哒帕胺　$0.625\sim2.5$ mg/d，每日口服 1 次；③吲哒帕胺缓释片　1.5 mg/d，每日口服 1 次。

2. 保钾利尿药　通常不单独用于高血压的治疗，常与排钾利尿药联合使用，以增强疗效，减少副作用。保钾利尿药见表 22-2，其中常用药物的剂量与用药时间间隔如下：①阿米洛利　$5\sim$

表 22-3　各类降压药物相关临床试验新进展

临床试验名称	降压药物选择	病例数与随访时间	终点事件与研究结果	参考文献
HYVET	吲达帕胺	1682 例；6 个月	吲达帕胺活性药物治疗能降低老年高血压患者血压、全因死亡和心血管死亡事件	[21]
ACCOMPLISH	贝那普利＋氨氯地平	11 482 例；12 个月	贝那普利联合氨氯地平治疗明显降低非肥胖高血压患者终点事件（心血管死亡、心肌梗死、卒中）43％	[25]
ADVANCE	培哚普利、吲达帕胺	11 140 例；5.9 年	培哚普利联合吲达帕胺治疗组全因死亡与心血管死亡风险明显降低	[27]
LIFE	氯沙坦	9193 例；4.8 年	与阿替洛尔相比，氯沙坦能明显降低血压、尿白蛋白/肌酐比值等，减少心血管疾病危险因素	[30]
ALTITUDE	阿利吉仑	8561 例；32.9 个月	阿利吉仑的降压和靶器官保护作用与 ACEI/ARB 相比，差异并不明显	[33]
CSPPT	依那普利联合叶酸	20 702 例；4.5 年	依那普利联合叶酸治疗明显降低卒中 21％，使复合心血管事件（心血管死亡、心肌梗死）减少 13％	[35]

注：ALTITUDE，使用心肾终点的阿利吉仑治疗 2 型糖尿病试验；LIFE，氯沙坦干预以减少高血压终点研究；HYVET，老年高血压治疗研究；ACCOMPLISH，收缩期高血压患者联合治疗预防心血管事件的研究；ADVANCE，降压降糖治疗 2 型糖尿病高危患者血管疾病预防作用的析因随机试验；CSPPT，中国脑卒中初级预防试验

10 mg/d，每日口服 1～2 次；②氨苯蝶啶 25～100 mg/d，每日口服 1～2 次；③螺内酯 20～80 mg/d，每日口服 1～3 次；④依普利酮 50～100 mg/d，每日口服 1～2 次。

3. 袢利尿药　主要用于治疗高血压伴肾功能不全，高血压伴充血性心力衰竭和难治性高血压。常用的袢利尿剂药物用法如下：①呋塞米 10～80 mg/d，每日口服 1～2 次；②托拉塞米 10～80 mg/d，每日口服 1～2 次；③布美他尼 0.5～3 mg/d，每日口服 1～2 次。

五、利尿药的不良反应及禁忌证

尽管利尿药是较为常用的降压药物，但在临床上还应经常注意利尿药的不良反应。利尿药常见的不良反应和禁忌证如下[2-3,23]：

1. 电解质紊乱　包括低钾血症（常见）、低钠血症和低镁血症，主要症状为乏力、疲倦、眩晕和轻度胃肠道症状，减量以调整电解质紊乱后，上述症状可消失。长期使用噻嗪类利尿药患者饮食中需要包含足够的钾，并定期检测血钾，以防止低血钾的发生，或者将噻嗪类利尿药与 ACE 抑制剂或 ARB 联用，也可与保钾利尿药联用。低钠血症和低镁血症主要出现在长期使用袢利尿

药的患者中，与其促进 Na^+ 的排泄和 Mg^{2+} 的重吸收有关，使用时应注意监测血电解质的变化，必要时适当补充 Na^+ 和 Mg^{2+}。

2. 尿酸升高　噻嗪类利尿药可干扰尿酸从肾小管排出，从而使血中尿酸升高，使痛风患者病情加重，故已有高尿酸血症的患者慎用，痛风者禁用。

3. 影响肾功能　噻嗪类利尿药可降低肾小球滤过率而使肾功能受损的患者血尿素氮升高或导致肾衰竭，故禁用于肾功能受损者；在血容量不足的心力衰竭患者中，利尿药也可诱发氮质血症，血肌酐水平一过性增高。

4. 糖代谢紊乱　利尿药可使空腹血糖增加，糖耐量下降并增加高血压患者的胰岛素抵抗，故对糖尿病和糖耐量减低的高血压患者应对此类利尿药减量使用。

5. 脂代谢紊乱　噻嗪类利尿药长期应用可影响脂肪酶活性，使血中三酰甘油、低密度脂蛋白升高和胆固醇轻度增高。

6. 男性乳房发育　螺内酯长期应用有可能导致男性乳房发育，而新型选择性醛固酮受体阻滞剂依普利酮与雄激素和黄体酮受体相互作用极小，因此引起男性乳房发育的可能性大大减小，耐受性良好。

第三节　血管紧张素转化酶抑制药

血管紧张素转化酶（ACE）抑制药是一类通过抑制 ACE 阻断 RAAS 发挥作用的一线降压药物，目前已经广泛应用于临床治疗高血压。ACE 是 Ang Ⅰ水解为 Ang Ⅱ过程中最重要的限速酶，ACE 抑制药通过竞争性抑制 ACE，不但能直接降低血压，而且对高血压患者具有良好的靶器官保护作用和心血管终点事件预防作用[2]。ACE 抑制药作用明确，其对心率和糖脂代谢几乎无不良影响。

一、ACE 抑制药的降压机制

ACE 抑制药的主要降压机制包括以下几点：

第一，作用于循环与组织中的 RAAS，通过阻断 ACE 减少血浆及组织 Ang Ⅱ的水平，从而减轻 Ang Ⅱ的升压作用。

第二，通过抑制 Ang Ⅱ对靶器官的作用，使肾上腺皮质球状带释放醛固酮减少，促进尿钠排泄，削弱病理状态下因醛固酮增多所致的水钠潴留，进而降低血压[4,24]。

第三，通过阻断 ACE 还可以提高循环中的缓激肽水平，而后者可以刺激内皮细胞生成 NO、前列腺素等舒血管物质引起血管舒张，并且促进肾尿钠排泄来减少血容量[4,24]。

第四，通过使 Ang Ⅱ生成减少、抑制激肽酶使缓激肽降解减少，降低交感神经兴奋性，减少去甲肾上腺素（NE）的合成和释放，降低外周血管阻力，使血管舒张，血压下降。

第五，促使循环和组织中的 ACE2 和 Ang-(1-7) 水平增加，而 ACE2/Ang-（1-7）通过拮抗 Ang Ⅱ/AT₁ 受体的作用，可发挥扩血管、抗氧化、抗炎症、抗血栓、抑制平滑肌细胞增生以及减轻心肌梗死后心室重构等功效[8-9,13-14]。

二、ACE 抑制药降压治疗的新近临床试验

ACE 抑制药自问世以来，大量的临床试验已经明确了该类药物平稳的降压作用，以及良好的靶器官保护作用。收缩期高血压患者联合降压治疗预防心血管事件研究（ACCOMPLISH）试验表明[25]，ACE 抑制药贝那普利单用或联合氨氯地平治疗可减少收缩期高血压患者心血管事件的发生率和死亡率，可以分别降低心血管事件、脑卒中及心肌梗死发生率 18%、25%、25%。培哚普利对脑卒中后降压治疗预防再发研究（PROGRESS）试验[26]表明，应用培哚普利治疗使得单纯收缩期高血压、单纯舒张性高血压和全期高血压患者的主要心血管危险事件发生率分别降低了 27%、28% 和 32%，同时上述各种类型高血压心血管危险事件的发生率亦显著降低。降压降糖治疗 2 型糖尿病高危患者血管疾病预防作用的析因随机试验（ADVANCE)[27]研究表明（表 22-3），应用 ACE 抑制药培哚普利治疗后，高血压患者主要终点事件全因死亡和心血管死亡风险明显降低（风险比分别是 0.91 和 0.88）。

三、ACE 抑制药的分类

ACE 抑制药通过与 ACE 活性部位的 Zn^{2+} 结合，使之失活而发挥作用。与 Zn^{2+} 结合的强度及"附加结合点"结合的数目决定了不同 ACE 抑制药的作用强度和作用持续时间[3]。根据 ACE 抑制药与 Zn^{2+} 结合的基团的不同可将 ACE 抑制药分为以下四类（见表 22-4）：

第一类，含有与 Zn^{2+} 结合的巯基类（SH）：卡托普利、阿拉普利、佐芬普利等；

第二类，含有与 Zn^{2+} 结合的羧基类（COO^-）：依那普利、赖诺普利、培哚普利等；

第三类，含有与 Zn^{2+} 结合的次磷酸基（POO^-）：福辛普利、西罗普利等。

第四类，含有与 Zn^{2+} 结合的异羟肟基类：依屈普利等。

四、常用 ACE 抑制药的临床适应证与使用方法

1. ACE 抑制药的临床适应证

ACE 抑制药作为抗高血压治疗的一线药物之一，其疗效已经得到充分肯定。ACE 抑制药可用于轻、中度和严重高血压，其作用与年龄和性别无关，单药治疗对 60%～70% 的高血压患者都有效，长期服用无耐药性，停药无反跳，无直立性低血压。在降压的同时不引起反射性心率加快和水钠潴留，对糖脂代谢也无不良影响[2,4]。美国 JNC7 和 JNC8[17,28] 提出了对于高血压合并心力衰竭、心肌梗死后、高危冠心病、糖尿病、慢性肾脏疾病或需要预防再发脑卒中的患者，ACE 抑制药具有强适应证，可优先考虑使用。ACE 抑制药尤其适用于合并以下情况的高血压患者：慢性心力衰竭、心肌梗死后心功能不全、心房颤动、糖尿病肾病、非糖尿病肾病、代谢综合征、蛋白尿和微量白蛋白尿[2-3]。

2. 常用的 ACE 抑制药及其使用方法如下（见表22-4）：

（1）卡托普利　第一个广泛使用的 ACE 抑制药。对于肾功能正常的患者每次 12.5～25 mg，每日 2～3 次；对于肾功能减退患者、老年人和反应敏感者，第 1 日可试用 6.25 mg，酌情逐渐加量，最大量为每日 150 mg。

（2）依那普利　唯一可静脉给药的 ACE 抑制药，是一种前体药物。日常应用口服 10 mg，每日口服 1～2 次，必要时也可静脉注射以加速起效，可根据患者情况增加至每日 40 mg。

（3）贝那普利　由小剂量开始，逐渐增量。开始剂量为 10 mg/d，每日口服 1 次，然后可根据病情增加至 40 mg/d，分 1 次或 2 次服用。严重肾功能不全或心力衰竭患者或服用利尿药的患者，初始剂量为 5 mg/d。

（4）培哚普利　治疗高血压，剂量为 4 mg/d，若需要，可于 1 个月后增至 8 mg/d，每日 1 次；老年高血压应以 2 mg/d 开始治疗，如需要，可于 1 个月后增至 4 mg/d；合并充血性心力衰竭的患者初始剂量为 2 mg/d，在血压可以耐受的前提下，可增至 4 mg/d。

表 22-4　常用 ACE 抑制药的分类及其药理学特点[4,23]

药物名称	化学分类	参考剂量（mg/d）	用法（每天）	作用峰值（h）	持续时间（h）	半衰期（h）	生物利用度（%）	血浆蛋白结合率（%）	排泄途径
卡托普利	巯基	25～100	2～3 次	1～2	8～12	2～3	75～91	25～30	肾
依那普利	羧基	10～40	1～2 次	4.0～6.0	30～35	11	28	60	肾
贝那普利	羧基	10～40	1 次	2	12～24	10～11	30	95	肾
赖诺普利	羧基	5～20	1 次	4～8	24～30	13	25	<10	肾
雷米普利	羧基	2.5～20	1 次	3～6	24～48	14～30	54～65	60	肾
培哚普利	羧基	1～8	1 次	2～3	18～24	>24	60～95	35	肾
西拉普利	羧基	2.5～10	1 次	2	>24	>40	60	—	肾
福辛普利	次磷酸基	10～40	1 次	3～6	24	>24	30～36	99.4	肝、肾
阿拉普利	巯基	25～75	1～3 次	1	24	2～5	67		肾
地拉普利	羧基	7.5～30	1～2 次	1～6	16～24	3～4	—		肾
莫西普利	羧基	7.5～15	1～2 次	2	12～18	2～9	22	72	肾
喹那普利	羧基	5～20	1 次	1.4～1.5	>24	>24	75～90	97	肾
群多普利	羧基	1～4	1 次	4～10	>24	24	70	80～97	肾
咪达普利	羧基	5～10	1 次	6～8	24	8	—	—	肝、肾

（5）雷米普利 治疗高血压，开始第 1 周口服 1.25 mg/d，每日 1 次，后逐渐增加到 2.5～7.5 mg/d。

（6）福辛普利 常用剂量是 10～20 mg/d，每日口服 1 次。

（7）赖诺普利 治疗高血压时开始剂量为 2.5～5 mg/d，可增加到 10～20 mg/d，超过 20 mg/d 药效不再增强。

五、ACE 抑制药的禁忌证与不良反应

ACE 抑制药对妊娠妇女，双侧肾动脉狭窄、高钾血症患者禁用。总体来说，ACE 抑制药的安全性良好，但长期使用时该类药物的不良反应并不少见，主要包括咳嗽、低血压、高钾血症、肾功能恶化等[2,4]。ACE 抑制药的常见不良反应如下：

1. 咳嗽

咳嗽是 ACE 抑制药的最常见的不良反应，多为无痰的阵发性干咳，伴咽喉壁发痒感，无特效药治疗，停药后咳嗽消失，无长期不良后果。这种咳嗽的机制尚不清楚，可能与缓激肽或 P 物质以及迷走神经 C 纤维受刺激有关。咳嗽程度较轻时，可鼓励患者坚持服药，部分患者会逐渐减轻或消失。但对于咳嗽严重或患者不能坚持服药时，应停用 ACE 抑制药，改用 ARB 或其他降压药物。

2. 肾功能恶化

ACE 抑制药对肾功能的影响一直是令人感到困惑的问题。一方面，大量研究证实 ACE 抑制药有显著的肾功能保护作用；另一方面，在使用的最初阶段 ACE 抑制药会引起暂时性肾功能恶化。特别是对于已有肾功能不全的患者，应用 ACE 抑制药后部分患者可出现快速、大幅度的血压下降或急性肾衰竭，因此，ACE 抑制药在重度肾功损害者中的使用应引起高度关注，应用中必须监测肾功能。大量国内外文献和我国 ACE 抑制药在肾疾病正确应用共识建议：用药初始 2 个月左右血肌酐（SCr）可轻度上升（升幅 < 30%）者不需停药。但如用药过程中 SCr 升幅 > 30%～50%，提示肾缺血，应停用 ACE 抑制药，若肾缺血被纠正且 SCr 恢复至用药前水平，才可再用 ACE 抑制药。

3. 高钾血症

ACE 抑制药减少 Ang II 的生成，进而抑制醛固酮的释放，因此有增高血钾的倾向，但在肾功能正常的患者中，血钾增高的幅度通常不是很大。

4. 低血压

在低盐饮食、大量使用利尿药等导致低钠和血容量不足时，以及在高龄老年人和严重心力衰竭患者中，有症状的低血压，特别是首剂低血压反应的发生率较高。因此在这些情况下，建议使用较小剂量的 ACE 抑制药，后逐步上调剂量。

5. 其他不良反应

包括支气管痉挛、血管神经性水肿、皮疹和味觉障碍等。

第四节　血管紧张素 II 受体拮抗剂

20 世纪末随着临床医学成功地从经验医学转型为循证医学，1996 年血管紧张素 II 受体拮抗剂（angiotension receptor blockers，ARB）的问世，又产生了一阵新的冲击波。ARB 是继 ACE 抑制药之后，对高血压、心肌肥厚、心力衰竭等心血管疾病具有良好作用的新一类作用于 RAAS 的重要药物（表 22-5）。与 ACE 抑制药相比，它作用于 RAAS 最重要的活性介质——AT$_1$ 受体，更直接、更具选择性地阻断 RAAS，且无 ACE 抑制药引起的干咳、血管神经性水肿等不良反应，具有较好的临床应用价值[2]。ARB 问世的意义一方面在于找到一种疗效和 ACE 抑制药同样好，而不良反应发生率则低得多，患者的依从性更好的新药；另一方面，可能具有更深远意义的是，证实了抑制神经内分泌系统尤其 RAAS 的过度兴奋，对于治疗高血压等心血管疾病是极其有效的手段。

一、ARB 类药物的降压机制

ARB 是抗高血压药物的一线药物之一，与 ACE 抑制药的作用机制不同的是，ACE 抑制药是通过抑制 ACE，使 AngⅡ 生成减少和组织中缓激肽含量增加，进而引起血压下降，而 ARB 是通过竞争性和特异性阻滞 AngⅡ 受体而发挥作用。由于 AngⅡ 还可通过乳糜酶等旁路途径生成，因此，ACE 抑制药抑制 RAAS 的作用不如 ARB 完全[2,23]。ARB 与 AT_1 受体有较高的亲和力，而与 AT_2 受体的亲和力较低，当 AT_1 受体被阻滞后，血浆和组织中的 AngⅡ 增加，激活 AT_2 受体，进而产生血管舒张和抑制心血管重构的作用。阻滞 AT_1 受体后可消除 AngⅡ 增加引起的交感张力增高、交感神经末梢释放 NE 增加以及醛固酮分泌的增多，最终促使血压降低；ARB 还可以抑制由 AngⅡ 促进的 TGF-β1、PDGF 和 IGF1 等生长因子慢性释放，后者可以引起心肌肥厚和动脉粥样硬化等，从而起到保护心、脑、肾等靶器官的作用[5,23,29]。此外，ARB 可通过促使循环和心血管、肾组织中的 ACE2 和 Ang-（1-7）水平增加，后者在实现其降压效应同时，还可发挥抗氧化、抗炎症、抗增殖重构等功效[8-9,13,29]。

二、ARB 降压治疗的新近临床试验

自 20 世纪 90 年代以来，在全球范围内进行了数十个以高血压患者为研究对象进行靶器官保护评估的大规模临床试验，其中包括氯沙坦干预以减少高血压终点研究（LIFE 项目）、持续单独使用替米沙坦和联合使用雷米普利全球终点试验（ONTARGET 项目）以及对 ACE 抑制药不耐受的心血管疾病患者应用替米沙坦疗效评估研究（TRANSCEND 项目）等表明，应用 ARB 治疗后，高血压患者的心血管死亡率、心肌梗死发生率、脑卒中发生率分别降低 35％、14％、19％[2,5,30-31]。随着 ARB 的广泛应用而有不少关于 ACE 抑制药和 ARB 这两类药物临床应用上孰优孰劣的讨论。ACE 抑制药治疗高血压、冠心病或心力衰竭均十分有效，证据充分，但其不良反应尤其咳嗽的发生率较高。而 ARB 的临床研究相对较少，但这些研究同样证实其疗效不逊于 ACE 抑制药，突出的优点是不良反应发生率很低，且患者依从性良好，其安全性获得广泛的肯定。一线临床医师在对高血压患者给予具体治疗用药时仍需考虑高血压患者的个体化原则。目前和未来，高血压治疗中 ACE 抑制药和 ARB 这两类药物应用仍存在较多争议，尚需进行更多的有关 RAAS 阻断剂等降压药物大规模的临床研究来充实验证。

三、常用 ARB 治疗高血压的使用方法

ARB 尤其适用于高血压伴左心室肥厚、心力衰竭、心房颤动、糖尿病肾病、冠心病、代谢综合征、微量白蛋白尿或蛋白尿患者，以及不能耐受 ACE 抑制药的高血压患者[3]。常用的 ARB 临床应用及其药理学特点见表 22-5：

表 22-5 常用 ARB 的临床应用及其药理学特点[4,23]

药物名称	参考剂量（mg/d）	用法（每天）	作用峰值（h）	半衰期（h）	生物利用度（％）	血浆蛋白结合率（％）	排泄途径
氯沙坦	50～100	1～2 次	1	2	33	98.7	肝、肾
缬沙坦	80～160	1 次	2～4	6～9	25	94～97	肝、肾
奥美沙坦	20	1 次	1～2	13	26	99	肝、肾
替米沙坦	40～80	1 次	0.5～1	24	40～60	＞99.5	肝
依普沙坦	300～400	2 次	1～2	5～7	13～15	98	肝、肾
厄贝沙坦	150	1～2 次	1.5～2	11～15	60～80	96	肝、肾
坎地沙坦	8～16	1 次	3～4	3.5～4	15	＞99	肝

（1）氯沙坦　适用于治疗原发性高血压。对大部分患者，通常起始和维持剂量为 50 mg/d，每日口服 1 次。治疗 3～6 周可达到最大降压效果。在部分患者中，剂量增加到 100 mg/d，每日口服 1 次，可进一步产生降压作用。对血管容量不足的患者可考虑采用 25 mg/d，每日口服 1 次的起始剂量。

（2）缬沙坦　适用于轻、中度原发性高血压。推荐剂量为 80～160 mg/d，每日口服 1 次。用药 2 周内达确切降压效果，4 周后达最大效果。降压效果不满意时，每日剂量可加至 160 mg，或加用利尿药。

（3）替米沙坦　适用于原发性高血压。常用起始剂量为 40 mg/d，每日口服 1 次；维持剂量为 20～80 mg/d，每日口服 1 次。每日剂量超过 80 mg 并不能提高疗效。轻、中度肾功能不全（肌酐清除率为 30～80 ml/min）患者每日用量不应超过 40 mg。

（4）厄贝沙坦　适用于治疗原发性高血压。通常建议的初始剂量和维持剂量为每日 150 mg。一般情况下，厄贝沙坦 150 mg 每日 1 次比 75 mg 每日 1 次能更好控制 24 h 的血压。但对进行血液透析和年龄超过 75 岁的患者，初始剂量可考虑用 75 mg 每日 1 次。使用厄贝沙坦 150 mg 每日 1 次不能有效控制血压的患者，可将剂量增至 300 mg 每日 1 次，或者增加其他降压药物。对于患有 2 型糖尿病的高血压患者，治疗初始剂量应为 150 mg 每日 1 次，并可增量至 300 mg 每日 1 次，作为治疗肾脏疾病较好的维持剂量。

（5）坎地沙坦　适用于治疗高血压。成人初始剂量 4 mg 每日 1 次，维持剂量一般是 8 mg 每日 1 次，最大剂量 16 mg 每日 1 次。不推荐在儿童中使用。

（6）奥美沙坦　适用于治疗高血压。推荐剂量为 20 mg 每日 1 次。对经 2 周治疗后仍需进一步降低血压的患者，剂量可增至 40 mg 每日 1 次。

四、ARB 类降压药物的不良反应及禁忌证

ARB 的不良反应少见，但值得注意的是，在心力衰竭和心肌梗死患者中 ARB 的不良反应的发生率会相对较高。不良反应主要有：ARB 影响醛固酮的释放，有增高血钾的倾向，因此肾功能异常的患者使用 ARB，应检测血钾以防发生高钾血症；ARB 用于严重心力衰竭、双侧肾动脉狭窄或者大剂量利尿药引起血容量不足的患者时，有可能会引起暂时性的肾功能恶化；因 ARB 不抑制循环系统 ACE，不产生由缓激肽诱发的干咳；此外，还有腹泻、低血压和血管性水肿等[4]。但是，双侧肾动脉狭窄者、妊娠妇女、高钾血症者禁用[2]。

第五节　钙通道阻滞药

钙通道阻滞药（CCB）是具有选择性的拮抗钙离子通道的药物，主要通过阻断血管平滑肌细胞钙离子通道而降低细胞内钙离子浓度，从而使小动脉选择性扩张[2]。CCB 具有长效、副作用低和服用方便的特点，在临床上被广泛用于治疗高血压、心绞痛、心律失常和肥厚型心肌病等心血管疾病。本节主要介绍 CCB 在高血压治疗中的应用。

一、CCB 类降压药物的分类

目前对 CCB 的分类先根据对钙通道的选择性分为选择性和非选择性；再按药物的化学结构特点与其对心血管作用的药理学特点将前者分为二氢吡啶类、苯烷胺类及硫氮䓬类，后者又分为氟桂利嗪类、普尼拉明类、其他类如哌克昔林[3]。CCB 降压药物具体分类如下（表 22-6）：

表 22-6　常用钙通道阻滞药（CCB）的临床应用及其药理学特点[3-4]

	生物利用度（%）	作用峰值（h）	血浆蛋白结合率（%）	半衰期（h）	适应证、用法及用量
二氢吡啶类 CCB					
硝苯地平	65	0.5	90	5	稳定及变异型心绞痛、轻中度高血压，每次 10～20 mg、每日 3 次，情况紧急时可舌下含服，控释片每次 30～90 mg、每日 1 次
氨氯地平	60～65	6～12	＞95	35～45	高血压及慢性稳定性、变异型心绞痛；老年人及心、肾功能不全者，每次 5～10 mg、每日 1 次
拉西地平	3～52	5	95	7～8	治疗高血压每次 4 mg、每日 1 次，效果不佳时可增加至 6 mg
乐卡地平	10	1.5～3	＞98	8～10	轻中度高血压患者每次 10 mg、每日 1 次
非洛地平	15～25	2.5～3	＞99	12～18	轻中度高血压，尤其合并哮喘、痛风、糖尿病心绞痛及心功能不全者，每次 5～10 mg、每日 2～3 次
尼卡地平	30	0.5～2	＞90	1～2	高血压、脑血栓形成及脑出血后遗症、稳定型心绞痛及脑动脉硬化等，每次 20～40 mg、每日 3 次
尼索地平	4～8	6～12	99	7～12	轻中度高血压患者每次 5～10 mg、每日 2 次
尼莫地平	13	1	95	1～2	轻中度高血压初始剂量为 40～60 mg、每日 3 次；蛛网膜下腔出血 60 mg，每 4 h 1 次，连续使用 3 周
尼群地平	30	1.5	＞90	2	适用于高血压和冠状动脉粥样硬化性心绞痛患者，10 mg 每日 2～3 次
伊拉地平	17	2～4	＞96	9	高血压患者初始剂量 2.5 mg，每日 2 次，效果欠佳时可加至 5 mg，每日 2 次
非二氢吡啶类 CCB					
维拉帕米	10～20	1～2	90	2～14	轻中度高血压及心绞痛、心脏单纯舒张功能不全 40～120 mg 每日 3～4 次；静脉注射用于阵发性室上速，效果欠佳时 20 min 后重复
戈洛帕米	25	2～3	90	—	适用于高血压及心绞痛、心律失常，25～50 mg，每日 3 次
地尔硫䓬	35～60	2～3	78	4.1～5.6	高血压、雷诺病、肺动脉高压 20～40 mg，每日 3 次；适用于各类心绞痛 30～60 mg 每 4～8 h 1 次；室上速首次 0.25 mg/kg 静脉滴注

1. 选择性钙通道阻滞药

主要有 3 类：①二氢吡啶类：如硝苯地平、氨氯地平、拉西地平和非洛地平等；②苯烷胺类：维拉帕米等；③硫氮䓬类：地尔硫䓬。

2. 非选择性钙通道阻滞药

包括氟桂利嗪类、普尼拉明类及哌克昔林。

二、CCB 类药物的降压机制

目前，临床用于治疗高血压的主要为选择性钙通道阻滞药中的二氢吡啶类（DHP）、苯烷胺类和硫氮䓬类。其降压机制主要是通过阻止 Ca^{2+} 内流，降低细胞内 Ca^{2+} 水平，使血管平滑肌松弛来减少外周阻力，虽然 CCB 可以增加心输出量，而后者虽然可以部分抵消其降压作用，但其最终结果是使血压降低。钙通道阻滞药主要通过舒张动脉血管，尤其是小动脉和毛细血管前括约肌，对静脉系统影响很小，降低心脏后负荷的同时对容量血管影响不明显，不降低前负荷，对血压较高的患者具有更大的血管减压反应。其降压特点主要有：选择性松弛小动脉平滑肌，降低外围阻力和左心后负荷；降低血压同时不减少心、脑、肾等重要器官的血流量，因而不影响这些器官的功能，长期应用还可防止和逆转心肌肥厚；不但不引起水钠潴留，而且其本身还有轻度的利尿作用；对脂质和糖代谢无不良影响；可引起大动脉松弛，增加其顺应性，因而对老年人高血压更为有益；很少发生直立性低血压和"首剂效应"[4]。

三、CCB 降压治疗的新近临床试验

我国高血压患者将近 60% 以上为盐敏感者，其细胞内钠、钙、镁多代谢异常，钙通道阻滞药有助于对抗盐介导的细胞内外离子浓度改变及升压反应，有利尿钠作用，延缓肾损害，在我国高血压治疗中有着重要的地位。2010 年中国高血压防治指南明确指出钙通道阻滞药在预防脑卒中方面具有相对优势。我国较早进行的中国老年收缩期降压治疗临床试验（Syst-China）、上海硝苯地平降压治疗试验（STONE）[2] 以及国外大型临床试验 ACCOM-PLISH[25] 公布的数据表明（表 22-3）：氨氯地平联合用药可进一步增加降压效果，减少心血管事件的发生率和死亡率。在高血压靶器官保护方面，有研究表明：氨氯地平同 ACE 抑制药类降压药物联用时更有助于逆转心室肥厚及左心室舒张功能不全。

四、常用 CCB 的临床适应证及使用方法

CCB 治疗高血压的适应证广泛，禁忌证相对较少，可与其他 4 类药联合应用，适用于治疗老年高血压、单纯收缩期高血压、伴有各种代谢异常的高血压，如糖尿病、血脂紊乱、高尿酸血症等，尤其适用于合并心绞痛、冠心病、周围血管疾病和妊娠的高血压患者[2-4]。

（1）二氢吡啶类钙通道阻滞药　二氢吡啶类钙通道阻滞药是钙通道阻滞药中对外周动脉血管扩张作用最强的。常用的二氢吡啶类 CCB 降压药物适应证及使用方法见表 22-6。

（2）非二氢吡啶类钙通道阻滞药　代表性药物如维拉帕米可通过降低周围血管阻力降压，对心肌和传导组织有抑制作用，单独使用可用于轻、中度高血压患者，一般血压可获得良好的控制，如果单独服药疗效不满意或用于重度高血压时可与 ACE 抑制药合用，不适用于心力衰竭和传导阻滞的高血压患者。地尔硫䓬可以扩张周围血管而不伴反射性心动过速，增加心肌舒张顺应性，改善舒张功能，可用于治疗轻、中度高血压患者，无耐药现象，对老年高血压患者作用较明显，用于高血压危象时可静脉滴注给药。其缓释片也可以治疗高血压。常用的非二氢吡啶类 CCB 降压药物适应证及使用方法见表 22-6。

五、CCB 类降压药物的不良反应及禁忌证

1. 二氢吡啶类 CCB

该类 CCB 的不良反应比其他直接血管扩张药和抗交感神经药轻，对水盐代谢和糖脂代谢都无不良影响，主要的不良反应是由扩张血管所引起的头痛、颜面潮红、多尿、直立性低血压和踝部水肿等，其中硝苯地平的不良反应较明显。此外，还可出现乏力和胃肠道反应，若先从小剂量开始，逐渐加大剂量可明显减少此不良反应[23]。

2. 非二氢吡啶类 CCB

维拉帕米对糖脂代谢无不良影响，最常见的不良反应是便秘，其他还有头痛、头晕、乏力、面红、胃肠不适、直立性低血压和房室传导阻滞等；地尔硫䓬的不良反应是非二氢吡啶类 CCB 中最低的，不良反应主要有：心动过缓、头痛、头晕、乏力、胃肠道不适等，偶尔可出现心力衰竭和房室传导阻滞，当与 β 受体阻滞药合用时，此种不良反应增加。禁用于病窦综合征和房室传导阻滞患者[2,23]。因此，在使用非二氢吡啶类 CCB 前应详细询问病史，应进行心电图检查，并在用药 2～6 周内复查。

第六节　β 受体阻滞药

β 受体阻滞药选择性地与 β 受体结合，竞争性阻断 β 受体激动物质与 β 受体结合，从而起到拮抗 β 受体激动后产生的一系列生物学效应的作用。1957 年合成了第一个 β 受体阻滞药——二氯异丙

肾上腺素，但其具有较强的拟交感活性，随即合成了其衍生物——丙萘洛尔，但因其具有严重的不良反应而被禁用于临床。直到普萘洛尔的问世，其治疗心绞痛和高血压的作用得到公认，使 β 受体阻滞药成为一类治疗心血管疾病的常规药物[3]。

一、β 受体阻滞药的分类

具体分类见表 22-7。

1. 非选择性 β 受体阻滞药

1）无内在拟交感活性的 β 受体阻滞药，如普萘洛尔、噻吗洛尔等；

2）有内在拟交感活性的 β 受体阻滞药，如吲哚洛尔。

2. β_1 受体阻滞药

由于此类药物对 β_1 受体有较高的选择性，因阻断 β_2 受体而产生的支气管痉挛等不良反应较少，既可降低血压，也可保护靶器官，降低心血管事件风险。

1）无内在拟交感活性的 β_1 受体阻滞药，如阿替洛尔、美托洛尔等；

2）有内在拟交感活性的 β_1 受体阻滞药，如醋丁洛尔、塞利洛尔等。

3. α、β 受体阻滞药

如拉贝洛尔、卡维地洛等。

二、β 受体阻滞药的降压机制

β 受体阻滞药的降压机制还缺少完整的解释，但目前其机制可归纳为：降低心排血量，而人体产生适应性，从而使外周血管阻力降低；阻断肾 β 受体，抑制肾素分泌；阻滞中枢 β 受体减少中枢的交感输出；对突触前膜的 β 受体的阻断作用从而降低去甲肾上腺素的释放；改善血管顺应性；降低血管运动中枢的紧张度；减少血浆容量；压力感受器敏感性的重建；削弱应急和运动状态时儿茶酚胺的升压效应等[4]，特别是其中的抑制过度激活的交感神经活性、抑制心肌收缩力和减慢心率作用，在发挥降压过程中显得尤为重要[2,4]。

三、有关 β 受体阻滞药降压治疗的临床试验

β 受体阻滞药直接用于降压的临床证据不多，美国 JNC7 认为 β 受体阻滞药是降压药物中 5 大类一线药物之一，但因为没有 β 受体阻滞药的 RCT 单纯降压治疗的临床研究证据，基本上临床试验均是研究 β 受体阻滞药治疗心力衰竭的，因此 β 受体阻滞药在降压治疗中的地位发生了一些变化。目前英国 2011 年 NICE 高血压指南、2013 欧洲高血压指南以及美国 JNC8 都认为 β 受体阻滞药不再推荐作为降压的初始药物。但交感神经系统活性增加是高血压发生发展中的重要机制，而 β 受体阻滞药主要作用于交感神经系统，有效抑制交感神经活性亢进，因此该药仍然是高血压治疗的重要药物。故新指南同时认为，β 受体阻滞药可能适用于年轻的高血压患者，特别是伴有以下情况：对 ACEI 或 ARB 不耐受或有禁忌证，妊娠高血压以及交感张力增加的高血压患者。

四、常用 β 受体阻滞药治疗高血压的使用方法

β 受体阻滞药适用于不同程度的高血压患者，尤其是心率较快的中青年患者，也适用于合并有冠心病、心绞痛、心肌梗死后、快速心律失常、充血性心力衰竭、妊娠、交感神经活性增高以及高动力状态的高血压患者[2-3]。常用的 β 受体阻滞药作用及药理学特点见表 22-7：

1. 非选择性 β 受体阻滞药

（1）普萘洛尔　适用于高血压伴心绞痛、心力衰竭、室性心律失常、心肌梗死及肥厚性心肌病等。但现在很少用于治疗高血压，主要为甲状腺功能亢进患者用于控制心室率，同时具有抑制 T_4 转化为活性更强的 T_3 的作用。

口服：初始剂量 5～10 mg，每日 3～4 次，剂量应逐渐增加，1 日最大剂量 200 mg。

静脉注射：成人缓慢注射 1～3 mg/次，必要时 5 min 后可重复，总量 5 mg；儿童按每千克体

重 0.01～0.1 mg，缓慢注入（大于 10 min），不宜超过 1 mg/次。

（2）噻吗洛尔　可用于治疗轻中度高血压，或作为心绞痛或心肌梗死后的治疗。初始剂量 2.5～5 mg，每日 2～3 次，根据心率及血压变化增减剂量，维持量通常为每日 20～40 mg，一日最大剂量 60 mg。增加药物的间期至少为 7 天。

（3）吲哚洛尔　常用于高血压的单用或联合用药，也可用于心绞痛、心律失常和心肌梗死等。口服给药 5～10 mg，每日 2 次，根据病情可增至 60 mg/d。静脉注射每次 0.2～1.0 mg，静脉滴注同静脉静注。

2. 选择性 β 受体阻滞药

（1）阿替洛尔　可用于高血压、心绞痛、心肌梗死、心律失常和嗜铬细胞瘤等的联合用药。成人口服初始剂量为 6.25～12.5 mg，每日 2 次，按需要及耐受量渐增至 50～200 mg。儿童口服初始剂量按体重 0.25～0.5 mg/kg，每日 2 次。

（2）美托洛尔　对于高血压患者，普通制剂 25～200 mg，每日 2～3 次；缓释剂 47.5～190 mg，每日 1 次；控释剂 0.1 mg/d，早晨顿服或遵医嘱。由于静脉注射给药易出现心率、血压及心排血量的急剧变化，应在心电监测下谨慎使用。

3. α、β 受体阻滞药

（1）拉贝洛尔　多用于高血压、妊娠高血压和心绞痛。静脉注射可用于治疗高血压危象。口服常用起始剂量为 10 mg，每日 2～3 次，2 日后根据需要加量，常用维持剂量为 200～400 mg，每日 2 次，最大剂量为 2400 mg/d；静脉注射每次 25～50 mg。加 10% 葡萄糖注射液 20 ml，于 5～10 min 内缓慢注射，如降压效果不理想可于 15 min 后重复一次，直至产生理想的降压效果，总剂量不应超过 200 mg。该药 100 mg 加 5% 葡萄糖注射液或生理盐水注射液 250 ml，以 1～4 mg/min 的速度滴注，取得良好效果后停止滴注，有效剂量为 50～200 mg。

表 22-7　常用 β 受体阻滞药的作用及其药理学特点[23]

	心脏选择性	内在拟交感活性	膜稳定作用	β 受体阻滞强度	半衰期（h）	生物利用度（%）	药物主要清除途径
选择性 β₁ 受体阻滞药							
美托洛尔	强	无	无	1	2～6	50	肝
阿替洛尔	强	无	无	1	7～20	50	肾
倍他洛尔	轻	无	无	4	16～20	80～90	肝、胎盘及乳汁
醋丁洛尔	轻	轻	轻	0.3	2～6	40	肝
比索洛尔	强	无	无	10	14	90	肝肾
非选择性 β 受体阻滞药							
普萘洛尔	无	无	强	1	2～6	30	肝
阿普洛尔	无	轻	轻	0.3	2～3	10	肝
喷布洛尔	无	轻	无	5～10	17～26	100	肾
吲哚洛尔	无	强	无	20～40	3～4	87～90	肝、肾
波吲洛尔	无	轻	？	4～17	4～7	70	肝
索他洛尔	无	无	无	0.3	7～20	90	肾
纳多洛尔	无	无	无	2～9	14～24	30	肾
噻吗洛尔	无	无	无	6	2～6	75	肝、肾
α、β 受体阻滞药							
卡维地洛	无	无	无	4	6	10～47	肝
拉贝洛尔	无	无	无	0.5	4～6	20～40	肝
阿罗洛尔	无	无	无	～	10	—	肾

（2）卡维地洛 用于轻、中度高血压，以及高血压伴有肾功能不全、糖尿病和有症状的心力衰竭。开始 2 天口服剂量为每次 12.5 mg，每日 1 次，第 3 天以后每次服 25 mg，每日 1 次，最大剂量 50 mg/d，分 1～2 次服用。

五、β 受体阻滞药的不良反应及禁忌证

β 受体阻滞药不良反应主要有：心力衰竭（少见），只有在治疗前心功能已经处于衰竭边缘，应用 β 受体阻滞药才有可能引起心力衰竭。故以下情况慎用 β 受体阻滞药：心功能减退的扩大心脏和需要依赖增加交感神经紧张性来维持心排血量的患者；心脏每搏量不足，需要加快心率以维持心排出量患者；有主动脉关闭不全，舒张期延长而增加反流量时。支气管痉挛，故哮喘患者禁用。窦房结功能障碍和房室传导阻滞，故二、三度房室传导阻滞患者禁用。可能影响糖脂代谢，故糖脂代谢异常时一般不首选 β 受体阻滞药，必要时也可慎重选用高选择性 β 受体阻滞药。其他不良反应还有肢端循环障碍、抑郁、疲乏、腹泻和恶心等。此外，长期应用者突然停药可发生反跳现象，即原有的症状较重或出现新的表现，较常见的反应有血压反跳性升高，伴头痛、焦虑等，称之为撤药综合征[2,23]。

第七节　直接肾素抑制药

肾素作为 RAAS 的启动者并控制该级联反应的首个限速步骤，阻断它的作用可能是抑制 RAAS 的最佳途径。但是，由于早期开发的肽类肾素抑制药，如地特吉仑、依那吉仑和瑞米吉仑等口服生物有利用度较低、疗效差和合成途径复杂等缺点，直接肾素抑制药一度未能用于高血压治疗领域。在首个可口服的非肽类直接肾素抑制剂阿利吉仑问世后，直接肾素抑制药才开始在高血压治疗中崭露头角。

一、阿利吉仑的降压机制

阿利吉仑可通过与肾素结合来降低肾素活性，作用于肾素-血管紧张素系统，减少 Ang I 和 Ang II 的生成，以及降低血浆肾素活性（PRA）。阿利吉仑可以克服 ACE 抑制药和 ARB 类药物引起的 Ang II 堆积和 PRA 代偿性升高，因为 ACE 抑制剂和 ARB 类 RAAS 阻滞药尽管阻断了 Ang II 的生成和起效，但是 PRA 代偿反应性升高，导致了 RAAS 的持续激活。此外，在 Ang I 向 Ang II 转变过程中，除了 ACE 途径外，还有旁路途径。长期使用 ACE 抑制药和 ARB 类药物，可导致 Ang

I 堆积，激活旁路途径，使得循环和组织中的 Ang II 浓度逐渐回升到治疗前的水平。上述两者都可影响 ACE 抑制药和 ARB 类药物临床治疗效果。此外，阿利吉仑还可降低血尿中的醛固酮水平，促进尿钠排出，而不影响尿钾排泄，为高血压的药物治疗提供了新思路[32]。

二、阿利吉仑降压治疗的新近临床试验结果

大量实验表明阿利吉仑与 ARB 或 ACE 抑制药合用可以抑制后者引起的 Ang II 堆积和 PRA 代偿性升高，优于单一用药。在阿利吉仑的临床降压疗效研究中，显示无论是单独使用还是联合其他降压药物均可有效降低血压，而且安全性和耐受性良好。并且对于伴有肥胖、代谢综合征、糖尿病或肾功能不全的高血压患者，也有明显的降压疗效[32]。使用心肾终点的阿利吉仑治疗 2 型糖尿病试验（ALTITUDE）[33]发现，阿利吉仑的降压和靶器官保护作用与 ACEI/ARB 相比，差异并不十分明显（表 22-8）。

表 22-8　其他非一线降压药物的临床应用、主要不良反应及其药理学特点[3]

	生物利用度（%）	作用峰值	半衰期（h）	用法用量	主要不良反应
肾素抑制药					
阿利吉仑	2.5	1～3 h	40	可单独或与其他药联用起始剂量 150 mg，每日 1 次	较少，常见疲劳、头晕、腹泻、高钾、血管性水肿
α 受体阻滞药					
哌唑嗪	60	2 h	2.5～4	口服首次 0.5 mg/次，然后 1 mg/次；每日 3 次	眩晕、疲乏、虚弱，首次给药可现体位性低血压
多沙唑嗪	65	1.5～3.6 h	9～12	适用于伴前列腺增生的高血压患者，1 mg，每日 1 次	直立性低血压、头晕、头痛、心律失常
特拉唑嗪	＞90	1～2 h	12	用于前列腺增生的高血压患者、嗜铬细胞瘤患者的血压控制，每日 1～5 mg	头痛、头晕、无力、鼻塞
酚苄明	—	1 h	12	用于嗜铬细胞瘤或副交感神经节瘤患者，口服，10～20 mg/次，每日 2 次	直立性低血压、心悸、心律失常、鼻塞、恶心、呕吐、嗜睡、乏力、口干
交感神经末梢阻滞药					
利血平	30～50	2～3 h	50～160	口服 0.05～0.1 mg/次，每日 1 次	鼻充血、抑郁、心动过缓、消化性溃疡
胍乙啶	＜30	7～14 d	120～240	适用于舒张压较高的重度高血压患者，起始剂量 10 mg，每日 1～2 次	直立性低血压、鼻塞、乏力、呕吐、眩晕
中枢降压药					
可乐定	75～95	2～4 h	12～16	适用于高血压急症、重度高血压及顽固性高血压患者的联合用药，口服 75～150 μg，每日 2～3 次	低血压、口干、嗜睡
甲基多巴	25	2～3 h	1.7	用于妊娠高血压患者，250 mg，每日 2～3 次	眩晕、泌乳、口干、鼻塞、直立低血压、肝功能受损
莫索尼定	90	0.5 h	2～3	用于合并代谢综合征患者，0.2～0.4 mg，每日 1 次	较少，常见有口干、腹泻、头痛、恶心、眩晕
直接血管扩张药					
肼屈嗪	16	1 h	2～8	起始剂量 10 mg，每日 1～2 次	头痛、颜面潮红、低血压、心悸、狼疮综合征
内皮素受体拮抗剂					
波生坦	50	3～5 h	5.4	初始剂量每次 6.25 mg，每日 2 次	肝损害、致畸作用
ATP 敏感性钾通道开放剂					
二氮嗪	90	0.08 h	20～25	静脉给药，200～400 mg/次	水钠潴留、血糖升高、发热感、头痛、恶心、失眠、便秘、听觉异常
吡那地尔	60	0.5～1 h	4	口服 12.5～25 mg/次，每日 2 次	头痛、心悸、水肿、毛发增生、疲乏、颜面潮红

三、阿利吉仑治疗高血压的使用方法

阿利吉仑为高血压治疗领域首个具有直接抑制肾素活性的新型长效降压药物，被 2013 年 ESH/ESC 高血压治疗指南推荐为一线用药[16]。可单独或与其他降压药物联用，起始剂量 150 mg，每日 1 次，对于血压仍不能完全控制者，剂量可增加至 300 mg，每日 1 次。

四、阿利吉仑的不良反应及禁忌证

阿利吉仑的不良反应发生率很低，最常见的不良反应是疲劳、头晕、头痛和腹泻，其他不良反应还有尿酸升高、痛风、肾结石和高钾血症等（表22-8）。其中腹泻、腹痛等胃肠道不良反应与剂量相关，症状通常是轻微的，很少导致停药[32]。

第八节　α受体阻滞药

α受体可以通过介导交感神经兴奋和儿茶酚胺释放，引起血管收缩，导致血压升高。而α受体阻滞药能选择性地与α肾上腺素受体结合，阻断了与血管收缩相关的α受体，仅留下与血管舒张有关的β受体，以致肾上腺素的血管收缩作用被抵消，而血管舒张作用得以充分表现出来，这个现象称为"肾上腺素作用的翻转"[3]。

一、α受体阻滞药的分类

根据α受体阻滞药对α_1、α_2受体亲和力的不同，可将其分为以下3类：

1. α_1、α_2受体阻滞药

既可以阻断α_1受体，也可以阻断α_2受体，如酚妥拉明和酚苄明等；因该类药物同时阻断了α_1和α_2受体，故反馈性地引起神经末梢释放去甲肾上腺素，从而引起心率加快，并部分拮抗其自身阻断突触后α_1受体引起的降压效应。而这一不足之处大大限制了这类药物的推广使用。

2. 选择性α_1受体阻滞药

能选择性阻断α_1受体，如哌唑嗪和多沙唑嗪等；对α_1受体有高度选择性，不影响突触前膜的α_2受体，克服了非选择性α受体的不足之处。故α_1受体阻滞药常用于治疗高血压，而基本不用非选择性α受体阻滞药。单独使用一般仅对轻、中度高血压有明确疗效，适用于高血压伴前列腺增生患者和难治性高血压患者的治疗[4]。

3. 选择性α_2受体阻滞药

1）选择性阻断外周α_2受体，如育亨宾和米氮平；

2）选择性阻断中枢α_2受体，如甲基多巴和可乐定。

二、α受体阻滞药的降压机制

α受体可介导内源性儿茶酚胺在体内的多种重要功能，一方面，它可激动α_1受体引起动脉、静脉收缩；另一方面，α受体可介导交感神经兴奋和儿茶酚胺释放，从而引起血管收缩，导致血压升高。而α受体阻滞药与α受体结合后，可竞争性抑制去甲肾上腺素能神经递质及肾上腺素受体激动药与α受体结合，从而起到扩张阻力血管和容量血管，使血压下降的作用，而其本身并不产生或较少产生拟肾上腺素作用[3]。

三、常用α受体阻滞药治疗高血压的使用方法

目前，α受体阻滞药并不推荐作为治疗高血压的首选药物，主要用于高血压伴有前列腺增生患者及难治性高血压患者多药联合应用时的联合药物之一[3]。常用的药物见表22-8。

1. α_1、α_2受体阻滞药

（1）酚妥拉明　口服25～100 mg/次，每日4～6次；肌内或静脉注射5 mg/次，每日1～2次；静脉滴注5 mg/d，以0.3 mg/min速度滴注；

（2）酚苄明　目前主要用于嗜铬细胞瘤或副交感神经节瘤的血压控制，以及嗜铬细胞瘤术前用药。口服10～20 mg/次，每日2次；注射剂，抗休克，0.5～1 mg/kg，加入5％葡萄糖注射液200～500 ml中静脉滴注，最快不得少于2 h滴完。

2. 选择性α_1受体阻滞药

（1）哌唑嗪　口服首次0.5 mg/次，然后1 mg/次，每日3次，一般每隔2～3日增加1 mg；

（2）特拉唑嗪 常用于前列腺增生的高血压患者，嗜铬细胞瘤或副交感神经节瘤的血压控制。推荐的剂量范围为 1～5 mg，每日 1 次，仅有少数患者剂量需增至 20 mg 才有效，首次服用剂量为 1 mg，睡前给药。

3. 选择性 α_2 受体阻滞药

（1）甲基多巴 适用于肾功能不全患者和妊娠高血压患者。口服 250 mg，每日 2～3 次。可逐渐增至 2～3 g/d；小儿 10 mg/(kg·d)，分 2～3 次。以后根据病情，每 2 日调整 1 次，最大量可用至 65 mg/kg。

（2）可乐定 主要用于高血压急症、重度高血压以及难治性高血压的联合用药。口服 75～150 μg，每日 2～3 次，可酌情加量，最大剂量 1.0 mg/d。贴片剂用法：将粘片贴于耳后乳头部，每次 1～2 片，每 3 日换 1 次，15 日为一个疗程。

四、α 受体阻滞药的不良反应及禁忌证

α 受体阻滞药的最大优点是没有明显的代谢副作用，而且可以降低总胆固醇、低密度脂蛋白和甘油三酯，增加高密度脂蛋白，对糖代谢无不良作用，并可改善组织对胰岛素的敏感性[4]。而其主要不良反应为直立性低血压，故应在入睡前服用，首剂减半，以防止体位性低血压的发生，使用中应注意测量坐、立位血压，最好使用控释制剂（表 22-8）。直立性低血压者禁用，心力衰竭者慎用[2]。其他不良反应有头痛、头晕、恶心、腹痛和鼻塞等。

第九节 其他类型降压药物

一、直接血管扩张药

此类药物直接作用于动脉血管平滑肌，使血管舒张，外周血管阻力降低和血压降低[3]，其代表药物有肼曲嗪和硝普钠（表 22-8）。

1. 肼曲嗪

肼曲嗪主要作用于小动脉，产生血管扩张，其直接松弛小动脉的机制尚未明了，有人认为这有赖于内皮细胞产生一氧化氮，进而增加细胞内环磷酸鸟苷（cGMP）和血管平滑肌细胞的超极化，降低血管平滑肌内 Ca^{2+}，从而使血管平滑肌舒张，血压降低。此外，它还可以选择性降低脑动脉、冠状动脉、肾动脉的血管阻力，使肾血流与肾小球滤过率增加[3,23]。

临床上多用于高血压急症和亚急性的治疗。肼曲嗪合并应用利尿药和（或）β 受体阻滞药治疗中度高血压可以获得良好疗效，但本药不宜单独使用，老年患者应用此药时须特别注意。可口服、肌内注射或静脉给药。每日口服 2 次，每次 10～25 mg，最大剂量为每次 50 mg。高血压急症可 20～40 mg 肌内注射或缓慢静脉注射[3]。肼曲嗪可引起与血管扩张作用相关的不良反应，如头痛、颜面潮红、低血压、心悸、心动过速、心绞痛等，因此不稳定冠心病的患者禁用，有主动脉瘤患者应禁用。另外，长期应用还可发生狼疮综合征及类风湿关节炎的症状[3,23]。

2. 硝普钠

硝普钠是一种无选择性的血管扩张药，对小动脉和小静脉均有扩张作用，血管扩张使外周血管阻力减低，因而有降压作用[2-3,23]。其降压机制主要为硝普钠进入血液与内皮细胞和红细胞接触后，其分子分解释放一氧化氮，后者激活鸟苷酸环化酶，增加细胞内 cGMP 含量。而 cGMP 可抑制蛋白激酶 C 磷酸化，进而抑制 Ca^{2+} 内流，降低细胞内 Ca^{2+} 释放，增加细胞内 Ca^{2+} 外排，最终降低细胞内 Ca^{2+} 浓度。同时，收缩蛋白对 Ca^{2+} 的敏感性也减弱，平滑肌细胞膜上的 K^+ 通道活性降低，从而导致血管舒张，降低血压[23]。

临床上主要用于高血压急症及高血压危象、高血压脑病、恶性高血压、主动脉夹层、妊娠高血压、急性左心功能不全，以及高血压合并急性

心肌梗死者[2-3,23]。静脉给药先将本品 25～50 mg 用 5％葡萄糖溶液 2～3 ml 溶解，然后加入 5％的葡萄糖溶液 500 ml 中，以 1～3 μg/(kg·min) 的速度缓慢滴注，可根据患者的血压情况调整剂量，最大剂量为 10 μg/(kg·min)。但因硝普钠性质不稳定，易分解，静脉给药后，收缩压与舒张压迅速下降，前后负荷减轻，停药后血压很快恢复，故应在避光的条件下使用，超过 4 h 溶液不宜再用。使用硝普钠降压如血压下降过快可出现眩晕、大汗、头痛、肌肉抽搐、神经紧张或焦虑、烦躁、胃痛、反射性心动过速或心律不齐等；此外，当本药使用时间长、用量过大或者肾功能减退时，可造成体内硫氰酸盐浓度过高而产生乏力、厌食、恶心、耳鸣、定向障碍、昏迷等中毒症状，同时给予硫代硫酸钠可预防氰化物的蓄积，而药物的效力不受影响[3,23]。

二、中枢交感神经阻滞药

中枢交感神经末梢阻滞药通过耗竭外周肾上腺素能神经末梢的神经递质去甲肾上腺素而使血压降低，因此类药物不良反应较多，已不作为高血压治疗的一线用药。此类药物多小剂量与其他降压药联合，制成固定的单片复方制剂，具有良好的降压作用，用于顽固性高血压的治疗，其代表药物有利血平和胍乙啶等[3]。

1. 利血平

利血平的降压作用不是很强，其降压作用主要通过减少心排出量和降低外周阻力、部分抑制心血管反射实现。其具体机制一方面是通过减少和耗竭交感神经递质去甲肾上腺素在交感神经末梢的储存；另一方面是与神经末梢囊泡膜上的胺泵结合，使神经递质不被囊泡再摄取，而被单胺氧化酶降解，从而使囊泡内的递质含量减少以致耗竭。此外，利血平还可以作用于中枢产生镇静作用，可缓解高血压患者焦虑、紧张和头痛。降压治疗时一般口服每日 1 次，每次 0.05～0.1 mg，最大剂量每日 0.25 mg；对于高血压急症的患者可肌内注射或静脉注射给药，每次 1～2 mg。其主要不良反应有消化道出血、心率减慢、鼻塞、乏力和

嗜睡等（表 22-8）；长期用药偶可见精神抑郁，故有溃疡病史和抑郁病史者禁用[3,23]。

2. 胍乙啶

胍乙啶是一种强效的降压药，其降压作用主要是通过抑制交感神经末梢的囊泡释放去甲肾上腺素，并阻止其再吸收，促进耗竭，从而干扰肾上腺素能节后神经末梢的递质传递。该作用可降低外周血管阻力，使心率下降，血压降低。治疗高血压一般起始剂量为 10 mg，每日 1～2 次，根据血压情况逐渐调整剂量，最大剂量每日 60 mg（表 22-8）。因不良反应较多，临床已很少使用，其主要的不良反应为直立性低血压，可致眩晕甚至晕厥，故伴有严重的动脉粥样硬化导致的心、脑、肾供血不足者慎用或禁用；其他的不良反应有鼻塞、乏力、呕吐、腹泻等[3]。

三、ATP 敏感性钾通道开放剂

ATP 敏感性钾通道（K_{ATP}）是受细胞内 ATP 浓度调节的一种内向整流钾通道，其开放和关闭在体内发挥着重要的生理和病理生理作用。大多数 K_{ATP} 开放剂都是强力的血管舒张剂和平滑肌松弛剂，临床上用于高血压、哮喘和尿失禁的治疗。在这里主要讨论 K_{ATP} 开放剂在高血压治疗中的作用，其主要机制为开放平滑肌细胞膜 K_{ATP}，降低血压，使细胞内 K^+ 外流膜超极化，动作电位时程缩短，减少 Ca^{2+} 内流，松弛血管平滑肌，外周血管阻力下降，血压降低。常用的 K_{ATP} 开放剂有二氮嗪、米诺地尔和吡那地尔等[3]。

1. 二氮嗪

二氮嗪（diazoxide）主要影响小动脉，对静脉没有影响，因其具有强力的扩血管作用，临床上曾作为直接血管扩张剂通过快速静脉注射治疗高血压危象。静脉给药，200～400 mg/次，在 15～20 s 内注完；抢救高血压危象时，可在 0.5～3 h 内再注射 1 次，每日总量不超过 1200 mg，血压稳定后改用口服或其他降压。其主要不良反应为水钠潴留、血糖升高、发热感、恶心、失眠、便秘、腹部不适感、听觉异常等。因此，充血性心力衰竭、糖尿病、肾功能不全的重型高血压患者禁用。

2. 米诺地尔

该类降压药物作用可能与其代谢产物有关，其一般口服剂量为每次 12.5～25 mg，每日 2 次。常见的不良反应有心悸、水肿和颜面潮红等。

3. 吡那地尔

该类降压药物可以选择性作用于血管平滑肌的 K_{ATP} 开放剂，其一般口服剂量为 12.5～25 mg/次，每日 2 次。常见的不良反应有头痛、心悸、水肿、毛发增生、疲乏和颜面潮红等。

四、其他类型降压药物

1. 内皮素受体拮抗剂

内皮素（endothelin，ET）是主要由内皮细胞、心肌、平滑肌等合成及分泌的一种具有强烈而持久的血管收缩作用的活性多肽，其缩血管效应是去甲肾上腺素的 100 倍。ET 有 3 个亚型：ET-1、ET-2 和 ET-3，其中 ET-1 是发挥生物学效应的主要亚型。除缩血管效应外，ET-1 还具有促进细胞生长和有丝分裂的特性，是导致多种疾病的炎性因子。目前，已经上市的内皮素受体拮抗剂有波生坦、安立生坦、达卢生坦和阿曲生坦等 10 余种，在治疗高血压、肺动脉高压、肿瘤、糖尿病并发症及心肌梗死等方面取得很好效果。在国内上市的只有波生坦[3]。

波生坦是一种双重内皮素受体拮抗剂，能与内皮素的 2 个受体亚型（ET_1 和 ET_2）受体竞争性结合。在动物肺动脉高压模型中，长期口服波生坦能减少肺动脉阻力，逆转肺血管和右心室肥大。给药初始剂量为每次 62.5 mg，每日 2 次，持续 4 周；维持剂量为每次 125 mg，每日 2 次，可在进食前或后，早晚服用。该药的不良反应主要为肝损害和致畸作用，常可引起与剂量相关的血清转氨酶升高，并可引起血红蛋白显著减少，故轻度肝损害慎用，中重度肝损害禁用。其他不良反应有头痛、恶心、呕吐、颜面潮红、肝功能异常和贫血等[3]。

2. 马来酸依那普利叶酸制剂

H 型高血压是伴有同型半胱氨酸（Hcy）升高的原发性高血压。我国 H 型高血压发生率高达

75%，而高血压与 Hcy 两种危险因素在导致心脑血管事件上存在明显的协同作用，患者心脑血管事件发生率约为单纯高血压患者 5 倍，约为正常人 25～30 倍。Hcy 是一种含硫基的氨基酸，是蛋氨酸代谢的中间产物。而叶酸为人体细胞生长和繁殖必需物质，可经二氢叶酸还原酶及维生素 B_{12} 的作用，形成四氢叶酸（THFA），后者与多种一碳单位结合成四氢叶酸类辅酶，传递一碳单位，参与体内很多重要反应及核酸和氨基酸的合成。更重要的是，叶酸是蛋氨酸循环中的重要辅酶，可作用于蛋氨酸循环，其一碳单位转化为甲基可使同型半胱氨酸重甲基化，生成蛋氨酸用于细胞甲基化反应及蛋白质合成。当体内叶酸缺乏时，会导致 Hcy 代谢受阻，使其在血液中的浓度升高。因此，外源性补充叶酸能够促进同型半胱氨酸甲基化过程，降低血浆同型半胱氨酸。此外，叶酸还通过直接改善内皮细胞功能、抗氧化、恢复一氧化氮合酶的活性等途径发挥靶器官保护作用。故对 H 型高血压患者给予补充叶酸治疗有望降低其心脑血管事件的发生率，对高血压靶器官保护有着重要意义[34]。

新近在《美国医学会杂志》上发表了中国卒中初级预防试验（CSPPT）有关叶酸联合 ACE 抑制药依那普利治疗高血压患者的临床试验结果[35]。该试验针对 2 万名没有卒中或心脏病病史的高血压成年患者随机分为单独依那普利治疗组和依那普利联合叶酸组。结果显示，与单独依那普利治疗组相比，叶酸联合依那普利组显著降低了高血压患者第一次卒中发作的风险（绝对风险下降了 0.7%，相对风险下降了 21%），且缺血性卒中风险（2.2% *vs.* 2.8%）和复合心血管事件（心血管性死亡、心脏病发作及卒中；3.1% *vs.* 3.9%）皆有显著地下降（表 22-3）。这对于我国这样一个以卒中为主要死亡原因的大国进一步开展高血压防治工作有积极意义。

3. RAAS 相关的其他潜在降压药物

新近发现的 ACE2 激动剂（XNT）和人工重组 ACE2（rACE2）为高血压与靶器官损害防治策略开拓了新的亮点[1,7-9]。通过调控 ACE2 的活性靶点，并据此设计 ACE2 激动剂 XNT，后者可

以增加内源性 ACE2 活性，大大降低高血压大鼠血压、逆转心脏、血管和肾的纤维化及重塑。Wysocki 等[36]通过埋置渗透性微泵给小鼠每天输注重组 rACE2（1 mg/kg），发现经 rACE2 治疗后高血压小鼠体内血压下降的同时，其心血管损害明显减轻，且伴有血浆中 ACE2 活性增加及 AngⅡ含量降低。如前所述，临床上一些经典的降压药物如 ARB 与 ACE 抑制药，在降低血压水平的同时还可改善 ACE2/Ang-（1-7）信号表达及活性，最终延缓心肾等靶器官损害的发生、发展[5,10,14]。钟久昌等[12,29,37-38]新近研究报道，通过对高血压小鼠给予重组 rACE2 治疗后，高血压小鼠体内血压水平出现下降，心血管与肾组织 NADPH 氧化酶活性明显降低，伴有氧自由基和单核细胞趋化蛋白-1（MCP-1）、IL-1 及趋化因子（C-C 基元）配体 5（CCL5）等促炎性因子生成减少，提示通过外源性增加 ACE2 表达和（或）活性可能是改善心血管与肾组织损伤以发挥高血压靶器官保护的新途径。目前，越来越多的证据提示 ACE2 激动剂 XNT 和人工重组 ACE2 在高血压及心血管疾病的治疗中有着重要的靶器官保护功效，ACE2 成为高血压等心血管疾病药物治疗的新靶点。

100 多年来 RAAS 始终是心血管医学界的一颗最耀眼的明星，引领着我们心血管临床与科技工作者不断向前，去研究探索、开拓创新、预防治疗高血压等心血管疾病。尽管 100 多年来高血压防治成绩斐然，但高血压的达标率仍然较低。除了经典的 ACE 抑制药和 AT$_1$ 受体拮抗剂外，现在针对 RAAS 系统开发的药物还有新型 AT$_1$ 和 AT$_2$ 受体阻滞药和激动剂、Mas 受体激动剂、AGTiv 受体激动剂、新型肾素抑制药和阻滞药、醛固酮合成抑制药、新型 ACE 和非 ACE 的抑制药以及其他 ACE2 激动剂等等[1,10-11]。

随着我国经济的转型，高血压已日益成为现代社会危害人类健康的"头号杀手"。目前高血压研究者仍在研发一些新的降压药物[7-9]，如双效受体拮抗剂（阻断 AT$_1$ 受体和内皮素受体）、免疫调节剂、抗高血压疫苗等，这些研发工作将为降压药物的开发以及高血压等心血管疾病的防治提供新的思路与策略，势必大大促进 21 世纪高血压药物治疗研发的发展速度。

（钟久昌　陈来江　徐舟）

参考文献

[1] Te Riet L，van Esch JH，Roks AJ，et al. Hypertension：Renin-angiotensin-aldosterone system alterations. Circ Res，2015，116：960-975.

[2] 中国高血压防治指南修订委员会. 中国高血压防治指南 2010. 中华心血管病杂志，2011，39：579-616.

[3] 杨杰孚，许锋. 心脏病药物治疗学. 北京：人民卫生出版社，2014，260-311.

[4] 李小鹰. 心血管疾病药物治疗学. 北京：人民卫生出版社，2006，129-292.

[5] 钟久昌. 从 2014 年美国成人高血压治疗指南推荐看肾素-血管紧张素-醛固酮系统阻断剂在高血压病防治中的地位. 上海医学，2014，37：551-553.

[6] 刘力生. 美国高血压预防、检测、评估与治疗高血压联合委员会第 8 次报告解读及给我们的启示. 中华高血压杂志，2014，22：116-118.

[7] Haber PK，Ye M，Wysocki J，et al. Angiotensin-converting enzyme 2-independent action of presumed angiotensin-converting enzyme 2 activators：studies in vivo，ex vivo，and in vitro. Hypertension，2014，63：774-782.

[8] 蒋毅弘，钟久昌. 血管紧张素转换酶 2、氧化应激与高血压. 中华高血压杂志，2011，19（6）：518-520.

[9] 陈来江，钟久昌. 血管紧张素转换酶 2 基因与高血压心血管炎症. 上海医学，2014，37：178-181.

[10] 高平进、朱鼎良、钟久昌. 高血压发病机制的研究进展//葛均波. 现代心脏病学. 上海：复旦大学出版社，2011，411-415.

[11] 金海燕、宋蓓、钟久昌. ACE2 基因：高血压防治新的靶点. 中华临床医师杂志（电子版）. 2011，5（17）：102-104.

[12] Zhong JC，Basu R，Guo D，et al. Angiotensin converting enzyme 2 suppresses pathological hypertrophy，myocardial fibrosis and cardiac dysfunction. Circulation，2010，122：717-728.

[13] Iwai M，Nakaoka H，Senba I，et al. Possible involvement of angiotensin-converting enzyme 2 and Mas activation in inhibitory effects of angiotensin Ⅱ Type 1 receptor blockade on vascular remodeling.

Hypertension，2012，60：137-144.

[14] Ferrario CM，Jessup J，Chappell MC，et al. Effect of angiotensin-converting enzyme inhibition and angiotensin II receptor blockers on cardiac angiotensin-converting enzyme 2. Circulation，2005，111：2605-2610.

[15] 钟久昌，朱鼎良. 血管紧张素转换酶 2 与高血压. 中华高血压杂志，2005，13：682-686.

[16] Mancia G，Fagard R，Narkiewicz K，et al. Task Force Members. 2013 ESH/ESC Guidelines for the management of arterial hypertension：the Task Force for the management of arterial hypertension of the European Society of Hypertension（ESH）and of the European Society of Cardiology（ESC）. J Hypertens，2013，31：1281-357.

[17] James PA，Oparil S，Carter BL，et al. 2014 Evidence-Based Guideline for the Management of High Blood Pressure in Adults：Report From the Panel Members Appointed to the Eighth Joint National Committee（JNC 8）. JAMA，2014，311：507-520.

[18] Weber MA，Schiffrin EL，White WB，et al. Clinical practice guidelines for the management of hypertension：a statement by the American Society of Hypertension and the International Society of Hypertension. J Clin Hypertens（Greenwich），2014，16：14-26.

[19] 霍勇. 从美国 2014 成人高血压循证管理指南看血压管理指南的理念更新. 中华高血压杂志，2014，22：119-120.

[20] Kaiser EA，Lotze U，Schäfer HH. Increasing complexity：which drug class to choose for treatment of hypertension in the elderly? Clin Interv Aging，2014，9：459-475.

[21] Beckett N，Peters R，Leonetti G，et al. HYVET Study Group. Subgroup and per-protocol analyses from the Hypertension in the Very Elderly Trial. J Hypertens，2014，32：1478-1487.

[22] Arima H，Anderson C，Omae T，et al. PROGRESS Collaborative Group. Degree of blood pressure reduction and recurrent stroke：the PROGRESS trial. J Neurol Neurosurg Psychiatry，2014，85：1284-1285.

[23] 余振球，赵连友，惠汝太，等. 实用高血压学. 3 版. 北京：科学出版社，2007：648-736.

[24] 朱明燕，柳景景，石雷. 血管紧张素转换酶抑制剂研究进展与临床应用. 中国医药导报，2011，8：9-10.

[25] Weber MA，Jamerson K，Bakris GL，et al. Effects of body size and hypertension treatments on cardiovascular event rates subanalysis of the ACCOMPLISH randomised controlled trial. Lancet，2013，381：537-545.

[26] Arima H，Anderson C，Omae T，et al；Perindopril Protection Against Recurrent Stroke Study（PROGRESS）Collaborative Group. Effects of blood pressure lowering on intracranial and extracranial bleeding in patients on antithrombotic therapy：the PROGRESS trial. Stroke，2012，43：1675-1677.

[27] Zoungas S，Chalmers J，Neal B，et al. Follow-up of blood-pressure lowering and glucose control in type 2 diabetes. N Engl J Med，2014，371：1392-1406.

[28] Chobanian AV，Bakris GL，Black HR，et al. The Seventh Report of the Joint National Committee on Prevention，Detection，Evaluation，and Treatment of High Blood Pressure：the JNC 7 report. JAMA，2003，289（19）：2560-2572.

[29] Patel VB，Zhong JC，Fan D，et al. Angiotensin-converting enzyme 2 is a critical determinant of angiotensin II-induced loss of vascular smooth muscle cells and adverse vascular remodeling. Hypertension，2014，64：157-164.

[30] Ruwald AC，Westergaard B，Sehestedt T，et al. Losartan versus atenolol-based antihypertensive treatment reduces cardiovascular events especially well in elderly patients：the Losartan Intervention For Endpoint reduction in hypertension（LIFE）study. J Hypertens，2012，30（6）：1252-1259.

[31] Dehghan M，Mente A，Teo KK，et al. Ongoing Telmisartan Alone and in Combination With Ramipril Global End Point Trial（ONTARGET）/Telmisartan Randomized Assessment Study in ACEI Intolerant Subjects With Cardiovascular Disease（TRANSCEND）Trial Investigators. Relationship between healthy diet and risk of cardiovascular disease among patients on drug therapies for secondary prevention：a prospective cohort study of 31 546 high-risk individuals from 40 countries. Circulation，2012，126：2705-2712.

[32] Parving HH，Brenner BM，Mcmurray JJ，et al.

ALTITUDE Investigators. Cardiorenal end points in a trial of aliskiren for type 2 diabetes. N Engl J Med, 2012, 367: 2204-2213.

[33] 吴光哲，贾建华，王岩，等. 直接肾素抑制剂的临床应用前景. 心血管病学进展，2011，32: 572-575.

[34] 霍勇，陈光亮，徐希平. 马来酸依那普利叶酸片的药理学与临床评价. 中国新药杂志，2010，19（18）: 1633-1636.

[35] Huo Y, Li J, Qin X, et al. Efficacy of Folic Acid Therapy in Primary Prevention of Stroke Among Adults With Hypertension in China: The CSPPT Randomized Clinical Trial. JAMA, 2015. 2274.

[36] Wysocki J, Ye M, Rodriguez E, et al. Targeting the degradation of angiotensin II with recombinant angiotensin-converting enzyme 2: prevention of angiotensin II-dependent hypertension. Hypertension, 2010, 55: 90-98.

[37] Zhong JC, Guo D, Chen CB, et al. Prevention of angiotensin II-mediated renal oxidative stress, inflammation, and fibrosis by angiotensin-converting enzyme 2. Hypertension, 2011, 57: 314-322.

[38] Song B, Zhang ZZ, Zhong JC, et al. Loss of angiotensin-converting enzyme 2 exacerbates myocardial injury via activation of the CTGF-fractalkine signaling pathway. Circ J, 2013, 77: 2997-3006.

第二十三章　肾动脉去神经消融术在高血压治疗中的价值

基于高血压对心脑血管及主要脏器的危害，高血压患者的管理日益受到重视并取得了积极的进展，但血压控制达标率仍不容乐观。NHANES 2011—2012 年调查[1]显示，只有 51.9% 的患者经过治疗后血压控制在 140/90 mmHg 以下。而我国的情况更不容乐观，2014 年 4 月发表于《美国高血压杂志》的中国人群高血压流行、知晓、治疗和控制调查（Prevalence，awareness，treatment，and control of hypertension in China：results from a national survey）[2]显示，目前我国高血压患病率为 29.6%，知晓率、治疗率和控制率分别为 42.6%、34.1% 和 9.3%，接受降压治疗患者的血压达标率为 27.4%。因此，高血压的防治工作及患者的管理任重而道远。

目前有多种药物用于抗高血压治疗，包括利尿药、β受体阻滞药、钙通道阻滞药（CCB）、血管紧张素转化酶抑制药（ACEI）、血管紧张素受体拮抗剂（ARB）及血管舒张剂等。绝大部分的高血压患者可以通过 1～3 种的抗高血压药物将血压控制达标，但仍有一小部分的高血压患者尽管接受了目前最佳的抗高血压药物治疗而血压仍然无法控制于目标水平，后者成为高血压临床探索的重点方向。

一、顽固性高血压概述

根据 2013 年《难治性高血压诊断治疗中国专家共识》[3]，顽固性高血压被定义为：在改善生活方式的基础上，合理应用了可耐受的足量≥3 种降压药物（包括利尿药）治疗＞1 月血压仍未达标，或服用≥4 种降压药物血压才能有效控制，称为顽固性高血压。

目前顽固性高血压的患病率并不十分清楚，我国尚没有准确的流行病学数据。2008 年美国心脏协会（AHA）关于顽固性高血压的科学声明认为：小样本研究显示顽固性高血压的患病率在普通门诊中约为 5%[4]。根据美国 2014 年循证医学指南表述，顽固性高血压的患病率为 12.8%[5]。与普通高血压的患者相比，顽固性高血压患者心血管事件（死亡或心肌梗死事件、心力衰竭、卒中或慢性肾疾病）风险明显升高，且并发症早发多发，因此更需要寻求新的有效的降压治疗。

改善高血压治疗的传统手段包括生活方式干预及药物治疗。生活方式干预措施应当作为治疗的基础，提倡健康的生活，积极改善患者的生活方式。具体措施包括：减轻体重，体重指数（BMI）≤24 kg/m²；合理膳食，限制钠盐摄入，建议食盐量＜6 g/d，低脂饮食；戒烟限酒；适当增加体力活动及体育锻炼；减轻精神压力，避免精神情绪过度紧张，避免应激，保持良好睡眠。药物治疗的原则包括：停用干扰血压的药物；正确使用利尿药；合理联合用药；尽量选用长效制剂，以有效控制夜间血压、晨峰血压和清晨血压，保持 24 h 血压稳定；遵循个体化原则。生活方式调节及药物治疗很难将顽固性高血压患者的血压控制达标，顽固性高血压的治疗面临困难及挑战。相关研究表明，即使轻微的血压值降低，都伴随心血管病发病率与死亡率的显著降低，且与基础血压水平无关，因此对于顽固性高血压患者的治疗，首要目标应该是降低血压，而非控制达标。因此探索除药物治疗以外的器械治疗手段，以寻求更大程度的降压，降低顽固性高血压患者的风险是重要的探索目标。多种方式的自主神经调节已经在多个动物实验和初步临床研究中展示出抗高血压的治疗前景，作为长期血压调节的主要器官之一，肾的非药物自主神经调节可能在高血压治疗中起作十分重要的作用。

二、交感神经系统激活与顽固性高血压

顽固性高血压的病因及病理生理学机制是多方面的，其中包括中枢及局部的神经体液调节失常因素，中枢或局部组织特别是肾交感神经活性的持续增高可能使血压难以控制。

大量证据表明交感神经系统在高血压和许多心血管疾病如心力衰竭、慢性肾疾病及代谢综合征中发挥重要作用。肾是调节血压的重要脏器，其灌注和功能受到肾交感神经的调节，因此肾交感神经对血压的长期调节起枢纽性作用[6]。肾交感传入、传出神经纤维以及化学、压力感受器的神经纤维形成神经网络，同时调节肾和全身的交感张力状态。肾交感传入神经沟通肾与下丘脑，可被肾缺血及局部腺苷浓度升高激活。肾交感传入神经通过孤束及孤束核影响中枢交感系统的张力。传出神经主要支配肾的脉管系统、肾小管及球旁包含肾素的颗粒细胞，通过加强水钠的重吸收、刺激肾素分泌及改变肾血流，进行血压短期及长期的调节[7]。交感神经活性增强时，这些机制导致肾及全身儿茶酚胺水平增高、RAAS活性增强、肾血流减少及分布异常，水电解质紊乱和血容量增高，共同导致血压调节失代偿[8]。此外，肾交感传入和传出神经还作用于心脏及外周微小血管，造成一系列的心血管系统病理生理改变[9]。

短时间的交感调节异常可通过生活方式调节和一些药物如β受体阻滞药、RAAS抑制药等进行治疗。持续主动的交感神经高活性导致肾交感系统的高负荷和高血压；持续的高血压导致血管重塑和组织灌注不良；以及RAAS长期激活导致的体液刺激可能产生肾交感乃至全身交感系统的功能和解剖重塑。一些动物实验和我们的实验研究表明，在自发性高血压动物模型存在肾神经密

度及肾神经纤维增粗趋势，即肾交感神经在高血压动物模型存在解剖重塑趋势。长期交感兴奋的动物可能存在的肾交感系统的功能重塑和解剖重塑加重电解质紊乱，减少肾组织有效血流量，损害肾单位并导致全身血管和组织损伤。这些损伤可能导致人体的反馈调节机制失常和持续的交感兴奋，当该重塑形成后可能产生循环进展。此时即便是精神紧张等外在刺激因素降低，依然可能产生内源性交感兴奋驱动的持续血压增高，因而可能形成顽固性高血压状态（图23-1）。而人为阻断该交感兴奋循环，降低交感活性可能产生重要的治疗作用。

三、肾动脉去神经消融术

原始的肾动脉去神经技术是通过外科或化学方法切除或灭活肾动脉周围的神经束和神经节，达到使肾及肾血管失去自主神经控制和反馈的能力。已知肾动脉周围自主神经主要或全部与交感神经活动有关，肾交感传入及传出神经对增高血压的调节作用已在大量动物实验中证实。早在20世纪50年代，就有外科医生尝试通过肾交感神经切除术治疗不能控制的恶性高血压，取得了显著的临床疗效并减少了总体死亡率。但是，由于手术损伤巨大，围术期并发症和缺乏去除神经选择性相关副作用限制了其在临床上的推广，随后抗高血压药物的迅速发展使该技术被放弃。随着介入微创治疗技术的发展，射频消融术已在心律失常等领域的治疗中取得明确的临床获益。受此启发，一种基于射频导管的介入消融技术被用于肾动脉去神经消融实验和临床研究。射频电极导管的微创优势在用于肾神经消融的过程中表现出的程序便捷性和显著提高的安全性，极大地减轻了患者的痛苦。早期动物及临床研究证明肾动脉去神经消融术（renal denervation，RDN）可以有效减少肾去甲肾上腺素的含量并减少去甲肾上腺素溢出率[10]。顽固性高血压患者接受消融后全身及肾去甲肾上腺素溢出率、肌肉交感神经活性及血压均出现明显下降。由于早期介入射频消融RDN治疗顽固性高血压临床研究的一片叫好，人们认

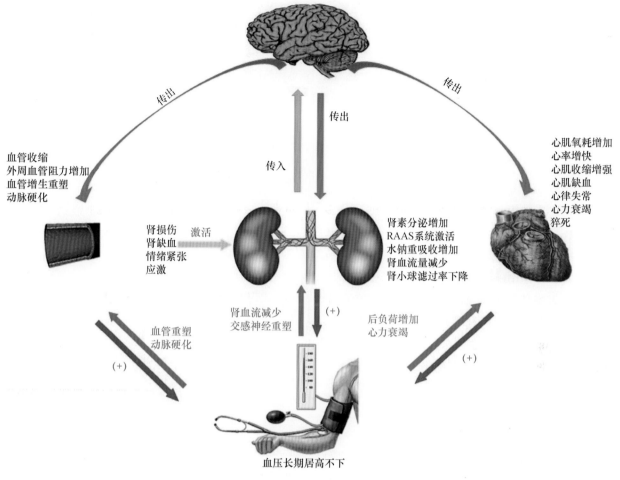

传出　传出　传入

血管收缩
外周血管阻力增加
血管增生重塑
动脉硬化

肾损伤　激活
肾缺血
情绪紧张
应激

肾素分泌增加
RAAS系统激活
水钠重吸收增加
肾血流量减少
肾小球滤过率下降

心肌氧耗增加
心率增快
心肌收缩增强
心肌缺血
心律失常
心力衰竭
猝死

血管重塑
动脉硬化
(+)

肾血流减少
交感神经重塑

(+)

后负荷增加
心力衰竭

(+)

血压长期居高不下

图 23-1　肾交感反应及恶性循环机制示意图

为介入微创技术如此容易地实现了"肾去交感神经化"，因而为顽固性高血压探索到了"又快又好"的治疗方法，问世短短数年的射频消融肾去交感术一度成为心脏病学研究最大的热点，2012 年在美国被评为年度十大医学创新技术之首。

Symplicity 导管系统首先面世，用于 RDN 治疗顽固性高血压。基本操作过程如下：进行股动脉穿刺，经指引导管将特制的射频消融电极导管送至腹主动脉，造影排除肾动脉狭窄、双支肾动脉或其他肾动脉畸形，随后将消融导管送至肾动脉主干远段第一分叉处作为起始点开始射频消融。在 X 线透视下由远及近经电极导管对肾动脉行贴壁消融，射频能量为 6～8 W，每个点持续 2 min，消融温度控制在 45～60℃，随后导管螺旋性转动 90°并后撤 1～2 cm 再次消融，直至肾动脉开口。取 4～6 个消融点覆盖肾动脉的 4 个象限，每次消融面积约为 4 mm²，对侧肾动脉重复此操作过程。

目前已有多种不同的 RDN 系统通过欧盟 CE 认证，包括：Symplicity 系统、Enlig HTN 系统、Vessix's V2 系统、One Shot 系统、Paradise 系统、Iberis 系统、RENLANE 系统及 TIVUS 系统等，这些系统大多基于物理能量热消融，其中包括盐水灌注的射频消融系统，而 Paradise 和 TIVUS 系统采用超声能量。

四、RDN 相关临床证据

（一）阳性结果试验

Symplicity HTN-1 试验[10]是首个应用于人体的验证性非随机研究。该试验纳入 45 例顽固性高血压患者，经 RDN 治疗后血压得到很好的控制，无严重并发症发生；术后诊室血压在 1 个月、3 个月、6 个月、9 个月和 12 个月分别较治疗前下降了 14/10 mmHg、21/10 mmHg、22/11 mmHg、24/11 mmHg 和 27/17 mmHg，首次证明了 RDN 治疗顽固性高血压的有效性和安全性。延长的 Symplicity HTN-1 试验扩大样本量到 153 例患者，结果显示患者在术后 1 个月、6 个月、12 个月、24 个月和 36 个月随访时，诊室血压分别较前降低了 21/10 mmHg、26/11 mmHg、27/12 mmHg、30/13 mmHg 和 32/14 mmHg[11]。

随后的 Symplicity HTN-2 研究[12]是一项多中心、前瞻性、随机对照临床试验。共纳入了 106 例顽固性高血压患者，其中 52 名在药物治疗基础上进行 RDN 治疗而另外的 54 名只进行药物治疗。RDN 组在原有药物治疗基础上接受 RDN 治疗，对照组维持原有的多种降压药物联合治疗。6 个月随访结果发现，RDN 组诊室血压较基线时的 178/96 mmHg 降低了 32/12 mmHg，而对照组诊室血压较基线时的 178/97 mmHg 无显著变化（1/0 mmHg），RDN 组血压比对照组降低了 33/11 mmHg；与对照组相比，RDN 组的家庭血压测量水平及 24 小时平均血压水平亦有明显降低。其降压效果持续至 36 个月，36 个月的结果表明 RDN 后血压下降 33/14 mmHg[13]。

Symplicity HTN-3 试验[14]的结果公布后 1 年，一项设计更加严格的 DENERHTN 试验结果于 2015 年 1 月发表于《柳叶刀》杂志[15]。该研究为开放标签、随机对照设计，纳入 101 例难治性高血压患者，其中 48 例接受标准化阶梯治疗（SSAHT）联合 RDN，53 例仅接受 SSAHT 治疗。6 个月随访结果显示，日间动态收缩压平均变化在 SSAHT 联合 RDN 组为 −15.8 mmHg，在 SSAHT 组为 −9.9 mmHg；校正基线血压后两组差别为 −5.9 mmHg。

全球 SYMPLICITY 注册试验（the Global SYMPLICITY Registry，GSR）是一项前瞻性、开放标签的多中心注册研究。GSR 提供了肾去交感神经术（RDN）治疗难治性高血压的真实数据，在全球 245 个中心开展，收集诊室和 24 h 动态血压监测（ABPM）变化、实验室检测安全性事件等数据。共 1000 例连续患者观察 1 年，在高血压严重的患者（基线诊室收缩压至少 160 mmHg，2 h ABPM 至少 135 mmHg，服用 3 种或 3 种以上降压药物），RDN 治疗 1 年后，诊室收缩压改变为（−21.5 ± 25.6）mmHg（$P < 0.001$），24 h ABPM 收缩压改变为（−11.4 ± 17.9）mmHg（$P < 0.001$），共发生 7 例心血管死亡，2 例新发肾动脉狭窄＞70%，3 例新发终末期肾病。以上数据显示，在其实临床实践中，RDN 术后 1 年可显著降低血压，术后无长期安全性顾虑[16]。此外，近期还有超过 200 项动物实验和临床研究表明 RDN 治疗具有降低血压或其他抗高交感活性阳性结果发表。

（二）阴性结果试验

Symplicity HTN-3 试验[14]的结果于 2014 年 3 月发表于《新英格兰医学杂志》。该试验共纳入了来自美国 88 个中心的 535 名收缩压≥160 mmHg 且符合顽固性高血压标准的病例。患者在经过了 2 周的药物观察期后被随机分为 RDN 组和假手术对照组，对照组患者只进行肾动脉造影而不进行消融治疗，患者并不知晓自己是否真正接受消融治疗。所有患者术后继续予足量的 3 种及 3 种以上抗高血压药物（其中包括 1 种利尿药）治疗。该试验的主要有效性终点是组间诊室收缩压有无差异，次要终点是以 24 h 动态血压监测作为评价指标；主要安全性终点是消融后 6 个月内出现肾动脉和其他血管并发症及其他严重不良事情。Symplicity HTN-3 试验没到达到有效性终点，RDN 组没有表现出比假手术对照组更好的降低诊室收缩压的效果，而且两组 24 h 动态血压变化也无明显差别。尽管 RDN 组与假手术组 6 个月的血压相比，在基线水平均明显下降，分别下降 14.1 mmHg 和 11.7 mmHg，但两组间相比差别没有统计学意义。动态血压的结果与诊室血压结果类似，仅相差 1.96 mmHg，差别同样没有统计学意义。

需要指出的是，关于 RDN 治疗顽固性高血压的试验中，得到阴性结果的试验并不仅有 Symplicity HTN-3，还包括其他超过 11 个小样本临床试验[17]。

（三）RDN 的安全性评价

在 Simplicity HTN-1 及 HTN-2 试验中，

98%的手术患者没有出现主要并发症，出现的并发症包括：3 例假性动脉瘤、1 例泌尿系统感染、1 例背痛、1 例由于感觉异常使住院时间延长、1 例放置指引导管时出现肾动脉夹层、7 例患者手术过程中出现血管迷走反射（可通过应用阿托品缓解）。RDN 术后 6 个月对 130 名患者行肾血管影像检查发现，有 1 名患者可能发展为不需要治疗的动脉硬化病变。另外，有 2 名患者 RDN 术后由于肾动脉狭窄而出现血压继发性升高，但尚不清楚肾动脉狭窄是由 RDN 和（或）导管操作诱发及促进，还是为动脉硬化的自然发展过程。RDN 对肾功能的影响值得关注，在 Symplicity 研究中，出于安全性考虑并没有入选 eGFR＜45 ml/（min·1.73 m²）的患者，而研究结果表明 RDN 不会损伤肾功能。尽管部分患者出现 eGFR 轻度减少的情况，但这认为与利尿药使用的调整有关。20 世纪 50 年代外科交感神经切除术后观察到直立性低血压的发生，RDN 也可能会出现直立性低血压。然而幸运的是，目前的研究并未观察到这种副作用的发生。

DENERHTN 试验报道共发生 3 例 RDN 治疗相关轻微不良事件：2 例腰痛，1 例轻微腹股沟血肿。两组患者随访期间均出现相似的轻微估计肾小球滤过率下降。

全球 SYMPLICITY 注册试验结果报告的 6 个月不良事件发生率不足 1%，包括：围术期 2 例发生夹层需再次肾动脉介入，3 例发生假性动脉瘤，1 例血肿，1 例新发的肾动脉狭窄＞70%，3 例肌酐上升＞50%，5 例因高血压急症入院。

Symplicity HTN-3 试验同样达到其安全性终点。RDN 治疗组与假手术组的主要不良反应发生率分别为 1.4% 和 0.6%（$P=0.67$），研究第 6 个月时两组其他安全性结局如死亡率（0.6% *vs.* 0.6%）、血肌酐增高＞50%（1.4% *vs.* 0.6%）及新发肾动脉狭窄＞70%（0.3% *vs.* 0%）发生率均相似。

也有一些个案报告发现有患者在实施介入射频消融 RDN 后数月又出现血压升高，造影证实患者出现影响肾血流的显著狭窄，经支架置入后恢复。虽然目前 RDN 临床总体安全性较好，但前期射频消融 RDN 动物实验发现消融点血管内膜和中层有一定的损伤，其更远期的安全性也缺乏临床结果。因此需要进一步的临床观察和探索对血管损伤更小的 RDN 技术。

五、Symplicity HTN-3 试验失败的原因分析

Symplicity HTN-3 和另外一些临床试验令人失望的试验结果与目前的病理生理学机制及早期的外科手术切除肾交感神经的研究结果不符，因此需进一步探究其失败的原因。其结果在业界引发激烈争论，相关学者认为，尽管 Symplicity HTN-3 在设计上十分严格，但试验在实施层面存在大量的问题，可能导致研究失败的结果。业界的观点认为：

第一，Symplicity HTN-3 试验的样本量是根据之前 RDN 临床试验结果估算的，而之前的试验可能高估了 RDN 的治疗效果，因此 Symplicity HTN-3 试验样本量的统计学效能可能不足以检测出药物治疗与 RDN 之间的差异。尽管该试验纳入了超过 500 名患者，但与高血压药物试验常规几千人的样本量相比只是个小样本试验。Symplicity HTN-3 在 RDN 组存在血压降低趋势，增加病例可能出现阳性结果。计划纳入 5000 人的全球 SYMPLICITY 注册及设计实施更严谨的临床试验，可能更能反映真实世界的情况。

第二，RDN 的实时操作变异性较高，部分患者没有达成规范的 RDN 消融。Symplicity HTN-3 试验中的 535 名患者来自于 88 个中心，共有 111 名术者，因此每个术者平均大约只进行了不到 3 例 RDN 操作，而且射频 RDN 在美国未通过 FDA 认证，很多术者之前根本没有进行 RDN 消融经验。尽管 RDN 的操作被认为是相对容易的手术操作，但术者的学习曲线依然会影响到结果，尤其是使用的器械是第一代的单电极产品，很多病例并没有按计划完成肾动脉 4 个象限的消融，且目前尚没有可以在消融中及消融后评价消融是否成功的检测手段[18]。

第三，Symplicity HTN-3 试验患者入组时的药物管理并不严格，随机化分组前患者只进行了 2

周的药物观察。而按照高血压治疗的管理，患者需使用最大剂量的抗高血压药物至少 2 周，然后在接下来的 2 周进行家庭早、晚血压的监测并确保药物的依从性，然后研究者再根据患者血压情况判断其是否符合纳入标准。在许多抗高血压新药的临床试验中，在改变了患者的用药方案后通常进行 8 周的观察以确保药物达到了最大效应。因此，Symplicity HTN-3 试验的设计可能并非无懈可击，而且对照组血压出现明显的下降正好支持这一推论。

第四，Symplicity HTN-3 试验使用直接血管舒张剂的患者比例较高，达 40%。血管舒张剂可以有效地降低血压，但易导致严重并发症的发生，如心动过速、心包积液、水肿及多毛症，这些并发症使得患者对这类药物的依从性较差。该试验使用血管舒张剂患者的比例是之前一些报道的 2 倍[19]，而使用血管舒张剂是 RDN 不反应的一个预测因素。进一步的分析表明，该试验中 26.2% 的人群为非洲裔美国人，这部分人群使用血管舒张剂的比例较高。不同种族的亚组分析表明，在非非洲裔美国人中，RDN 组诊室收缩下降较假手术组明显（图 23-2）[20-21]。

第五，Symplicity HTN-3 试验结果是偶然的。按照以往的经验，一些后来被证实有效的药物或治疗措施在某些试验中得到阴性结果的情况并不少见，例如心肌梗死后使用 ARB 的试验[22]、PCI 对比药物治疗稳定性冠脉疾病的 COURAGE

试验[23]。然而基于总体的临床证据，这些治疗方法仍在临床上被大量使用。

虽然 Symplicity HTN-3 的结果广受诟病，但它也是一个很好的清醒剂，使我们能够审视 RDN 快速发展所留下的隐患。毋庸置疑，目前的 RDN 技术存在大量的问题需要明晰和完善，当这些问题得到满意的解决，才可能得到广为认可的临床结果。

六、关于 RDN 的专家共识及指南推荐

基于 Symplicity HTN-1 及 HTN-2 令人鼓舞的试验结果，RDN 技术在全球迅速蓬勃发展。《欧洲心脏杂志》和《美国心脏病学会杂志》在 2013 年分别发布了《欧洲心脏病学会（ESC）关于导管消融肾去交感化治疗的专家共识》（"Expert consensus document from the European Society of Cardiology on catheter-based renal denervation"）[24] 和《导管消融肾去交感化治疗顽固性高血压的国际专家共识声明》（"International expert consensus statement：percutaneous transluminal renal denervation for the treatment of resistant hypertension"）[25]。这两部共识对于 RDN 患者的筛选、治疗程序、术后随访、潜在获益及局限性等提供了指导性意见。

ESC 共识列出了 RDN 的患者筛选标准：SBP≥

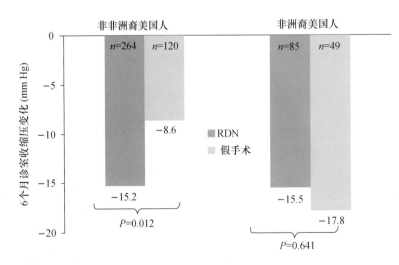

图 23-2　Symplicity HTN-3 不同种群亚组分析。结果表明非非洲裔美国人中 RDN 组较假手术组血压下降显著

160 mmHg（2 型糖尿病患者≥150 mmHg）；使用≥3 种降压药物（包括利尿药）；生活方式改变；排除继发性高血压；动态血压监测排除假性高血压（平均血压＞130 mmHg 或平均日间血压＞135 mmHg）；肾小球滤过率估算值（eGFR）≥45 ml/(min·1.73 m²)；无肾动脉狭窄，未接受过肾动脉介入治疗，无副动脉。排除标准：既往接受过肾动脉球囊血管成形术或支架置入术；肾动脉硬化；肾动脉狭窄＞50%；多支肾动脉主干或肾动脉主干直径＜4 mm 或长度＜20 mm；eGFR＜45 ml/(min·1.73 m²)；患有增加出血风险的疾病；1 型糖尿病；年龄＜18 周岁；妊娠等。

RDN 的国际专家共识声明认为，RDN 术后应常规进行随访以评价其短期及长期的安全性及有效性，并根据患者的血压水平调整降压药物的使用。随访的时间点：术后 4 周内进行第一次随访，紧接着于术后 3 个月、6 个月及 12 个月进行随访，以后每年随访一次。强制的随访项目包括：血压监测（诊室血压、家庭血压自测、动态血压监测）、肾功能（包括肌酐、eGFR 及电解质）、肾动脉影像学检查。建议但不强制的随访项目包括：心电图、超声心动图、评价糖代谢的相关指标〔如空腹血压、口服糖耐量试验（OGTT）、胰岛素释放试验（OGIRT）、糖化血红蛋白等〕、尿蛋白、肌酐/蛋白比值、动脉僵硬度检测以及其他能提供 RDN 额外获益信息的检测。强调家庭血压自测和动态血压监测应该成为随访不可缺少的检测。术后 6 个月及随后的更长时间，推荐进行重复的肾动脉影像学检查以除外术后肾动脉结构发生改变，特别是那些术后血压没有下降或是升高的患者。

《2013 年 ESH/ESC 高血压管理指南》〔2013 ESH/ESC guidelines for the management of arterial hypertension：the Task Force for the Management of Arterial Hypertension of the European Society of Hypertension（ESH）and of the European Society of Cardiology（ESC）〕[26] 中对 RDN 治疗顽固性高血压推荐的表述：在药物治疗无效的情况下，RDN 等有创治疗程序可以被考虑（IIb C）；在有进一步的长期安全性及有效性证据之

前，推荐 RDN 应仅限于高血压中心由有经验的医生操作并密切随访（ I C）；推荐接受 RDN 治疗的患者必须是真正的顽固性高血压患者，SBP≥160 mmHg 或 DBP≥110 mmHg，且由动态血压监测确诊（ I C）。

同年，中国高血压联盟发表关于 RDN 治疗顽固性高血压立场和推荐[27]，表述如下：①RDN 主要限用于多种合理搭配药物治疗无效（3 种以上，含利尿药），排除可纠正的继发高血压或无法耐受多种药物治疗的真性难治性高血压患者。②行政主管部门应该规范 RDN 的开展：首先要有评估难治性高血压的合格专业团队和核心实验室，另外需要有验证过关的肾动脉专用射频导管和相关设备，同时对从事 RDN 技术操作的介入医生有准入要求。加强对未经国家食品和药品监督管理局认证批准的器械用于 RDN 治疗的监管。③各参加 RDN 研究的医院伦理委员会或相应的管理部门应严格监管本单位的 RDN 的治疗工作。对有适应证的患者在高血压专家和介入的共同讨论下方可推荐 RDN 治疗。④行政主管部门组织授权相关学术组织或专业团体，协调在我国相关条件具备的一些大的医学中心先开展 RDN 的临床研究，建立统一、共享、强制性的登记系统，确保筛选病例的严谨性及高质量的随访。⑤医疗行政部门应出台相关文件规范 RDN 的合理临床研究和应用，杜绝盲目开展过度治疗的行为，最大限度保证临床研究的严谨和患者的安全。⑥行政部门、企业、高血压及相关疾病的学术团体应加强协作，群策群力，加强难治性高血压的筛查和调研工作，规范 RDN 治疗高血压及相关疾病研究；期望该项技术切实发挥应有的治疗作用，造福患者。而 2013 年《难治性高血压诊断治疗中国专家共识》也对 RDN 治疗顽固性高血压作出推荐：经高血压专业医师的指导或在其诊断下，确定为药物控制不良的顽固性高血压，或不能耐受 4 种以上药物治疗（药物依从性很差）且存在心血管高风险的顽固性高血压，在患者充分知情同意的基础上可考虑严格按照 RDN 入选标准进行 RDN 治疗。但鉴于 RDN 还处于研究阶段以及我国还缺乏长期随访的结果，因此需谨慎、慎重、严格遵循操作规程、

有序地开展 RDN 治疗。

对比中国及欧洲关于 RDN 治疗顽固性高血压的共识，不难看出我国对 RDN 更趋于持谨慎态度，而这种慎重是有理由的。首先，RDN 技术首先于国外采用专门为 RDN 开发的消融系统进行操作，并以研究为基础开展了一系列随机对照试验，而我国一些机构采用心脏电生理消融系统在人体进行 RDN 的操作，可靠性差，甚至出现严重不良后果。其次，消融后的随访不严格，缺乏家庭血压和动态血压数据，对安全性的评价不足。再有，目前国内尚缺乏足够的评价 RDN 对国人安全性和有效性的证据，国外的试验结果数据不一定适合国人情况。最后，中国是人口基数较大，高血压患者众多，医疗机构水平不一，血压控制不足常与继发性高血压筛查不力、不良生活方式控制不足、药物治疗不当及患者依从性差有关，这种情况下盲目开展 RDN，则后果不堪设想。

Symplicity HTN-3 试验结果公布后，目前 ESH/ESC 并没有对 RDN 治疗顽固性高血压的指南作出更新，没有发布新的专家共识，国内依然对 RDN 持同样的谨慎态度。英国联合协会在 *Heart* 上发表了《顽固性高血压 RDN 治疗 2014 专家共识》[28]。该共识首先总结了 Symplicity HTN-3 试验的结果及经验教训，认为在以后的试验中：①高血压专家应参与临床研究设计；②研究入组前稳定服药至少达 8 周，并设定临床更换药物的严格标准；③研究主体应反映顽固性高血压人群；④充分监督经验尚浅的操作人员；⑤保证每条动脉 4 个象限充分消融等。其次，决定 RDN 能否治疗顽固性高血压需要解决的关键问题：①目前关于交感神经准确解剖，尤其是与肾动脉相关的交感神经走行尚未达成共识；②选择何种能量形式消融能实现接近完全的肾神经消融，并且不引起肾动脉损伤；③目前尚无肾去神经治疗术成功标志，也无肾神经损伤的生物标志物；④临床实践中肾去神经治疗反应性差异较大，如何实现针对性治疗并不知晓。最后，推荐继续中止肾去神经治疗，直至出现 I 类证据支持 RDN 治疗用于常规临床实践，但英国将进一步研究 RDN 在顽固性高血压治疗中的作用。目前大量 II 类或

更低类别证据支持 RDN 在一些患者中的临床作用，因此，更新声明不建议就 Symplicity HTN-3 的阴性结果而全盘否定 RDN，并呼吁设备生产厂商、多学科临床医生和研究人员密切合作，有效设计未来试验。

七、RDN 降压外获益的新进展

（一）心力衰竭

RDN 可以改善血管僵硬度及中心血流动力学调节，因为动脉血管顺应性受肾上腺素能机制调节。血管僵硬度可以通过脉搏波传导速度和外周增强指数测量，其与心血管事件及死亡率相关，并可以评价靶器官的预后。早期的研究表明，RDN 可以迅速降低慢性肾疾病患者（$n=15$）的外周增强指数，术后 3 个月由 51% 降至 39%[29]；而随后更大样本（$n=50$）的研究也得到了类似的结果，术后 3 个月外周增强指数由 30.6%±23.8% 降至 22.7%±22.4%，且不受血压变化的影响；此外，Brandt 等[30] 采用更大样本量（$n=120$）的研究表明 RDN 后 6 个月，动脉增强及增强指数、平均中心动脉压均改善，而且脉搏波传导速度、中心及周边脉搏压均明显降低。这一系列结果表明 RDN 可以改善心脏的工作负荷参数及中心血流动力学状态。

交感系统拮抗剂的药理试验研究表明交感神经激活加速缺血性及非缺血性扩张型心肌病的发展，交感神经激活可能参与并恶化收缩性心力衰竭。目前有两个开拓性试验表明 RDN 治疗收缩性心力衰竭的潜在获益。REACH 试验纳入 7 名纽约心功能分级为 III～IV 级的心力衰竭患者（射血分数为 28%～58%，且没有高血压病史），消融后 6 个月，6 分钟步行试验明显改善（221±33 m *vs.* 249±34 m），而且其中的 4 个患者减少了利尿药的使用。另外，Olomouc 研究纳入 51 名纽约心功能分级为 II～IV 级的心力衰竭患者随机分为 RDN 组和药物治疗组，结果表明 RDN 组的住院率更低（31% *vs.* 72%）、心功能分级改善、脑钠肽降低且伴随超声心动图参数的改善[31]。关于 RDN 对

收缩性心力衰竭的长期有效性还有待进一步的随机对照试验的验证。

交感神经的激活，与心脏左心室肥厚、左心室舒张功能障碍及射血分数正常型心力衰竭相关。在一项随机对照试验中，1/4 的顽固性高血压患者被诊断为射血分数正常型心力衰竭。Brandt 等报道称 RDN 后心脏左心室肥厚相关超声心动图参数和僵硬度有所改善。另一项研究表明，与药物对照组相比，RDN 组的左室质量降低了 17%，且伴随着左室射血分数的增加。Mahfoud 等[32] 纳入 72 名患者并采用 MRI 评价 RDN 对左心室肥厚及僵硬度的影响，结果表明 RDN 后 6 个月，左心室质量指数下降了 7.1%。目前已有两项设立药物治疗对照组评价 RDN 对改善射血分数正常型心力衰竭的有效性的大型随机对照试验正在进行。

（二）心律失常

自主神经功能紊乱及血流动力学不稳定参与心房颤动（房颤）及其他心律失常的发生，高血压及自主神经功能失调参与左心房结构重塑，并导致局部传导异常而发生房颤。β 受体阻滞药可以减少房颤的发生，而增加迷走张力可以终止房颤，因此 RDN 可能对房颤有益。动物实验表明 RDN 可以降低血压正常犬或起搏诱导心力衰竭（心衰）犬房颤的发生。小样本（$n=15$）的临床研究表明 RDN 联合肺静脉孤立术比单纯肺静脉孤立术更能减少房颤的复发率。另外最近发表的一项小样本（$n=14$）研究表明，RDN 可以改善心脏电重构并减少心律失常的发生[33]。

室性心动过速可被中枢交感神经张力过高激发，β 受体阻滞药是心肌梗死后预防室性心律失常的常规用药，因此 RDN 可能可以改善室性心动过速。在急性冠脉缺血猪模型中，RDN 组与对照组相比可以有效抵制室性心律失常的发生（87% vs. 17%）[34]。目前尚未有大型 RDN 治疗人类室性心律失常的临床试验，而只有一些病例或系列报道，这些研究表明 RDN 可以抑制室性心律失常的发生，如室性期前收缩、室性心动过速等。目前有两项评价 RDN 治疗室性心动过速的随机对照试验正在招募患者。

（三）慢性肾疾病

许多证据表明，慢性肾疾病以交感激活为特征，并导致高血压及肾功能的恶化。因此，RDN 可能成为肾功能不全患者（包括终末期肾病患者）潜在的治疗新方法。然而，在 Symplicity HTN 试验中，因为在 GFR＜45 ml/(min・1.73 m²) 的患者中进行 RDN 的安全性不确定，因此这些患者被排除在外。一个纳入 15 名中到重度慢性肾疾病患者 [中位 GRF 为 31 ml/(min・1.73 m²)] 的小样本研究表明，RDN 可有效降低这部分患者的血压，且随访至术后 6 个月，没有证据表明会导致 GFR 及有效肾血浆流量的降低无论是否使用了造影剂。尽管已经证明 RDN 不会损伤肾功能，但目前 RDN 对肾的额外获益还尚不清楚。在一个前瞻性试验（$n=100$）中，Mahfoud 等[35] 报道 RDN 可以改善肾阻力指数，而且观察到尿微量蛋白的减少，表明肾的滤过功能改善，而 GFR 没有明显改变。Ott 等[36] 近来的研究（$n=59$）表明，在顽固性高血压患者中，RDN 后 6 个月，可以观察到 GFR 改善，血清肌酐没有改变而尿蛋白/肌酐比值明显减少。目前相关资料有限，需进一步的临床试验研究 RDN 对慢性肾疾病的获益。

（四）胰岛素抵抗

交感神经系统的激活是胰岛素抵抗及代谢综合征的主要原因，并与中心性肥胖相关，同时也是糖尿病发展的危险因素。交感神经的过度激活导致胰岛素抵抗和高胰岛素血症导致交感激活间的双向联系是存在的。一项前瞻性研究（$n=50$）表明，RDN 可以影响顽固性高血压患者的糖代谢情况，术后 3 个月，患者的空腹血糖、空腹胰岛素及 OGTT 2 h 的血糖值均较术前明显下降，而对照组没有明显的变化。在一项对睡眠呼吸暂停综合征患者进行 RDN 治疗的研究中，亦得到了与上述相类似的结果。除了降低 OSA 的严重程度外，该研究报道了术后 OGTT 2 h 的血糖值及糖化血红蛋白均较术前有所下降。另外一份报道表明，两名多囊卵巢综合征患者实施 RDN 3 个月后，血压下降且胰岛素抵抗改善而并没有影响体重。然而，最近发表的 DREAMS 研究（$n=29$）表明 RDN 后 1 个月，可以观察到血压下降，但没有观察到交感活性的降低，同时没有观察到胰岛素抵抗[37]。因此，RDN 改善胰岛素抵抗的有效性还需要进一步的研究评价。

（五）睡眠呼吸暂停综合征

睡眠呼吸暂停综合征是心血管的独立危害因素，其造成气道阻塞及间歇性缺氧而激活交感神经系统，导致系统性炎症和内皮功能障碍。理论上而言，RDN 可以使睡眠呼吸暂停综合征获益，但目前仍缺乏有力的临床证据。一个小样本的前瞻性试验纳入 10 名睡眠呼吸暂停综合征患者，RDN 可以有效减少其低通气指数、改善嗜睡。另一项纳入 31 名中重度睡眠呼吸暂停综合征患者的研究表明，RDN 联合持续正压通气比单纯 RDN 及单纯持续正压通气更能改善睡眠相关参数，而单纯持续正压通气组没有明显改善。

八、目前 RDN 在高血压治疗中的地位

当临床研究结果出现分歧，人们回过头来审视介入射频消融 RDN 过程时，发现原来理解的射频消融 RDN 治疗被人一厢情愿地理想化。该技术的飞速发展使人们没有来得及完成基础的病理解剖和病理生理研究，明确 RDN 的适应人群，消融靶和达成 RDN 的评判标准。疗效/副作用更高的 RDN 方式和更好的消融能源等大量基本的问题尚需要深入研究，以更好地推进到临床实践。

（一）RDN 的适合人群及其时机

RDN 治疗的基本病理生理机制是针对局部或全身持续性交感神经过度激活的病理状态。虽然交感高活性是高血压，尤其是顽固性高血压的重要病因，但的确也有许多患者的血压增高不是以交感高活性为主。正如 β 受体阻滞药和 RAAS 抑制剂并不适合所有患者一样，非洲裔美国人的高血压治疗被新的指南推荐首先使用钙通道阻滞药和利尿药。Symplicity HTN-3 试验也提示非洲裔美国人可能不是 RDN 治疗好的目标患者，而白人和亚裔人群可能更多人存在交感神经高活性，因而可能对 RDN 反应较好。

更深入地分析对于单一的高血压患者，较年轻的个体、心率较快和收缩压增高、对 β 受体阻滞药和 RAAS 抑制药敏感者可能是 RDN 治疗的适合人群。但到目前为止，缺乏良好的判定交感过度激活的简便易行的临床指标。血浆儿茶酚胺水平、血浆 RAAS 水平测定、心率变异性等指标的意义需要进一步研究。而微神经电活动测定、肾组织儿茶酚胺水平、肾静脉儿茶酚胺溢出率和碘标记的间碘苄胍扫描等因技术复杂未能得到广泛的技术评价。较为精准地寻求交感神经高活性人群仍然需要介入专家和高血压专家的大量的共同努力。

笔者认为大多数高血压不良生活方式是初始病因。早期高血压可能通过生活方式治疗和少量的药物治疗而达到矫正交感过度激活状态血压得以控制的效果，因而不是 RDN 的适合患者人群。对于普通的高血压患者多数可通过药物治疗血压达到满意控制，因而也不是 RDN 的最佳治疗人群。当患者的交感兴奋持续较长时间，患者发生了血管重塑和交感神经系统重塑，血压升高、神经重塑与器官损害形成恶性循环，如不打断其循环患者状态可能持续恶化。此时实施有效的 RDN 可能是打断其恶性循环的重要时间窗口，从而可能达成较好的治疗效果和较高的疗效/副效应值，因此应将其视为高血压患者实施 RDN 的时机。

谈到 RDN 在高血压治疗中的地位，笔者认为在生活方式调整和药物治疗的基础上，RDN 可作为药物主导的常规治疗的补充。对于真性顽固性高血压，药物治疗已无能为力，患者可能面临严重后果，RDN 此时可能发挥重要的治疗作用。对于不能坚持用药和抗高血压药物不耐受的人群，如血压显著升高，RDN 可作为选择性治疗方法之一。考虑到 RDN 可能改善高交感活性所导致的病理生理状态和靶器官损害，通过临床检测发现交感高活性证据和明确的相关靶器官损害，相信 RDN 也可能发展成有效的靶器官保护治疗方法。

（二）问题：RDN 是进行肾去神经化治疗还是进行交感神经调节治疗？

目前以射频导管消融的 RDN 治疗，由于能源选择和作用方式受到其物理作用固有特性的限制很难达到"肾去交感神经化"。根据美国心血管病理研究所的 Virmani 教授的报告，人类肾交感神经束距肾动脉内膜有一定距离：大多数神经分布于 2～6 mm 区间，而一些较粗的神经束距肾动脉内膜距离甚至大于 10 mm；另外，存在肾动脉粥样硬化的患者这一距离还将进一步增加。

根据目前射频消融 RDN 作用的方式，射频电磁波产生的阻抗热在与电极接触的 1～2 mm 组织内，相邻的组织消融由热传递介导，作用深度有限。有研究表明，肾神经的分布可能影响 RDN 的治疗效果，导管介导的射频 RDN 仅 1/8 达到 50% 的肾神经消融，而另外的 7/8 仅有 ≤20% 的肾神经被消融，平均消融深度为 3.8 mm[38]。虽然其消融能够毁损部分交感神经束，但达不到"去神经化"的效果。增加消融的能量和剂量可能增加消融的效果，但也可能增加血管壁的损伤，从而对手术的近期和远期安全性造成影响。虽然使用盐水灌注等技术能在一定程度上增加消融深度和冷却血管内膜，但仍不足以消融较深的神经。虽然沿用了 RDN 原来的概念，根据射频消融 RDN 技术创始人 Esler 教授估计，即使按照严格的消融程序达成时间足够的 4 个象限消融，毁损的交感神经束只占 40%～50%。因此，与原来的外科切除和化学消融达成较完全的 RDN 不同，目前的介入 RDN 程序只是在肾内部分降低交感活性，进而降低肾及全身交感活性。所以目前的介入"肾去交感化"不够准确，一些学者将该类技术称为肾交感神经调节（renal sympathetic modification）更为贴切，而"肾去神经化"RDN 只是这一类技术的代名词。

事实上，作为高血压的一种治疗手段，完全的肾去交感神经化是不必要的，甚至可能是有害的。肾交感神经调节的目的是矫正交感活性过高的自主神经系统，而不是要完全放弃自主神经的作用。无自主神经活动的肾可能损害人体的交感

代偿能力。如果能使肾交感神经活性降低 50%，也许对大多数患者高血压的治疗已经足够。但目前尚缺乏控制消融程度的控制，也缺乏肾交感神经活性的定量方法，因而有大量的基础和临床问题需要进一步研究。达成可控的部分肾去神经化（如 40%～60%）可能作为该技术发展的重要目标。

（三）RDN 消融的"靶标"及消融应达成的"目标"

按目前介入射频消融 RDN 的标准操作程序，是按照肾动脉放射影像引导位置和方位而间接对消融点定位，而并非对肾神经直接定位。虽然最近有病理研究表明，在肾动脉分叉附近有密集的肾神经分布可能是消融较好的靶点，但去神经化效果可能还受到肾神经解剖分布变异的影响。此外，目前尚缺乏术中检测消融是否达成的方法，这也是该技术目前迫切需要解决的问题。

我国学者利用血管内长轴高频超声影像，首次从活体犬肾动脉内观察到肾神经成短段状或管状高回声，与病理学研究印证良好。研究还发现肾神经分布密度存在个体间和部位间的变异，局部视野观察到的神经束数量在 0～17 之间，因而根据神经分布状态实施个体化的消融策略可能找到适合消融的神经密集分布部位，达到减少消融靶点，提高有效性和安全性的目的。这一可视化、个体化策略的运用将突破目前消融的盲目状态。而消融后的神经声学特征可能会发生改变，随着超声成像技术的发展，可能在术中观察到这些改变并评价消融的有效性。

从远期目标来看，借助更先进的影像学技术，获取肾神经的三维分布状态，掌握患者肾神经是否存在解剖重塑，将为该技术发展提供重要的病理学基础。在此基础上制定消融治疗方案和控制消融的程度将成为可能，笔者认为这是该技术发展和完善的重要目标。

（四）关于 RDN 疗效持续时间的思考

RDN 后肾神经再生的问题值得关注。有小鼠实验表明 RDN 后 9～12 周肾神经可以完全再生[43]；近期一项报道表明羊 RDN 后 11 个月，病

理结果显示肾传入及传出神经再生，且电刺激检测显示神经反应功能恢复[44]。目前的临床试验对于 RDN 后的随访最长时间为 36 个月，结果表明消融后 36 个月降压效果持续存在[11,13]。关于动物实验和临床试验结果的差异值得进一步思考，可能的原因为人类的肾交感神经再生能力较动物弱，也可能是对于顽固性高血压患者，RDN 后交感神经兴奋引起高血压的恶性循环被切断，血管及交感神经的增生及重塑得到改善因而获得长期的持续降压，而使自身血压调节能力得以恢复。然而目前的相关证据还不足以对 RDN 疗效持续时间作出定论，还需要进一步的证据来证实。

九、目前 RDN 的局限性和不足

（一）尚缺乏检测交感神经活性的金标准

尽管一些评价交感神经活性的指标已被用于临床试验中，如儿茶酚胺激素水平、去甲肾上腺素溢出率、肌肉交感神经活性、心率变异性及血压变异性等，但这些检测只能在一定程度上反映交感神经活性。儿茶酚胺血浆浓度检测水平因方法、标准和标本保存等问题，实际意义有限，且不能反映组织内儿茶酚胺水平。因此，目前缺少有效的方法判断患者是否存在持续的交感活性过高，从而难以筛选出适合 RDN 的人群，亦无法直接判断消融后交感神经活性的下降程度。

（二）目前尚缺乏评价 RDN 技术是否操作成功的有效方法

尽管 RDN 技术被认为能够有效地降低交感活性而降低血压，但目前仍缺乏像电标测用于检测射频导管的电生理消融成功与否那样能够判定 RDN 是否达到足够去神经化的方法。Symplicity 系统在操作中要求导管在肾动脉中至少旋转 4 次以覆盖肾动脉圆周的 4 个象限，这增加了该技术的操作者依赖性，而很大部分的患者并不能完成 4 象限的消融。RDN 操作过程与达成的神经消融缺乏明晰关系，因而也被称为"黑盒子"。因此需探索操作者依赖性更低的消融策略，并建立评价

RDN 是否成功达成治疗消融程度的方法。

RDN 目前尚缺乏去神经化程度的量化指标及可量化的消融策略。交感神经系统是人体正常代偿机制的重要组成部分，完全的去交感神经化理论上并不是最佳的治疗选择，最理想的度应该是有效降低血压却又保留正常代偿所需的交感神经兴奋，但目前还缺乏相关的量化指标及可量化的消融策略。

（三）目前获得的 RDN 临床研究资料的问题

诊室血压测量不能很好地反映患者的真实血压。许多研究采用诊室血压作为主要有效性评价指标，而诊室血压测量不能除外白大衣高血压，这会对试验的结果造成影响。动态血压监测是诊断真性高血压的金标准，并且是评价心血管风险的重要指标。因此，动态血压应该成为后续研究的入选标准及评价 RDN 有效性的主要指标。

药物依从性的问题，不可否认药物在治疗顽固性高血压中的基石地位。药物依从性不佳是顽固性高血压的一个很重要的因素，因此在患者入组前需经历严格依从性的药物治疗并进行动态血压监测判定患者是否符合入组条件。患者随访率低是另一问题。Symplicity HTN-1 试验[10]及 Heidelberg 登记研究[45]报道 12 个月的随访率仅为 20% 和 38%，而随访率较低会低估副作用的发生。因此，在将来的试验中，有必要强调提高患者的随访率。

（四）RDN 技术安全性的评价不足

尽管 Symplicity HTN-3 试验达到了其安全性终点，但目前只有少部分患者进行了肾动脉 CT 血管成像的检查。目前大量的动物及临床研究表明，基于射频能量的 RDN，其热量通过经肾动脉内膜热传递方式作用于肾交感神经，不可避免损伤肾动脉内膜和中膜，并可能导致肾动脉的狭窄[39-41]。EnligHTN-1 研究采用肾动脉 CT 血管成像评价肾动脉安全性，其结果表明消融后 6 个月肾动脉狭窄的发生率为 4.3%[46]。目前 RDN 安全性评价的时间还有限，一些血管壁损伤可能在若干年后出现问题，如加速血管动脉粥样硬化，形

成假性动脉瘤或血管狭窄等。但无任何并发症的治疗几乎是没有的，如果血管损伤轻微，又能导致血压的显著下降，有可能在后期减少血管由高血压导致的血管损害中获益。因此能够将血管损伤降到更低程度也是该技术发展所追求的主要目标之一。

（五）缺乏不同 RDN 技术优劣的比较

目前从动物实验到临床研究的 RDN 治疗能源包括射频、超声、冷冻和同位素射线照射等，在概念阶段的还有局部纳米粒子磁场旋转加热治疗等等。注射神经毒剂实现化学消融的多种器械也在积极研发中，部分器械如牛蛙注射导管已通过美国 FDA 认证。但目前由于 RDN 技术问世时间有限，缺乏不同技术之间有效性安全性的头对头比较。因此尚不清楚何种技术具有更好的疗效，随着研究资料的进一步积累，该问题的答案将进一步明了。

十、目前 RDN 的探索方向

（一）经典导管射频消融的改进

导管射频消融在心律失常临床治疗及器械研发等方面积累了丰富的经验，如温控电极和盐水灌注电极的应用提高了射频导管 RDN 的安全性。记忆导轨和网篮式多电极设计可显著提高 RDN 的效率，并使消融点的空间分布合理即达到 4 个象限分布消融。带球囊的螺旋形带状电极和带球囊的双电极在消融中冷却组织的同时缩短消融时间。这些多种新设计的消融导管短期内迅速涌现，各有特色且技术相对完善，较之第一代的 Symplicity 系统技术水平有所提高，其中一些可望改进现有的 RDN 治疗程序甚至治疗效果。最近发表的使用四电极的网篮状消融导管（EnligHTN）也取得了良好的高血压治疗临床消融效果。Medtronic 公司最近也信心满满地表示继续进行记忆导轨（Symplicity Spyral™）的多电极射频消融 RDN 的临床研究，其结果值得期待。

射频消融 RDN 探索的另外一个方向是"更加微创"。多家公司在研发外径更小的 RDN 消融导管，国内也有公司进行该类器械的研发。3～5 F 的消融导管都在研发和试验，其显著特征是可以通过桡动脉途径进行 RDN 治疗。虽然业界通常认为这类更细的导管和更小的电极的疗效不会超越常规尺寸的导管，但降低导管尺寸和改进治疗的途径显然也是该技术需要探索的目标。

（二）新能源的新的消融途径

正在探索用于 RDN 的新能源主要有超声能量和放射线。超声能量因其可调控的消融深度和显著不同于射频的能量释放方式被更为看好。在数兆到数十兆的超声频率，声能有效消融深度在数毫米到数十毫米量级。一方面，通过对频率和能量的操控，可对 RDN 达成消融的数毫米到 20 毫米左右深度的神经达成有效的消融。另一方面不同于射频消融电极需要与血管内膜紧密接触才能较好释放能量，超声在血液介质中就能够很好地释放并穿透血管壁。因此在实施超声消融 RDN 时换能器悬浮于血管中（或在水囊包被中），血管内膜被血流（或冷却液）冷却，热量易于积聚在血管外膜附近，有利于保护血管。此外由于神经束具有多层脂质膜结构，由此形成的多层脂质-水界面使声能在神经束内多次反射形成声能陷效应而使神经易于受到声能损伤。因此应用较低声能就可使神经发生功能障碍或毁损，目前声能已被用于麻醉或毁损神经治疗顽固或癌症性疼痛。因此射频消融 RDN 发明者 Esler 教授也表明，超声可能是实施 RDN 更好的能源。目前国际上有 Recor Medical、Cardiosonic 和 Sound Interventions 几家公司在进行超声导管 RDN 的器械研发，其中一些器械已进行了几期临床试验，表现出良好的临床效果及安全性。已有初步研究表明，对于射频消融 RDN 治疗无反应者，改用超声消融达到了治疗高血压的效果，进一步的临床疗效有待观察。我国有学者根据前期研究的经验设计出具有自主知识产权的全新结构的超声导管，其研发过程在顺利推进中，效果值得期待。

也有学者将 β 射线损伤用于 RDN 研究，Best Medical Int. 公司进行了相关器械（Novoste™

Beta-Cath™ System）RDN 的研究。实验表明，使用 25～50 Gy 的放射剂量，可在 2 个月达成约 35%～50% 的神经损伤。但近期没有新的研究结果发布。笔者认为在其他能源能够达成 RDN 消融的情况下突出放射治疗 RDN 是没有必要的。该技术有使用不便、疗效不突出和远期安全性的担忧，只有其他治疗效果不够才应推进该技术研究。

（三）化学消融和其他 RDN 途径

化学消融通过注射或喷射将神经毒剂投送到肾动脉周围的神经束从而达到 RDN 的效果。以牛蛙导管（Bullfrog®）为代表的注射导管将微注射针卷藏在球囊中，到达肾动脉靶部位时球囊低压（2 atm，1 atm＝1.01×10⁵ Pa）撑开，微注射针露出并刺入肾动脉壁达外膜，注射药物到肾神经鞘后，球囊抽空注射针缩回完成治疗。牛蛙导管的微注射针外径 130 μm，对动脉壁损伤微小。临床前试验表明，术后 24 小时未发现血管损伤及狭窄，而病理检查发现达成 RDN。喷射投送导管是在经皮腔内血管成形术（PTA）扩张球囊上打有 6 个微孔，当球囊中有较高压力时，高速喷射的液流部分冲破血管壁到达血管外膜。临床前对猪的相关研究表明，该方法能够达成较好的 RDN。投送的药物包括酒精、胍乙定、长春新碱，甚至苯酚等。由于这些药物多具有良好的脂溶性，可迅速扩散至肾动脉周围脂肪神经鞘内，从而可望达成程度较高的 RDN。一些药物投送导管已进行临床试验，并已通过 CE Mark，而牛蛙导管已通过美国 FDA 认证，但近期未发现进一步的临床报告。与射频与超声的热消融不同，如果设计得当药物投送 RDN 方法可望在血管损伤较小的同时达成程度较高的神经破坏，但要做到程度可控的 RDN 则较为困难。

（四）消融靶标和消融疗效研究

经典的射频导管消融 RDN 是在肾动脉内由远及近旋转消融，每个点消融持续 120 s。该程序是早期研究的经验之作，因看不见所消融的神经，也不知道该点消融是否有用，所以被业界批评为缺乏消融靶的盲治疗。陆续出台的动物解剖和人类尸体组织病理研究也有颇多争议。代表性的研究是由美国心血管病理研究所的 Virmani R 团队对人类尸体的研究。他们发现比原来动物研究更深的神经分布特征。最近该团队用超声研究发现，靠近肾动脉远端，即在肾动脉分叉附近有较密集的神经分布特征，但缺乏较大规模研究和个体化特征分析。不同研究团队有不同的认识，目前尚缺乏在什么部位消融消融实现 RDN 更好的共识。

我国学者为探求 RDN 消融靶研制了具有自主知识产权的超声影像和超声消融一体化导管原型设备。64 晶阵纵轴式超声成像换能器可在肾动脉长轴方向获取神经束分布状态，并根据该超声切面分布的疏密情况由治疗换能器发射的同平面治疗声束对神经分布密度高的部位实施 RDN 消融治疗（图 23-3）。在犬实验中与组织学对照的影像研究结果表明，神经束在高频超声影像下呈现条形或管形高回声。在肾动脉不同节段和不同象限，神经束分布的数量是 0～17 条，存在显著的不同部位和不同个体神经分布的变异性，提示固定部位消融可能不是最佳消融策略。在接近一半在探测区域神经分布密度较低而免于被消融，只在神经分布较高的部位进行消融从而减少了消融的次数，在达成 RDN 治疗的同时提升了治疗的安全性。

关于达成 RDN 消融的评价指标目前正在进一步研究中。虽然肾静脉儿茶酚胺溢出率是相对认可的指标，但在临床实践中操作困难。需要发展肾交感活性的相关检测技术或工具，筛选适合 RDN 的患者并评价消融成功与否及消融后交感神经活性的下降情况。最近发表于《美国心脏病学会杂志》的研究表明，脑源性神经生长因子在顽固性高血压患者 RDN 术后 2 h 即可出现明显下降，可能作为判断 RDN 是否成功的检测指标[47]。此外，神经肽 Y（Neuropeptide Y）与去甲肾上腺素水平和交感活性相关，最近（ACC2015Post）在 80 例顽固性高血压患者实施 RDN 的研究表明，到治疗终点 6 个月对 RDN 治疗血压显著下降者，与 NPY 显著下降成显著的相关性，表明 NPY 下降可能作为达成 RDN 的评价指标之一。研究用电刺激肾动脉神经节判断消融成功性的动物实验也在探索当中[48]。

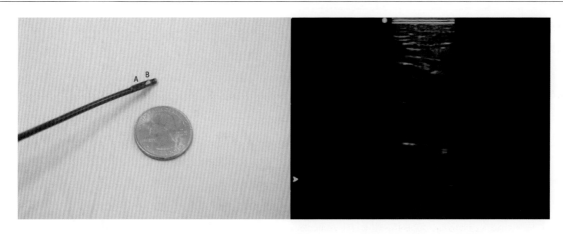

图 23-3　我国自行研制的成像消融一体化超声导管（左）和获取的肾神经束超声影像（右）

（五）无创消融 RDN 途径经导管 RDN 技术

无创消融 RDN 途径经导管 RDN 技术实现了微创治疗，但仍会出现感染、出血、血管损伤等并发症；另一方面如果患者血管存在变异如短的肾动脉主干、双肾动脉、血管扭曲等则不适合或不能完成 RDN 治疗程序。此外，介入治疗还使患者和术者暴露在 X 射线下，增加放射损伤风险。因此，有必要寻求更为理想的 RDN 治疗技术。高强度聚焦超声通过单个球面换能器或多个换能器相控阵聚焦方式在体内焦点形成高强度焦点，使焦点短时间迅速升温达到 50℃ 以上而使组织产生热消融。

美国 Kona Medical 公司致力于研发高强度聚焦超声 RDN 器械，开展动物及临床试验已有数年。其研发的 Surround Sound® 系统专门用于RDN 治疗，技术特征是在肾动脉周围形成焦点，通过血管周围的三维组织分布特征制定治疗计划。所进行的一期和二期临床试验仍然需要置入指引导管，分别进行的 WAVE Ⅰ、Ⅱ 和Ⅲ 临床试验对24 例和 18 例顽固性高血压患者实施 RDN 治疗，观察其 6 个月的有效性和安全性。WAVE Ⅰ 到达观察终点诊室血压下降 29/12 mmHg，影像学观察未见肾动脉损伤。WAVE Ⅱ 在前期基础上优化流程，缩短治疗时间。两期临床结果达成大于10 mmHg 收缩压血压下降者超过 80%，发现 1 例缺血性卒中（但与 RDN 治疗关系不明确），2 例

背部肌肉疼痛，可自行恢复。WAVE Ⅲ 是采用无需导管引导的无创消融方式的临床试验，治疗结果尚未见报告。

第一台高强度聚焦超声（HIFU）临床治疗仪器诞生在中国，中国医生在 HIFU 肿瘤治疗领域已积累了丰富的临床经验（图 23-4）。我国学者率先应用临床批准的 HIFU 仪器进行了无创 RDN 相关动物实验和临床研究。与美国同行的工作不同，我国学者从动物实验开始就使用完全无创的 RDN消融方式，用肾动脉彩色多普勒超声血流图做引导，率先在大动物（犬）模型达成了病理学证实的 RDN，并用组织学证实肾动脉内膜和中层的完好无损。随后的 Pilot 临床治疗顽固性高血压研究在 10 例患者中进行，为尽可能消除药物治疗的影响，含有利尿药（尤其是醛固酮拮抗剂）的优化药物治疗至少持续 4 周血压达到入选标准方能入组。考虑到声通道路径组织容量的增加，结合HIFU 肿瘤临床消融的经验对消融参数进行优化，

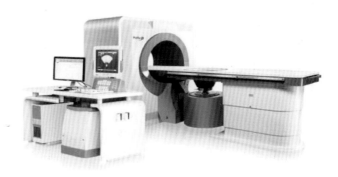

JC型　聚焦超声肿瘤治疗系统

图 23-4　我国自主研制的世界上首台高强度聚焦超声治疗仪

在保障安全的基础上增强点消融的效果。在该临床研究中使用的超声剂量大约是肿瘤消融平均计量的 1/8，加上肾动脉非常丰富的血流使治疗的安全性得以保障。6 个月观察终点发现患者 24 h 动态血压下降 11.4/4.8 mmHg，而诊室血压下降达 29.2/11.2 mmHg。研究同时发现，6 个月患者射血分数轻度提升，并有心率变异性的显著改善，为 RDN 技术的发展提供了非常重要的开拓性临床资料。

由于体外聚焦超声技术在实体组织内可根据需要设置焦点位置，所以对导管消融受限的病例也能达成 RDN 消融。对于神经束分布较深的病例可能对导管消融治疗无反应，国产的 HIFU 消融仪器物理学焦点约为 2 mm×2 mm×6 mm，使用重复点消融策略跨动脉壁消融深度可超过 10 mm，故能覆盖绝大多数 RDN 治疗的需要。此外，国产 HIFU 使用彩色多普勒，无需使用 X 射线和造影剂，进一步提高了治疗安全性。因而发展 HIFU 无创消融是 RDN 技术发展的优先方向，也是我国具有优势基础、可做出更多建设性贡献的重要领域。

(六) 高血压治疗以外的 RDN 治疗探索

交感活性驱动的现代生活方式疾病及功能失代偿导致的恶性循环被越来越多地认识到，β 受体阻滞药和 RAAS 抑制药对多种疾病的治疗作用也证明了交感高活性在疾病发生发展中的重要作用。尽管 RDN 技术的应用在 Symplicity HTN3 发表后受到很大的影响，但许多 RDN 治疗高交感活性相关疾病的临床研究仍在进行中。我国学者进行的 SWAN 系列临床研究中观察对高血压合并心力衰竭和心律失常的研究中发现，国人对高血压和心力衰竭患者射频消融 RDN 治疗后有显著疗效。近期发表的交感活性相关疾病治疗多采用射频导管消融术，阳性及阴性结果并存。这可以理解为在目前射频导管消融还存在一些重要技术问题未得到满意解决之前，可能一些患者尚未达到治疗所需的 RDN 消融。在 RDN 技术进一步突破之后，相信 RDN 技术将对高交感活性相关疾病的治疗将发挥重要的作用。

(七) 新的临床试验

尽管在发表的射频导管消融 RDN 治疗高血压的临床试验中，阳性结果要远多于阴性结果，但由于 Symplicity HTN3 试验是唯一具有安慰剂对照的大型临床试验，而所有的阳性 RDN 结果从理论上讲可以被"安慰剂效应"所影响，其"赝品"效应也波及其他的 RDN 研究。因此 RDN 技术在自身需要不断完善的同时，需要新的大型临床试验扭转 RDN 技术的形象，使其走上健康发展之路。

从 Symplicity HTN3 饱受争议的反映看，设计再严谨的临床试验在操作层面的问题将极大影响研究的质量。实施良好的临床试验将得出更接近真实世界的科学结论。事实上近期这些看似非常严谨的临床试验所得结论与临床基本事实相左，如对动脉粥样硬化的肾动脉狭窄置入支架是否能降低血压和改善临床预后的研究（Coral 研究）表明，对该类患者置入支架既不能改善预后也不能降低血压。这在业界引起极大争议。一些参与 Coral 的合作研究者认为，由于医生认为肾动脉非常狭窄的患者有必要置入支架而未随机入组，结果听起来科学的试验其实经过人为选择。这些费事费力的临床试验易于受到一些干扰因素的严重影响，英国医学杂志有述评说"循证医学濒临破产"，为我们采用一些临床研究结果敲响了警钟。

一些临床登记试验的可信等级低于安慰剂对照的 RCT，但由于较为客观和真实，通过更多的积累，也能为临床提供权威的资料。此外最近业界开始倡导的"精准医学"逐渐为人所重视。在 RDN 疗效评价中通过影像学、分子生物学、肾神经直接电标测等技术寻求治疗相关联的证据也应是发展的重要方向，这些指标可能对个体患者的评价起更加关键的作用。

十一、结语

RDN 本质上要依靠器械技术矫正过度增高的交感神经张力，但微创或无创的 RDN 技术问世时间尚短，大量的科学或临床问题尚需进一步探索。

高血压是一种多病因疾病，其发展和维持包括多种机制参与，只针对单一机制的药物和技术不可能适应所有高血压患者。目前，生活方式和药物治疗仍然是高血压治疗的基石，高血压的治疗仍然依赖多种方式的联合治疗。大量投入的研究力量使交感高活性的危害和调节自主神经治疗现代生活方式疾病的作用逐渐明晰，RDN 技术发展中的起起落落是科学发展和认识深化的自然过程，应客观看待 RDN 对顽固性高血压治疗的建设性作用和局限性。目前的 RDN 技术确实需要更多的改进和完善，更全面的认识和理论提升才能使之成为安全高效的高血压治疗技术。我们应该以理性的态度去看待这一技术，同时也相信许多关于 RDN 的认识和研究才刚刚开始。

（黄晶　容顺康）

参考文献

［1］ Nwankwo T，Yoon SS，Burt V，et al. Hypertension among adults in the United States：National Health and Nutrition Examination Survey，2011-2012. NCHS Data Brief，2013，(133)：1-8.

［2］ Wang J，Zhang L，Wang F，et al；China National Survey of Chronic Kidney Disease Working Group. Prevalence，awareness，treatment，and control of hypertension in China：results from a national survey. Am J Hypertens，2014，27 (11)：1355-1361.

［3］ 孙宁玲，霍勇，王继光，等. 难治性高血压诊断治疗中国专家共识. 中华高血压杂志，2013，21 (4)：321-326.

［4］ Calhoun DA，Jones D，Textor S，et al. Resistant hypertension：diagnosis，evaluation，and treatment. A scientific statement from the American Heart Association Professional Education Committee of the Council for High Blood Pressure Research. Hypertension，2008，51 (6)：1403-1419.

［5］ Sim JJ，Bhandari SK，Shi J，et al. Characteristics of resistant hypertension in a large，ethnically diverse hypertension population of an integrated health system. Mayo Clin Proc，2013，88 (10)：1099-1107.

［6］ Messerli FH，Williams B，Ritz E. Essential hypertension. Lancet，2007，370 (9587)：591-603.

［7］ DiBona GF. Physiology in perspective：the wisdom of the body. Neural control of the kidney. Am J Physiol Regul Integr Comp Physiol，2005，289 (3)：R633-R641.

［8］ Grassi G. Assessment of sympathetic cardiovascular drive in human hypertension：achievements and perspectives. Hypertension，2009.54 (4)：690-697.

［9］ Sobotka PA，Mahfoud F，Schlaich MP，et al. Sympatho-renal axis in chronic disease. Clin Res Cardiol，2011，100 (12)：1049-1057.

［10］ Krum H，Schlaich M，Whitbourn R，et al. Catheter-based renal sympathetic denervation for resistant hypertension：a multicentre safety and proof-of-principle cohort study. Lancet，2009，373 (9671)：1275-1281.

［11］ Krum H，Schlaich MP，Sobotka PA，et al. Percutaneous renal denervation in patients with treatment-resistant hypertension：final 3-year report of the Symplicity HTN-1 study. Lancet，2014，383 (9917)：622-629.

［12］ Esler MD，Krum H，Sobotka PA，et al. Renal sympathetic denervation in patients with treatment-resistant hypertension (The Symplicity HTN-2 Trial)：a randomised controlled trial. Lancet，2010，376 (9756)：1903-1909.

［13］ Esler MD，Böhm M，Sievert H. et al. Catheter-based renal denervation for treatment of patients with treatment-resistant hypertension：36 month results from the SYMPLICITY HTN-2 randomized clinical trial. Eur Heart J，2014，35 (26)：1752-1759.

［14］ Bhatt DL，Kandzari DE，O'Neill WW，et al；SYMPLICITY HTN-3 Investigators. A controlled trial of renal denervation for resistant hypertension. N Engl J Med，2014，370 (15)：1393-1401.

［15］ Azizi M，Sapoval M，Gosse P，et al. Optimum and stepped care standardised antihypertensive treatment with or without renal denervation for resistant hypertension (DENERHTN)：a multicentre，open-label，randomised controlled trial. Lancet，2015，385 (9981)：1957-1965.

［16］ Böhm M，Mahfoud F，Ukena C，et al. First Report of the Global SYMPLICITY Registry on the Effect of Renal Artery Denervation in Patients With Uncontrolled Hypertension. Hypertension，2015，65 (4)：

766-774.

[17] Wang Y. Ethnicity and sympathetic tone: predictors of the blood pressure response to renal denervation? Nat Rev Cardiol, 2014, 11 (11): 638.

[18] Mahfoud F, Bhatt DL. Catheter-based renal denervation: the black box procedure. JACC Cardiovasc Interv, 2013, 6 (10): 1092-1094.

[19] Laurent S, Schlaich M, Esler M. New drugs, procedures, and devices for hypertension. Lancet, 2012, 380 (9841): 591-600.

[20] Kandzari DE, Bhatt DL, Brar S, et al. Predictors of blood pressure respone in the SYMPLICITY HTN-3 trial, Eur Heart J, 2015, 36 (4): 219-227.

[21] Schmieder RE. Renal denervation-a valid treatment option despite SYMPLICITY HTN-3. Nat Rev Cardiol, 2014, 11 (11): 638.

[22] Pfeffer MA, McMurray JJ, Velazquez EJ, et al; Valsartan in Acute Myocardial Infarction Trial Investigators. Valsartan, captopril, or both in myocardial infarction complicated by heart failure, left ventricular dysfunction, or both. N Engl J Med, 2003, 349 (20): 1893-1906.

[23] Boden WE, O'Rourke RA, Teo KK, et al; COURAGE Trial Research Group. Optimal medical therapy with or without PCI for stable coronary disease. N Engl J Med, 2007, 356 (15): 1503-1516.

[24] Mahfoud F, Lüscher TF, Andersson B, et al. Expert consensus document from the European Society of Cardiology on catheter-based renal denervation. Eur Heart J, 2013, 34 (28): 2149-2157.

[25] Schlaich MP, Schmieder RE, Bakris G, et al. International expert consensus statement: Percutaneous transluminal renal denervation for the treatment of resistant hypertension. J Am Coll Cardiol, 2013, 62 (22): 2031-2045.

[26] Mancia G, Fagard R, Narkiewicz K, et al. 2013 ESH/ESC guidelines for the management of arterial hypertension: the Task Force for the Management of Arterial Hypertension of the European Society of Hypertension (ESH) and of the European Society of Cardiology (ESC). Eur Heart J, 2013, 34 (28): 2159-2219.

[27] 蒋雄京, 孙宁玲, 张宇清, 等, 中国高血压联盟. 中国高血压联盟关于经皮经导管射频消融去肾交感神经术治疗难治性高血压的立场与建议. 中华高血压杂志, 2013, 21 (5): 419-423.

[28] Lobo MD, de Belder MA, Cleveland T, et al. Joint UK societies' 2014 consensus statement on renal denervation for resistant hypertension. Heart, 2015, 101 (1): 10-16.

[29] Hering D, Mahfoud F, Walton AS, et al. Renal denervation in moderate to severe CKD. J Am Soc Nephrol, 2012, 23 (7): 1250-1257.

[30] Brandt MC, Reda S, Mahfoud F, et al. Effects of renal sympathetic denervation on arterial stiffness and central hemodynamics in patients with resistant hypertension. J Am Coll Cardiol, 2012, 60 (19): 1956-1965.

[31] Brandt MC, Mahfoud F, Reda S, et al. Renal sympathetic denervation reduces left ventricular hypertrophy and improves cardiac function in patients with resistant hypertension. J Am Coll Cardiol, 2012, 59 (10): 901-909.

[32] Mahfoud F, Urban D, Teller D, et al. Effect of renal denervation on left ventricular mass and function in patients with resistant hypertension: data from a multi-centre cardiovascular magnetic resonance imaging trial. Eur Heart J, 2014, 35 (33): 2224-2231.

[33] McLellan AJ, Schlaich MP, Taylor AJ, et al. Reverse cardiac remodeling after renal denervation: Atrial electrophysiologic and structural changes associated with blood pressure lowering. Heart Rhythm, 2015, 12 (5): 982-990.

[34] Linz D, Wirth K, Ukena C, et al. Renal denervation suppresses ventricular arrhythmias during acute ventricular ischemia in pigs. Heart Rhythm, 2013, 10 (10): 1525-1530.

[35] Mahfoud F, Cremers B, Janker J, et al. Renal hemodynamics and renal function after catheter-based renal sympathetic denervation in patients with resistant hypertension. Hypertension, 2012, 60 (2): 419-424.

[36] Ott C, Mahfoud F, Schmid A, et al. Improvement of albuminuria after renal denervation. Int J Cardiol, 2014, 173 (2): 311-315.

[37] Verloop WL, Spiering W, Vink EE, et al. Denervation of the Renal Arteries in Metabolic Syndrome: The DREAMS-Study. Hypertension, 2015, 65 (4):

751-757.

[38] Tzafriri AR，Mahfoud F，Keating JH，et al. Innervation patterns may limit response to endovascular renal denervation. J Am Coll Cardiol，2014，64（11）：1079-1087.

[39] Rippy MK，Zarins D，Barman NC，et al. Catheter-based renal sympathetic denervation：Chronic preclinical evidence for renal artery safety. Clin Res Cardiol，2011，100（12）：1095-1101.

[40] Vonend O，Antoch G，Rump LC，et al. Secondary rise in blood pressure after renal denervation. Lancet，2012，380（9843）：778.

[41] Templin C，Jaguszewski M，Ghadri JR，et al. Vascular lesions induced by renal nerve ablation as assessed by optical coherence tomography：pre-and post-procedural comparison with the Simplicity catheter system and the EnligHTN multi-electrode renal denervation catheter. Eur Heart J，2013，34（28）：2141-2248，2148b.

[42] Wang Q，Guo R，Rong S，et al. Noninvasive renal sympathetic denervation by extracorporeal high-intensity focused ultrasound in a pre-clinical canine model. J Am Coll Cardiol，2013，61（21）：2185-2192.

[43] Mulder J，Hökfelt T，Knuepfer MM，et al. Renal sensory and sympathetic nerves reinnervate the kidney in a similar time-dependent fashion after renal denervation in rats. Am J Physiol Regul Integr Comp Physiol，2013，304（8）：R675-682.

[44] Booth LC，Nishi EE，Yao ST，et al. Reinnervation of renal afferent and efferent nerves at 5.5 and 11 months after catheter-based radiofrequency renal denervation in sheep. Hypertension，2015，65（2）：393-400.

[45] Vogel B，Kirchberger M，Zeier M，et al. Renal sympathetic denervation therapy in the real world：results from the Heidelberg registry. Clin Res Cardiol，2014，103（2）：117-124.

[46] Worthley SG，Tsioufis CP，Worthley MI，et al. Safety and efficacy of a multi-electrode renal sympathetic denervation system in resistant hypertension：the EnligHTN I trial. Eur Heart J，2013，34（28）：2132-2140.

[47] Dörr O，Liebetrau C，Möllmann H，et al. Brain-derived neurotrophic factor as a marker for immediate assessment of the success of renal sympathetic denervation. J Am Coll Cardiol，2015，65（11）：1151-1153.

[48] Sun J，Scherlag BJ，He B，et al. Electrical stimulation of Vascular Autonomic Nerves：Effects on Heart Rate，Blood Pressure，and Arrhythmias. Pacing Clin Electrophysiol，2015，38（7）：825-830.

第二十四章 肾动脉狭窄的诊断与治疗

肾血管性高血压（renovascular hypertension，RVH）的根本特征是肾动脉主干或分支狭窄，导致患侧肾缺血，肾素-血管紧张素系统活性明显增高，引起严重高血压及患侧肾功能减退。RVH 在高血压人群中的患病率各家报道不一，在西方发达国家为 1%～3%，病因以动脉粥样硬化为主（约 90%），其次为纤维肌性结构不良；在我国病因也以动脉粥样硬化为主（约 85%），其次为大动脉炎（约 10%），纤维肌性结构不良（约 5%），尤其是动脉粥样硬化性肾动脉狭窄（atherosclerotic renovascular disease，ARVD）的病情往往进行性加重，肾动脉从狭窄进展为闭塞，肾功能逐渐恶化，一些患者因此进入终末期肾病。鉴于我国成人的高血压患病率达 18%，推测 RVH 的患病总数相当大。因此，安全准确地鉴别出 RVH 患者，并予以适当的治疗具有十分重要的意义。

一、ARVD 的流行病学和自然病史

ARVD 是全身动脉系统粥样硬化负荷的标记。有研究表明，粥样硬化所致的主动脉瘤、主动脉狭窄或下肢动脉狭窄患者中，ARVD 的患病率分别为 38%、33% 和 39%[1]。在拟诊冠心病行冠状动脉造影的患者中"顺便"行肾动脉造影的一些观察性研究发现，肾动脉狭窄≤50% 的患者占 10%～20%，肾动脉狭窄≤70% 的患者占 5%～10%，如在经选择的病例中，ARVD 的患病率则可能更高[2]。因此，心血管专业的医师要重视冠心病或外周动脉病患者合并 ARVD 的可能，其中部分肾功能不全者有可能系缺血性肾病。如果对 ARVD 的认识不足，在再血管化过程中使用大量造影剂或体外循环时血压过低，都可能造成肾功能的进一步损害，甚至导致死亡。

ARVD 是动脉衰老的表现，系老年病。Hansen 等的研究表明 ARVD 在 65 岁以上的自然人群中患病率为 6.8%[3]。Buller 等的研究表明 ARVD 的患病率在 40 岁以上行冠状动脉造影患者中随年龄线性增加[4]。故对于有明确动脉系统粥样硬化的老年人，如果并存高血压和（或）肾功能不全，要注意调查是否合并 ARVD。

ARVD 是进展性疾病。Pearce 等用双功能超声前瞻性调查基于抽样人口的老年人 ARVD 的发病率和自然进程。该研究表明，在平均 8 年的随访中 14% 的肾发生了肾动脉粥样硬化性病变的显著进展，其中 4% 进展到肾动脉狭窄[5]。Caps 等用双功能超声前瞻性调查 170 例 ARVD 患者的病变进程，发现 3 年和 5 年病变进展的发生率分别为 35% 和 51%，并且基线狭窄越重则病变进展越快[6]。Crowley 等对 1189 例进行冠状动脉造影随访的患者同时进行肾动脉造影，在 2.6±1.6 年的随访中，观察到其中 11% 患者有显著的肾动脉病变进展，其中病变进展到狭窄≤75% 的患者与病变未进展的比较，肾功能损害更明显[7]。

在终末期肾病的患者中 ARVD 的患病率尚不清楚。Scoble 等报道英国一个血液透析中心 18 个月回顾性研究资料[8]，在 50 岁以上接受血液透析的患者中 ARVD 的患病率为 14%。Mailloux 等报道美国一个血液透析中心 20 年的资料[9]，在新增平均年龄 70 岁患者中，ARVD 的患病率为 16%。根据美国肾脏数据库资料[10]，1991—1997 年间 ARVD 所致的终末期肾病的患病率从 1.4% 增至 2.1%，平均每年递增 12.4%，该增长率大于糖尿病终末期肾病的增长率（8.3%）及总的终末期肾病的增长率（5.4%），表明 ARVD 所致的终末期

肾病比其他原因所致的终末期肾病增加更快。并且，随访研究发现，同样在血液透析的情况下，各种病因所致的终末期肾病，除糖尿病终末期肾病外，ARVD所致的终末期肾病患者预后最差，5年及10年的存活率分别仅18%和5%。

近年来已有研究注意到ARVD与心血管事件密切相关[11]，冠心病患者如合并严重肾动脉狭窄，则无论患者是否进行冠脉介入或旁路移植，其生存率较未合并严重肾动脉狭窄的患者显著降低，并且狭窄的程度与心血管死亡呈正相关，提示ARVD是心血管全因死亡的独立预测因子。ARVD的存在可能是全身动脉粥样硬化严重程度的重要标志，这类患者发生心血管事件风险大，预后差，许多患者可能没有等到需要血液透析治疗已死于其他心血管事件。因此，诊断ARVD，即使肾动脉狭窄未达到血流动力学意义，也有助于心血管危险的分层及处理。鉴于我国人口众多，老龄化趋势加剧，推测ARVD的患病总数相当大，因此对ARVD进行适当的诊断和治疗，防止或延缓病变的进展，具有十分重要的意义。

二、粥样硬化性肾动脉狭窄的病理生理与临床表现

肾动脉显著狭窄时流经致密斑的血流量下降，导致肾素-血管紧张素-醛固酮系统被激活，引起血管收缩和水钠潴留，结果血压升高。一般认为[12]，在单侧肾动脉狭窄患者，血压升高导致非狭窄侧压力性利尿效应，潴留的水钠被非狭窄侧肾排出，细胞外容量回到正常水平，高血压的维持主要依赖激活的肾素-血管紧张素系统。这种情况下，肾素-血管紧张素阻滞药降血压非常有效。而在双侧肾动脉狭窄患者，由于没有压力性利尿效应，水钠潴留会持续，高血压和容量扩张可使狭窄远端的灌注压趋于正常，肾素-血管紧张素系统的激活被抑制。这种情况下，肾素-血管紧张素阻滞剂降压效果会减弱，而阻断了出球小动脉的收缩导致患侧肾肾小球滤过压下降，可诱发急性肾功能不全。另外，高血压和容量扩张也可能诱发一过性肺水肿。这种病理生理状态如果长期持续，可引起患侧肾的缺血性损伤、肾小球硬化和血管重构而非狭窄侧则发生高血压肾损害。最终的结果是：无论单侧或双侧肾动脉狭窄，如果大部分肾小球已发生不可逆损害，则肾动脉血运重建可能没有治疗效果。

ARVD患者心血管疾病危险性明显增加的病理生理机制尚不确定，可能有以下几方面的原因[12]。①ARVD是全身动脉系统粥样硬化负荷的反映，意味着心脑血管有类似的病变，因此伴随着心血管危险明显增加。②肾素-血管紧张素-醛固酮系统激活引发的神经内分泌效应对心血管明显有害。除血压升高外，血管紧张素Ⅱ的过度分泌有多种不良效应，可导致心肌细胞肥大、平滑肌细胞增生、粥样斑块破裂、纤溶抑制、血管内皮功能损伤和交感神经激活。③肾功能不全不论轻重，均与心血管事件和死亡明显相关，缺血性肾病患者尤其如此。因此，可能存在这样一条病理路径：肾缺血导致神经内分泌激活、高血压和肾功能不全，这些因素的联合加速了心血管事件的发生，并最终导致死亡。ARVD的病理生理与临床表现的关系表明早期诊断的重要性，也提示ARVD的防治应从危险因素的干预开始。

三、肾血管性高血压的诊断

RVH的诊断目的包括：①明确病变部位及程度；②血流动力学意义；③血管重建是否能获益；④病因的鉴别诊断。由于RVH的临床表现多无特异性，常依赖实验室检查进行诊断。可供选择的检查很多，但为了优化诊断流程、减少费用，多结合临床线索选择进一步诊断性检查。根据文献及我们的经验，RVH的高血压大多持续在Ⅱ级或以上，其他临床线索包括：①原来控制良好的高血压突然恶化；②未用利尿药发生低血钾；③检查中发现一侧肾缩小；④合并其他严重的阻塞性血管病（冠心病，颈部血管杂音，周围血管病变）；⑤脐周血管杂音；⑥血管紧张素转化酶抑制药或紧张素Ⅱ受体拮抗剂降压幅度非常大或诱发急性肾功能不全；⑦无法用其他原因解释的血清肌酐升高；⑧与左心功能不匹配的发作性肺水

肿。线索越多，则 RVH 的可能性越大，但单凭临床线索进行正确诊断的可能性一般低于 40%。目前有许多无创诊断方法，主要包括两方面：肾动脉狭窄的解剖诊断（多普勒超声、磁共振血管造影、计算机断层血管造影）和功能诊断（开搏通肾图、分肾肾小球滤过率、分肾静脉 PRA）。有创检查经动脉血管造影目前仍是诊断肾动脉狭窄的金标准，用于确定诊断及提供解剖细节。实际操作中可根据临床需要、费用效益比和能获得的检查项目予以选择。由于我国 RVH 的病因以动脉粥样硬化为主（＞85%），其次为大动脉炎（约 10%）及纤维肌性结构不良（约 5%），因此病因的鉴别诊断重点在以上 3 种疾病，通过血管影像学检查并结合临床特征多能鉴别。

四、肾血管性高血压的治疗

当临床上证实患者存在 RVH 时，治疗评估必须基于临床情况进行个体化分析，要根据患者的年龄、伴随的临床疾病、肾功能、患侧肾体积、血压水平、对降压药的反应及肾动脉狭窄纠正后对血压与肾功能可能的影响这些因素进行综合考虑。治疗的主要目标是保护肾功能，次要目标是控制血压，最终目标是降低心血管事件和死亡。

（一）药物保守治疗

关于 ARVD 的治疗，药物保守还是进一步经皮介入是近年来争论的焦点。无论是否进行经皮介入重建血运，危险因素改良是基本措施。有关 ARVD 的药物保守治疗，尤其是伴有肾功能不全者，目前尚无公认的"最佳治疗"。由于 ARVD 主要通过高血压和加速动脉粥样硬化引发心血管并发症，主要措施为药物降压和降血脂，同时还要处理其他危险因素，包括戒烟、控制糖尿病、抗血小板治疗等。RVH 所致的肾血管性高血压一般降压药物疗效不明显，但血管紧张素转化酶抑制药或紧张素 II 受体拮抗剂是一柄双刃剑，一方面可特异性作用于肾素-血管紧张素系统，控制肾血管性高血压十分有效；另一方面阻断了出球小动脉的收缩，导致患侧肾肾小球滤过压下降，肾

功能损害。对于双侧或单功能肾肾动脉狭窄患者，可诱发急性肾功能不全，故对这类患者应从小剂量开始，逐渐加量，并密切观察尿量、血肌酐及尿素氮的变化，如服药后血肌酐较基线值上升＞30%，需要停药。对于对侧肾功能正常的一侧肾动脉狭窄患者，尽管使用血管紧张素转化酶抑制药或紧张素 II 受体拮抗剂使患侧肾功能减退，但由于有健肾代偿，仍可考虑应用该类药物。维持治疗阶段要定期测量肾体积及分肾功能，如患侧肾出现萎缩趋势或肾功能明显下降，则有血运重建指征。

对于禁用血管紧张素转化酶抑制药或血管紧张素 II 受体拮抗剂的患者，钙通道阻滞药为较安全有效的降压药物，其他药物如 β 受体阻滞药、α 受体阻滞药、非特异性血管扩张剂及中枢性降压药也可考虑适当合用。需要注意的是，无论用何种降压药，如降压过度，均有可能导致患侧肾功能的严重损害，尤其是 ARVD 患者有可能发生患侧肾梗死。因此，药物降压时宜保持血压在适当水平，以保证一定的患侧肾血流灌注，切忌一味追求血压正常。一些回顾性研究提示，通过药物保守治疗，对于一侧 ARVD 患者可长期有效地控制血压和保护肾功能，但对于双侧或单功能肾肾动脉狭窄患者疗效很差。有关 ARVD 治疗的随机临床试验也证实了药物保守较经皮介入有更高的肾动脉闭塞发生率。

（二）肾动脉血管运重建治疗

肾动脉血运重建理论上是治疗 RVD 的根本方法，主要目标是改善高血压，保护肾功能或治疗严重肾动脉狭窄的病理生理效应，包括充血性心力衰竭（CHF）、反复的急性肺水肿及心绞痛，甚至有可能免于透析。次要目的包括：减少降压药物的使用，慢性心力衰竭患者或心肌病患者可更安全地使用血管紧张素转化酶抑制药[13]。由于经皮介入治疗技术的巨大进展，近年来，RVD 患者中接受经皮介入治疗的数量迅速增加，已基本取代了外科治疗[14]，但现有的几个随机临床研究对其有效性和安全性提出质疑[1-2,15]。本文将系统评述目前临床上关注的经皮介入治疗 RVD 一些焦点

问题和达成的专家共识。

1. 纤维肌性结构不良（FMD）及大动脉炎所致的肾动脉狭窄

20世纪80年代以前，开放直视血运重建治疗FMD及大动脉炎所致严重肾动脉狭窄是外科医师的专利，随后外科治疗该病的例数逐渐下降，因为PTA同样很有效。对位于肾动脉主干或主要分支的局限病变，多数研究报告PTA技术成功率超过90%，早期临床成功率（6个月随访血压正常或显著降低）达85～90%，远期临床获益80%～90%[3-4,13]，因此FMD及大动脉炎患者行PTA的指征相对宽松。患者，尤其年轻患者，血压如果持续升高甚至轻度升高，依赖降压药物，则应该接受治疗，以免高血压的长期不良影响。如病因系大动脉炎所致，炎症活动期不宜手术，一般要用糖皮质激素治疗使血沉降至正常范围后3～6个月方可考虑进行PTA。一般不提倡FMD及大动脉炎患者使用血管内支架，有两个原因。①单纯PTA治疗FMD及大动脉炎的临床结果较好，优于动脉粥样硬化性病变；②这类病变放置支架的生物学效果及远期结果并不清楚。不过，已有对单纯PTA不够满意的FMD及大动脉炎病变选择性放置支架，取得更好临床结果的经验性报告[3,5]。

2. 粥样硬化性肾血管病

由于目前对粥样硬化性肾动脉狭窄（ARAS）的治疗尚无公认的最优策略，因此在临床上应特别注意掌握介入治疗的指征和并发症的防范，做好介入治疗的每个环节。

（1）适应证　在进行经皮肾动脉介入重建血运之前，最重要的步骤是评估肾动脉狭窄与临床症状之间是否存在因果关系[6,13]。目前尚无统一意见在肾动脉狭窄到何种程度进行血运重建是强制指征[6-7,13]，如果直径狭窄≤70%，跨狭窄收缩压差＞20 mmHg，系严重狭窄，一般认为有血运重建指征。其中，双侧或单功能肾肾动脉狭窄达到上述程度系强力指征。如果直径狭窄50%～70%，即所谓的临界狭窄，需要作进一步严格的功能评估，例如测量跨狭窄的压差、患侧肾血流储备分数、分肾血流量和肾小球滤过率等，结果阳性提示狭窄有功能意义；如果直径狭窄≤50%，一般认为没有血运重建指征。总之，要有功能意义的狭窄才适合进行血运重建，但仅有功能意义的狭窄还不够，需要伴有明确的临床情况，目前已基本认可的临床标准包括[6,8,13]：①高血压Ⅲ级；②挽救肾功能——突发/进行性的肾功能恶化，无法用其他原因解释；③患侧肾萎缩；④使用降压药物，尤其是血管紧张素转化酶抑制药或血管紧张素Ⅱ受体拮抗剂后肾功能恶化；⑤伴随的心脏问题，如不稳定心绞痛；⑥反复发作的急性肺水肿与左心室收缩功能不匹配。

（2）禁忌证　如果患者的肾动脉狭窄虽然有经皮介入重建血运的适应证，但有以下情况时，患者一般难从血管介入治疗中获益，考虑为禁忌证[8-9]。

1）患侧肾已明显萎缩，长径＜7.0 cm和（或）肾内段动脉阻力指数＞0.8。

2）严重的慢性缺血性肾病，血清肌酐＞265 μmol/L（3.0 mg/dl）或患侧肾小球滤过率＜10 ml/min，基本需要长期透析。这类患者需要肾内科专家会诊，如必要时有即刻透析条件方可考虑进行介入手术。

3）患者已有明确的造影剂严重过敏或胆固醇栓塞病史。

4）伴随的严重疾病预期寿命有限或无法耐受经皮介入治疗。

5）病变肾动脉的解剖不适合经皮介入治疗。

6）病变肾动脉的解剖虽然适合经皮介入治疗，但支架置入后可能严重影响其他重要的后续治疗。

（3）肾动脉介入治疗方法的选择　经皮肾动脉成形术（PTRA）和支架置入术（PTRAS）是目前最常用的肾动脉血运重建方法。随机临床试验和meta分析显示，ARAS要获得满意的血运重建和减少再狭窄率应常规使用支架[10-12]，但仍保留PTRA用于不适合支架的病变。目前我国专家达成的共识[9]：①肾动脉开口部病变，PTRA效果不理想，直接置入血管内支架；②对于参考管腔直径≤5.0 mm的病变选用金属裸支架；对于管腔直径＜5.0 mm者可考虑选用药物洗脱支架，可能有助于降低术后再狭窄的发生率；③对于病变部位粥样硬化斑块负荷大且肾动脉解剖条件适合的肾功能不全的高危患者可考虑采用远端栓塞防护装置，可能有助于防止肾动脉栓塞。

（4）肾动脉介入治疗常规用药　主要有造影剂肾病预防用药、抗血小板及抗凝治疗、肾动脉血运重建后的降压药物调整。

1）预防造影剂肾病

造影剂诱发的肾病是介入手术后肾功能损害加重的常见原因，在肾功能正常者发生率只有 0%～5%，而在已有肾功能不全的高危患者中发生率可高达 12%～27%。虽然多数患者在 2 周内肾功能能恢复，但少数患者可能发生永久性肾功能损害，因此，预防这种肾病的发生至关重要。造影前应认真检测肾功能，充分了解患者有无危险因素。目前认为主要危险因素有肾功能不全、糖尿病肾病、充血性心力衰竭、有效血容量不足、应用大剂量造影剂等，而高血压、高龄、蛋白尿被视为次要危险因素，其中原有肾功能不全合并糖尿病是最主要的危险因素。对有危险因素的患者，应严格掌握使用造影剂的适应证，并在造影前积极纠正诱因。目前比较公认的能预防造影剂肾病发生的措施是水化治疗和应用低渗或等渗非离子型造影剂，并尽量减少造影剂的用量。其他药物（如 N-乙酰半胱氨酸、碳酸氢钠、非诺多泮、前列腺素 E_1 等）或血液净化方法的有效性仍需要更大规模的随机对照试验来验证。

2）抗血小板治疗及抗凝治疗

抗血小板治疗及抗凝治疗对经皮肾动脉介入的影响目前尚无对照研究或可比较的资料，主要来自经皮冠状动脉介入的经验。临床上常规服用阿司匹林 100 mg（每日 1 次）和氯吡格雷 75 mg（每日 1 次），术前 2～3 天开始，术后维持 1～3 个月，术中经动脉用普通肝素 50～75 mg。接受肾动脉介入术的患者是否获益于抗血小板治疗及抗凝治疗尚无定论，故需要进一步开展随机临床试验客观判断这些药物用于肾动脉介入是否有益。

3）降压药物的调整

肾动脉血运重建成功后要停用或减用降压药物，密切观测血压变化，根据血压对介入治疗的反应调整降压药物，达标血压＜140/90 mmHg。因肾动脉狭窄已解除，有 ARB 或 ACEI 类药物适应证的患者可以放心使用。

（5）肾动脉介入主要并发症及防治措施　肾动脉介入除了导管介入的一般风险外，本身具有一定的肾损伤危险，操作相关的严重并发症有：①肾动脉栓塞；②肾动脉破裂；③肾动脉穿孔；④肾动脉夹层。在肾动脉介入病例流量大且有经验的医学中心，与肾动脉 PTA/支架相关的总的并发症发生率＜10%，严重并发症发生率＜3%[5,10-11]。肾动脉血运重建成功后肾功能损害加重的主要原因有：造影剂诱发的肾毒性、操作过程中发生的胆固醇栓塞及血容量不足等[2,13]，这些潜在的并发症，尤其对于已存在肾功能不全的患者明显有害，常常是临床医师做出肾动脉血运重建决定的主要顾虑，也是介入术者面临的重大挑战。因此，在严格把握肾动脉介入的适应证后，防范介入对肾的直接损害，提高手术成功率，是保证肾动脉支架术疗效的核心。通过严格规范肾动脉介入术者的准入制度，提高团队的围术期治疗经验，有可能克服这些不利因素，进一步提高经皮介入的疗效。

（6）肾动脉介入术后再狭窄的问题　肾动脉介入术后再狭窄是影响介入疗效的重要问题，肾动脉介入术后再狭窄判定标准[9]如下：①术后血压显著下降，但逐步回升，舒张压上升＞15 mmHg，或至术前水平。②肾动脉彩色多普勒或 CT 血管造影提示介入部位管腔直径狭窄大于 50%。③肾动脉造影证实介入部位管腔直径狭窄程度大于 50%。达到①和②标准可临床判定，达到①和③标准可确诊。

两个综合分析表明，肾动脉支架后 1 年平均再狭窄率为 16% 和 17%[10-11]，在一些有经验的中心，再狭窄率低于 15%[16,29]。支架术后再狭窄主要与置入部位所能获得最大直径及晚期管腔丢失有关，支架后最小腔径越大，则再狭窄可能性越小，短支架的再狭窄率明显低于长支架[17]。支架的结构与材质对再狭窄率也可能有一定影响。目前的研究未能证明药物涂层肾动脉支架有助于预防再狭窄[18]。对于支架内再狭窄的优化治疗，目前尚无统一的意见，临床上多采用再次球囊成形或再置入支架处理[19]，也有报道用切割球囊或放射治疗，但未见明显益处[20-21]。

（7）肾动脉介入对血压和肾功能的影响　需要注意的是多数 ARVD 患者（尤其是老年患者）往往长期有原发性高血压合并动脉粥样硬化，随后逐步发展为肾动脉狭窄。因此，肾动脉血运重建虽然纠正了肾动脉狭窄，消除了肾血管性高血压，但治愈高血压少见。多数文献结果表明，血运重建成功后血压易于控制，所需降压药物明显减少，但治愈率一般＜15％，部分患者甚至无效[6-7,22]。这可能是长期高血压已经导致了肾实质损害或狭窄没有功能意义。如果介入的入选标准定在肾动脉直径狭窄≤50％，可能包括部分没有血流动力学意义的狭窄（50％～70％），肾动脉支架术不但无效，而且要承担介入治疗本身的风险。目前已认识到，以控制高血压为目的的肾动脉支架术，入选患者要满足两个关键点：①肾动脉狭窄≤70％，且能证明狭窄与高血压存在因果关系；②顽固性高血压或不用降压药物高血压达Ⅲ级水平。

已发表的许多文献表明，对于 ARVD 人群，如以肾功能变化作为主要终点事件进行药物治疗或血运重建的随机临床研究，其结果往往是中性的。ARVD 患者有多种原因可引起肾功能损害加重[13,23]，如长期高血压、患侧肾低灌注、胆固醇栓塞、糖尿病、造影剂肾毒性等。因此，期望通过肾动脉血运重建来彻底改善肾功能是不现实的。已有一些研究表明[24-27]：严重肾动脉狭窄，尤其双侧或单功能肾的肾动脉严重狭窄所致的缺血性肾病患者，如果肾功能进行性恶化，则肾动脉血运重建可能获益最大；而肾功能正常或稳定的患者血运重建后的肾功能是否获益不确定。因为除了血运重建改善缺血的益处外，肾动脉介入本身有具有一定的肾损害危险，主要是造影剂肾毒性及操作过程中发生胆固醇栓塞，因此有些病例虽然血运重建成功，但肾功能无改善甚至恶化。这种并发症虽不多见，但不像肾动脉狭窄的自发进展，它在血运重建术后立即发生。因此，我们可以推测，以改善肾功能不全为目的的肾动脉支架术，需要满足两个关键点：①病例入选要严格，即双侧或单功能肾的肾动脉严重狭窄（≤70％）所致的缺血性肾病，残余足够多的有功能的肾小球。②从事肾动脉介入的治疗团队富有经验，能有效防范介入对肾的直接损害。

（三）小结

严格把握肾动脉介入的适应证，防范介入对肾的直接损害，提高手术成功率，是保证肾动脉支架术疗效的核心。通过严格规范肾动脉介入术者的准入制度，提高团队的围术期治疗经验，有可能明显降低肾动脉介入的并发症，进一步提高疗效。需要强调的是，RVD 首先要明确病因，对于非动脉粥样硬化性肾动脉狭窄，PTA 是首选，肾动脉支架是补救手段；而对于动脉粥样硬化性肾动脉狭窄，肾动脉支架术成功并不意味着动脉粥样硬化进程的终止，要积极控制危险因素，如降脂治疗、降糖治疗、降压治疗及用阿司匹林抗凝等对防止全身动脉粥样硬化发展有深远的影响，对预防心血管并发症有重大意义，应予以高度重视。

五、CORAL 研究后时代如何治疗粥样硬化性肾动脉狭窄

动脉粥样硬化是肾动脉狭窄最常见的病因，约占其中的 90％，又称为粥样硬化性肾动脉狭窄（ARAS），常累及肾动脉开口及近端[13]。ARAS 是一种常见疾病，且发病率随着年龄的增加而增加。临床上主要表现为：无症状性狭窄、肾血管性高血压、缺血性肾病及急性肺水肿[14]。目前在 ARAS 的治疗尤其是在介入治疗方面仍存在着争议。最近发表的 CORAL 研究结果显示：在服用 2 种及以上降压药物治疗血压控制仍不达标或慢性肾病 3 期的中重度 ARAS 患者中，与单纯药物治疗相比，药物治疗加肾动脉支架置入在预防心血管及肾脏事件（因心血管或肾疾病导致的死亡、心肌梗死、脑卒中、因充血性心力衰竭而住院、进展性肾功能不全或肾需替代治疗的复合终点事件）方面并不能提供额外的获益[28]。ARAS 的治

疗进入了 CORAL 研究后时代，这是否意味着 CORAL 研究给 ARAS 治疗方面的争议画上了句号？是否意味着肾动脉介入治疗仅能额外给 ARAS 患者带来手术相关的并发症，ARAS 患者均不应进行介入治疗？要回答这些问题我们首先应该对 CORAL 研究本身进行仔细回顾分析。

不难发现 CORAL 研究有如下一些缺陷：首先，该研究人群的肾动脉狭窄程度值得商榷。入组标准为：肾动脉狭窄≤60% 的患者即可入选，要求肾动脉狭窄≤80%；如果狭窄 60%～80%，则 4 F 造影导管的跨病变收缩压差≤20 mmHg。最终，入组患者的平均目测肾动脉狭窄率为 73%，经核心实验室用计算机软件定量复核后实际狭窄程度仅 67%，目测狭窄程度≤80% 的患者支架组占 46%，而药物组占 44%（定量分析则更低）。其次，在肾动脉狭窄严重到什么程度才需行肾动脉介入治疗方面一直存在争议[29]，正常情况下肾动脉供血供氧的能力远远超过了肾本身代谢的需要。有研究显示在犬模型中，仅当肾动脉狭窄≤75% 时才会出现血压升高，仅当肾动脉狭窄≤80% 时才会造成肾功能下降[30]。由于在 CORAL 研究中有一半以上的患者肾动脉狭窄并未严重到可以引起肾缺血、血压升高及肾功能下降的程度，在这些患者中进行肾动脉支架置入疗效理应不佳，因此对于该研究最终得出阴性结果不应该感到惊奇。已有许多研究和专家共识指出，在影响 ARAS 介入治疗临床效果方面，狭窄程度≤70% 是基本的解剖要求，但狭窄导致的功能改变（血压严重升高，患侧肾静脉肾素水平升高，卡托普利肾图阳性、血流灌注、GFR 或肾体积减小）较血管狭窄严重程度更有预测价值[2,9]，因此在导致功能改变的血流动力学显著狭窄患者中比较肾动脉支架术与药物治疗的优劣才有临床价值。CORAL 研究入选人群除了肾动脉狭窄解剖标准不严外，对功能标准也很宽泛：研究开始阶段要求至少 2 种降压药物使诊室收缩压≤155 mmHg，但入选困难，遂放弃了血压标准，改为如果 CKD≤3 级即可入选，并没有做 CKD 异常与肾动脉狭窄间因果关系的检查。对肾动脉狭窄与功能关系不确定的人群进行肾动脉支架的疗效研究，试问会有什么

结果？另外，正如 CORAL 研究所承认的缺陷：尽管该研究的入选标准已事先公布，但是仍有一部分筛选时符合入选标准的患者最终并没有被纳入到该研究，其中按照医生的意愿被剔除出该研究的就有 210 人[28]。这些患者就可能因医生确信支架手术可以带来临床获益而直接给予了肾动脉支架置入治疗，并未入组该研究，这会把一些最有可能从肾动脉支架置入手术中获益的患者排除出该研究，最终使得支架置入术在该研究中的获益减少。还有，与另一在 ARAS 患者中比较单纯药物治疗与药物治疗加支架置入术的随机对照试验 ASTRAL 研究相似，CORAL 研究很可能也存在着术者经验不足的问题。该研究中的肾动脉支架置入术由 8 个介入中心用 5 年完成，平均每年每个中心仅完成约 11 例。另外从研究对象排除过程中可以发现，术后 30 天内主要手术相关或终点事件发生 107 例，可以推算出 CORAL 研究中围术期（术后 30 天）主要手术相关并发症发生率约为 19%，这明显高于同期一些研究的报道，如 HERCULES 研究中术后 30 天安全性终点复合事件发生率仅为 1.5%。术者的经验可能会影响到手术的临床效果，HERCULES 研究中肾动脉支架置入术后的降压效果即优于 CORAL 研究[31]。

从上面这些分析中我们可以看出 CORAL 研究得出阴性结论可能受一些因素的干扰，该研究结果并不能给 ARAS 患者治疗方面的争议上画上句号，并不能得出 ARAS 患者均不应进行支架治疗的结论。那么，CORAL 研究在 ARAS 治疗方面究竟给我们带来了哪些重要提示呢？首先，要强调药物治疗在 ARAS 中的重要性。CORAL 研究中患者均给予了积极的药物治疗，单纯药物治疗组 5 年也取得了较好的心血管及肾脏事件方面的结果[28]。该研究中按照指南给予了抗血小板、降压、调脂、控制血糖治疗，其中降压治疗按照方案均给予了血管紧张素 II 1 型受体拮抗剂坎地沙坦酯。以往的研究显示 ARAS 患者中 RAAS 系统常会被激活，因此 RAAS 阻滞药在这类患者中应该有效，但其在 ARAS 患者中的安全性问题（如诱导急性肾衰竭）让人产生一定的顾虑，CORAL 研究则在一定程度上打消了我们在这方

面的顾虑。与 CORAL 研究相一致，Hackam 等报道在一个较大的样本中（$n = 3570$），大约一半的患者接受了 ACEI 或 ARB 的治疗，结果显示 RAAS 阻滞药可以降低主要的复合终点事件（死亡、心肌梗死和脑卒中）的风险[32]。其次，肾动脉支架置入术应严格把握适应证，需要进一步明确哪些 ARAS 的患者最可能从血管重建术中获益，如一些指南中推荐的合并顽固性（尽管已用 3 种降压药物血压仍不能控制达标）、恶性或急进性高血压；双侧肾动脉重度狭窄或单功能肾单侧重度狭窄；血压降低时伴随快速的或反复发生的 GFR 下降；使用 ACE 抑制药或 ARB 药物治疗时 GFR 下降；反复发生的充血性心力衰竭且左心室功能不足以解释[33]。这些更有可能从肾动脉介入治疗中获益的患者 CORAL 研究并没有专门涉及，这些患者进行支架置入术应是合理的。再有，要寻找对介入手术临床效果可能有预测作用的指标，并检测这些潜在指标的真正预测价值，进而探索在经这些预测指标筛选出的患者中，比较各种治疗方法的优劣。最后，我们应明白没有哪种单一的治疗是对所有 ARAS 患者都有用的。对每一例 ARAS 患者，治疗所伴随的风险及获益都要通过周密科学的临床检查，进行个体化考虑。

总之，CORAL 研究给我们很多重要的提示，但并未能解决 ARAS 治疗中的争议。在 CORAL 研究后时代，ARAS 的治疗方法中，有中重度狭窄而与功能无明确因果关系的病变进行肾动脉支架术并无额外获益，应予摒弃；而对于有适应证的患者，肾动脉支架术的作用并未因 CORAL 研究的结果而动摇。正反两方面的合理意见都值得我们深思及探索。

（蒋雄京　王恺喏）

参考文献

[1] Wheatley K, Ives N, Gray R, et al. Revascularization versus medical therapy for renal-artery stenosis. N Engl J Med, 2009, 361 (20): 1953-1962.

[2] 蒋雄京, 高润霖. 肾动脉支架术的临床地位和争论. 中华心血管病杂志, 2010, 38 (1): 3-4.

[3] 蒋雄京, 吴艳, 杨倩, 等. 经皮血管成形术治疗肾动脉纤维肌性发育不良 中华高血压杂志, 2010, 18 (7): 643-647.

[4] Maksimowicz-McKinnon K, Clark TM, Hoffman GS. Limitations of therapy and a guarded prognosis in an American cohort of Takayasu arteritis patients. Arthritis Rheum. Arthritis Rheum, 2007, 56 (3): 1000-1009.

[5] 蒋雄京, 吴海英, 明广华, 等. 支架重建血运治疗肾动脉狭窄中期临床结果. 中华心血管病杂志, 2005, 33 (3): 224-227.

[6] 蒋雄京, 高润霖. 动脉粥样硬化性肾血管病的经皮介入治疗. 中华心血管病杂志, 2007, 35 (3): 285-288.

[7] White CJ. Catheter-Based Therapy for Atherosclerotic Renal Artery Stenosis. Circulation, 2006, 113: 1464-1473.

[8] Rundback JH, Sacks D, Kent KC, et al. Guidelines for the Reporting of Renal Artery Revascularization in Clinical Trials. Circulation, 2002, 106: 1572-1585.

[9] 程庆砾, 蒋雄京, 陈兵, 等. 老年动脉粥样硬化性肾动脉狭窄诊治的中国专家共识（2010）. 中华老年医学杂志, 2010, 29 (4): 265-270.

[10] Isles CG, Robertson S, Hill D. Management of renovascular disease: a review of renal artery stenting in ten studies. QJM, 1999, 92 (3): 159-167.

[11] Leertouwer TC, Gussenhoven EJ, Bosch JL, et al. Stent placement for renal arterial stenosis: Where do we stand? A meta-analysis. Radiology, 2000, 216 (1): 78-85.

[12] van de Ven PJ, Kaatee R, Beutler JJ, et al. Arterial stenting and balloon angioplasty in ostial atherosclerotic renovascular disease: a randomised trial. Lancet, 1999, 353: 282-286.

[13] Safian RD, Textor SC. Renal-artery stenosi. The New England journal of medicine, 2001, 344 (6): 431-442.

[14] Garovic V, Textor SC. Renovascular hypertension: current concepts. Semin Nephrol, 2005, 25: 261-271.

[15] Balk E, Raman G, Chung M, et al. Effectiveness of management strategies for renal artery stenosis: a systematic review. Ann Intern Med, 2006, 145 (12): 901-912.

[16] Lederman RJ, Mendelsohn FO, Santos R, et al.

Primary renal artery stenting: characteristics and outcomes after 363 procedures. Am Heart J, 2001, 142: 314-323.

[17] White CJ, Ramee SR, Collins TJ, et al. Renal artery stent placement: utility in lesions difficult to treat with balloon angioplasty. J Am Coll Cardiol, 1997, 30: 1445-1450.

[18] Zähringer M, Sapoval M, Pattynama PM, et al. Sirolimus-eluting versus bare-metal low-profile stent for renal artery treatment (GREAT Trial): angiographic follow-up after 6 months and clinical outcome up to 2 years. J Endovasc Ther, 2007, 14 (4): 460-468.

[19] Bax L, Mali WP, Van De Ven PJ, et al. Repeated intervention for in-stent restenosis of the renal arteries. J Vasc Interv Radiol, 2002, 13: 1219-1224.

[20] Munneke GJ, Engelke C, Morgan RA, et al. Cutting balloon angioplasty for resistant renal artery instent restenosis. J Vasc Interv Radiol, 2002, 13: 327-331.

[21] Ellis K, Murtagh B, Loghin C, et al. The use of brachytherapy to treat renal artery in-stent restenosis. J Interv Cardiol, 2005, 18: 49-54.

[22] 杨倩, 蒋雄京, 杨跃进, 等. 经皮肾动脉支架术治疗老年动脉粥样硬化性肾动脉狭窄患者的疗效. 中华老年医学杂志, 2009, 28 (5): 366-370.

[23] Chonchol M, Linas S. Diagnosis and management of ischemic nephropathy. Clin J Am Soc Nephrol, 2006, 1 (2): 172-181.

[24] Beutler JJ, van Ampting JMA, van de Ven PJG, et al. Long-term effects of arterial stenting on kidney function for patients with ostial atherosclerotic renal artery stenosis and renal insufficiency. J Am Soc Nephrol, 2001, 12: 1475-1481.

[25] Watson PS, Hadjipetrou P, Cox SV, et al. Effect of renal artery stenting on renal function and size in patients with atherosclerotic renovascular disease. Circulation, 2000, 102: 1671-1677.

[26] Zeller T, Frank U, Muller C, et al. Predictors of improved renal function after percutaneous stent-supported angioplasty of severe atherosclerotic ostial renal artery stenosis. Circulation, 2003, 108: 2244-2249.

[27] 蒋雄京, 吴海英, 张慧敏, 等. 肾动脉支架置入对缺血性肾病患者肾功能的影响. 中华医学杂志, 2005, 85 (29): 2046-2049.

[28] Cooper CJ, Murphy TP, Cutlip DE, et al. Stenting and medical therapy for atherosclerotic renal-artery stenosis. The New England journal of medicine, 2014, 370 (1): 13-22.

[29] Yu H, Zhang D, Haller S, et al. Determinants of renal function in patients with renal artery stenosis. Vasc Med, 2011, 16 (5): 331-338.

[30] Imanishi M, Akabane S, Takamiya M, et al. Critical degree of renal arterial stenosis that causes hypertension in dogs. Angiology, 1992, 43 (10): 833-842.

[31] Jaff MR, Bates M, Sullivan T, et al. Significant reduction in systolic blood pressure following renal artery stenting in patients with uncontrolled hypertension: results from the HERCULES trial. Catheter Cardiovasc Interv, 2012, 80 (3): 343-350.

[32] Hackam DG, Duong-Hua ML, Mamdani M, et al. Angiotensin inhibition in renovascular disease: a population-based cohort study. American heart journal, 2008, 156 (3): 549-555.

[33] Rocha-Singh KJ, Eisenhauer AC, Textor SC, et al. Atherosclerotic Peripheral Vascular Disease Symposium II: intervention for renal artery disease. Circulation, 2008, 118 (25): 2873-2878.

第二十五章　高血压基因治疗研究进展

高血压是一种以血压持续性升高为主要表现，伴或不伴心血管危险因素的综合征。高血压可使冠心病、心力衰竭、脑卒中、脑出血及肾损伤等疾病的发病风险大大增高[1]。随着我国逐步进入老龄化时代，高血压正逐步成为危害我国居民健康的第一大疾病。高血压患病率在不同地域、人群和种族之间有很大不同，我国曾分别于1958年、1979年、1991年和2000年进行了四次大规模的高血压人群抽样调查，结果显示高血压患病率和患病人数不断升高[1]。流行病学调查显示，我国高血压呈现明显的"三高三低"，一方面我国高血压的患病率、病死率和致残率呈明显上升趋势，而另一方面，我国的高血压人群又存在对高血压的低知晓率、低治疗率和低控制率[1-3]。目前全国高血压患者约2.66亿，每10位成年人中即有2～3人患病[1]。中国心血管病报告显示：我国心血管病死亡率仍居疾病死亡构成的首位，高于肿瘤及其他疾病。心血管病占居民疾病死亡构成在农村为44.60％，在城市为42.51％。全国每5个死亡的人中，就有2个死于心脑血管病[1]。高血压是心脑血管疾病的首要病因，且高血压所导致的心脑血管疾病病死率逐渐升高。因此，提高我国高血压的防治水平已经成为重要的医学、公共卫生问题。制约解决这个重要问题的瓶颈包括对高血压遗传发生机制认识有限，缺乏有效的早期诊断方法和干预靶点。高血压药物治疗方面目前仍然存在诸多问题，难以从根本上治疗高血压，而基因治疗可能为高血压的防治提供了新策略。

一、高血压具有家族聚集性特点

高血压的基因研究成为近年来高血压领域的研究重点和热点。功能克隆、候选基因策略、定位克隆以及定位候选策略等均是高血压基因研究的主要策略[2-4]。既往研究提示，高血压有明显的家族聚集性，并有遗传流行病学调查数据显示约有60％高血压患者有高血压家族史[3]。此外，高血压的家族聚集性还有以下表现：患有高血压的人群其亲属的高血压发病率及血压水平高于其他人群；夫妻双方均患高血压，其子女发病概率达46％，因为父母与亲生子女之间存在共同的遗传基础，可以证明高血压的家族聚集性主要是遗传因素的作用。高血压的家族聚集现象提示了遗传因素在高血压发病中的重要作用，但同时也可能与其他因素相关，如因有共同生活环境而共同存在的某些环境因素[4-6]。

二、全基因组关联研究与高血压治疗潜在基因靶点

原发性高血压为遗传和环境共同作用的多基因遗传病，占高血压患者总数的95％（以多基因遗传及显性遗传为主要遗传方式，目前对其致病基因了解甚少），而仅有1％的高血压病例为单基因遗传性高血压（即符合孟德尔遗传规律的遗传性高血压综合征）[5-6]。随着技术的不断进步，全基因组关联研究（GWAS）和外显子测序研究发现了大量与高血压相关的基因变异，揭示了血压调控的新机制，为高血压治疗药物的开发提供了新靶点[5]。迄今，国内外研究者所涉及的原发性高血压候选基因有百余种，研究较多的候选基因主要集中于肾素–血管紧张素–醛固酮系统（RAAS）基因（*ACE*、*ACE2*、*AGT*、*REN*、*AGTR*1）、离子通道基因（KCNJ1、CLCNKB、

SLC12A3、 SLC12A1、 SCNN1A、 SCNN1B、SCNN1G)、血管活性物质及相关酶（eNOS、CYP11B2、CYP2C8、EDN1、EDN-RA）、G 蛋白信号转导系统（GNB3）、肾上腺素系统（TH、COMT、 DRD1、 DRD2、 ADRB1、 ADRB2、ADRB3、 DBH、 ADRA1A ） 及 水 盐 代 谢（ADD1）等[5-8]。尽管高血压 GWAS 发现了许多与高血压关联的基因位点，为研究高血压的发病机制提供了新线索，但目前 GWAS 发现的基因变异位点只能解释人群中约 2% 的血压变异[6]。DNA 甲基化、组蛋白修饰、染色质重塑和 RNA干扰等表观遗传学机制都可能参与血压调节和高血压发病[9]。表观遗传参与高血压的调控，是联系基因、环境和高血压病的重要遗传机制，为高血压发病机制的研究提供了新思路。

三、单基因遗传性高血压的诊治

单基因遗传性高血压又称为孟德尔型高血压，是由单一基因突变引发的高血压，多表现为中、重度高血压或难治性高血压，并发症发生早，符合孟德尔遗传定律[2,6]。该类高血压的降压治疗有其特殊性，常规降压药物疗效不佳，是临床"难治性高血压"的重要原因[2]。目前已明确的单基因高血压有近 20 种，包含 40 余种亚型。单基因遗传性高血压的发病原因主要为远端肾单位功能发生改变，导致钠-氯重吸收增加，引起血容量扩张。单基因高血压根据基因变异的不同，可分为两类[2,6]：一类为肾上腺类固醇合成异常，导致远端肾单位的盐皮质激素受体异常激活，钠转运失调，如先天性肾上腺皮质增生症、家族性醛固酮增多症（FH）及家族性糖皮质激素抵抗综合征等[2]；另一类为因远端肾单位转运系统异常，水钠吸收增加，包括 Liddle 综合征、类盐皮质类固醇过多症（AME）、Gordon 综合征等。传统诊断方法一般难以确诊单基因型高血压，随着基因诊断技术的发展，通过基因突变筛查可发现致病突变，进而发现携带突变基因的家庭成员。目前对单基因型遗传性高血压已经可以做到早期诊断，同时开展针对性的药物早期治疗，效果较好，可

以改善患者预后。在临床上，其中一些单基因致病高血压患者可采用特定的药物针对致病基因进行治疗，比如 ENaC 阻滞药氨苯蝶啶和保钾利尿药阿米洛利治疗 Liddle 综合征；醛固酮受体拮抗剂依普利酮、盐皮质激素受体拮抗剂螺内酯治疗AME；噻嗪类利尿药治疗 Gordon 综合征；小剂量地塞米松联合醛固酮受体拮抗剂治疗 GRA[2]。

四、原发性高血压的基因治疗

原发性高血压属于多基因疾病，传统的药物治疗并不能从根本上解决问题，基因治疗是目前高血压治疗研究的热点，包括正义基因治疗、反义基因治疗和 RNA 干扰[9-12]。

1. 正义基因治疗

正义基因治疗是指以脂质体或病毒为基因载体，将目的基因转染到体内使之表达，以达到治疗高血压的目的[10-11]。在血管紧张素 II（Ang II）诱导制备的高血压小鼠体内，白介素-24（IL-24）表达水平明显低于对照组。采用脂质体将 IL-24基因转染到人脐静脉血管内皮细胞可显著下调内皮细胞内的氧自由基水平，减少细胞凋亡及氧化损伤。采用腺相关病毒（AAV）将 miRNA-21 导入自发性高血压大鼠（SHR）体内干预治疗后，SHR 的血压明显降低，伴有心肌肥厚减轻。通过AAV 载体将 CYP2J2 基因转染进高血压小鼠体内后，在降低高血压小鼠血压水平的还明显减轻高血压介导的血管炎症反应，并减轻外膜胶原沉积和血管外膜细胞的增殖迁移反应。Elabela（ELA）是近年发现的 Apelin 受体激动药，通过激活 Apelin受体可舒张大动脉血管，降低血压。通过尾静脉将 AAV-ELA 注射到高盐诱导的高血压大鼠体内，其升压效应明显延迟，提示 ELA/Apelin/APJ 信号可能成为高血压的基因治疗新靶点[12]。

2. 反义基因治疗

反义基因治疗是根据靶基因的结构设计反义寡核苷酸（AS-ODN），通过各种方式将 AS-ODN导入靶细胞或机体，使其与双链 DNA 或 mRNA结合，从而完全或部分抑制升血压相关基因的复制或表达，进而达到降压目的[10-11]。学者们已经

针对 RAAS 各成员设计了相应的 AS-ODN，并在动物模型上验证了其降压作用，但目前只局限于动物实验阶段。目前临床上一线降压药物仍然以 RAAS 干预药为主，但只有约一半患者的血压得到了完全控制，除了难治性高血压外，药物副作用是影响治疗效果的主要因素，因而寻找能够调控 RAAS 活性的新方式仍任重道远[11]。

3. RNA 干扰

近年来，非编码 RNA 研究为心血管疾病的诊断和治疗提供了新的可能，其中小干扰 RNA（siRNA）和微小 RNA（miRNA）研究取得了显著进展[11]。病毒是将 RNA 干扰药物导入体内的最好载体，经过化学修饰的 siRNA 可以避免激活免疫系统并降低脱靶效应。miRNA-155 过表达可抑制血管外膜细胞中 Ang II 介导 AT$_1$ 受体表达，还可下调人脐静脉内皮的迁移。以血管紧张素原为靶点的短发夹 RNA（shRNA）在纳米粒子载体的介导下导入 SHR 后，血浆中血管紧张素原和 Ang II 的浓度下调，血管的动脉粥样硬化性损伤也明显减轻。miRNA 还参与血管紧张素转化酶 2（ACE2）表达的调控，采用人工合成的 miRNA-421 前体转染原代心脏成纤维细胞可降低细胞内 ACE2 的表达，ACE2 在转录后水平受 miRNA-421 调控，提示 miRNA 可能成为调控 ACE2 表达的干预靶点[13]。

五、RAAS 与高血压基因治疗新进展

RAAS 是心血管功能调控的重要系统，是高血压基因治疗的研究热点[8,14]。作为 RAAS 的新成员，ACE2 是人类 ACE 的第一个同源酶，ACE2 不仅能够直接降解血管紧张素 II（Ang II）而生成 Ang-(1-7)，还能与 ACE 竞争性结合产生底物 Ang I，被催化后生成 Ang-(1-9)，Ang-(1-9) 经 ACE 催化进一步水解为 Ang-(1-7)[8,13-15]。通过重组人 ACE2 转染高血压小鼠基因治疗后，可显著降低高血压小鼠的收缩压水平，伴有高血压小鼠心血管重构、炎症及氧化应激水平减轻[14-15]。这提示人体内 ACE2/ACE 失衡往往导致 Ang II-AT1 受体作用反馈性增强，通过影响氧自由基和炎症介质生成及心血管结构破坏，造成高血压心血管损伤。新近研究表明[8]，在高血压合并急性心力衰竭患者或者慢性心力衰竭状态下，体内血浆中的 ACE2 水平降低，伴有 Ang II 水平上调和 Ang-(1-7) 水平下调。国际心血管知名期刊 *J Am Coll Cardiol* 最新研究报道[8]，采用重组人 ACE2 治疗高血压合并心力衰竭与单纯心力衰竭患者后血浆中 Ang II 下调，Ang-(1-7) 水平和 Ang-(1-7)/Ang II 比值升高，提示 ACE2 可通过调节 Ang-(1-7)/Ang II 代谢平衡在高血压基因治疗中有重要的临床应用价值[8,14-15]。目前重组人 ACE2 基因治疗已处于临床 I 期研究过程中。

六、总结

高血压病是可以预防和控制的疾病，积极控制血压可明显降低心血管事件的发生率，明显改善高血压患者的生存质量。高血压的基因治疗研究已经取得了瞩目的成就，但大部分研究成果还处于临床转化应用前期阶段，尚有许多问题需要解决。高血压发病涉及多基因、多因素，尽管目前已经发现了许多与高血压发病相关的基因变异位点，但要通过基因治疗技术从根本上治疗高血压，尚需开展更多动物实验和临床研究，进一步深入了解高血压相关基因的调控机制，为基因治疗安全转向高血压患者临床最终应用提供科学依据。

（钟久昌）

参考文献

[1] 陈伟伟，高润霖，刘力生，等. 中国心血管病报告 2015 摘要. 中国循环杂志，2016，31（6）：521-528.

[2] 邹玉宝，孙筱璐，王继征. 单基因致病型高血压. 中华医学前沿杂志. 2016，8（5）：16-22.

[3] 杜婷婷，张子波. 原发性高血压遗传流行病学研究现状. 国际遗传学杂志，2009，32：24.

[4] 杨国红，周欣，姜铁民，等. 高血压发病机制的基因学研究进展. 武警医学，2013，24：985-988.

[5] Padmanabhan S, Caulfield M, Dominiczak AF. Genetic and molecular aspects of hypertension. Circ Res,

2015，（116）：937-959.

［6］ Rossi GP，Ceolotto G，Caroccia B，et al. Genetic screening in arterial hypertension. Nat Rev Endocrinol，2017. doi：10. 1038/nrendo. 2016，196. ［Epub ahead of print］

［7］ Hao Q，Dong X，Chen X，et al. ACE2 inhibits angiotensin Ⅱ-induced abdominal aortic aneurysm in mice. Hum Gene Ther，2017. doi：10. 1089/hum. 2016，144. ［Epub ahead of print］

［8］ Basu R，Poglitsch M，Yogasundaram H，et al. Roles of angiotensin peptides and recombinant human ACE2 in heart failure. J Am Coll Cardiol，2017，69 （7）：805-819.

［9］ Chen S. Essential hypertension：perspectives and future directions. J Hypertens，2012 （30）：42-45.

［10］ 张颖捷，杜万红. 高血压治疗新进展. 中国老年学杂志，2015，35 （7）：4084-4087.

［11］ 红梅，付军. 高血压基因治疗回顾与展望. 实用医学

杂志. 2010，26 （7）：1250-1252.

［12］ Schreiber CA，Holditch SJ，Generous A，et al. Sustained ELABELA gene therapy in high salt-induced hypertensive rats. Curr Gene Ther，2016. Nov 21. ［Epub ahead of print］

［13］ Lambert DW，Lambert LA，Clarke NE，et al. Angiotensin-converting enzyme 2 is subject to post-transcriptional regulation by miR-421. Clinical science，2014，127：243-249.

［14］ Zhong J，Basu R，Guo D，et al. Angiotensin-converting enzyme 2 suppresses pathological hypertrophy，myocardial fibrosis，and cardiac dysfunction. Circulation，2010，122：717-728.

［15］ Patel VB，Zhong JC，Grant MB，et al. Role of the ACE2/angiotensin 1～7 axis of the renin-angiotensin system in heart failure. Circ Res，2016，118 （8）：1313-1326.

第二十六章 社区高血压防治：体系、模式、策略和措施

一、我国高血压防治任重道远

我国高血压患病率呈持续上升趋势，2012 年我国 15 岁以上人群高血压患病率为 24%，估计全国现有高血压患者约 2.7 亿，每 10 个成人中至少有 2 人患高血压[1]。

2012 年因心血管病死亡者占我国居民疾病死亡人数的 40% 左右，居我国居民死因的首位，高于肿瘤和其他疾病。高血压是心血管病的主要危险因素，在我国每年死于心血管疾病的 350 万人中，至少一半与高血压有关。每年由高血压导致的过早死亡人数高达 200 万，导致劳动力丧失的原因中高血压占 60%，每年用于高血压的医疗费用高达 300 多亿，给国家、社会和家庭造成了沉重的疾病和经济负担[1]。以心血管病为代表的慢性病成为群众致贫、返贫的重要原因，如不及时有效控制将带来严重的社会经济问题。

高血压患者的知晓率、治疗率和控制率是反映高血压防治状况的重要指标。近年来我国高血压患者的知晓率、治疗率和控制率虽有所提高，但仍处于较低水平，分别低于 50%、40% 和 10%[2]。

随着我国人口增加、老龄化进程加速以及不良生活方式流行，有理由认为我国人群高血压、血脂异常、超重和肥胖等心血管疾病危险因素水平还会上升，心血管疾病发病人数仍将继续增加，我国心血管疾病防治形势显得异常严峻。若不加以有效控制，势必造成更为严重的疾病负担和人口健康素质下降。

国内外许多成功经验表明，心血管病是可防可治的。防治高血压是减少心血管病发生最有效的措施。高血压防治技术成熟，成本效益高，是防治心血管病的最佳抓手和切入点。

在我国，90% 左右的高血压患者在农村或城镇的基层医疗机构就诊。社区是高血压防治的主战场，社区医务人员是高血压防治的主力军。高血压防治必须将战线下移到社区，开展社区人群的高血压及心血管危险因素的综合防控是提高我国高血压知晓率、治疗率和控制率，从而降低心血管病发生率的根本所在。

我国高血压患者人群极其庞大，但防治现状远非理想，我国广大欠发达地区（包括农村）的社区高血压防治基础差，状况堪忧。

二、社区高血压防治：体系与模式

社区高血压防控离不开社区卫生服务体系和慢性病防治运行模式的总体建设。本文就此进行讨论，并提出个人思考。

1. 国外社区卫生服务体系和慢性病管理模式[3-6]

世界各国的慢性病防治管理任务主要由社区卫生服务机构承担。社区卫生服务体系包含运行模式、服务团队和服务内容、监管方、拨款和支付方式、首诊与转诊制等诸多要素。在慢性病管理的运行模式上，世界上多数国家由政府主导社区卫生服务的运行和监管。全科医生是社区高血压管理的主要提供者。在国际上，建立以社区卫生服务中心或全科诊所为平台、全科医生为核心的团队执业已成为普遍趋势。团队成员一般由全科医生、护士、健康教育和服务人员以及管理人

员组成，成员间共同协作、职责分明。各国十分重视全科医生的教育、培训和准入，保障他们有较高的收入，吸引优秀人才从事社区卫生服务。社区卫生服务大多由政府财政拨款，卫生行政部门进行监管，由第三方组织考核评估，大多采用按绩效支付的原则和预付制方式，将经费支付给全科诊所。大多数国家实行严格的社区首诊和转诊制度，以家庭医生为健康守门人，建立起有序的分级医疗秩序，促进了各级卫生医疗机构的资源整合。

各国的社区卫生服务体系和模式有所不同。大多数国家以政府主导为主，但美国以市场调节为主，社区卫生服务机构由政府或民办非营利机构等出资兴建，以商业健康保险机构为主要监管者。大多数国家的全科医生和全科诊所属私人性质，但古巴的家庭医生属政府雇员。各国的社区卫生服务团队组成也不相同，一些国家的团队中分别有康复师、心理治疗师、社会工作者或药剂师等参与，在对患者进行疾病治疗的同时，满足他们在心理治疗、护理、康复等方面的需求。大多数国家和地区实行社区首诊，但我国台湾地区无严格的首诊制度，通过报销比例差距引导分级医疗。

2. 我国社区卫生服务体系和慢性病管理模式

我国慢性病防治以政府为主导、多部门合作和全社会参与。在各级政府领导下，疾病控制中心（CDC）等专业防治机构、各级医院和社区卫生服务机构形成"三位一体"的综合防治体系。在运行模式上，以社区内常住居民为管理对象，以社区卫生服务机构为管理平台，以社区医生和公共卫生专业人员为核心组成慢性病防治团队，提供健康教育、预防、保健、医疗、康复和计划生育等"六位一体"的综合服务。经费由各级政府提供，各级 CDC 实施监管、质量控制和考核评估。

从 20 世纪 60 年代起，我国开展了以社区为基础、以高血压防治为突破口的心血管病人群综合防治。1969 年北京阜外医院在首都钢铁公司（首钢）建立了人群防治基地，经过长期、综合防治，有效控制了血压水平，明显降低了脑卒中的

发病率和死亡率[7]。20 世纪 70 年代起，我国各地陆续建立了一批社区高血压人群防治基地。40 多年来，我国心血管病社区防治向规范化、规模化和信息化方向发展。继"首钢模式"后，北京、上海、浙江、河北、深圳等地先后涌现出一批心血管病社区防治工作的成功案例或模式。在我国部分地区和示范地区积累了大量的成功经验，逐步形成了具有中国特色的社区高血压防治策略和网络。

然而，我国社区高血压防治还存在不少问题，主要表现为全社会对高血压的严重危害认识不足，有些地区高血压防治网络尚不健全，卫生资源配置不够合理，社区医疗卫生人才队伍建设急待加强，考核评估机制有待改革。

自 2009 年新医改以来，我国政府加强了对医疗卫生的投入，尤其重视基层社区医疗卫生的建设。但我国有些城市的三级医院盲目扩大规模，影响了基层尤其是农村的医疗卫生机构的发展，这一倾向应当扼制。政府卫生投入和医疗资源分配应进一步向基层卫生机构倾斜，切实落实"保基本、强基层、建机制"的基本方针。

由于种种原因，目前我国除个别地区外，未能实行社区首诊和分级诊疗制度。众多高血压患者涌向大医院，造成医疗秩序混乱。慢性病实行社区首诊、分级诊疗势在必行，如何实行需要大胆探索、循序渐进。在我国，社区卫生服务中心诊治和管理的高血压患者几乎都是老年人，职业人群中的高血压患者得不到有效管理。职业人群中的高血压患者以中青年为主，是重要的劳动力群体。因此，建立功能社区高血压管理模式十分重要[8]。首钢和开滦煤矿创造的职业人群高血压管理模式值得推广[7,9]，健康管理公司等民营组织引入功能社区的慢性病管理模式值得进一步探索。

我国社区卫生服务机构中，全科医生的数量和质量远不能满足社区慢性病防治的需要。建议借鉴国外的经验，在医学教育中重视全科医生的培养，通过建立全科医生临床教育和培训基地等多种途径，加强全科医生队伍的建设，提高社区和基层医务卫生人员的薪酬和地位。要落实医师多点执业制，鼓励大医院医生下社区服务。国内

有些城市（如上海）已经启动了家庭医生制度试点。建立以家庭医生为基础的分级诊疗，将进一步完善社区卫生服务模式，使家庭医生确实担当起健康守门人的职责。

在社区层面上，公共卫生与临床医疗之间普遍存在裂痕；社区卫生服务机构与上级医院之间普遍存在脱节现象。在建立慢性病三级防治网络、有效整合纵向医疗资源方面，深圳市和厦门市进行了有效的探索[10]。建立政府主导、以社区卫生服务机构为平台、以患者为中心的高血压网络管理体系，还需要进一步完善。

我国社区卫生服务机构的广大领导和医疗卫生人员，迫切希望对高血压管理的现行考核评估进行改革，如何从数量指标管理提升到内涵和质量管理，从患者被动管理转变为主动需求管理，一场深层次的改革迫在眉睫。

我国幅员广阔，各地经济、文化教育和医疗卫生发展水平存在很大差距。各地心血管病社区防治不可能采用统一的模式。借鉴国内外成功经验，大胆探索、积极创新，鼓励各地建立起适合本地区的社区慢性病防治模式，并且不断完善，与时俱进。

三、社区高血压防治：策略与措施

1. 医疗卫生信息化建设

我国高血压人群极其庞大，社区高血压管理负担极其沉重。高血压还需要长期随访、全程和多方协同管理。因此，建设医疗卫生的信息网络化管理是社区高血压防治的基本策略和基础设施。

近年来，我国政府重视社区卫生信息化建设。2009年国家卫生部发布了建立城乡居民健康档案的指导性文件，在全国范围内启动了以居民健康档案为基础的高血压健康档案的建设。2012年国家15个部委联合发布的"中国慢性病防治工作规划（2012—2015年）"将建立慢性病监测与信息化建设列为建设目标之一。我国各地社区卫生信息化建设的进程不一，大多地区存在以下问题：数据采集以纸质档案为主、手工录入，不支持动态数据采集和长期保管利用；医疗

卫生信息在社区各条块之间、社区门诊医疗与公共卫生管理之间、各级医疗卫生机构之间无法流通、无法共享。许多社区的高血压防治和管理信息缺乏动态性、实时性和完整性，"死档"现象较为普遍。

建立规范化的居民电子健康档案（electronic health record，EHR）和区域卫生信息化平台建设，是实现社区卫生信息电子网络化管理的重要策略和措施。利用电子计算机和网络通讯设备，将社区医疗、健康管理过程中产生的数据进行采集、传输、存储、处理、提取、交流和分析，为建立以计算机和互联网为基础的数字化管理创造有利条件。

EHR是社区卫生信息化管理系统的核心部分。利用计算机软硬件技术，EHR采集和储存个人从出生到死亡生命全过程中的全部健康和疾病信息，包括人口学、生活方式、医疗诊治、随访、事件和转归等全部信息。自动采集和录入的数据准确、真实，可信度高，可以为社区慢性病防治提供科学、高效的服务。

利用互联网等现代通讯技术，区域卫生信息化平台建设得到快速发展，信息在这一平台上实现交流、联通，促进了社区健康和疾病的网络化管理。在各单位间形成网络，使用标准化的病历、检测和诊断指标是一关键。反过来说，标准化的卫生信息管理也可促进高血压等慢性疾病的规范化诊治和管理。在我国，卫生信息标准化亟待解决，与信息安全性以及保护个人隐私有关的法律法规也亟待建立。

20世纪60年代初，美国、欧洲和日本等国家开始建立医院电子信息化系统。美国Kaiser医疗集团、美国退伍军人事务部和欧洲一些国家，利用电子网络系统对数以百万计的管理人群进行高血压防治管理，取得显著成效[11-12]。利用计算机数据库中的大数据开展真实世界研究，为促进社区高血压防治提供了更多证据[13]。

2007年，上海市闵行区实施了以信息技术与机制创新相结合的"三位一体"综合管理，闵行模式在国内外引起了广泛关注。闵行区建立以EHR为核心的区域性卫生信息化管理系统，该系

统利用光纤技术网络了区内所有医疗卫生机构，覆盖了医疗卫生服务以及管理的各个方面（如EHR、基本医疗服务、药品物流和管理、绩效考核、学生健康管理、全科医生工作平台、闵行健康网等）及其全过程。闵行社区的高血压管理水平借助这一平台也获得飞跃：①依据"中国高血压防治指南，2009年基层版"，系统对纳入管理的高血压患者自动进行心血管危险分层，并按分层结果自动分组实施管理。系统能自动设定和提醒患者下次随访日期，能自动计算血压控制率、规范管理率和控制率等考核指标；②在以EHR为核心的信息化平台上，临床医疗与公共卫生实现无缝衔接，门诊与随访之间互不通气、重复劳动的问题得到解决，提高了高血压管理效率；③患者的门诊电子病史、化验结果和心电图、胸片等报告自动上传到患者本人的EHR，不但避免了录入错误，而且提高了工作效率，数据准确、可靠且具有动态、全程记录等特点；④患者的诊治和管理信息在区内各家卫生服务中心间可共享。在社区卫生服务中心所做的影像学检查结果（如胸片）同步上传到闵行区中心医院，由该院的放射科医师做出诊断，并及时传回社区卫生服务中心，使这些检查在社区卫生服务中心做出的诊断达到上级医院水平。在卫生信息化系统的平台上，闵行区还开发了医疗质量控制、医务人员绩效考核等一系列有关管理的信息化子系统，在提高医疗卫生服务质量的同时，大大提高了社区医务卫生人员的积极性。2011年，闵行区管理高血压患者超过14万，与未实现"三位一体"时的2007年相比，纳入管理的高血压人数增加了1倍，目前全区高血压管理人数已接近20万。高血压档案全部实现电子信息化管理，规范管理率达98%。血压控制率显著上升，高血压管理人群的脑卒中与心肌梗死发病率显著低于非管理高血压人群[14]。目前，一个血压（包括诊室血压和家庭血压）自动测量、直接传输系统和管理平台正在闵行区莘庄社区建设中[15]。我们期待闵行社区的高血压信息化管理向远程、智慧化目标前进，创造出具有中国特色的高血压社区信息化管理新模式。

2. 简明的高血压基层管理指南和临床路径

从2009年起，在国家卫生部疾控局的领导下，由中国高血压联盟、国家心血管病中心等组织牵头，邀请了多学科专家，先后编写和发布了多部高血压指南，其中主要面向基层的指南有："中国高血压防治指南（2009年基层版）"[16]，"中国血压测量指南"（2011年）[17]，"中国高血压患者教育指南"（2013年）[18]和"中国高血压基层管理指南（2014年修订版）"[19]。这些指南的发表，对于规范社区高血压诊治和管理，提高基层医生诊治能力，发挥了重要的作用。

一份面向基层医生的指南应该具备以下特点：①推荐的内容有循证医学依据，最好具有本国的高等级的证据；②简明、实用；如美国JNC8，美国高血压学会和国际高血压学会（ASH/ISH），加拿大高血压教育项目（Canadian Hypertension Education Program，CHEP）等高血压指南[20-22]都具有这些特点；③及时更新，以反映新近发表的研究证据：如CHEP高血压指南自1999年起每年更新一次[23]。

高血压指南的宣传和推广极其重要。CHEP为指南配置了统一的幻灯片和各种推广使用工具，通过网站、学术会议、继续教育等多种途径，推广指南[23]。中国高血压联盟通过"燎原计划"和"春雨计划"传播和推广指南，我国社区医务人员对高血压指南的知晓率还有待提高。

一份简明的临床用药路径图表和早期使用单片复方制剂能有效地提高社区高血压的控制率。美国北加利福尼亚Kaiser-Permanente（KPNC）高血压管理项目提出了一个4步骤的抗高血压药物临床应用路径，自2001年起每2年更新一次。赖诺普利/氢氯噻嗪这一单片复方制剂（SPC）进入2003年路径（步骤2），从2005年起的路径中，SPC的使用提早到步骤1，SPC处方率超过25%。KPNC的高血压控制率从2001年的43.6%提高到2009年80.4%。KPNC高血压管理项目的成功经验包括5个方面：①覆盖整个系统的、电子化的高血压患者注册登记制度；②高血压控制率定期回馈给管理机构及管理者；③以循证医学为依据，制定并经常更新高血压治疗指南和路径；④推广单片复方制剂；⑤聘用医生助理对患者进行血压随访[11]。在多达 65 万名高血压患者的管理人群中，短短几年内血压控制率大幅度提高，不能不承认简单易行的临床用药路径和早期使用 SPC 的方案起了重要的作用。作为一种在系统层面上控制高血压的有效方法，2014 年 KPNC 经验被美国心脏协会（AHA）/美国心脏病学会（ACC）/疾病预防控制中心（CDC），联合写入控制高血压的科学建议，向全美国推广[24]。

鉴于 SPC 在社区高血压防治中发挥重要作用，建议政府支持 SPC 的开发和应用，让有效、安全、价格低的 SPC 在我国社区的高血压治疗中得到广泛应用。

3. 绩效管理和评估考核

绩效管理、考核评估和激励措施是提高社区卫生服务质量的重要机制。我国社区高血压管理主要的评估考核指标有：高血压管理率、规范管理率和控制率。不少地区将这些指标与财政支付直接挂钩。由于单纯追求过高的考核指标，基层上报的考核指标完成情况普遍存在数据失实。我国基层高血压防治工作效果评估一定要实事求是，切忌单纯追求管理数量，要讲究管理质量和实际效果。

在以政府主导的社区卫生服务运营模式中，英国的经验值得借鉴。英国在 1948 年"国家卫生服务法"中通过国家卫生服务制度（National Health Service，NHS），实施全民医疗保险。NHS 经费来自国家税收，按照与社区卫生服务机构签订的协议支付报酬，为居民购买所需的医疗和健康卫生服务。NHS 下属机构每年对社区卫生服务机构的服务质量进行考核，NHS 的支付方式由两大部分组成：基本服务费用和按质量支付费用，后者按"质量与结果框架"（quality and outcomes framework，QOF）计算[25]。QOF 设立多项可量化的考核评分指标。QOF 以循证医学为基础，与高血压有关的指标依据英国国家卫生与临床优化研究所（NICE）指南的要求制定，考核指标每年更新；通过考核促进指南的贯彻和落实，提高高血压管理质量。借助先进的电子信息系统和完整的健康管理和医疗数据系统，监测和评估

各种考核指标变得容易、客观，使得每年的绩效考核更为公正。NHS 强调第三方考核，从专家库中随机抽调人员组成考核评估组，成员包括医生、护士、药剂师以及与医疗无关的社会各界人员，考核结果向社会公布。

减少心脑血管事件是高血压防治的最终目的，也是检验社区高血压管理成效最重要的指标。所以，心脑血管事件发生率是否下降是评估高血压防治管理效果的"硬指标"。为此，要逐步建立心脑血管事件的报告、登记和核实制度。建议参照传染病和肿瘤管理，建立心脑血管事件报病制度和网上直报系统。

4. 规范化的随访管理

我国高血压人群数量庞大，为了合理地、有效地利用现有医疗和卫生资源，对纳入管理的高血压患者推行分级管理。2009 年中国高血压指南（基层版）提出分层分级管理（即高危、中危、低危患者，分别每 1、2、3 个月随访一次）[16]。新近发布的"中国高血压基层管理指南"（2014 年修订版）指出，根据基层卫生服务机构的条件和医师的情况，为方便基层医生实际操作，建议在基层高血压患者长期随访中，根据患者血压是否达标分为一、二级管理。血压达标者，每 3 个月随访 1 次；血压未达标者，建议每 2～4 周随访 1 次[19]。新的分级管理法将管理重点放在未达标的高血压患者，强调提高血压控制率。

社区高血压规范化管理不能仅追求完成随访次数，应注重管理的内涵、提高管理质量更为重要。实现高质量的社区高血压管理应该努力追求：①获得准确、可靠、真实的血压值。血压是社区高血压管理的核心内容，准确、可靠的血压值是能否实现血压有效管理的关键。在社区推广家庭血压测量和逐步开展动态血压监测的基础上，努力实现全方位（24 h、长期、终身）血压达标。②重视高血压患者的心血管危险分层。建议推广具有国人循证医学证据的心血管危险分层方法，开发能在社区应用、简单易行的分层工具。③重视多重心血管危险因素控制和亚临床靶器官损害检出。④高血压防治前移，重视高血压易患者、正常高值血压者，重视青少年高血压的检出、干

预和管理。

有一支稳定长期的随访管理队伍是落实社区高血压防治的基本保证。KPNC 项目中设立医生助理，在患者调整用药后 2～4 周，由医生助理安排随访[11]。在英国伦敦 Haringey 社区高血压管理项目和在中国上海、杭州的高血压疾病细节管理项目（DMaP）中，都引进了健康管理专员（Care manager），他们作为桥梁在患者与医生间建立沟通，为患者提供高血压疾病管理咨询、负责监督随访、督促患者改善生活方式、提高服药依从性，项目实施取得满意效果。国内外经验表明，有专人（医生助理或健康管理专员）进行督促和协助管理，在改变高血压患者行为、提高控制率等方面起核心作用[26]。在社区中设立健康管理专员需要政府设立岗位，或可考虑在家庭医生工作室中设立家庭医生助理。

5. 自我管理

高血压一旦确诊需要终身坚持健康的生活方式和抗高血压药物治疗。高血压作为一种慢性病，必须调动患者的积极性，在医务人员的指导和帮助下，对高血压进行自我管理，改善心理健康和生活方式，提高服用抗高血压药物的持续性和依从性，使患者从目前的被动管理转为主动的自我管理。

在高血压自我管理方面，上海在自我管理模式上取得经验。到 2008 年年底，上海已有 219 个街道，41539 人参加了高血压自我管理小组的活动[27]。在专业人员的指导下，自我管理小组学习了高血压防治知识，认识高血压的危害，学习家庭自测血压，学习如何改善生活方式，交流经验，增强了防治高血压的主动性及降压治疗的依从性。

家庭血压测量是促进高血压自我管理的重要手段。推广家庭血压测量还有利于提高高血压知晓率和患者的服药依从性。家庭血压测量推荐使用经过国际标准认证合格的上臂式自动电子血压计，教育患者认真学习家庭血压测量规范，正确掌握家庭血压测量的方法、频次和正常值，做好血压记录日记，将准确、可靠的血压测量结果报告给社区医务人员[28]。家庭血压测量可用于白大衣高血压和隐蔽性高血压的筛查。家庭血压测量

还可用于清晨高血压的诊断和随访管理，以控制清晨血压为切入点，可以提升社区高血压管理质量[15]。

健康教育和健康促进在社区高血压管理中发挥不可或缺的重要作用。采用健康教育大课堂、高血压自我管理小组、高血压俱乐部等多种形式，充分利用报纸、广播、电视、互联网、手机等多种媒体，加强心血管健康教育，提高全民健康素质，使防治高血压等慢性疾病成为广大国民的自觉要求。

（朱鼎良）

参考文献

[1] 胡盛寿. 中国心血管病报告 2013. 北京：中国大百科全书出版社，2014：1-2，13-14.

[2] 中国高血压防治指南修订委员会. 中国高血压防治指南 2010. 中华心血管病杂志，2011，39：579-616.

[3] 黄存瑞，叶文彬，李国鸿. 英国社区卫生服务制度及启示. 国外医学（卫生经济分册），2004，21：150-154.

[4] 郝晓宁，李士雪，李湘红. 美国社区卫生服务运行机制和管理模式研究. 医学与哲学，2006，27：22-26.

[5] 于凤华，曲江斌，王健. 美国社区卫生服务筹资及启示. 中国卫生经济，2011，30：96-97.

[6] 路爱国. 加拿大全民医疗体系的建立、运作和调整. 经济研究参考，2007，45：43-59.

[7] 吴锡桂，顾东风，武阳丰，等. 首都钢铁公司人群心血管病 24 年干预效果评价. 中华预防医学杂志，2003，37：93-97.

[8] 陈伟伟. 开展功能社区职业人群高血压健康管理. 中华健康管理学杂志，2013，7：80-81.

[9] Wu SL, Huang ZR, Yang XC, et al. Prevalence of ideal cardiovascular health and its relationship with the 4-year cardiovascular events in a northern Chinese industrial city. Cir Cardiovasc Qual Outcomes，2012，5：487-493.

[10] 胡盛寿. 中国心血管病报告 2013. 北京：中国大百科全书出版社，2014：145-148.

[11] Jaffe MG, Lee GA, Young JD, et al. Improved blood pressure control associated with a large-scale hypertension program. JAMA，2013，310：699-705.

［12］Fletcher RD，Amdur RL，Kolodner R，et al. Blood pressure control among US veterans：a large multi-year analysis of blood pressure data from the Veterans Administration health data repository. Circulation，2012，125：2462-2468.

［13］Corrao G，Mancia G. Generating evidence from computerized healthcare utilization databases. Hypertension，2015，65：490-498.

［14］沈卫峰，张瑞岩. 心血管疾病新理论新技术 2015. 北京：人民军医出版社，2014：289-290.

［15］朱鼎良. 以控制清晨血压为切入点，提升社区高血压管理质量. 中华高血压杂志，2015，23：217-219.

［16］中国高血压防治指南基层版修订委员会. 中国高血压防治指南（2009 年基层版）. 中华高血压杂志，2010，18：11-30.

［17］中国血压测量工作组. 中国血压测量指南. 中华高血压杂志，2011，19：1101-1115.

［18］高血压联盟（中国），国家心血管病中心，中华医学会心血管病学分会，中国医师协会高血压专业委员会. 中国高血压患者教育指南. 中华高血压杂志，2013，21：1123-1149.

［19］中国高血压基层管理指南修订委员会. 中国高血压基层管理指南（2014 年修订版）. 中华高血压杂志，2015，23：24-43.

［20］James PA，Oparil S，Carter BL，et al. 2014 evidence-based guideline for the management of high blood pressure in adults：report from the panel members appointed to the Eighth Joint National Committee（JNC8）. JAMA，2014，311：507-520.

［21］Weber MA，Schiffrin EL，White WB，et al. Clinical practice guidelines for the management of hypertension in the community：a statement by the American Society of Hypertension and the International Society of Hypertension. J Clin Hypertens，2014，16：14-26.

［22］Dasgupta K，Quinn RR，Zarnke KB，et al. The 2014 Canadian Hypertension Education Program recommendations for blood pressure measurement，diagnosis，assessment of risk，prevention，and treatment of hypertension. Can J Cardiol，2014，30：485-501.

［23］Feldman RD，Campbell NR，Wyard K. Canadian Hypertension Education Program：the evolution of hypertension management guidelines in Canada. Can J Cardiol，2008，24：477-481.

［24］Go AS，Bauman MA，Coleman King SM，et al. An effective approach to high blood pressure control：a science advisory from the American Heart Association，the American College of Cardiology，and the Centers for Disease Control and Prevention. J Am Coll Cardiol，2014，63：1230-1238.

［25］NHS information centre. The Quality and Outcomes framework. Available at http://www.ic.nhs.uk/statistics-and-data-collections/audits-and-performance/the-quality-and-outcomes-framwork.

［26］朱曼路. 社区疾病管理教程. 第 1 版. 北京：中国大百科全书出版社，2009：123-128.

［27］胡盛寿，孔灵芝. 中国心血管病报告 2008—2009. 北京：中国大百科全书出版社，2010：122-124.

［28］中国医师协会高血压专业委员会. 家庭血压监测中国专家共识. 中华高血压杂志，2012，20：525-529.

索　引